新编

快速认药彩图集

林余霖　陈士林◎主编

主　编　林余霖　陈士林

副主编　李葆莉　陈菁瑛　胡炳义

编著者　贾晓光　陈志鸿　张本刚

王　瑀　吴耀辉　李晓瑾

周康友　谢永富　凯撒·苏来曼

余淑筠　李红军　苏志章　石志恒

验方提供者　朱濂溪　华碧春　江英志

海峡出版发行集团 | 福建科学技术出版社

THE STRAITS PUBLISHING & DISTRIBUTING GROUP | FUJIAN SCIENCE & TECHNOLOGY PUBLISHING HOUSE

图书在版编目（CIP）数据

新编快速认药彩图集 / 林余霖，陈士林主编. —福州：福建科学技术出版社，2014. 10
ISBN 978-7-5335-4586-4

Ⅰ. ①新… Ⅱ. ①林… ②陈… Ⅲ. ①中药材－图集 Ⅳ. ①R282-64

中国版本图书馆CIP数据核字（2014）第147201号

书　　名　新编快速认药彩图集
主　　编　林余霖　陈士林
出版发行　海峡出版发行集团
　　　　　福建科学技术出版社
社　　址　福州市东水路76号（邮编350001）
网　　址　www.fjstp.com
经　　销　福建新华发行（集团）有限责任公司
印　　刷　福建彩色印刷有限公司
开　　本　700毫米×1000毫米　1/32
印　　张　10
图　　文　320码
版　　次　2014年10月第1版
印　　次　2014年10月第1次印刷
书　　号　ISBN 978-7-5335-4586-4
定　　价　35.00元

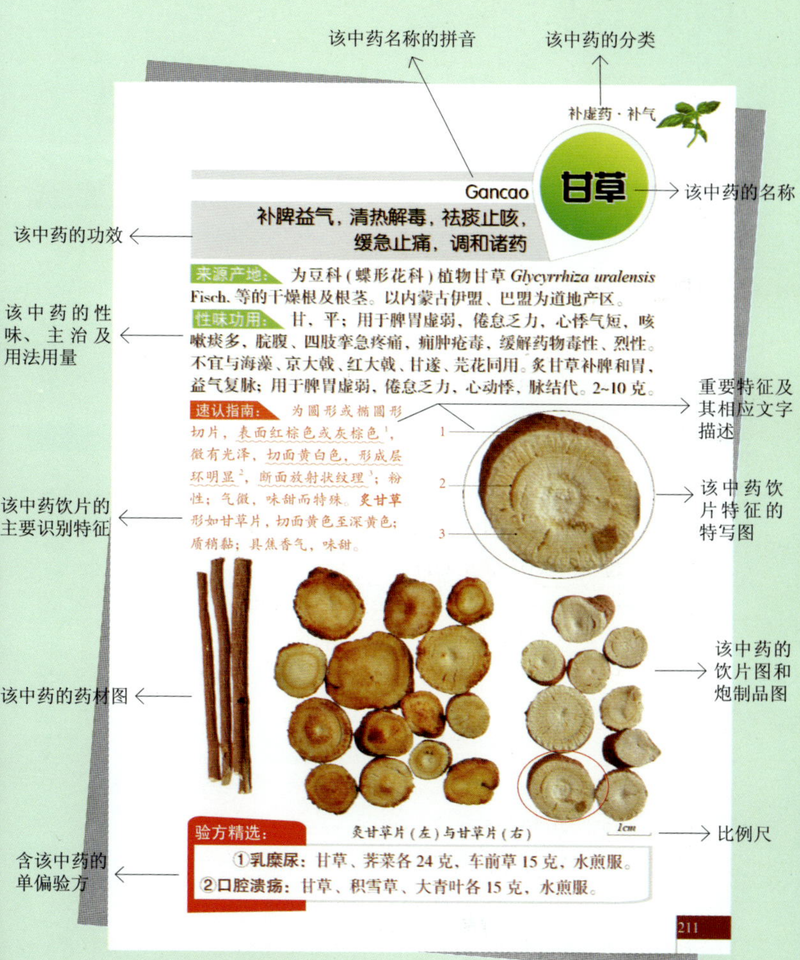
该中药名称的拼音
该中药的分类
补虚药 · 补气
Gancao
甘草
该中药的名称
补脾益气，清热解毒，祛痰止咳，
缓急止痛，调和诸药
该中药的功效
来源产地： 为豆科（蝶形花科）植物甘草 Glycyrrhiza uralensis Fisch. 等的干燥根及根茎。以内蒙古伊盟、巴盟为道地产区。
该中药的性味、主治及用法用量
性味功用： 甘，平；用于脾胃虚弱，倦怠乏力，心悸气短，咳嗽痰多，脘腹、四肢挛急疼痛，痈肿疮毒，缓解药物毒性、烈性。不宜与海藻、京大戟、红大戟、甘遂、芫花同用。炙甘草补脾和胃，益气复脉；用于脾胃虚弱，倦怠乏力，心动悸，脉结代。2~10 克。
重要特征及其相应文字描述
速认指南： 为圆形或椭圆形切片，表面红棕色或灰棕色[1]，微有光泽，切面黄白色，形成层环明显[2]，断面放射状纹理[3]；粉性；气微，味甜而特殊。炙甘草形如甘草片，切面黄色至深黄色；质稍黏；具焦香气，味甜。
1
2
3
该中药饮片特征的特写图
该中药饮片的主要识别特征
该中药的药材图
该中药的饮片图和炮制品图
炙甘草片（左）与甘草片（右）
1cm
比例尺
验方精选：
①乳糜尿：甘草、荠菜各 24 克，车前草 15 克，水煎服。
②口腔溃疡：甘草、积雪草、大青叶各 15 克，水煎服。
含该中药的单偏验方
211

目　录

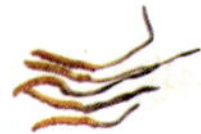
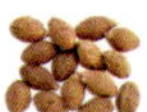
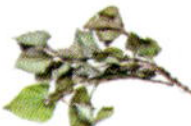
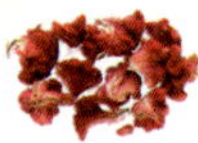
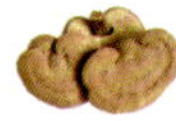
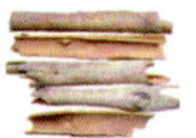

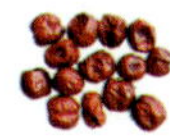
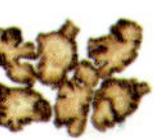
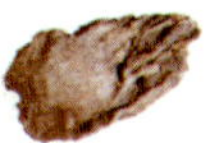

目 录

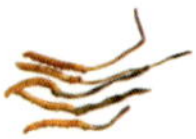
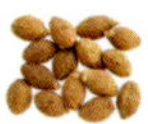
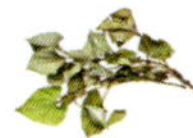
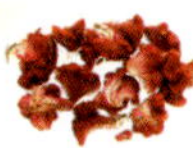
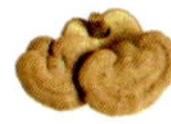
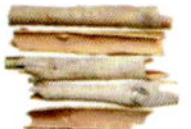

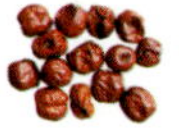
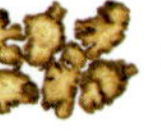
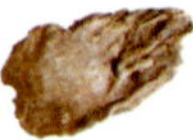

目录

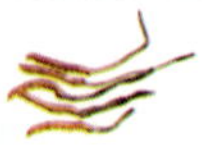
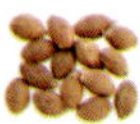
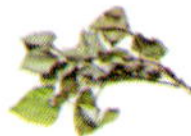
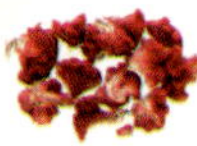
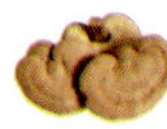
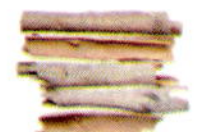

麻黄

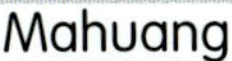

发汗散寒，宣肺平喘，利水消肿

来源产地： 为麻黄科植物草麻黄 *Ephedra sinica* Stapf 等的干燥草质茎。主产于内蒙古、山西、河北。

性味功用： 辛、微苦，温。用于风寒感冒，胸闷喘咳，风水浮肿。**蜜麻黄**润肺止咳。多用于表证已解，气喘咳嗽。2~10 克。

速认指南： 呈圆柱形的段；表面淡黄绿色至黄绿色，有细纵脊线[1]，节上有细小鳞叶[2]；切面中心显红黄色；气微香，味涩、微苦。**蜜麻黄**形如麻黄；表面深黄色，微有光泽，略具黏性；有蜜香气，味甜。

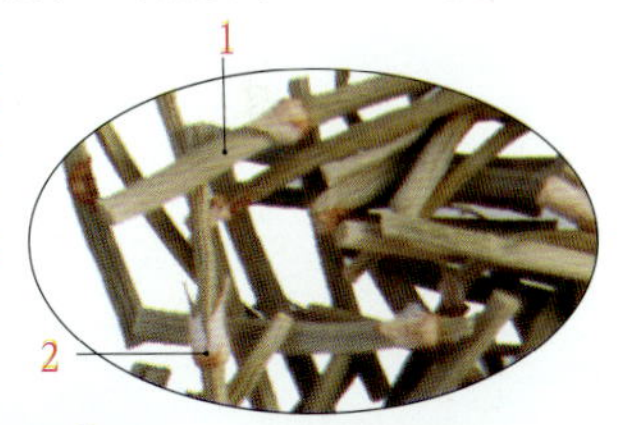

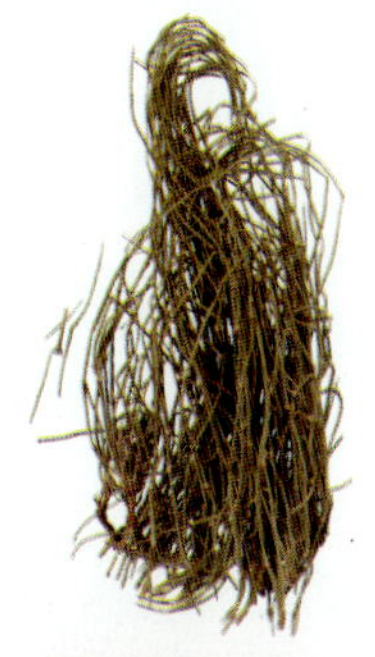

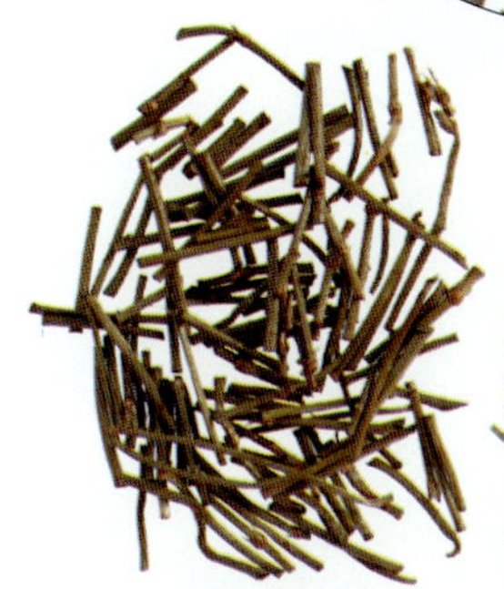

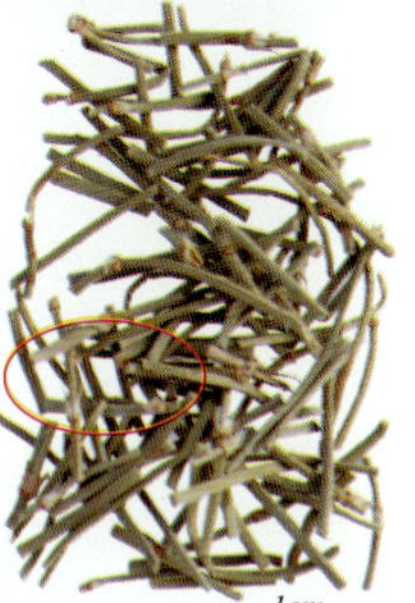

蜜麻黄段(左)和麻黄段(右)

验方精选：

①**小儿腹泻：** 麻黄 2~4 克，前胡 4~8 克，水煎取汁 300 毫升，稍加白糖，频频口服。②**荨麻疹：** 炙麻黄、蝉蜕、甘草各 5 克，生大黄、川黄柏、乌梅、板蓝根、槐米各 10 克。水煎服，7 日为一疗程。③**小儿咳喘：** 麻黄粉、胡椒粉按 7 ∶ 3 混匀。在麻油铅丹炼制的膏基制成的膏药上，每张置 0.1 克药粉，合拢备用。用时烘热贴肺俞穴，每日换药 1 次。

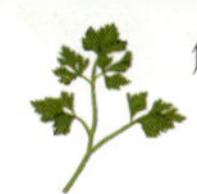

桂枝

Guizhi

发汗解肌，温通经脉，助阳化气，平冲降逆

来源产地： 为樟科植物肉桂 *Cinnamomum cassia* Presl 的干燥嫩枝。主产于广西、广东。

性味功用： 辛、甘，温。用于风寒感冒，脘腹冷痛，血寒经闭，关节痹痛，痰饮，水肿，心悸，奔豚。3~10 克。孕妇慎用。

速认指南： 呈类圆柱形或椭圆形的厚片。表面红棕色至棕色，有的可见点状皮孔[1]或纵棱线[2]。切面皮部红棕色[3]，木部黄白色至浅黄棕色[4]，髓部略呈方形[5]。有特异香气，味甜、微辛。

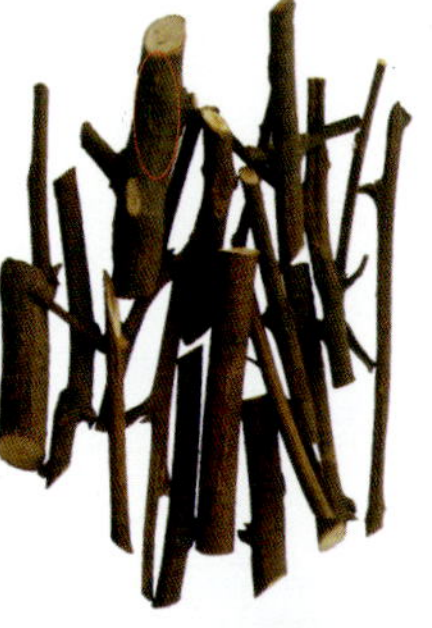

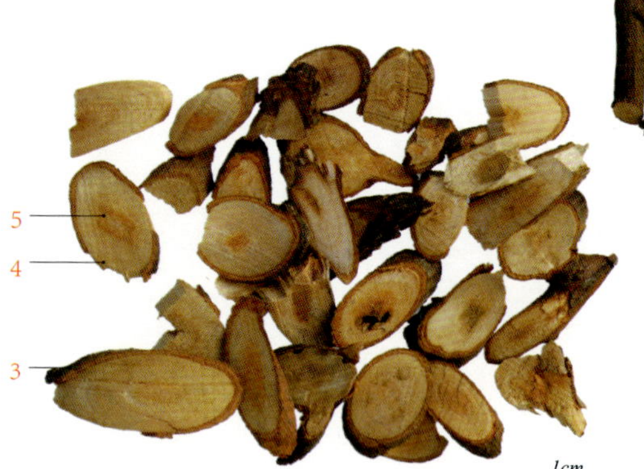

桂枝片

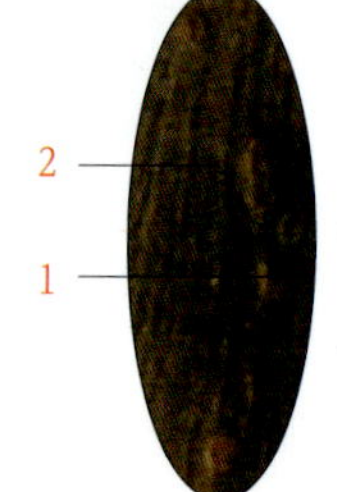

表面

验方精选：

①**发热、自汗、恶寒恶风：** 桂枝、芍药、生姜各 9 克，甘草 6 克(炙)，大枣 12 克，水煎服。②**肺寒咳嗽、气喘：** 干姜、桂枝、款冬花、紫菀、煮半夏、五味子各 9 克，茯苓 10 克，细辛 2 克，水煎服。

紫苏子

Zisuzi

降气化痰，止咳平喘，润肠通便

来源产地： 为唇形科植物紫苏 *Perilla frutescens*（L.）Britt. 的干燥成熟果实。全国各地广泛栽培，以湖北产量最大。

性味功用： 辛，温。用于痰壅气逆，咳嗽气喘，肠燥便秘。3~10 克。

速认指南： 呈卵圆形或类球形，直径约 1.5 毫米；表面灰棕色或灰褐色，有微隆起的暗紫色网纹[1]，基部稍尖[2]，有灰白色点状果梗痕[3]；果皮薄而脆，种子黄白色，子叶 2，有油性；压碎有香气，味微辛。**炒紫苏子**形如紫苏子，表面灰褐色，有细裂口，有焦香气。

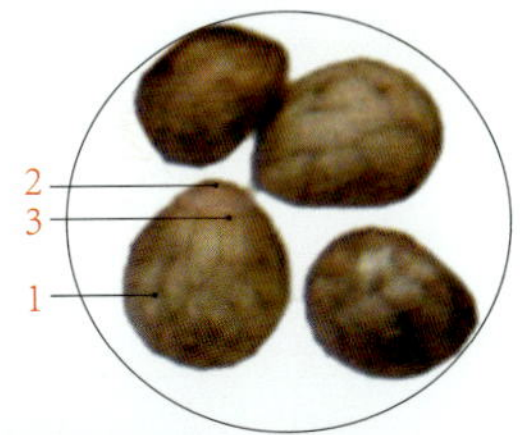

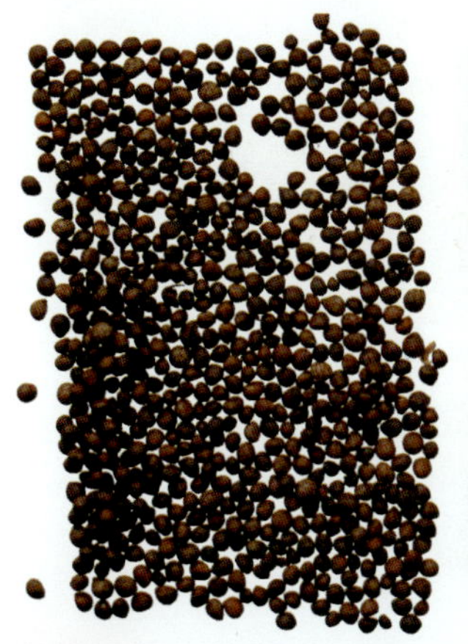

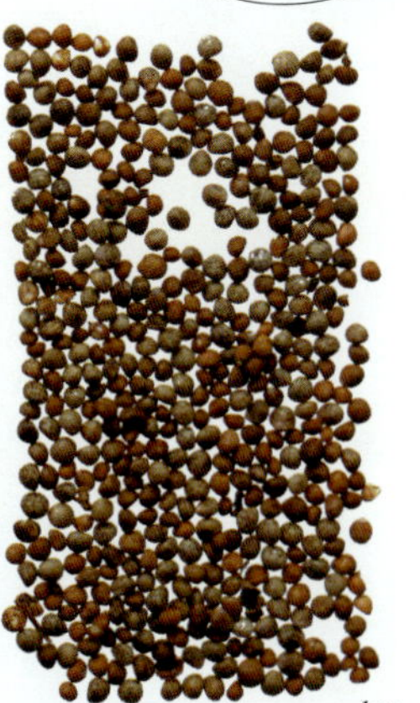

炒紫苏子（左）和紫苏子（右）

验方精选：

①**肠燥便秘：**紫苏子、亚麻子、决明子各 12 克，水煎服。②**产后多汗、便秘：**紫苏子、火麻仁各 9 克，洗净、研极细，用水再研，取汁 50 毫升，分 2 次煮粥。

紫苏叶

Zisuye

解表散寒，行气和胃

来源产地： 为唇形科植物紫苏 *Perilla frutescens*（L.）Britt. 的干燥叶(或嫩枝)。全国各地广泛栽培，以湖北产量最大。

性味功用： 辛，温。用于风寒感冒，咳嗽呕恶，妊娠呕吐，鱼蟹中毒。5~10 克。

速认指南： 呈不规则的段或未切叶。叶多皱缩卷曲、破碎，完整者展平后呈卵圆形，边缘具圆锯齿。两面紫色或上表面绿色[1]，下表面紫色[2]，疏生灰白色毛。叶柄紫色或紫绿色。气清香，味微辛。

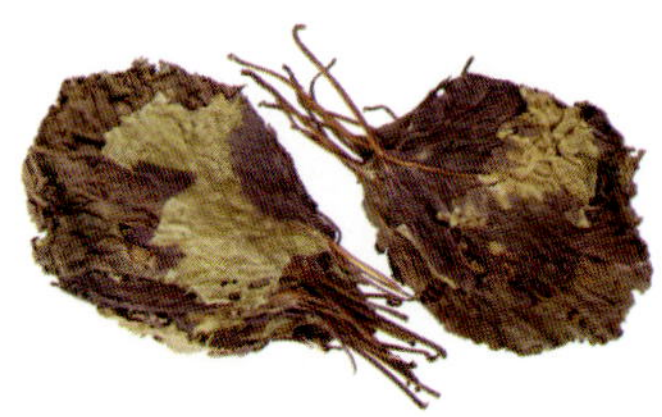

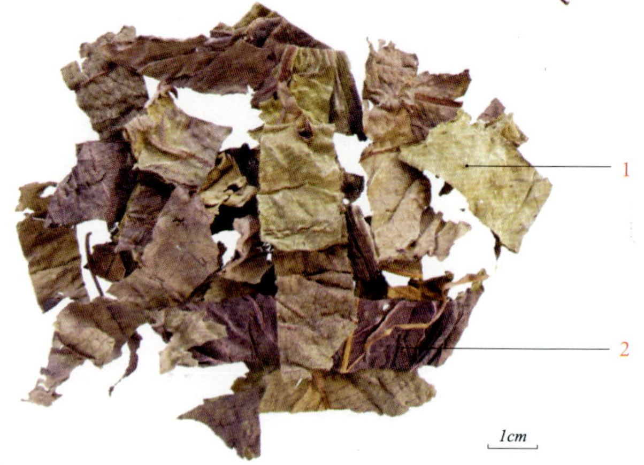

紫苏叶段

验方精选：

①**感冒头痛：** 紫苏叶 6 克，辛夷 3 克，开水泡服。②**流行性感冒：** 紫苏叶、绵马贯众各 10 克，大青叶 15 克，水煎服。③**蛇虫咬伤、食蟹中毒：** 紫苏叶捣汁冲服。

防风

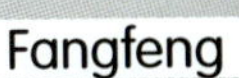

Fangfeng

祛风解表，胜湿止痛，止痉

来源产地： 为伞形科植物防风 *Saposhnikovia divaricata*（Turcz.）Schischk. 的干燥根。主产于黑龙江、吉林、辽宁等地，以黑龙江安达、泰康、泰丰、肇州、肇东、肇源为道地产区。

性味功用： 辛、甘，微温。用于感冒头痛，风湿痹痛，风疹瘙痒，破伤风。5~10 克。

速认指南： 为圆形或椭圆柱形的厚片。外表皮灰棕色，有纵皱纹[1]、有的可见横长皮孔样突起[2]、密集的环纹[3]或残存的毛状叶基[4]。切面皮部浅棕色，有裂隙[5]，木部浅黄色，具放射状纹理[6]。气特异，味微甘。

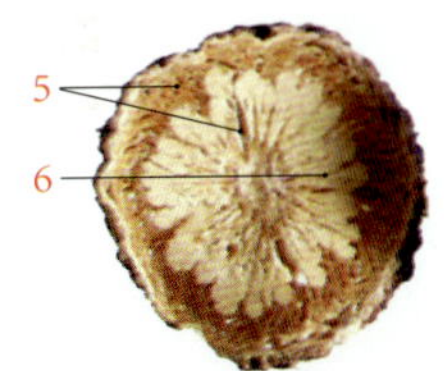

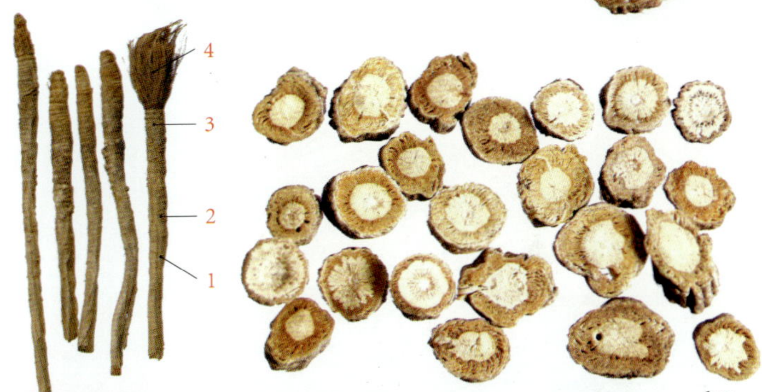

防风片

验方精选：

①**风湿头痛：** 防风、佩兰叶各 10 克，生薏苡仁 15 克，石菖蒲、川芎、白芷各 9 克，水煎服。②**湿疹瘙痒：** 防风、苍耳子、蛇床子、鬼针草各 30 克，水煎洗患处。③**风湿关节痛：** 防风 10 克，千年健 15 克，威灵仙 9 克，穿山龙 24 克，水煎服。

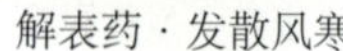

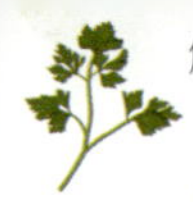

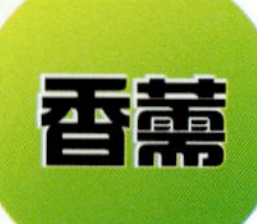

香薷

Xiangru

发汗解表，化湿和中

来源产地： 为唇形科植物石香薷 *Mosla chinensis* Maxim. 等的干燥地上部分。主产于江西、广西、广州、湖南、湖北等地。

性味功用： 辛，微温。用于暑湿感冒，恶寒发热，头痛无汗，腹痛吐泻，水肿，小便不利。3~10 克。

速认指南： 呈不规则的段，全体密被白色茸毛。茎方柱形或类圆形[1]，直径 1~2 毫米。叶对生，叶片展平后呈长卵形或披针形，暗绿色或黄绿色，边缘有 3~5 疏浅锯齿。穗状花序顶生及腋生[2]，花萼宿存，钟状，淡紫红色或灰绿色，先端 5 裂，密被茸毛[3]。小坚果 4，直径 0.7~1.1 毫米，近圆球形[4]，具网纹。气清香而浓，味微辛而凉。

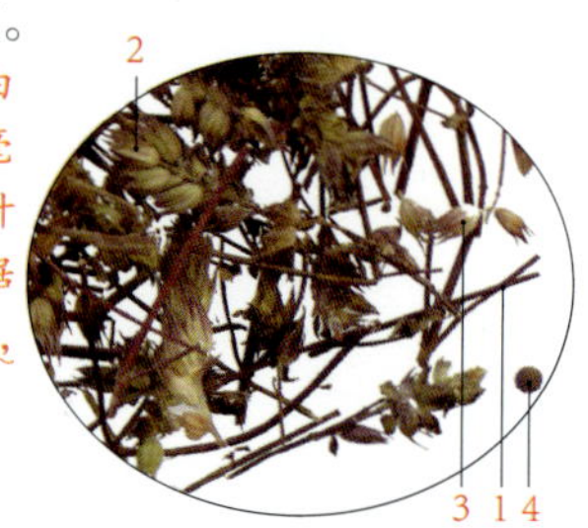

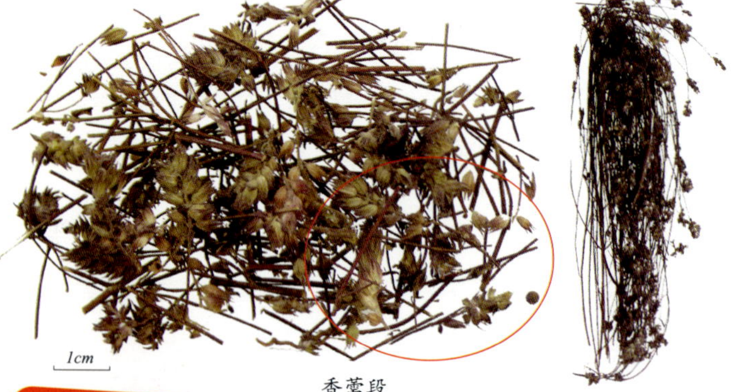

香薷段

验方精选：

①舌上忽出血如钻孔者： 香薷适量，煎汤服，每日 3 次。
②水肿，通身皆肿： 干香薷 9 克，煎汤，冲白术细粉 6 克，每日 3 服。

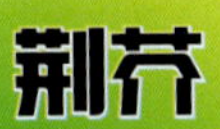

荆芥

Jingjie

解表散风，透疹，消疮

来源产地： 为唇形科植物荆芥 *Schizonepeta tenuifolia* Briq. 的干燥地上部分。主产于河北、江苏、浙江杭州、江西等地。

性味功用： 辛，微温；用于感冒，头痛，麻疹，风疹，疮疡初起。**荆芥炭**辛、涩，微温；收敛止血，用于便血，崩漏，产后血晕。5~10 克。

速认指南： 为呈不规则的段；茎呈方柱形，表面淡黄绿色或淡紫红色，被短柔毛[1]；切面类白色[2]；叶多已脱落；穗状轮伞花序[3]；花冠多脱落，宿萼钟状；气芳香，味微涩而辛凉。**荆芥炭**全体黑褐色，形似荆芥，略具香气，味苦而辛。

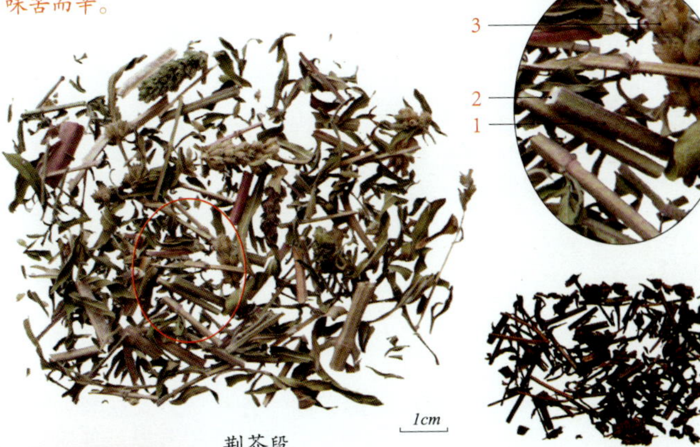

荆芥段

荆芥炭

验方精选：

①**咽喉肿痛：** 荆芥 6 克，桔梗 4.5 克，甘草 3 克，水煎服。②**麻疹不透：** 荆芥、防风、浮萍各 6 克，芦根、紫草各 9 克，水煎服。③**皮肤瘙痒：** 荆芥、苦参各 15~30 克，水煎洗患处。

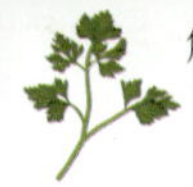

羌活

Qianghuo

解表散寒，祛风除湿，止痛

来源产地： 为伞形科植物羌活 *Notopterygium incisum* Ting ex H. T. Chang 等的干燥根茎及根。主产于四川、青海、甘肃、西藏等地，以四川阿坝、甘孜、凉山为道地产区。

性味功用： 辛、苦，温。用于风寒感冒，头痛项强，风湿痹痛，肩背酸痛。3~10 克。

速认指南： 呈类圆形、不规则形横切或斜切片，表面棕褐色至黑褐色[1]，切面外侧棕褐色[2]，木部黄白色，有的可见放射状纹理[3]。体轻，质脆。气香，味微苦而辛。

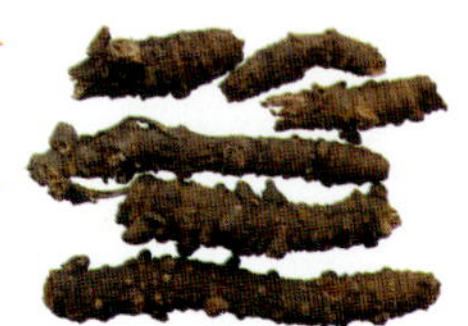

蚕羌

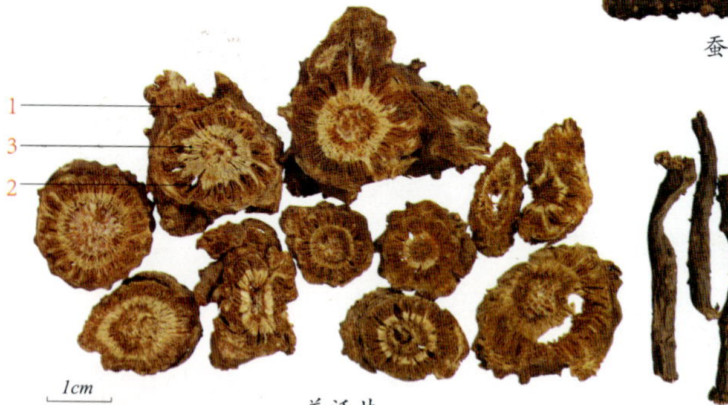

羌活片

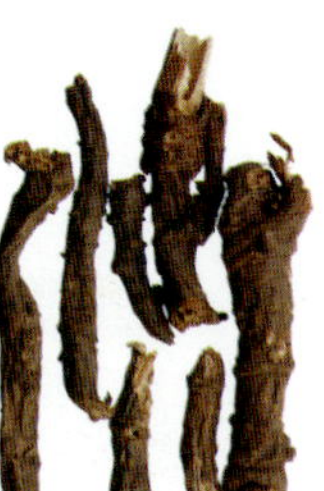

竹节羌

验方精选：

①风寒感冒四肢酸痛：羌活、苏叶各 9 克，淡豆豉、制香附各 10 克，陈皮 6 克，水煎服。**②风湿性关节炎：**羌活、小牛膝、狗脊各 10 克，徐长卿、防风各 9 克，桂枝 6 克，水煎服。

附注：羌活节间缩短，呈紧密隆起的环状，形似蚕的，习称“蚕羌”；节间延长，形如竹节状的，习称“竹节羌”。

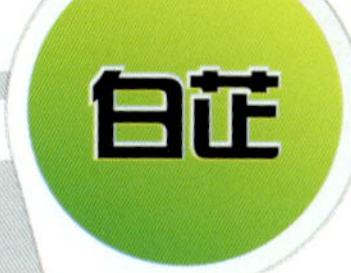

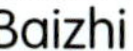

解表散寒，祛风止痛，宣通鼻窍，燥湿止带，消肿排脓

来源产地： 为伞形科植物白芷 *Angelica dahurica*（Fiseh. ex Hoffm.）Benth. et Hook. f. 等的干燥根。主产于四川、浙江、河南、河北等地。

性味功用： 辛，温。用于感冒头痛，眉棱骨痛，鼻塞流涕，鼻鼽，鼻渊，牙痛，带下，疮疡肿痛。3~10 克。

速认指南： 呈类圆形的厚片。外表皮灰棕色或黄棕色[1]。切面白色或灰白色，具粉性[2]，形成层环棕色，近方形或近圆形[3]，皮部散有多数棕色油点[4]。气芳香，味辛、微苦。

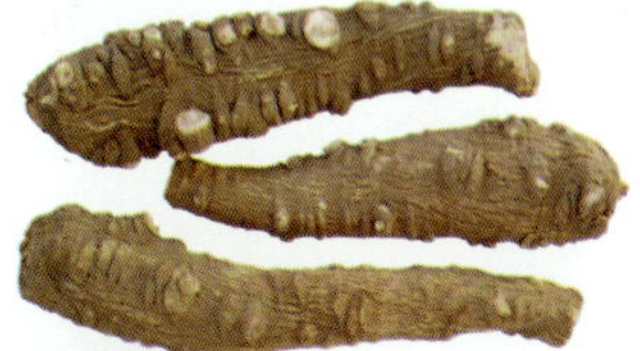

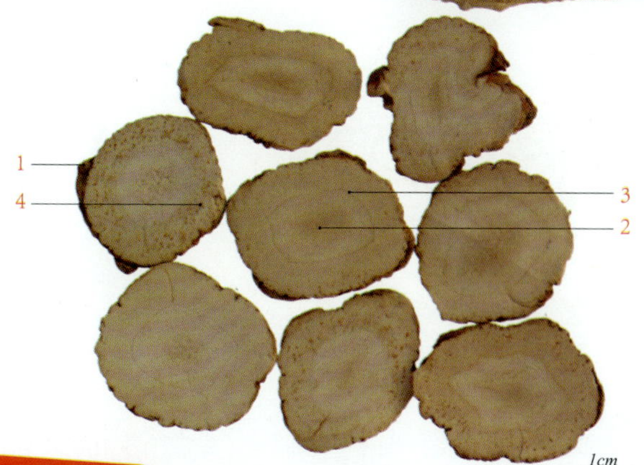

白芷片

验方精选：

①**头痛：** 白芷、蔓荆子、菊花、鸡肫花各 9 克，葛根 15 克，水煎服。②**偏头痛：** 白芷、川芎各 9 克，藁本 6 克，水牛角丝 15 克，水煎服。③**腹痛：** 白芷、荜澄茄果实、制香附各 15 克，共研末，调水敷脐部。

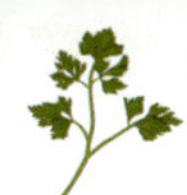

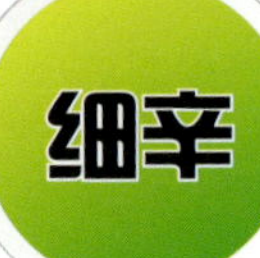

细辛

Xixin

祛风散寒，通窍止痛，温肺化饮

来源产地： 为马兜铃科植物北细辛 *Asarum heterotropoides* Fr. Schmidt var. *mandshuricum* （Maxim.） Kitag. 等的根及根茎。主产于辽宁、吉林、黑龙江。

性味功用： 辛，温。用于风寒感冒，头痛，牙痛，鼻塞流涕，鼻鼽，鼻渊，风湿痹痛，痰饮喘咳。1~3 克；散剂每次服 0.5~1 克；外用适量。不宜与藜芦同用。

速认指南： 呈不规则的段。根茎呈不规则圆柱状，外表皮灰棕色，有时可见环形的节[1]。根细，表面灰黄色，平滑或具纵皱纹[2]。切面黄白色或白色[3]。气辛香，味辛辣、麻舌。

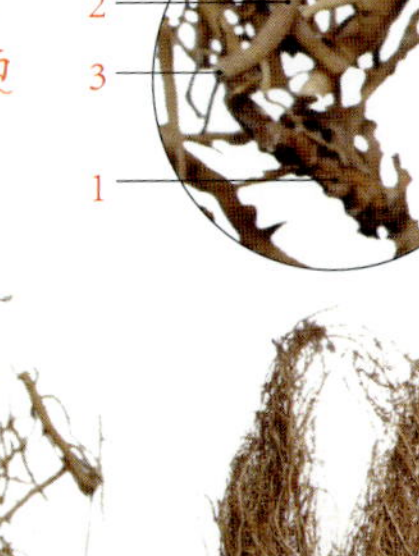

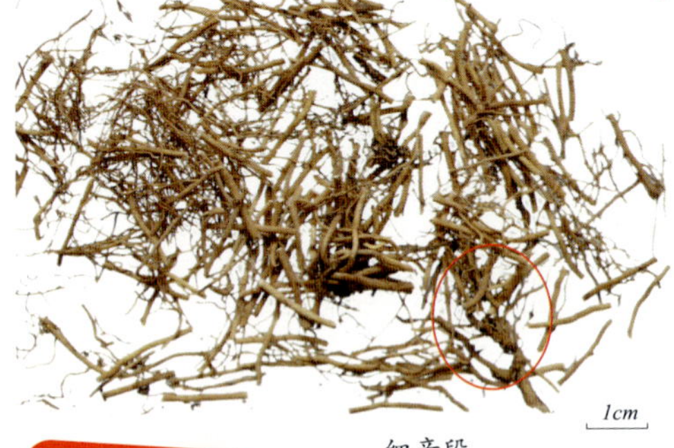

细辛段

验方精选：

①**类风湿性关节炎：**细辛、制附子（先煎）各 10~30 克，豨莶草 30~100 克，随证加味。每剂水煎 2 次，每次煎 40 分钟，取汁共 200 毫升，分 4 次服。②**风寒头痛：**细辛研末，加面粉及白酒调成糊状，敷太阳穴。

附注：同科植物汉城细辛 *A. sieboldii* Miq. var. *seoulense* Nakai 或华细辛 *A. sieboldii* Miq. 的根及根茎同等入药。汉城细辛与北细辛习称“辽细辛”。

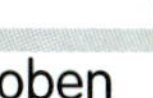
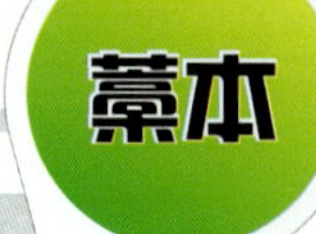

藁本

Gaoben

祛风，散寒，除湿，止痛

来源产地： 为伞形科植物藁本 *Ligusticum sinense* Oliv. 等的干燥根茎和根。主产于湖南、江西遂州。

性味功用： 辛，温。用于风寒感冒，巅顶头痛，风湿痹痛。3~10 克。

速认指南： 呈不规则的厚片；外表皮棕褐色至暗棕色，粗糙[1]；切面黄白色至浅黄褐色[2]，具裂隙或孔洞，纤维性[3]；气浓香，味辛、苦、微麻。

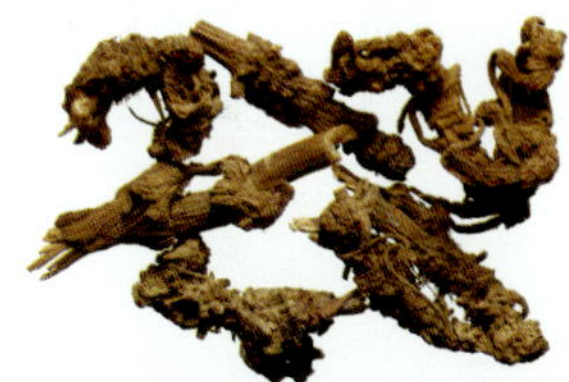

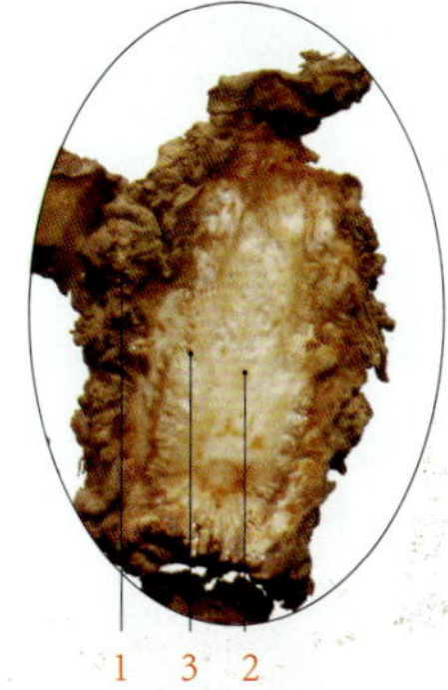

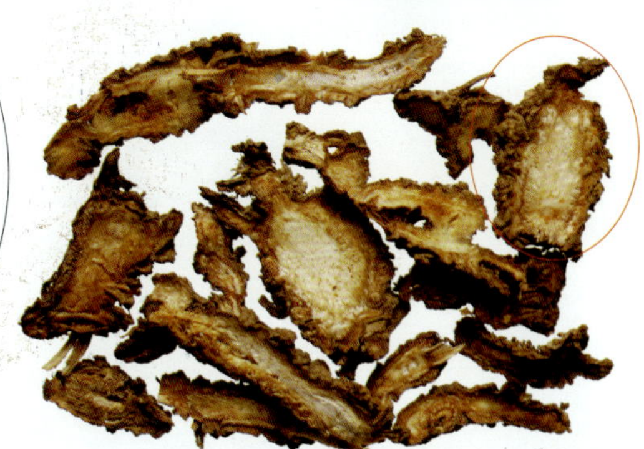

藁本片

验方精选：

①**风寒头痛：** 藁本、防风、蔓荆子各 9 克，白芷 6 克，水煎服。②**风寒背脊酸痛：** 藁本、防风、骨碎补、桑枝各 10 克，桂枝 6 克，威灵仙 9 克，水煎服。

附注：同科植物辽藁本 *L. jeholense* Nakai et Kitag. 的干燥根茎和根同等入药。主产于辽宁、河北、山西等地。

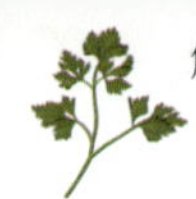

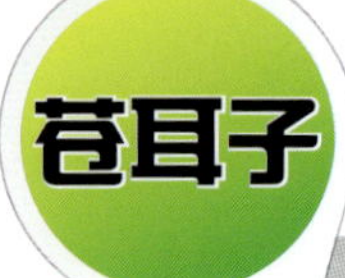

苍耳子

Cang'erzi

散风寒，通鼻窍，祛风湿

来源产地： 为菊科植物苍耳 *Xanthium sibiricum* Patr. 的干燥成熟带总苞的果实。产于全国各地，自产自销。

性味功用： 辛、苦，温；有毒。用于风寒头痛，鼻塞流涕，鼻鼽，鼻渊，风疹瘙痒，湿痹拘挛。3~10 克。

速认指南： 呈纺锤形或卵圆形，长 1~1.5 厘米，直径 0.4~0.7 厘米；表面黄棕色或黄绿色，全体有钩刺[1]，顶端有 2 枚较粗的刺[2]，分离或相连，基部有果梗痕[3]；横切面中央有纵隔膜，2 室，各有 1 枚瘦果，瘦果略呈纺锤形；种皮膜质，浅灰色，子叶 2，有油性；气微，味微苦。**炒苍耳子**形如苍耳子，有刺痕，微有香气。

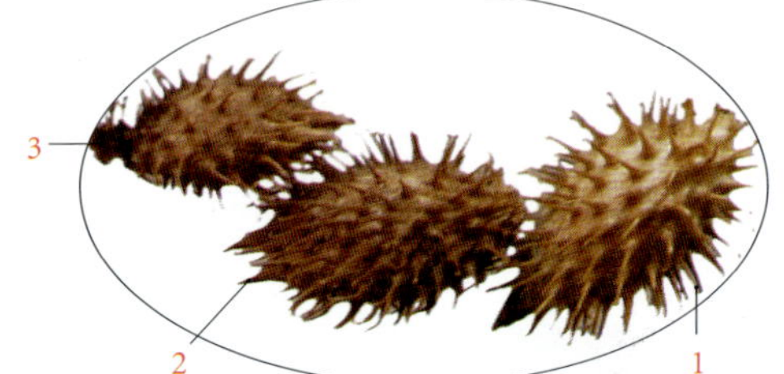

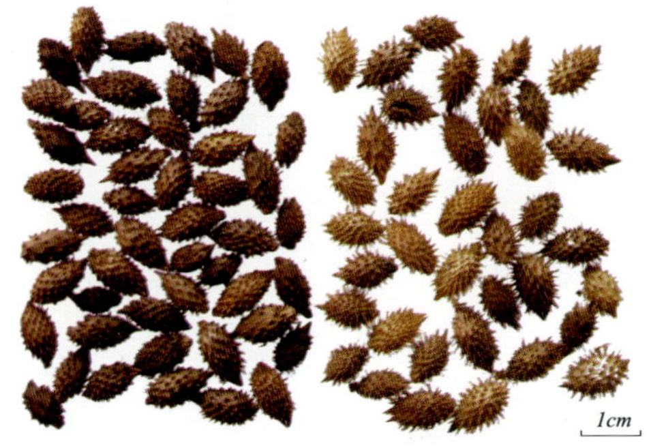

炒苍耳子（左）和苍耳子（右）

验方精选：

①**风邪头痛：** 苍耳子、白芷、防风各 9 克，水煎服。
②**鼻塞不闻香臭：** 苍耳子 3 克，研末，湿棉签蘸末塞入鼻腔。
③**风湿痹痛：** 苍耳子或全草 9 克，威灵仙、川芎各 8 克，水煎服或浸酒服。

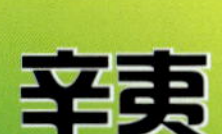

辛夷

Xinyi

散风寒，通鼻窍

来源产地： 为木兰科植物望春花 *Magnolia biondii* Pamp. 等的干燥花蕾。主产于河南。

性味功用： 辛，温。用于风寒头痛，鼻塞流涕，鼻鼽，鼻渊。3~10 克，包煎；外用适量。

速认指南： 呈长卵形，似毛笔头[1]，长 1.2~2.5 厘米，直径 0.8~1.5 厘米。基部常具短梗，长约 5 毫米，梗上有类白色点状皮孔[2]。苞片 2~3 层，每层 2 片，苞片外表面密被灰白色或灰绿色茸毛[3]，内表面类棕色，无毛。花被片 9，类棕色。外轮花被片 3，条形，呈萼片状；内两轮花被片 6，每轮 3，轮状排列。气芳香，味辛凉而稍苦。

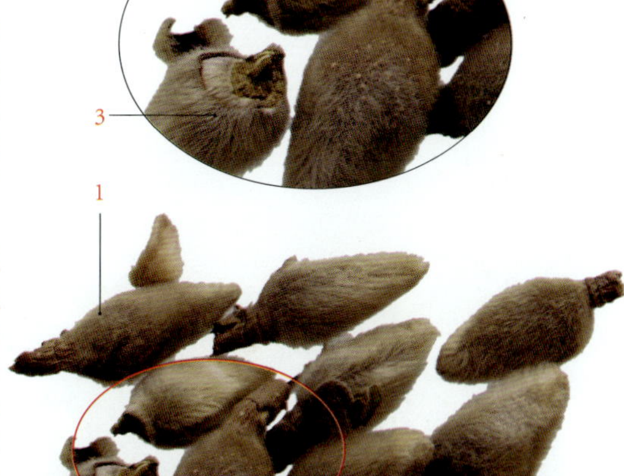

验方精选：

①**急慢性鼻窦炎：** 辛夷 9 克，苍耳草 15 克，薄荷 6 克，水煎服；渣再煎取浓汁，加入葱汁适量，滴鼻。②**感冒头痛：** 辛夷 3 克，紫苏叶 6 克，开水泡服。③**鼻塞不知香臭：** 辛夷、皂角、石菖蒲各等份，研细末，绵裹塞鼻中，待片刻取出。

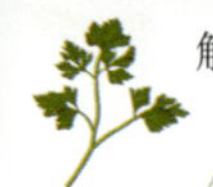

薄荷

Bohe

疏散风热，清利头目，利咽，透疹，疏肝行气

来源产地： 为唇形科植物薄荷 *Mentha haplocalyx* Briq. 的干燥地上部分。以江苏苏州、太仓、海门、东台、淮阴、盐城、徐州为道地产区。

性味功用： 辛，凉。用于风热感冒，风温初起，头痛，目赤，喉痹，口疮，风疹，麻疹，胸胁胀闷。3~6 克，后下。

速认指南： 呈不规则的段。茎方柱形，表面紫棕色或淡绿色，具纵棱线[1]，棱角处具茸毛[2]。叶多破碎，上表面深绿色[3]，下表面灰绿色，稀被茸毛[4]。轮伞花序腋生，花萼钟状，先端5齿裂，花冠淡紫色。揉搓后有特殊清凉香气，味辛凉。

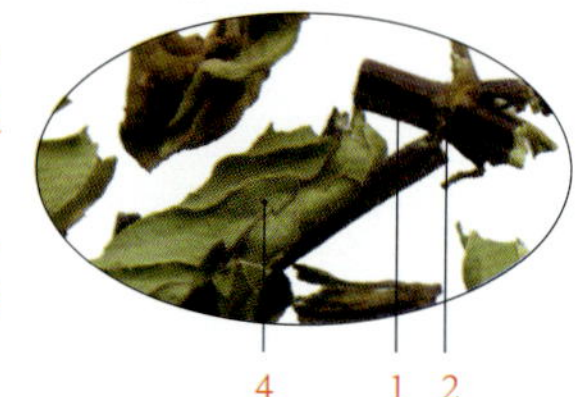

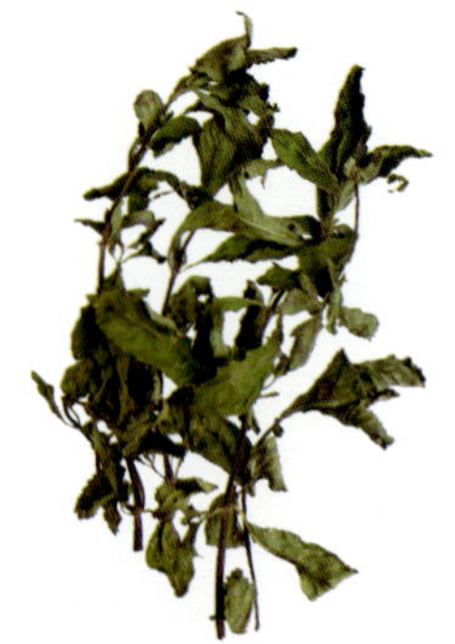

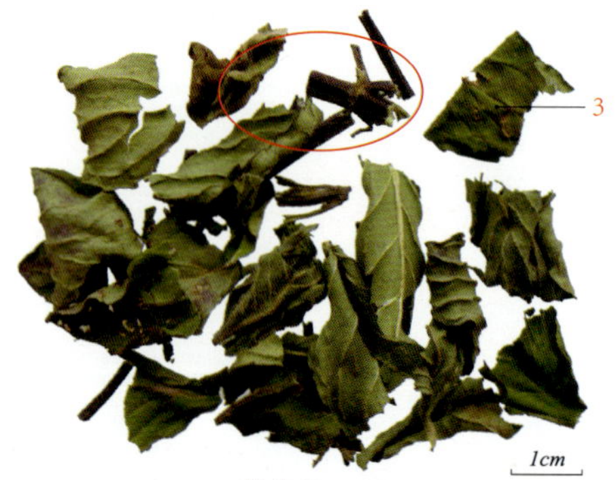

薄荷段

验方精选：

①**慢性荨麻疹：** 薄荷 15 克，桂圆干 6 粒，水煎服，每日 2 次，连服 2~4 周。②**上呼吸道感染、咽喉肿痛：** 薄荷、桑叶、金钱草各 15 克，水煎服。③**腹胀：** 薄荷、防风、紫苏、全蝎(研粉)各 3 克，和葱一起捣烂，均匀地摊在纱布上，烤热，敷脐部。

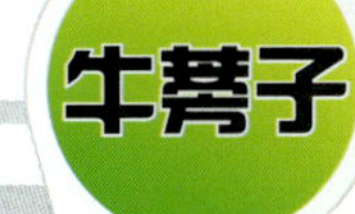

牛蒡子

Niubangzi

疏散风热，宣肺透疹，解毒利咽

来源产地： 为菊科植物牛蒡 *Arctium lappa* L. 的干燥成熟果实。主产于山东、四川、吉林、辽宁、黑龙江。

性味功用： 辛、苦，寒。用于风热感冒，咳嗽痰多，麻疹，风疹，咽喉肿痛，痄腮，丹毒，痈肿疮毒。6~12 克。

速认指南： 呈长倒卵形，略扁，微弯曲，长 5~7 毫米，宽 2~3 毫米；表面灰褐色，带紫黑色斑点[1]，有数条纵棱[2]；顶端钝圆，稍宽，顶面有圆环，中间具点状花柱残迹[3]；基部略窄，着生面色较淡[4]；气微，味苦后微辛而稍麻舌。**炒牛蒡子**形如牛蒡子，色泽加深，略鼓起；微有香气。

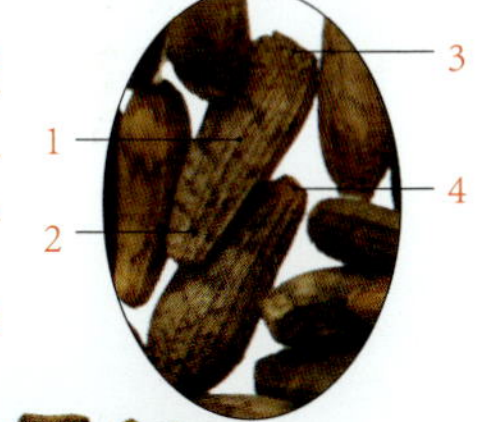

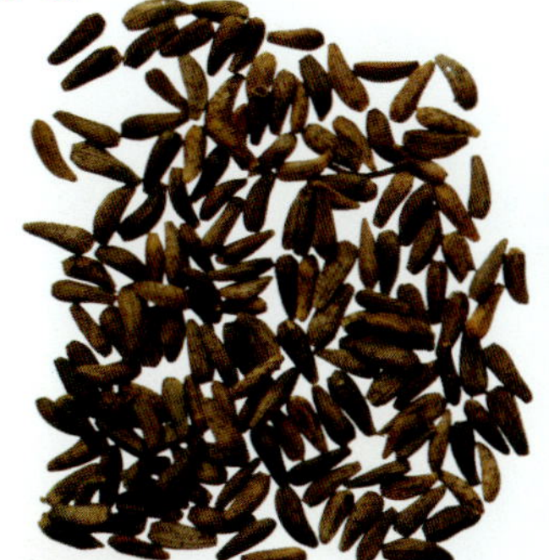

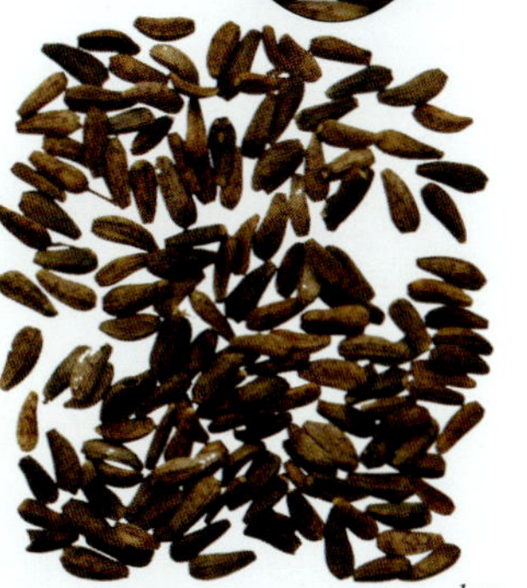

炒牛蒡子（左）和牛蒡子（右）

验方精选：

①**感冒（头痛发热、咽喉肿痛）：** 牛蒡子 9 克，板蓝根 15 克，薄荷、甘草各 3 克，水煎服。②**麻疹不透：** 牛蒡子、葛根各 6 克，蝉蜕、荆芥各 3 克，水煎服。③**流行性腮腺炎、疮痈肿痛：** 牛蒡子 10 克，黄芩 9 克，升麻、蒲公英各 12 克，水煎服。

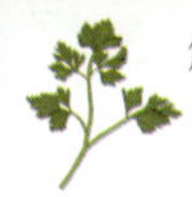

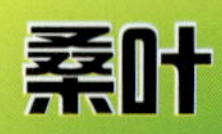

桑叶

Sangye

疏散风热，清肺润燥，清肝明目

来源产地： 为桑科植物桑 *Morus alba* L. 的干燥叶。主产于安徽、浙江、江苏、四川、湖南等地，以南方育蚕区产量较大。

性味功用： 苦、甘，寒。用于风热感冒，肺热燥咳，头晕头痛，目赤昏花。5~10 克。

速认指南： 为小碎片。上表面黄绿色或浅黄棕色[1]，有的有小疣状突起；下表面颜色稍浅，叶脉突出，小脉网状[2]，脉上被疏毛，脉基具簇毛。质脆。气微，味淡、微苦涩。

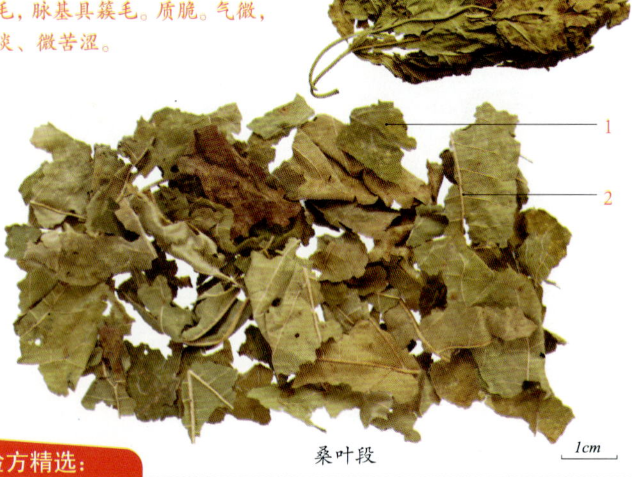

桑叶段

验方精选：

①**夜间盗汗：**桑叶 9 克，研细末，米汤送服。每日 1 剂，连服 3~5 日。②**黄褐斑：**桑叶 500 克，隔水蒸煮消毒，干燥后备用。每日 15 克，沸水浸泡后代茶饮。一般 15 日后即可显效。③**风热感冒：**桑叶、菊花、连翘、杏仁各 9 克，桔梗、甘草各 6 克，薄荷 5 克，水煎服。

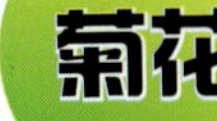

菊花

Juhua

疏散风热，平肝明目，清热解毒

来源产地： 为菊科植物菊 *Chrysanthemum morifolium* Ramat. 的干燥头状花序。“怀菊”主产于河南武陟、博爱、沁阳，“贡菊”主产于安徽歙县。

性味功用： 甘、苦，微寒。用于风热感冒，头痛眩晕，目赤肿痛，目暗昏花，疮痈肿毒。5~10 克。

速认指南： **怀菊**呈倒圆锥形或圆筒形，直径 1.5~3 厘米，离散；舌状花数层，雌性，位于外围，劲直，上举，纵向皱缩[1]，散生金黄色腺点；管状花多数，两性，位于中央，黄色，顶端 5 齿裂[2]。气清香，味甘、微苦。**贡菊**呈扁球形或不规则球形[3]，直径 1.5~2.5 厘米；舌状花白色或类白色，斜升[4]，上部反折，边缘稍内卷而皱缩，通常无腺点；管状花少，外露。

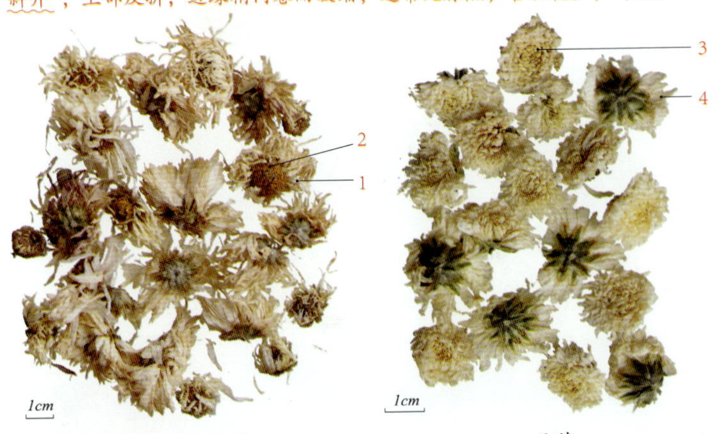

怀菊　　　　贡菊

验方精选：

①**风热头痛：** 菊花、石膏、川芎各 9 克，研细末，每次 4.5 克，茶调服。②**目赤头眩，眼花面肿：** 菊花（焙）、白英（焙）、甘草（炮）各 3 克，研末，晚上睡前温水调服，每次 3 克。

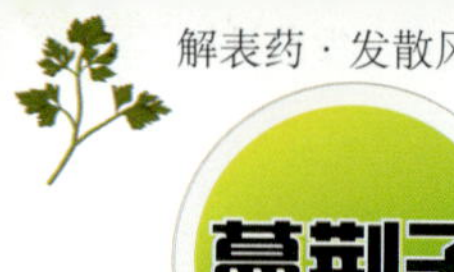

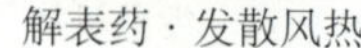

蔓荆子

Manjingzi

疏散风热，清利头目

来源产地： 为马鞭草科植物单叶蔓荆 *Vitex trifolia* L. var. *simplicifolia* Cham. 等的干燥成熟果实。主产于山东、江西。

性味功用： 辛、苦，微寒。用于风热感冒头痛，齿龈肿痛，目赤多泪，目暗不明，头晕目眩。5~10 克。

速认指南： 呈球形，直径 4~6 毫米；表面灰黑色或黑褐色，被灰白色粉霜状茸毛[1]，有纵向浅沟 4 条，基部有灰白色宿萼及短果梗[2]；萼长为果实的 1/3~2/3，5 齿裂[3]，其中 2 裂较深，密被茸毛；体轻，质坚韧，不易破碎，横切面可见 4 室，每室有种子 1 枚；气特异而芳香，味淡、微辛。**炒蔓荆子**形如蔓荆子。

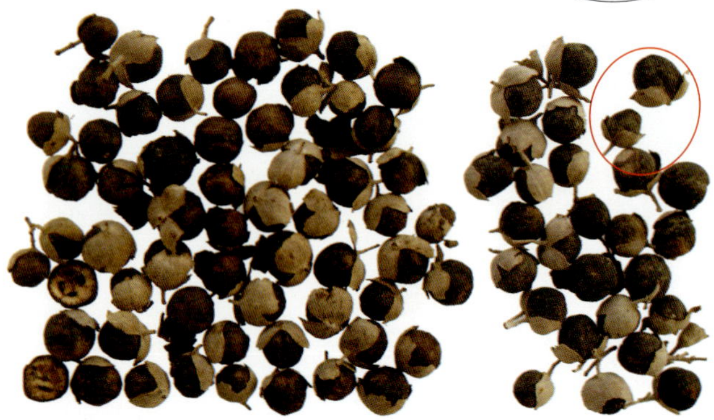

炒蔓荆子（左）和蔓荆子（右）

验方精选：

①**风热感冒（头痛头晕、身热恶风）：** 蔓荆子 9 克，桑叶、菊花各 8 克，水煎服。②**肝热目赤、羞明多泪：** 蔓荆子、青葙子、栀子各 9 克，水煎服。

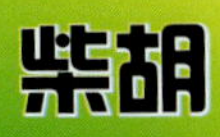

柴胡

Chaihu

疏散退热，疏肝解郁，升举阳气

来源产地： 为伞形科植物柴胡 *Bupleurum chinense* DC. 等的干燥根，习称“北柴胡”。主产于河北、河南、陕西、甘肃、山西等地。

性味功用： 辛、苦，微寒。用于感冒发热，寒热往来，胸胁胀痛，月经不调，子宫脱垂，脱肛。3~9 克。

速认指南： 呈不规则厚片；外表皮黑褐色或浅棕色，具纵皱纹和支根痕[1]；切面淡黄白色，纤维性[2]；质硬；气微香，味微苦。**醋北柴胡**形如北柴胡，表面淡棕黄色，微有醋香气，味微苦。

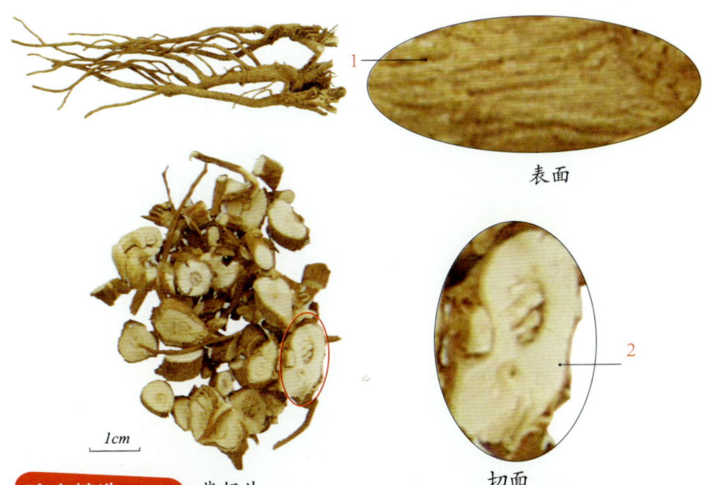

表面

柴胡片

切面

验方精选：

①**复发性口腔溃疡：** 柴胡 9 克，鱼腥草、一点红、积雪草各 15 克，水煎服。②**乳腺小叶增生：** 柴胡、丝瓜络、郁金、丹参、枳壳各 9 克，水煎服。

附注：同科植物狭叶柴胡 *B. scorzonerifolium* Willd. 的干燥根同等入药，习称“南柴胡”。主产于黑龙江、吉林、辽宁、河北。

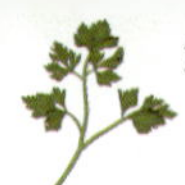

粉葛

Fenge

解肌退热，生津止渴，透疹，升阳止泻，通经活络，解酒毒

来源产地： 为豆科（蝶形花科）植物甘葛藤 *Pueraria thomsonii* Benth. 的干燥根。主产于广西、广东。

性味功用： 甘、辛，凉。用于外感发热头痛，项背强痛，口渴，消渴，麻疹不透，热痢，泄泻，眩晕头痛，中风偏瘫，胸痹心痛，酒毒伤中。10~15 克。

速认指南： 呈不规则的厚片或立方块状。外表皮黄白色或淡棕色。切面黄白色，横切面有时可见由纤维形成的浅棕色同心性环纹[1]，纵切面可见由纤维形成的数条纵纹[2]。体重，质硬，富粉性[3]。气微，味微甜。

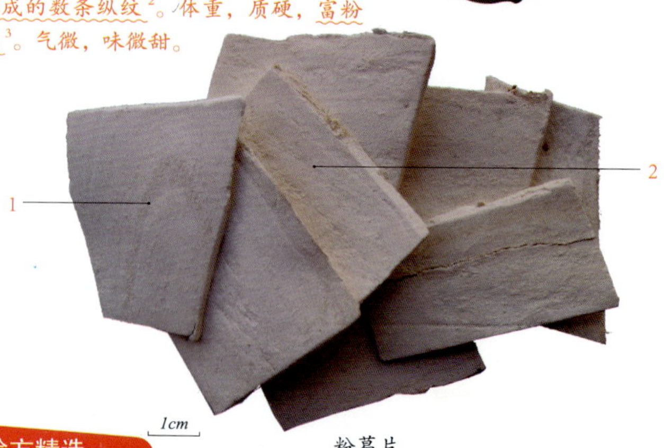

粉葛片

验方精选：

①**热毒下血：** 生粉葛、鲜藕各适量，分别捣汁和服。②**瘢疹初发，高热，点粒未透：** 粉葛、升麻、桔梗、前胡、防风各 3 克，甘草 2 克，水煎服。③**顽固性呃逆：** 粉葛根、生党参各 9 克，旋覆花、白术、附子各 6 克，茯苓 4.5 克，豆蔻、半夏、橘核各 3 克，公丁香 1.5 克，煨姜 3 片为引，水煎服。

葛根

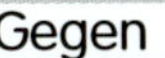

解肌退热，生津止渴，透疹，升阳止泻，通经活络，解酒毒

来源产地： 为豆科（蝶形花科）植物野葛 *Pueraria lobata*（Willd.）Ohwi 的干燥根。全国大部分地区均产，主产于湖南、河南、广东、浙江、四川、江西。

性味功用： 甘、辛，凉。用于外感发热头痛，项背强痛，口渴，消渴，麻疹不透，热痢，泄泻，眩晕头痛，中风偏瘫，胸痹心痛，酒毒伤中。10~15 克。

速认指南： 呈不规则的厚片、粗丝或边长为 5~12 毫米的方块。切面浅黄棕色到黄色。质韧，纤维性强[1]。气微，味微甜。

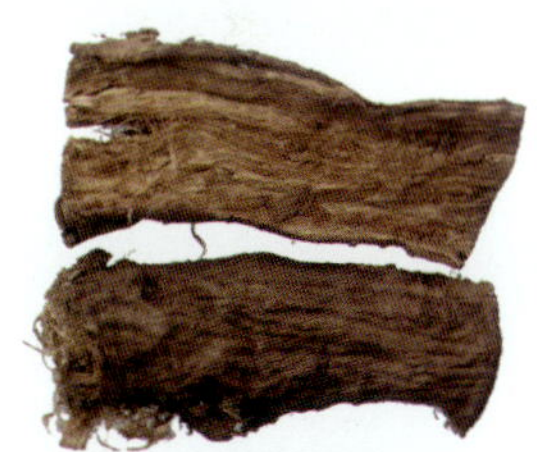

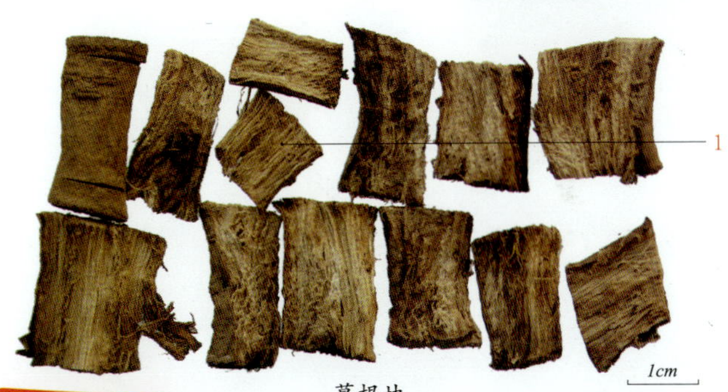

葛根块

验方精选：

①**冠心病：** 葛根 15 克，丹参、赤芍各 10 克，盐肤木 30 克，水煎服。②**颈椎病：** 葛根、鸡血藤各 18 克，丹参、赤芍各 10 克，桑寄生 15 克，水煎服。③**口渴：** 葛根、天花粉、女贞子各 15 克，水煎服。

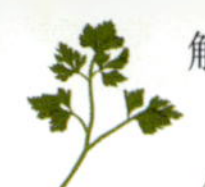

升麻

Shengma

发表透疹，清热解毒，升举阳气

来源产地： 为毛茛科植物大三叶升麻 *Cimicifuga heracleifolia* Kom. 或升麻 *Cimicifuga foetida* L. 等的干燥根茎。大三叶升麻主产于辽宁及黑龙江，升麻主产于四川。

性味功用： 辛、微甘，微寒。用于风热头痛，齿痛，口疮，咽喉肿痛，麻疹不透，阳毒发斑，脱肛，子宫脱垂。3~10 克。

速认指南： 呈不规则的厚片。表面黑褐色或棕褐色，粗糙不平[1]，有坚硬的细须根残留[2]。切面黄绿色或淡黄白色[3]，皮部薄，木部有放射状裂隙[4]。气微，味微苦而涩。

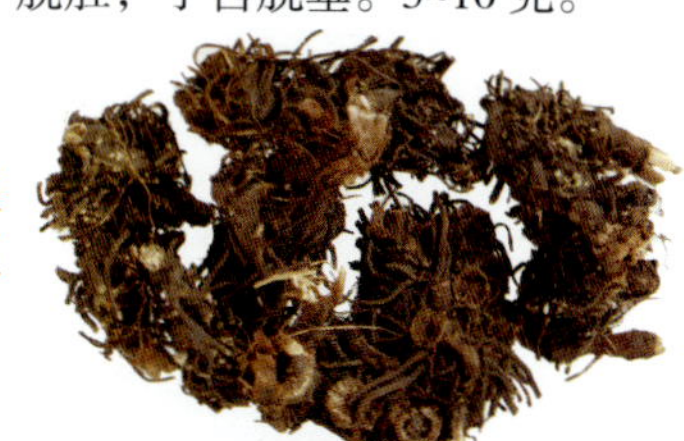

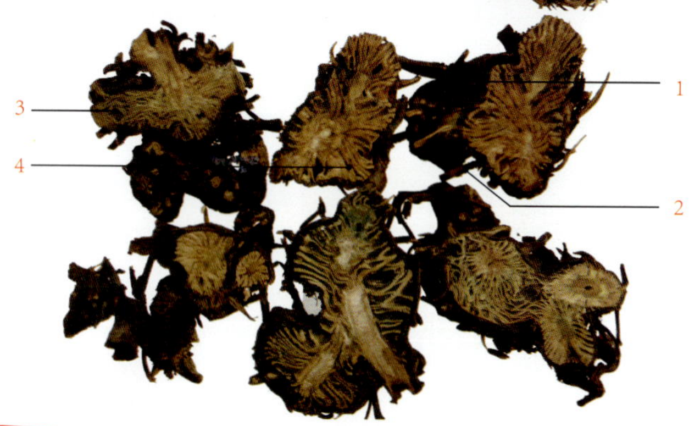

升麻片

验方精选：

①**头痛：** 升麻、鸡肫花、菊花各 9 克，水煎服。②**口腔溃疡：** 升麻 9 克，金银花、爵床、积雪草各 15 克，水煎服。③**脱肛：** 升麻、枳壳各 9 克，仙鹤草根 30 克，猪大肠 60 克，水炖服。

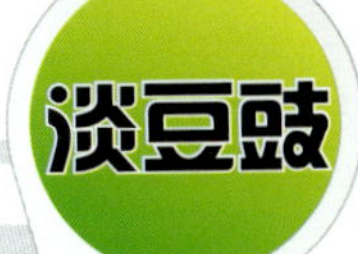

淡豆豉

Dandouchi

解表，除烦，宣发郁热

来源产地： 为豆科（蝶形花科）植物大豆 *Glycine max*（L.）Merr. 成熟种子的发酵加工品。产于全国各地，主产于东北、华北。

性味功用： 辛、苦，凉。用于感冒，寒热头痛，烦躁胸闷，虚烦不眠。6~12 克。

速认指南： 呈椭圆形，略扁，长 0.6~1 厘米，直径 0.5~0.7 厘米。表面黑色，皱缩不平[1]。质柔软，断面棕黑色。气香，味微甘。

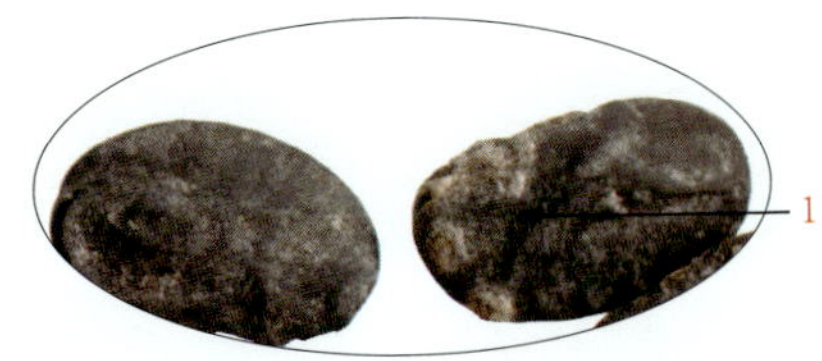

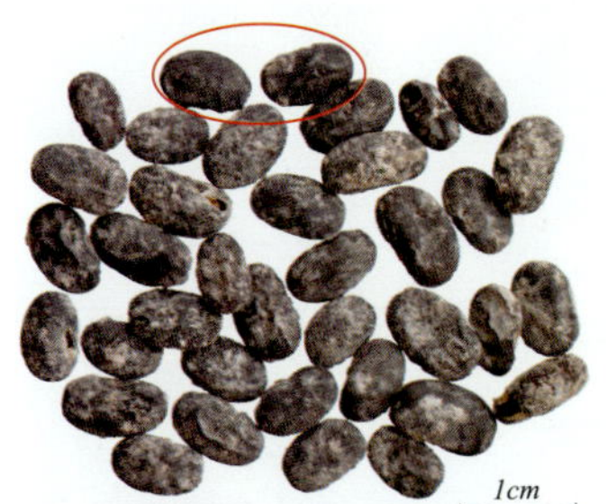

验方精选：

①**感冒初起而鼻塞流涕、头痛：** 淡豆豉 15 克，葱白 5 根，水煎热服，取微汗。② **烦闷不眠：** 淡豆豉、生栀子各 10 克，水煎服。

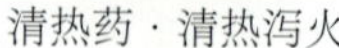

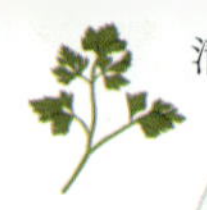

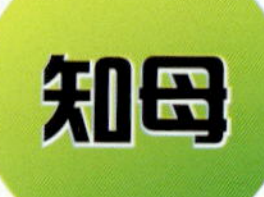

知母

Zhimu

清热泻火，滋阴润燥

来源产地： 为百合科植物知母 *Anemarrhena asphodeloides* Bge. 的干燥根茎。主产于河北、山西、内蒙古和北京郊区，以河北易县为道地产区。

性味功用： 苦、甘，寒。用于外感热病，高热烦渴，肺热燥咳，骨蒸潮热，内热消渴，肠燥便秘。6~12 克。

速认指南： 呈不规则类圆形的厚片；外表皮黄棕色或棕色[1]，有的可见少量残存的黄棕色叶基纤维[2]和凹陷或突起的点状根痕；切面黄白色至黄色[3]；气微，味微甜、略苦，嚼之带黏性。**盐知母**形如知母，色黄或微带焦斑，味微咸。

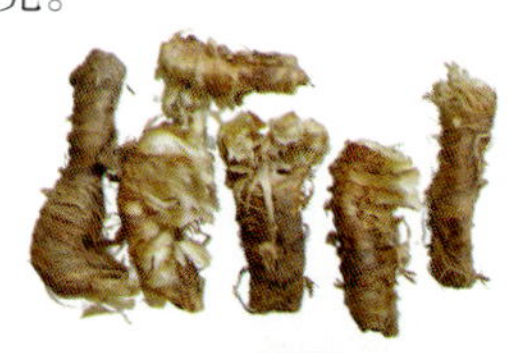

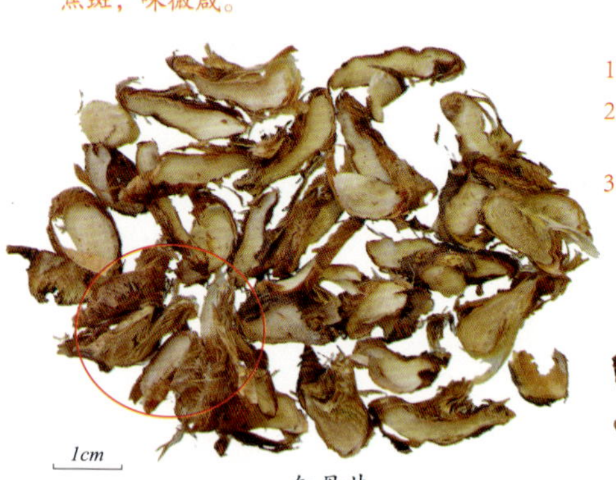

1cm

知母片

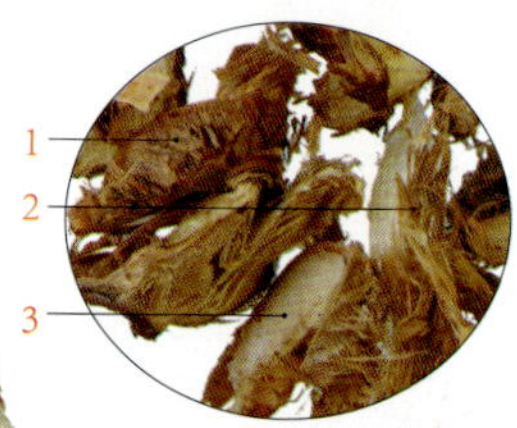

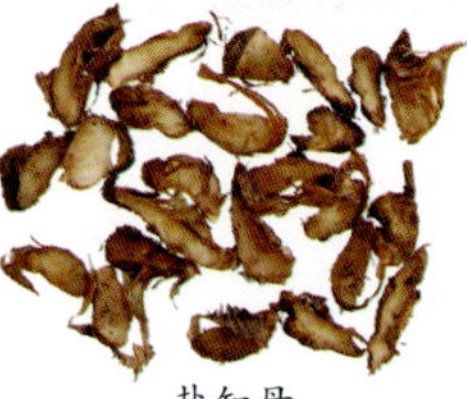

盐知母

验方精选：

①**盗汗：**知母、女贞子各 10 克，生地黄 15 克，三角麦 24 克，水煎服。②**慢性咽喉炎：**知母、玄参、麦冬各 10 克，胖大海 5 克，水煎服。③**慢性支气管炎：**知母、藕节、桔梗、南沙参各 10 克，款冬花 9 克，水煎服。

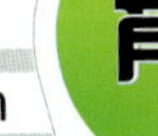

芦根

Lugen

清热泻火，生津止渴，除烦，止呕，利尿

来源产地： 为禾本科植物芦苇 *Phragmites communis* Trin. 的新鲜或干燥根茎。主产于安徽、江苏、浙江、湖北等地。

性味功用： 甘，寒。用于热病烦渴，肺热咳嗽，肺痈吐脓，胃热呕哕，热淋涩痛。15~30 克；鲜品用量加倍，或捣汁用。

速认指南： 呈扁圆柱形段；表面黄白色[1]，节间有纵皱纹[2]；切面明显中空[3]，有小孔排列成环[4]。**鲜芦根**呈圆柱形的段，形似芦根，表面有光泽，节呈环状，切面黄白色，气微，味甘。

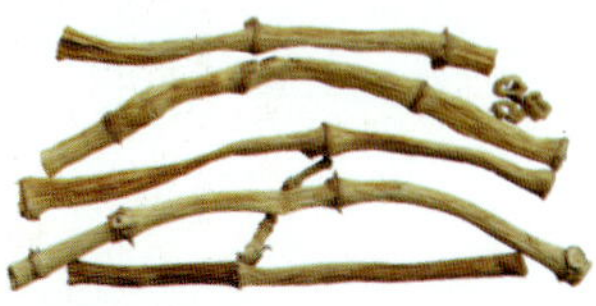

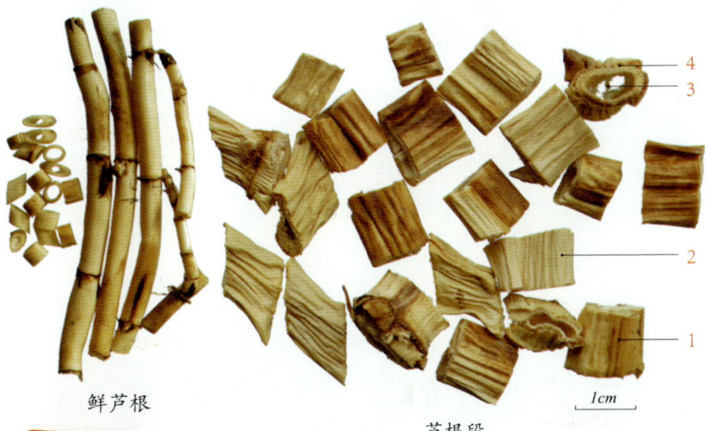

鲜芦根

芦根段

验方精选：

①**咽喉炎：**芦根 24 克，大青叶、卤地菊各 15 克，水煎服。②**尿路感染：**芦根 30 克，蒲公英、车前草、半枝莲各 15 克，水煎服。③**肾炎水肿：**芦根、猫须草、赤小豆各 30 克，香茹 15 克，水煎服。

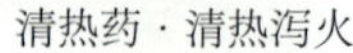

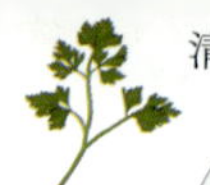

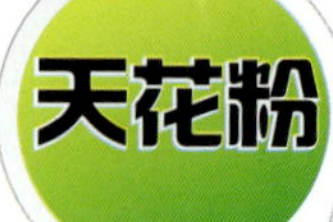

天花粉

Tianhuafen

清热泻火，生津止渴，消肿排脓

来源产地： 为葫芦科植物栝楼 *Trichosanthes kirilowii* Maxim. 或双边栝楼 *Trichosanthes rosthornii* Harms 的干燥根。栝楼主产于河南、河北、山东等地；双边栝楼主产于四川绵阳、德阳、峨眉山、乐山。

性味功用： 甘、微苦，微寒。用于热病烦渴，肺热燥咳，内热消渴，疮疡肿毒。10~15 克。孕妇慎用，不宜与川乌、制川乌、草乌、制草乌、附子同用。

速认指南： 呈类圆形、半圆形或不规则形的厚片。外表皮黄白色或淡棕黄色[1]。切面可见黄色木质部小孔，略呈放射状排列[2]。气微，味微苦。

1

2

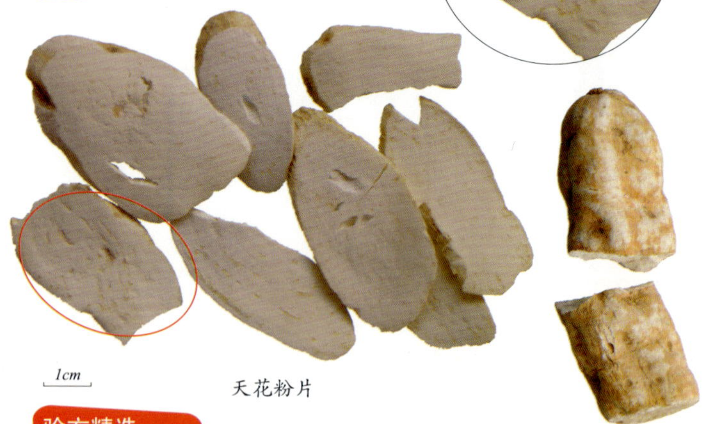

天花粉片

验方精选：

①**乳头溃疡：**天花粉 6 克，研细末，鸡蛋清调敷。②**大渴：**鲜天花粉（去外皮），捣烂，装于绢袋用水淘洗，取液弃渣，隔夜取沉淀物，水冲服，每次 3 克。

栀子

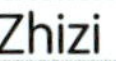

Zhizi

泻火除烦，清热利湿，凉血解毒；外用消肿止痛

来源产地： 为茜草科植物栀子 *Gardenia jasminoides* Ellis 的干燥成熟果实。主产于湖南、四川、江西等地。

性味功用： **栀子、炒栀子**，苦，寒；用于热病心烦，湿热黄疸，淋证涩痛，血热吐衄，目赤肿痛，火毒疮疡；外治扭挫伤痛。**焦栀子**，苦、寒，长于凉血止血，用于血热吐血，衄血，尿血，崩漏。6~10 克；外用生品适量，研末调敷。

速认指南： 呈不规则的碎块；果皮表面红黄色或棕红色[1]，有的可见翅状纵棱[2]；种子多数，扁卵圆形，深红色或红黄色；气微，味微酸而苦。**炒栀子**形如栀子碎块，黄褐色。**焦栀子**表面焦褐色或焦黑色；果皮薄而脆[3]，内表面棕色，种子团棕色或棕褐色[4]。

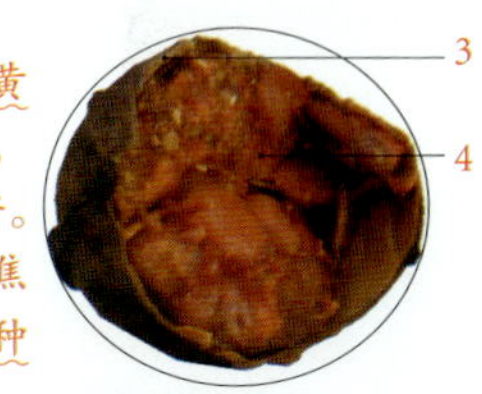

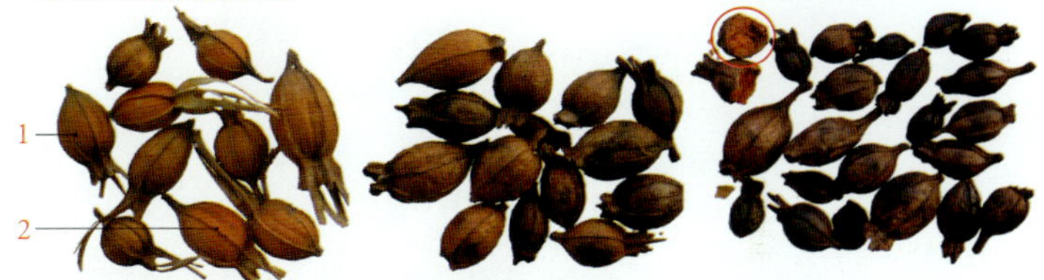

栀子（左）、炒栀子（中）和焦栀子（右）

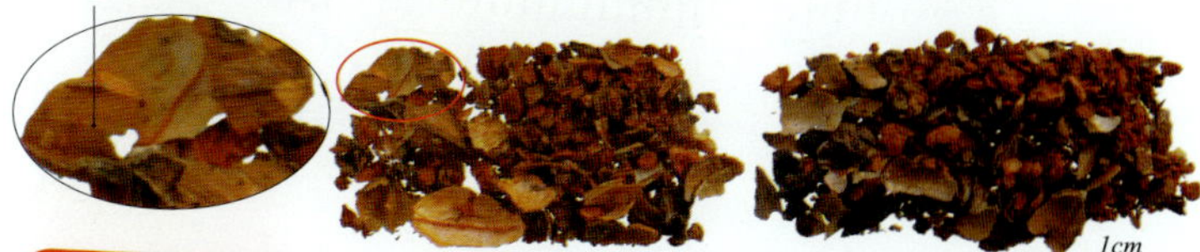

栀子块（左）和炒栀子块（右）

验方精选：

①**热病心烦：** 生栀子 9 克，淡豆豉 15 克，水煎服；或生栀子 5 粒，去外壳，炖糯米饭。②**黄疸型肝炎、面目身黄：** 生栀子、鲜茵陈各 15 克，垂盆草 20 克，水煎服。

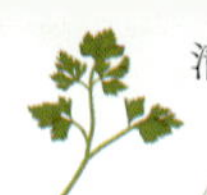

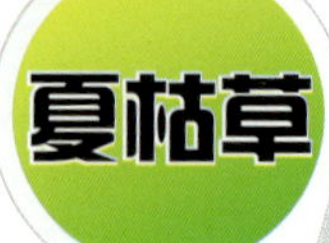

夏枯草

Xiakucao

清肝泻火，明目，散结消肿

来源产地： 为唇形科植物夏枯草 *Prunella vulgaris* L. 的干燥果穗。全国大部分地区均产，主产于河南、安徽、浙江、江苏、湖南。

性味功用： 苦、辛，寒。用于目赤肿痛，目珠夜痛，头痛眩晕，瘰疬，瘿瘤，乳痈，乳癖，乳房胀痛。9~15 克。

速认指南： 呈圆柱形，略扁，长 1.5~8 厘米，直径 0.8~1.5 厘米；淡棕色至棕红色。全穗由数轮至十数轮宿萼[1]与苞片组成，每轮有对生苞片 2 片，呈扇形[2]，脉纹明显，外表面有白毛[3]。每一苞片内有花 3 朵，宿萼二唇形，内有小坚果 4 枚，卵圆形，棕色。体轻。气微，味淡。

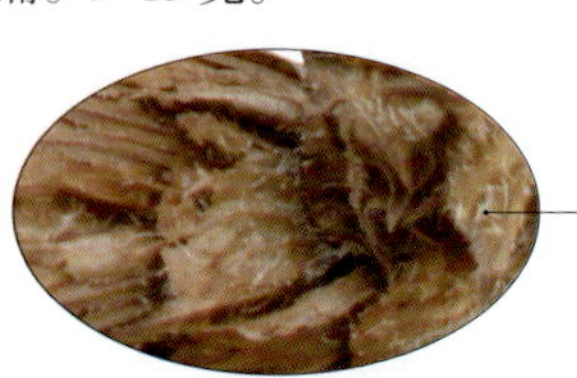

1

2

1cm

验方精选：

①眼睛红肿、怕光流泪： 夏枯草、决明子、栀子各 12 克，水煎服。**②高血压：** 夏枯草、决明子、钩藤各 12 克，水煎服。

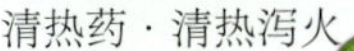

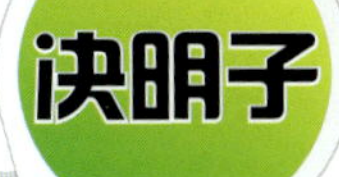

决明子

Juemingzi

清热明目，润肠通便

来源产地： 为豆科（云实科）植物决明 *Cassia obtusifolia* L. 等的干燥成熟种子。主产于江苏、安徽、四川。

性味功用： 苦、甘、咸，微寒。用于目赤涩痛，羞明多泪，头痛眩晕，目暗不明，大便秘结。9~15 克。

速认指南： 略呈菱方形或短圆柱形；表面绿棕色或暗棕色，平滑有光泽[1]；一端较平坦[2]，另端斜尖[3]，背腹面各有 1 条突起的棱线，棱线两侧各有 1 条斜向对称而色较浅的线形凹纹[4]；种皮薄，子叶 2，黄色，呈"S"形折曲并重叠；气微，味微苦。**炒决明子**形如决明子，微膨起，偶见焦斑；微有香气。

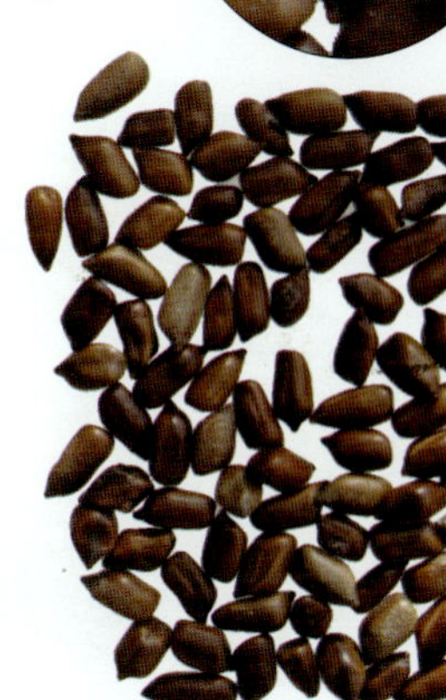

炒决明子（左）和决明子（右）

验方精选：

①**眼睛红肿、怕光流泪：** 决明子、夏枯草、栀子各 12 克，水煎服。②**高血压：** 决明子、钩藤、夏枯草各 12 克，水煎服；或决明子适量，炒黄捣成粗粉，泡开水服，每次 3 克，每日 3 次。

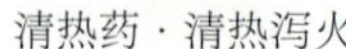

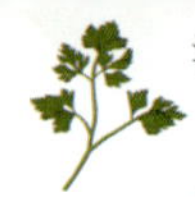

淡竹叶

Danzhuye

清热泻火，除烦止渴，利尿通淋

来源产地： 为禾本科植物淡竹叶 *Lophatherum gracile* Brongn. 的干燥茎叶。主产于浙江、湖南、四川等地。

性味功用： 甘、淡，寒。用于热病烦渴，小便短赤涩痛，口舌生疮。6~10 克。

速认指南： 呈不规则的段，茎呈圆柱形，有节[1]，表面淡黄绿色，切面中空。叶片披针形，有的皱缩卷曲，宽 1~3.5 厘米[2]；表面浅绿色或黄绿色。叶脉平行，具横行小脉，形成长方形的网格状[3]，下表面尤为明显。体轻，质柔韧。气微，味淡。

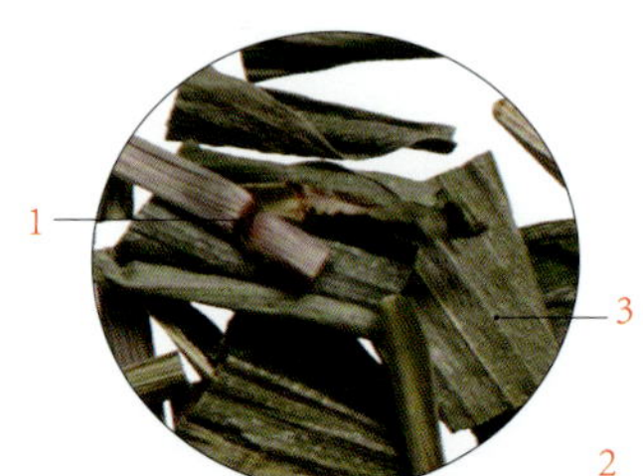

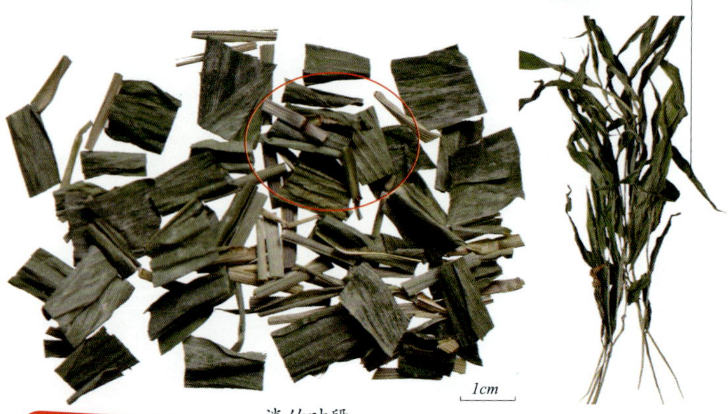

淡竹叶段

验方精选：

①**特发性水肿：** 淡竹叶 10~20 克，开水冲泡当茶饮，连用 1 个月。②**阴道炎：** 淡竹叶 100 克，置沙锅内加水浸泡 10 分钟，先用武火煎沸，再用文火慢煎 10 分钟，分早晚 2 次冷服。

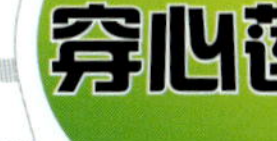

穿心莲

Chuanxinlian

清热解毒，凉血，消肿

来源产地： 为爵床科植物穿心莲 *Andrographis paniculata* （Burm. F.） Nees 的干燥地上部分。主产于广东、福建。

性味功用： 苦，寒。用于感冒发热，咽喉肿痛，口舌生疮，顿咳劳嗽，泄泻痢疾，热淋涩痛，痈肿疮疡，蛇虫咬伤。6~9 克；外用适量。

速认指南： 呈不规则的段。茎方柱形[1]，节稍膨大[2]。切面不平坦，具类白色髓[3]。叶片多皱缩或破碎[4]，完整者展开后呈披针形或卵状披针形；上表面绿色，下表面灰绿色，两面光滑。气微，味极苦。

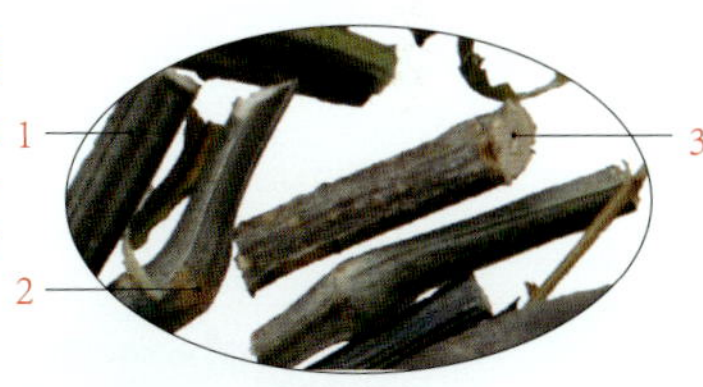

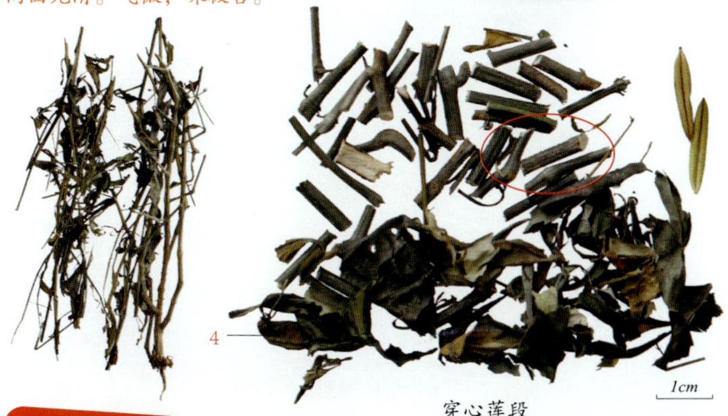

穿心莲段

验方精选：

①**慢性结肠炎：**穿心莲 60 克，生地榆 30 克，加水浓煎得 100~150 毫升药液，晚上临睡前保留灌肠 1 次，14 日为一疗程。②**肺炎：**穿心莲、十大功劳各 15 克，陈皮 6 克，水煎服。③**痈疽疔疖：**穿心莲 9~15 克，水煎服。

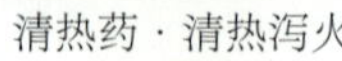

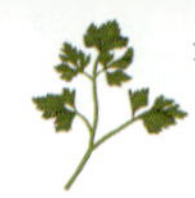

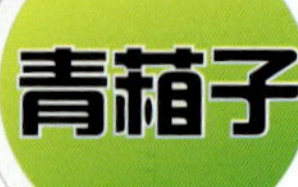

青葙子

Qingxiangzi

清肝泻火，明目退翳

来源产地： 为苋科植物青葙 *Celosia argentea* L. 的干燥成熟种子。全国大部分地区有产，自产自销。

性味功用： 苦，微寒。用于肝热目赤，目生翳膜，视物昏花，肝火眩晕。9~15 克。有扩散瞳孔作用，青光眼患者忌用。

速认指南： 呈扁圆形，少数呈圆肾形，直径 1~1.5 毫米。表面黑色或红黑色，光亮[1]，中间微隆起[2]，侧边微凹处有种脐[3]。种皮薄而脆。气微，味淡。

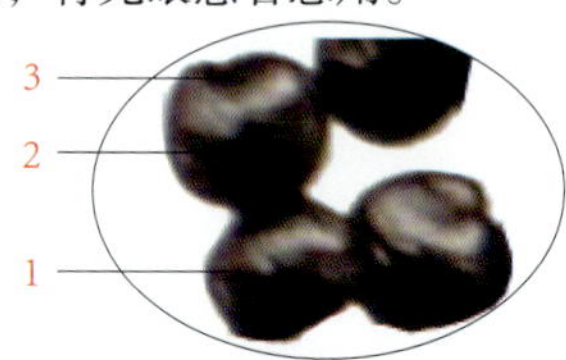

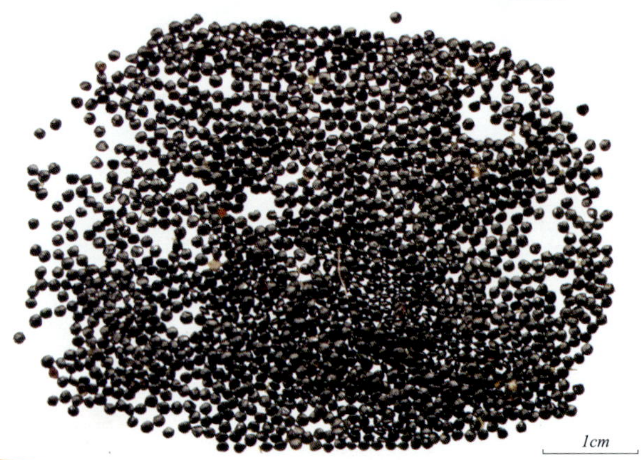

验方精选：

①**急性结膜炎、角膜炎而目赤肿痛：** 青葙子 15 克，蒲公英 20 克，水煎服。②**夜盲症：** 青葙子 15 克，酌加鸡肝或乌枣，水煎服。③**高血压头痛眩晕：** 青葙子、决明子、菊花各 10 克，石决明 15 克，水煎服。

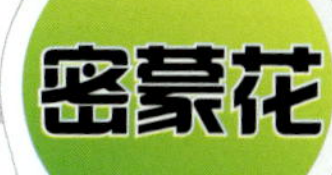

密蒙花

Mimenghua

清热泻火，养肝明目，退翳

来源产地： 为马钱科(醉鱼草科)植物密蒙花 *Buddleja officinalis* Maxim. 的干燥花蕾和花序。主产于湖北、四川、河南、陕西、云南等地。

性味功用： 甘，微寒。用于目赤肿痛，多泪羞明，目生翳膜，肝虚目暗，视物昏花。3~9 克。

速认指南： 多为花蕾密聚的花序小分枝，呈不规则圆锥状，长 1.5~3 厘米[1]。表面灰黄色或棕黄色，密被茸毛[2]。花蕾呈短棒状，花萼钟状，先端 4 齿裂[3]；花冠筒状，与萼等长或稍长，先端 4 裂，裂片卵形[4]；雄蕊 4，着生在花冠管中部。质柔软。气微香，味微苦、辛。

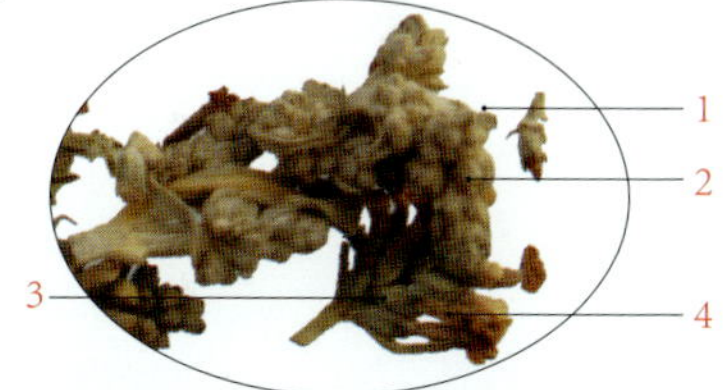

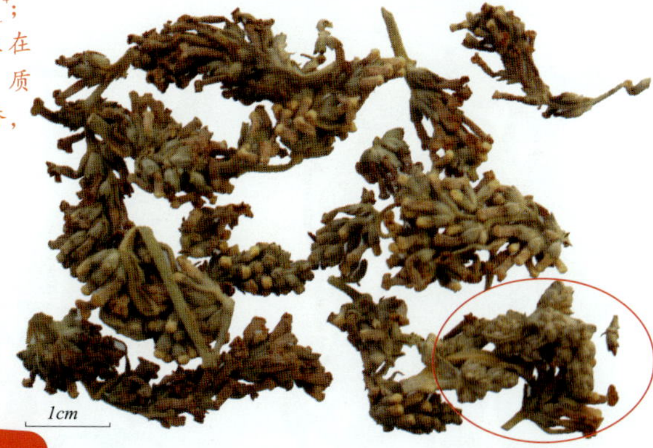

验方精选：

①**角膜炎，白内障，青光眼：**密蒙花 3 克，木贼 6 克，石决明、菊花各 15 克，研末，水煎服。②**眼羞明，肝胆虚损，瞳仁不清：**密蒙花、羌活、菊花、蔓荆子、青葙子、木贼、石决明、蒺藜、枸杞子各等份，共研为细粉，每次 9 克，饭后服。

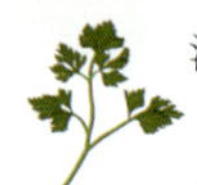

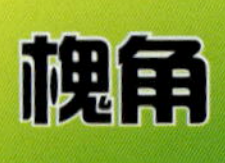

槐角

Huaijiao

清热泻火，凉血止血

来源产地： 为豆科（蝶形花科）植物槐 *Sophora japonica* L. 的干燥成熟果实。全国大部分地区有产。

性味功用： 苦，寒。用于肠热便血，痔肿出血，肝热头痛，眩晕目赤。6~9 克。

速认指南： 呈连珠状[1]，长 1~6 厘米，直径 0.6~1 厘米；表面黄绿色或黄褐色，皱缩而粗糙[2]；质柔润，干燥皱缩，折断面有黏性；种子 1~6 粒，肾形，子叶 2，黄绿色；果肉气微，味苦，种子嚼之有豆腥气。**蜜槐角**形如槐角，表面稍隆起呈黄棕色至黑褐色，有光泽，略有黏性；具蜜香气，味微甜、苦。

2

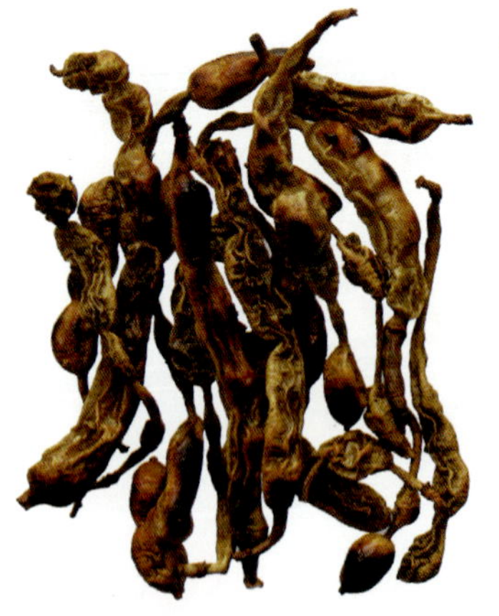

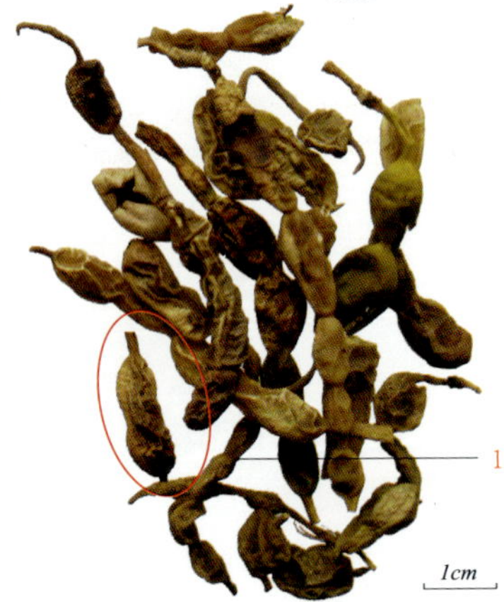

蜜槐角（左）和槐角（右）

验方精选：

目赤肿痛、便秘： 槐角、决明子、夏枯草各 15 克，水煎服。

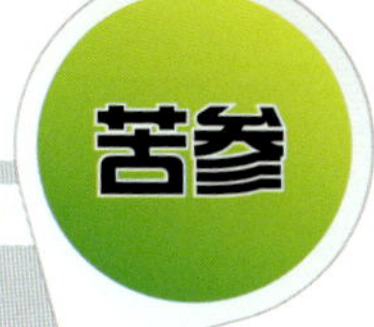

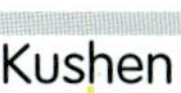

苦参

Kushen

清热燥湿，杀虫，利尿

来源产地： 为豆科（蝶形花科）植物苦参 *Sophora flavescens* Ait. 的干燥根。全国各地均产，多自产自销。

性味功用： 苦，寒。用于热痢，便血，黄疸尿闭，赤白带下，阴肿阴痒，湿疹，湿疮，皮肤瘙痒，疥癣麻风；外用于滴虫性阴道炎。4.5~9 克；外用适量，煎汤洗患处。

速认指南： 呈类圆形或不规则形的厚片。外表皮灰棕色或棕黄色[1]，有时可见横长皮孔样突起[2]，外皮薄，脱落处显黄色或棕黄色，光滑。切面黄白色，纤维性，具放射状纹理和裂隙[3]，有的可见同心性环纹[4]。气微，味极苦。

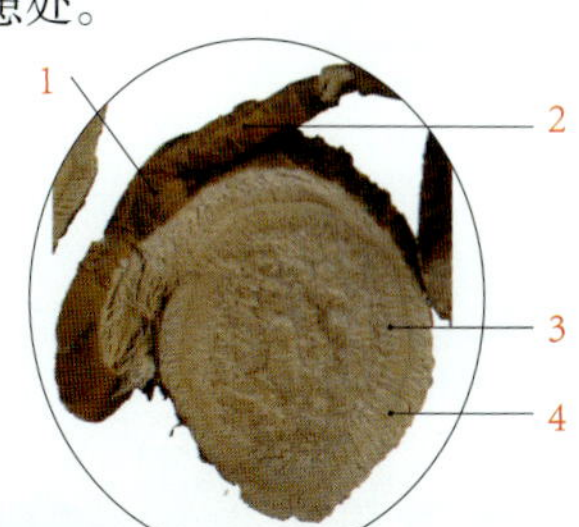

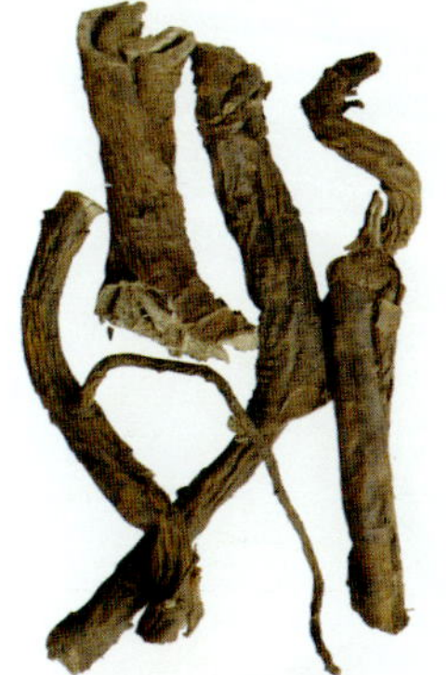

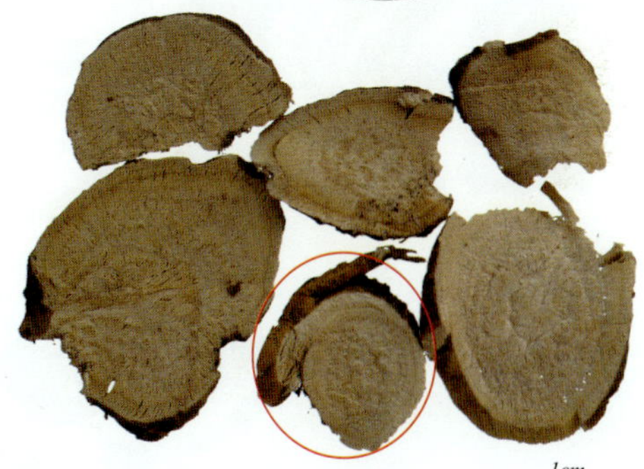

苦参片

验方精选：

①**浑身瘙痒：** 苦参、白鲜皮、蒺藜、苍耳子各 30 克，水煎洗。②**癣、痔疮出血：** 苦参适量，水煎熏洗患处。

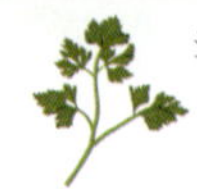

黄连

Huanglian

清热燥湿，泻火解毒

来源产地： 为毛茛科植物黄连 *Coptis chinensis* Franch.、三角叶黄连 *Coptis deltoidea* C.Y.Cheng et Hsiao 或云连 *Coptis teeta* Wall. 的干燥根茎。以上 3 种分别习称“味连“、“雅连”、“云连”。黄连以重庆石柱、涪陵，四川洪雅、乐山、雷波为道地产区，三角叶黄连主产于四川，云连主产于云南。

性味功用： 苦，寒。用于湿热痞满，呕吐吞酸，泻痢，黄疸，高热神昏，心火亢盛，心烦不寐，心悸不宁，血热吐衄，目赤，牙痛，消渴，痈肿疔疮；外治湿疹，湿疮，耳道流脓。**酒黄连**善清上焦火热，用于目赤，口疮；**姜黄连**清胃和胃止呕，用于寒热互结，湿热中阻，痞满呕吐；**萸黄连**舒肝和胃止呕，用于肝胃不和，呕吐吞酸。2~5 克；外用适量。

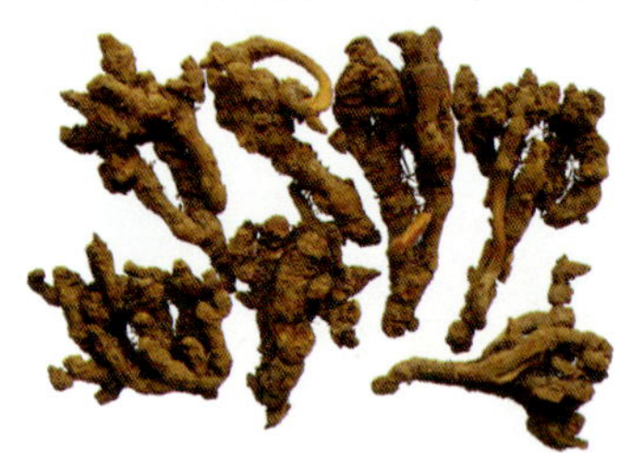

黄连

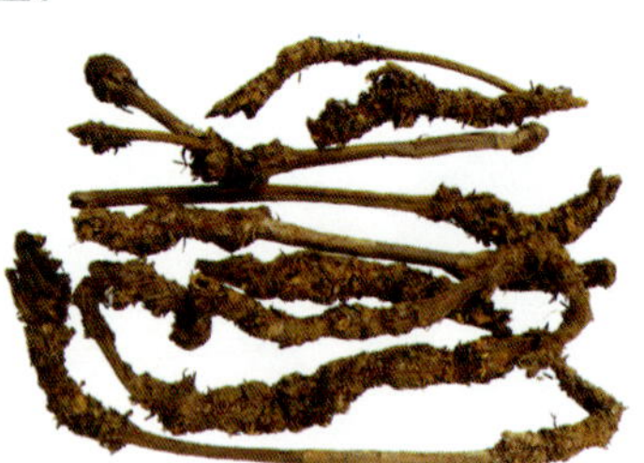

三角叶黄连

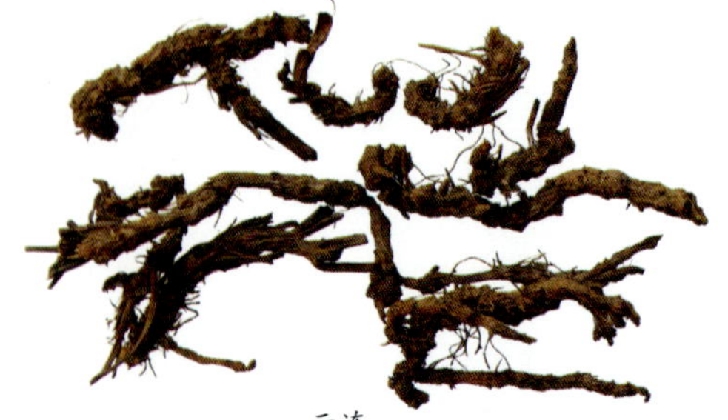

云连

速认指南： 呈不规则的薄片；外表皮灰黄色或黄褐色，粗糙，有细小的须根[1]；切面或碎断面鲜黄色或红黄色，具放射状纹理[2]；气微，味极苦。**酒黄连**[3]形如黄连，色泽加深，略有酒香气。**姜黄连**[4]形如黄连，表面棕黄色，有姜的辛辣味。**萸黄连**[5]形如黄连，表面棕黄色，有吴茱萸的辛辣味。

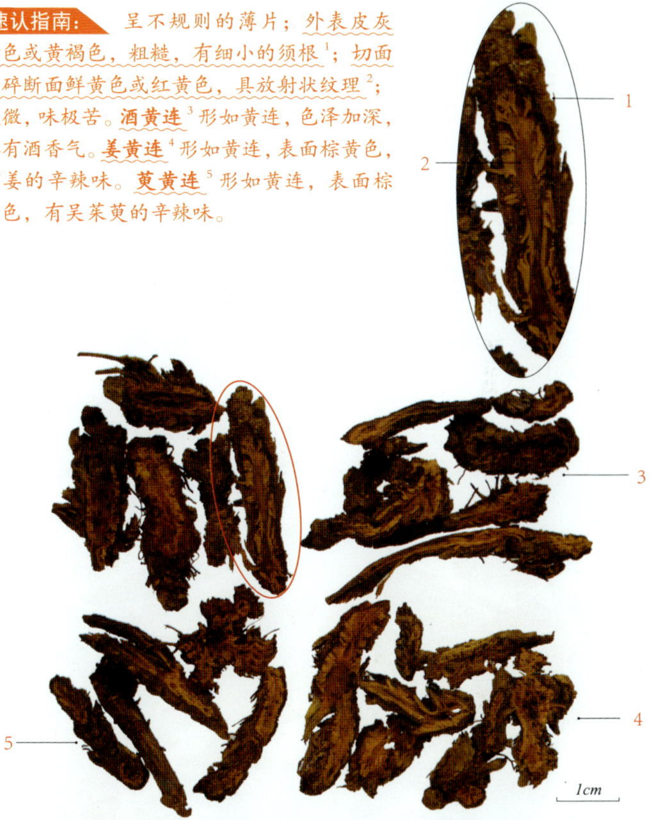

1
2
3
4
5
1cm

萸黄连（左下）、姜黄连（右下）、酒黄连（右上）和黄连片（左上）

验方精选：

①**口舌生疮：**黄连6克，穿心莲、玄参、生地黄各10克，水煎服。②**急性肠炎腹泻：**黄连、葛根各9克，神曲、谷芽、麦芽、凤尾草各15克，水煎服。③**急性结膜炎：**黄连泡于适量开水中，取纱布或棉花，蘸黄连水，敷于眼睑上。

附注：萸黄连为吴茱萸加适量水煎煮，煎液与净黄连拌匀，待液吸尽、炒干而得。每100千克黄连用吴茱萸10千克。

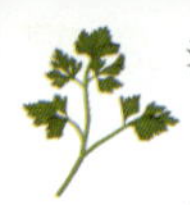

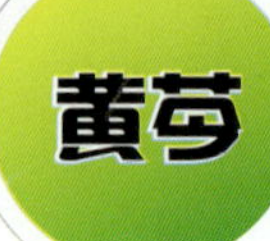

黄芩

Huangqin

清热燥湿，泻火解毒，止血，安胎

来源产地： 为唇形科植物黄芩 *Scutellaria baicalensis* Georgi 的干燥根。主产于内蒙古赤峰，河北承德、安国，山西柳林、夏县、平陆、陵川、五台。

性味功用： 苦，寒。用于湿温、暑温，胸闷呕恶，湿热痞满，泻痢，黄疸，肺热咳嗽，高热烦渴，血热吐衄，痈肿疮毒，胎动不安。3~10 克。

速认指南： 为类圆形或不规则形薄片，外表皮黄棕色至棕褐色，切面黄棕色或黄绿色[1]，具放射状纹理[2]。**酒黄芩**形如黄芩，略带焦斑，微有酒香气。

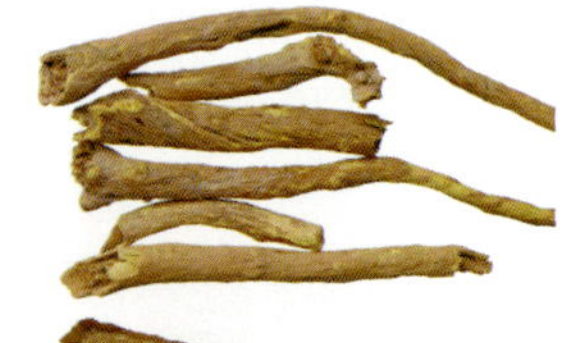

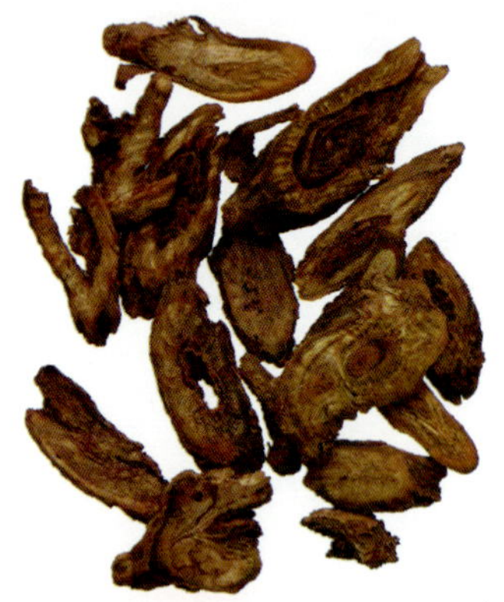

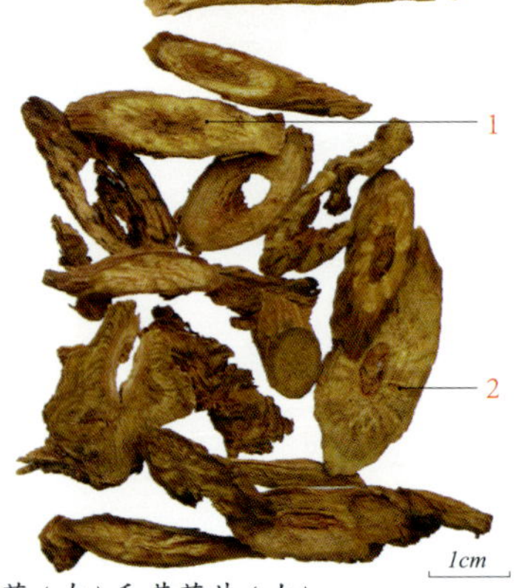

酒黄芩（左）和黄芩片（右）

验方精选：

①**急性结膜炎：** 黄芩、菊花各 10 克，叶下珠 24 克，水煎服。②**急性咽喉炎：** 黄芩 10 克，大青叶 15 克，胖大海 6 克，水煎服。③**急性扁桃体炎：** 黄芩 10 克，一点红、一枝黄花各 15 克，水煎服。

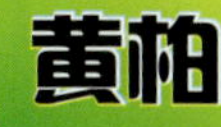

黄柏

Huangbo

清热燥湿，泻火除蒸，解毒疗疮

来源产地： 为芸香科植物黄皮树 *Phellodendron chinense* Schneid. 的干燥树皮，习称“川黄柏”。主产于四川、贵州、陕西、湖北、云南等地，以四川、贵州产量较大。

性味功用： 苦，寒。用于湿热泻痢，黄疸尿赤，带下阴痒，热淋涩痛，脚气痿躄，骨蒸劳热，盗汗，遗精，疮疡肿毒，湿疹湿疮。**盐黄柏**滋阴降火，用于阴虚火旺，盗汗骨蒸。3~12 克；外用适量。

速认指南： 呈丝状；外表面黄褐色或黄棕色[1]，内表面暗黄色或淡棕色，具纵棱纹[2]；切面纤维性，呈裂片状分层，深黄色[3]；味极苦。**盐黄柏**形如黄柏，表面深黄色，偶有焦斑；味极苦，微咸。**黄柏炭**形如黄柏，表面焦黑色，内部深褐色或棕黑色；体轻，质脆，易折断；味苦涩。

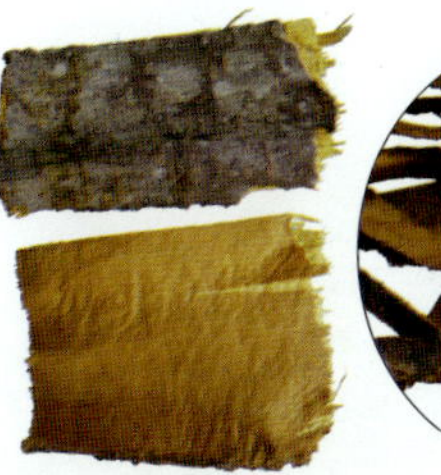

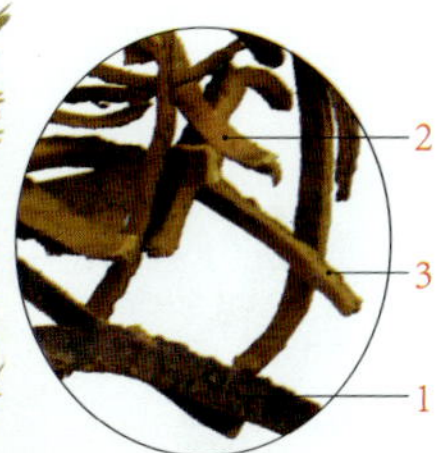

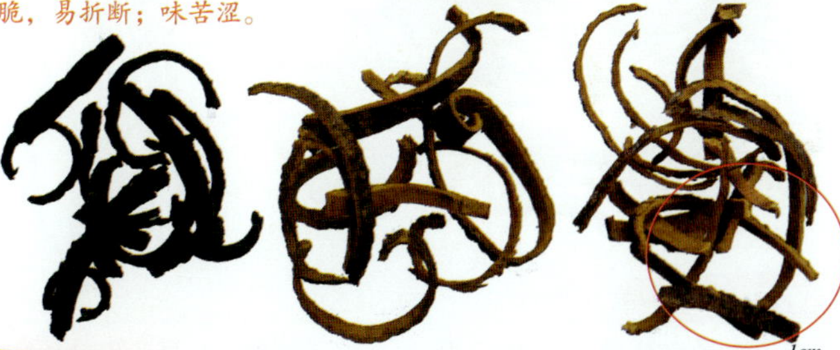

黄柏炭（左）、盐黄柏（中）和黄柏片（右）

验方精选：

①**急性尿路感染：**黄柏、泽泻、车前草各 10 克，赤小豆 15 克，薏苡仁根 24 克，水煎服。②**急性咽喉炎：**黄柏、穿心莲各 10 克，芦根 24 克，金银花 15 克，水煎服。③**口腔溃疡：**黄柏、桔梗、牛蒡子各 9 克，卤地菊 15 克，水煎服。

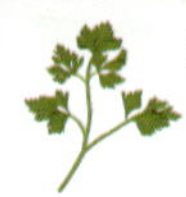

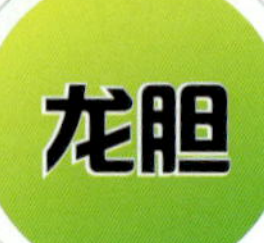

龙胆

Longdan

清热燥湿，泻肝胆火

来源产地： 为龙胆科植物条叶龙胆 *Gentiana manshurica* Kitag. 等的干燥根和根茎。主产于东北、内蒙古、江苏、浙江、安徽。

性味功用： 苦，寒。用于湿热黄疸，阴肿阴痒，带下，湿疹瘙痒，肝火目赤，耳鸣耳聋，胁痛口苦，强中，惊风抽搐。3~6 克。

速认指南： 呈不规则的段。根茎呈不规则块片，表面暗灰棕色或深棕色[1]。根圆柱形，具纵皱纹[2]，有的有横皱纹[3]，切面皮部黄白色至棕黄色[4]，木部色较浅。气微，味甚苦。

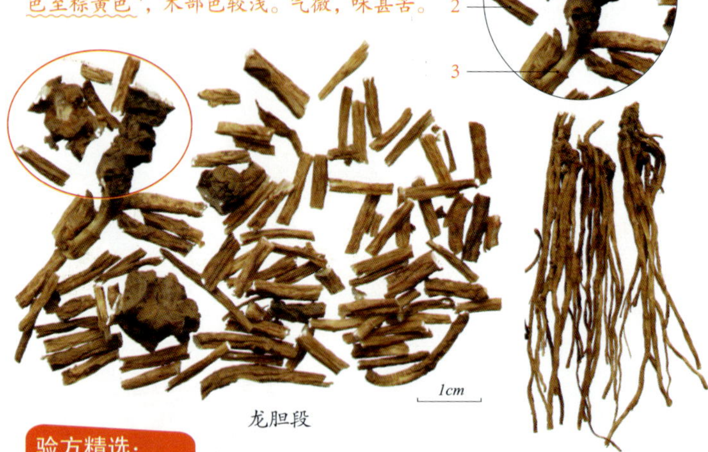

龙胆段

验方精选：

①**风火牙痛：** 龙胆 10 克，石膏、芦根各 30 克，知母 9 克，水煎服。②**胆囊炎：** 龙胆 10 克，蒲公英 15 克，青皮 9 克，半枝莲 24 克，水煎服。

附注：同科植物龙胆 *G. scabra* Bge. 、三花龙胆 *G. triflora* Pall. 或滇龙胆 *G. rigescens* Franch. 的干燥根和根茎同等入药，前二者和条叶龙胆习称“龙胆”，后一种习称“坚龙胆”。

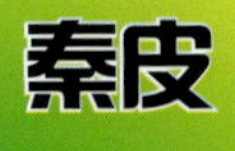

秦皮

Qinpi

清热燥湿，收涩止痢，止带，明目

来源产地： 为木犀科植物苦枥白蜡树 *Fraxinus rhynchophylla* Hance等的干燥枝皮或干皮。主产于辽宁抚顺、本溪、丹东，吉林浑江。

性味功用： 苦、涩，寒。用于湿热泻痢，赤白带下，目赤肿痛，目生翳膜。6~12克；外用适量，煎洗患处。

速认指南： 为长短不一的丝条状。外表面灰白色、灰棕色或黑棕色[1]。内表面黄白色或棕色，平滑[2]。断面纤维性[3]。质硬。气微，味苦。

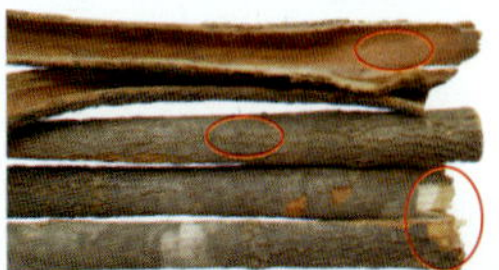

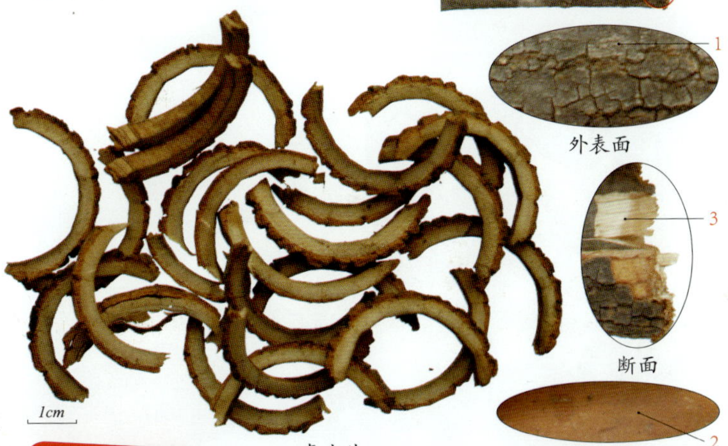

秦皮片

验方精选：

①**急性结膜炎：** 秦皮、野菊花各10克，木贼、桑叶各9克，生地黄、叶下珠各15克，水煎服。②**痔疮出血：** 秦皮10克，仙鹤草、白木槿花各15克，瓜蒌30克，水煎服。

附注：同科植物白蜡树 *F. chinensis* Roxb.、尖叶白蜡树 *F. szaboana* Lingelsh. 或宿柱白蜡树 *F. stylosa* Lingelsh. 的干燥枝皮或干皮同等入药。

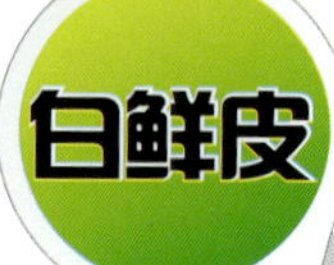

白鲜皮

Baixianpi

清热燥湿、祛风解毒

来源产地： 为芸香科植物白鲜 *Dictamnus dasycarpus* Turcz. 的干燥根皮。主产于辽宁、吉林、河北、山东等地。

性味功用： 苦，寒。用于湿热疮毒，黄水疮，湿疹，风疹，疥癣疮癞，风湿痹痛，黄疸尿赤。5~10 克；外用适量，煎汤洗或研粉敷。

速认指南： 呈不规则的厚片。外表皮灰白色或淡灰黄色，具细纵皱纹及细根痕[1]，常有突起的颗粒状小点[2]；内表面类白色，有细纵纹[3]。切面类白色，略呈层片状[4]。有羊膻气，味微苦。

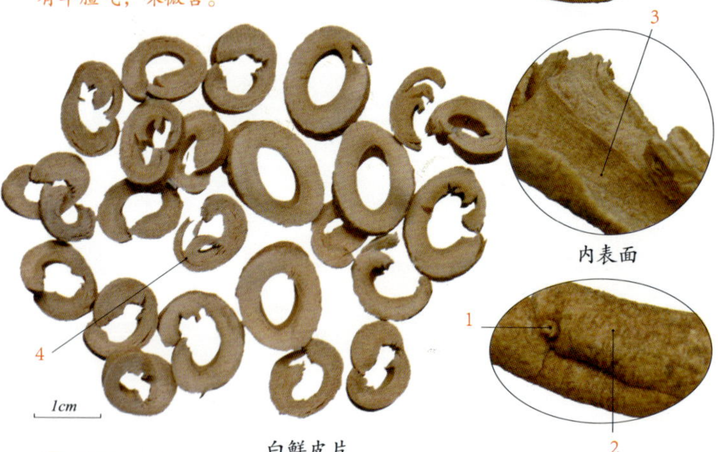

白鲜皮片

内表面

外表皮

验方精选：

①**湿疹：**白鲜皮 10 克，徐长卿、白蒺藜各 9 克，苍耳子 15 克，水煎服。②**下肢静脉曲张、溃疡：**白鲜皮、土荆皮、半枝莲各适量，水煎浸洗患处。

生地黄

Shengdihuang

清热凉血，养阴生津

来源产地： 为玄参科植物地黄 *Rehmannia glutinosa* Libosch. 的新鲜或干燥块根。主产于河南、山西、河北等地，以河南武陟、温县、孟县、博爱、沁阳为道地产区。

性味功用： 甘，寒。用于热入营血，温毒发斑，吐血衄血，热病伤阴，舌绛烦渴，津伤便秘，阴虚发热，骨蒸劳热，内热消渴。10~15 克。

速认指南： 呈类圆形或不规则的厚片；外表皮棕黑色或棕灰色，极皱缩，具不规则的横曲纹[1]；切面棕黑色或乌黑色，有光泽[2]，具黏性；气微，味微甜。**鲜地黄**呈纺锤形或条状，长 8~24 厘米，直径 2~9 厘米；外皮薄，表面浅红黄色[3]，具弯曲的纵皱纹、芽痕、横长皮孔样突起及不规则疤痕[4]；气微，味微甜、微苦。

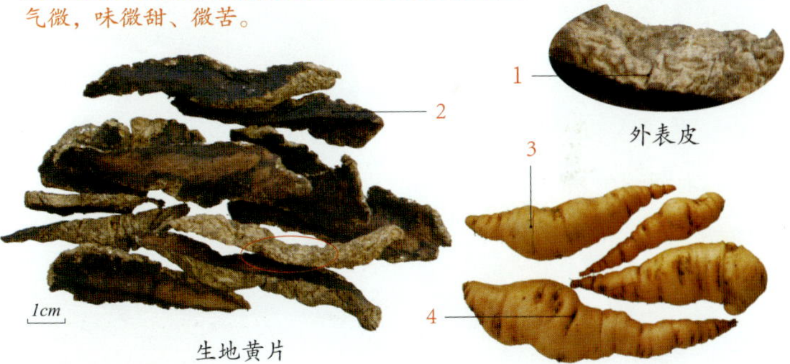

外表皮

生地黄片

鲜地黄

验方精选：

①**便秘：**生地黄 30 克，生大黄 10 克，草决明 15 克，大枣 5 个，水煎服。②**贫血：**生地黄、鸡血藤、党参各 15 克，当归 10 克，水煎服。③**肺燥咳血：**生地黄 15 克，川贝母、山茶花、藕节各 10 克，水煎服。

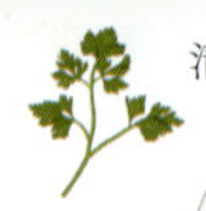

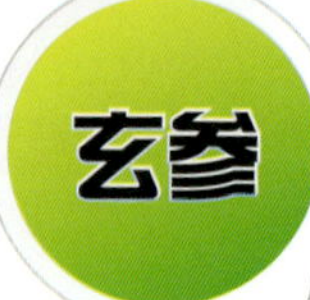

玄参

Xuanshen

清热凉血，滋阴降火，解毒散结

来源产地： 为玄参科植物玄参 *Scrophularia ningpoensis* Hemsl. 的干燥根。主产于浙江、四川、湖南、湖北、河南等地，以浙江磐安、东阳为道地产区。

性味功用： 甘、苦、咸，微寒。用于热入营血，温毒发斑，热病伤阴，舌绛烦渴，津伤便秘，骨蒸劳嗽，目赤，咽痛，白喉，瘰疬，痈肿疮毒。9~15 克。不宜与藜芦同用。

速认指南： 呈类圆柱形或椭圆形的薄片。外表皮灰黄色或灰褐色[1]。切面黑色，微有光泽[2]。气特异，似焦糖，味甘、微苦。

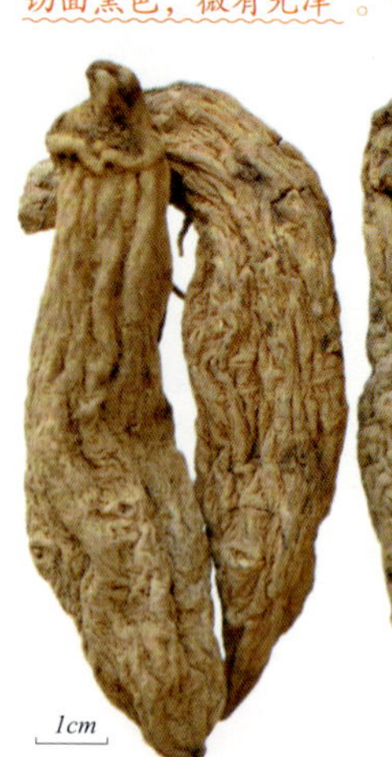

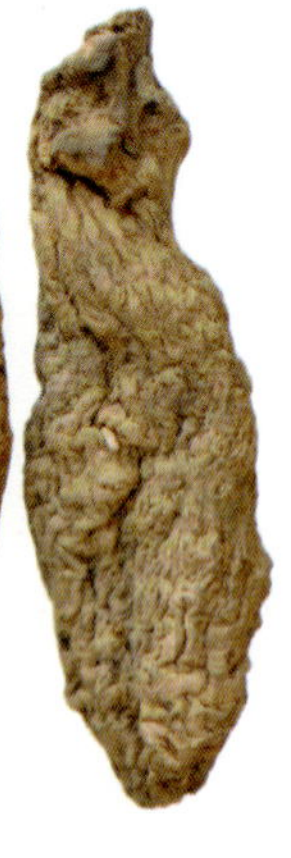

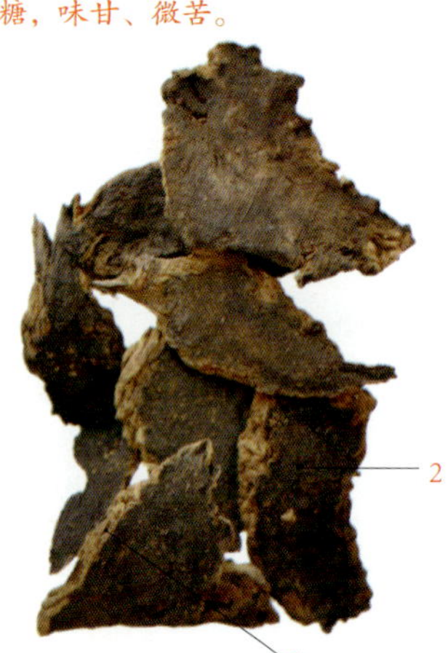

玄参（左）和玄参片（右）

验方精选：

①**慢性咽炎：** 玄参 10 克，桔梗、金银花各 9 克，胖大海 3 克，水煎服。②**口腔溃疡：** 玄参 10 克，桔梗、牛蒡子各 9 克，积雪草 15 克，甘草 3 克，水煎服。③**疔疮疖肿：** 鲜玄参根适量，捣烂敷患处。

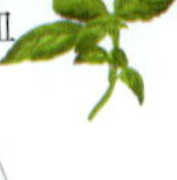

牡丹皮

Mudanpi

清热凉血，活血化瘀

来源产地： 为毛茛科(芍药科)植物牡丹 *Paeonia suffruticosa* Andr. 的干燥根皮。主产于安徽、四川、湖南、河南、山东等地。

性味功用： 苦、辛，微寒。用于热入营血，温毒发斑，吐血衄血，夜热早凉，无汗骨蒸，经闭痛经，跌扑伤痛，痈肿疮毒。6~12 克。孕妇慎用。

速认指南： 连丹皮呈圆形或卷曲形的薄片；外表面灰褐色或黄褐色[1]，栓皮脱落处粉红色[2]；内表面有时可见发亮的结晶；切面淡粉红色[3]，粉性；气芳香，味微苦而涩。**刮丹皮**外表面红棕色或淡灰黄色；其他性状与连丹皮相同。

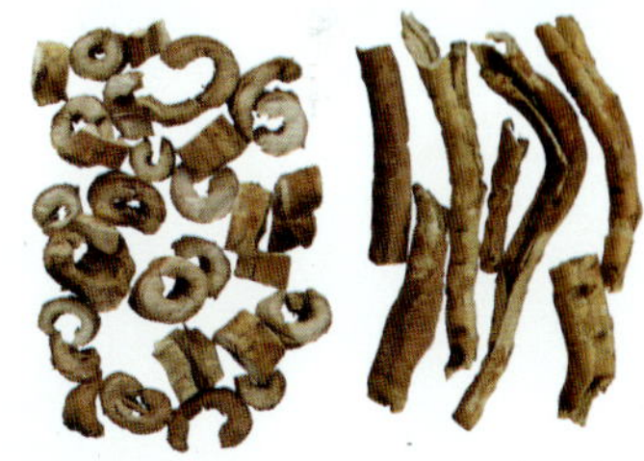

刮丹皮片(左)和刮丹皮(右)

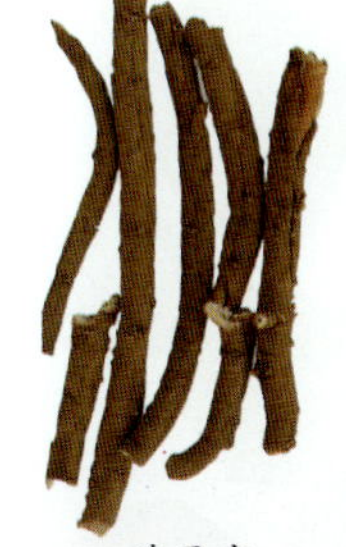

连丹皮

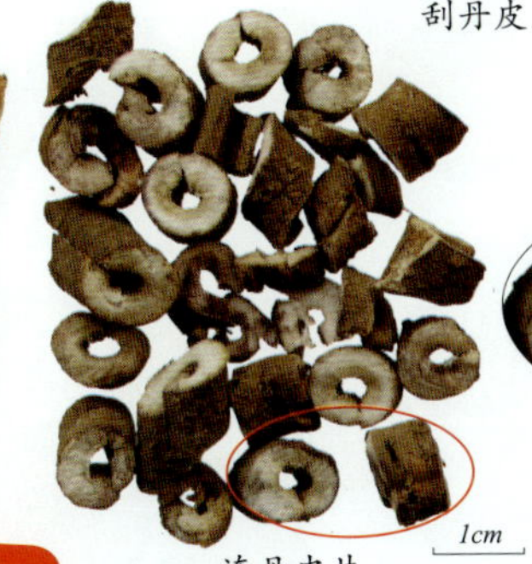

连丹皮片

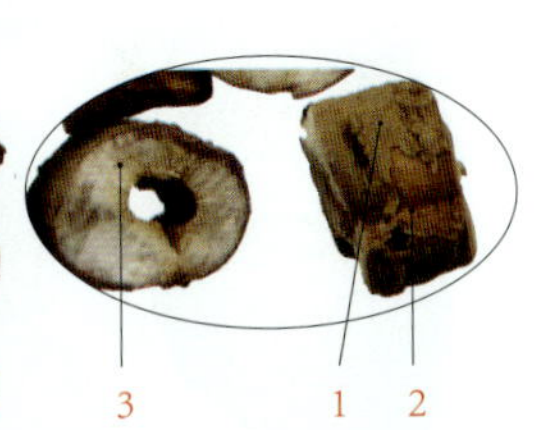

验方精选：

①**鼻出血：** 牡丹皮、侧柏叶各 10 克，旱莲草 15 克，仙鹤草 5 克，水煎服。②**痛经：** 牡丹皮、延胡索各 10 克，川芎、川楝子、乌药各 9 克，水煎服。

附注：秋季采挖根部，除去细根和泥沙，剥取根皮，晒干或刮去粗皮、除去木心，晒干。前者习称“连丹皮”，后者习称“刮丹皮”。

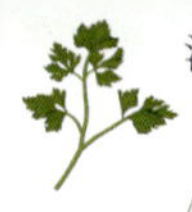

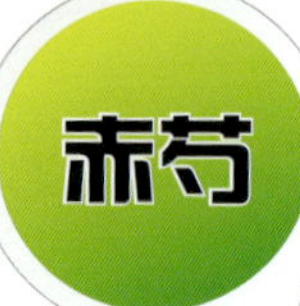

赤芍

Chishao

清热凉血，散瘀止痛

来源产地： 为毛茛科(芍药科)植物芍药 *Paeonia lactiflora* Pall. 或川赤芍 *Paeonia veitchii* Lynch 的干燥根。芍药主产于内蒙古，川赤芍主产于四川阿坝。

性味功用： 苦，微寒。用于热入营血，温毒发斑，吐血衄血，目赤肿痛，肝郁胁痛，经闭痛经，癥瘕腹痛，跌扑损伤，痈肿疮疡。6~12 克。不宜与藜芦同用。

速认指南： 为类圆形厚片，外表皮棕褐色[1]。切面粉白色或粉红色[2]，皮部窄[3]，木部放射状纹理明显[4]，有的有裂隙[5]。

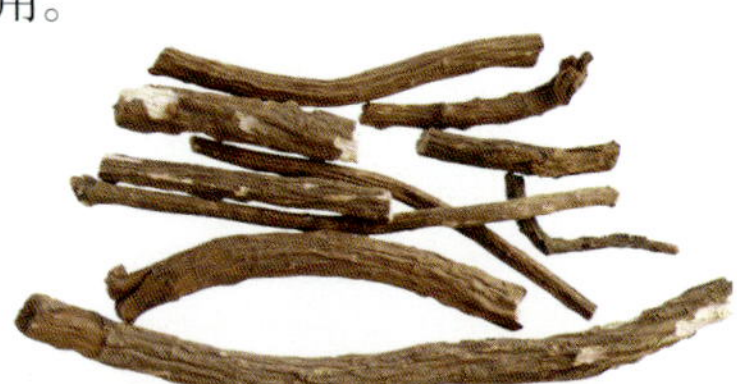

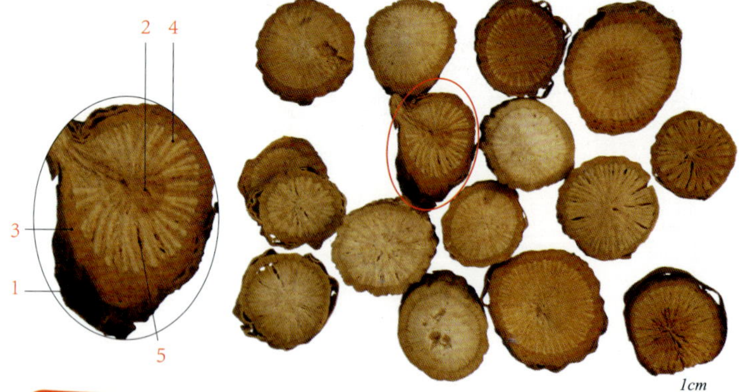

赤芍片

验方精选：

①**尿路感染：** 赤芍 9 克，槟榔(焦)6 克，为末，每次 3 克，水煎，空腹服。②**带下：** 赤芍、香附各 6 克，研末，加盐 1 克，水煎，饭前服。③**衄血：** 赤芍适量，为末，开水送服，每次 3 克。

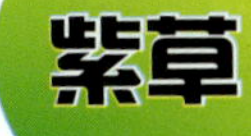

紫草

Zicao

清热凉血，活血解毒，透疹消斑

来源产地： 为紫草科植物新疆紫草 *Arnebia euchroma*（Royle）Johnst. 等的干燥根。主产于新疆。

性味功用： 甘、咸，寒。用于血热毒盛，斑疹紫黑，麻疹不透，疮疡，湿疹，水火烫伤。5~10 克；外用适量，熬膏或用植物油浸泡涂擦。

速认指南： 为不规则的圆柱形切片或条形片状，直径 1~2.5 厘米。紫红色或紫褐色。皮部深紫色[1]。圆柱形切片，木部较小，黄白色或黄色[2]。气特异，味微苦涩。

1
2

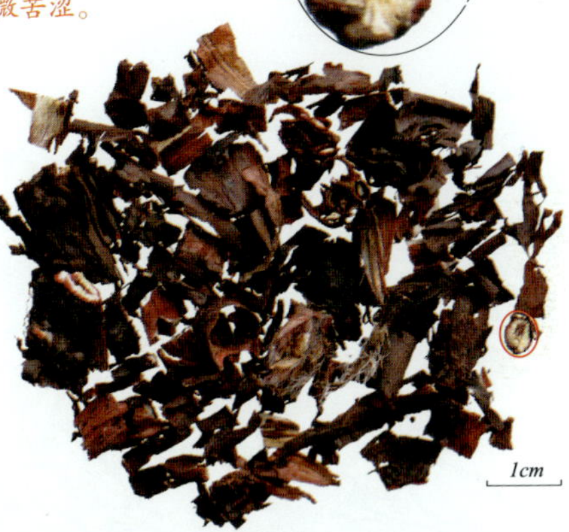

紫草片

验方精选：

①**斑疹：**紫草茸、钩藤等量，共为细末，每次 3 克，温酒调下，不计时。②**预防麻疹：**紫草 9 克，甘草 3 克，水煎，日服 2 次。③**血小板减少性紫癜：**紫草、茜草各 6 克，海螵蛸 15 克，水煎服。

附注：同科植物内蒙紫草 *A. guttata* Bunge 的干燥根同等入药。主产于内蒙古。

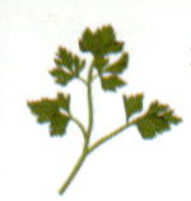

金银花

Jinyinhua

清热解毒，疏散风热

来源产地： 为忍冬科植物忍冬 *Lonicera japonica* Thunb. 的干燥花蕾或带初开的花。主产于山东、河南等地，以山东平邑、河南密县（新密）为道地产区。

性味功用： 甘，寒。用于痈肿疔疮，喉痹，丹毒，热毒血痢，风热感冒，温病发热。6~15 克。

速认指南： 呈棒状，上粗下细，略弯曲，长 2~3 厘米[1]，直径 1.5~3 毫米。表面黄白色或绿白色（贮久色渐深），密被短柔毛[2]。花萼绿色，先端 5 裂[3]，裂片有毛，长约 2 毫米。开放者花冠筒状，先端二唇形；雄蕊 5 个，雌蕊 1 个，子房无毛。气清香，味淡、微苦。

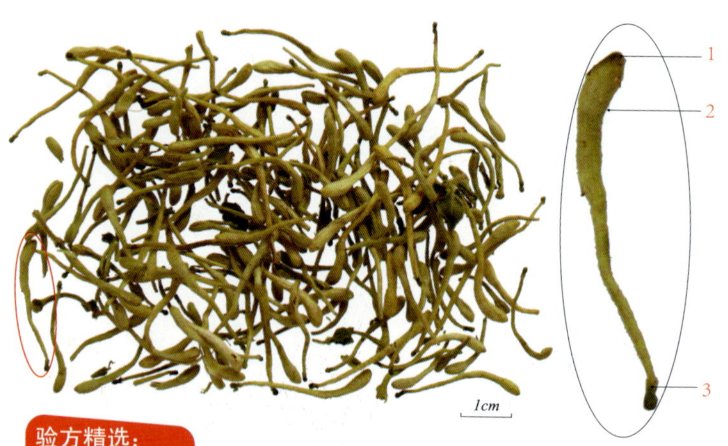

验方精选：

①**预防上呼吸道感染：** 金银花、贯众各 60 克，甘草 20 克。加水 600 毫升，煎煮 2 次，每次 30 分钟，滤去药渣取汁，浓缩成 120 毫升左右，冷却后每日 12 毫升，用喷雾器喷入或滴入咽喉部，疗程 3 个月。②**急性扁桃体炎：** 金银花 15~30 克，山豆根 9~15 克，硼砂（冲服）15 克，甘草 9 克，水煎服。

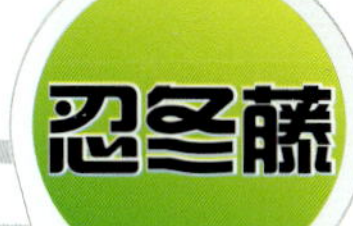

忍冬藤

Rendongteng

清热解毒，疏风通络

来源产地： 为忍冬科植物忍冬 *Lonicera japonica* Thunb. 的干燥茎枝。主产于浙江、四川、江苏、河南、山东、广西。

性味功用： 甘，寒。用于温病发热，热毒血痢，痈肿疮疡，风湿热痹，关节红肿热痛。9~30 克。

速认指南： 呈不规则的段。表面棕红色（嫩枝），有的灰绿色，光滑或被茸毛[1]；外皮易剥落[2]。切面黄白色，中空[3]。偶有残叶，暗绿色，略有茸毛。气微，老枝味微苦，嫩枝味淡。

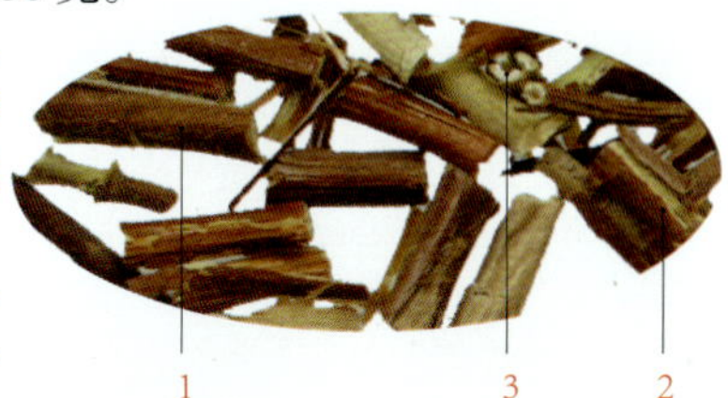

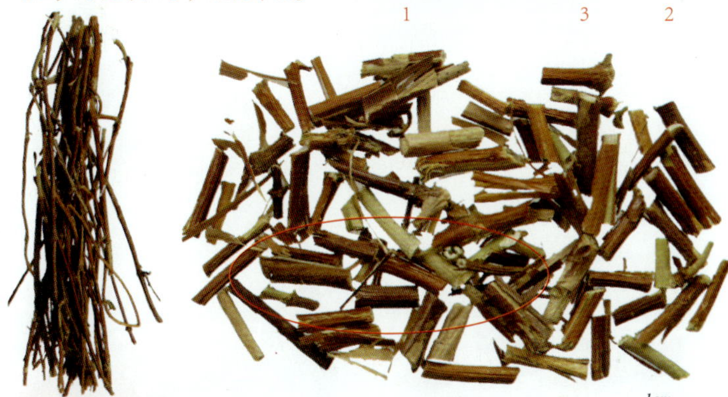

忍冬藤段

验方精选：

①**风湿性关节炎：** 忍冬藤、虎杖、梵天花各 30 克，穿山龙 24 克，水煎服。②**膝关节肿痛：** 忍冬藤、革澄茄各 30 克，川桐皮 50 克，水煎熏洗患处。③**荨麻疹：** 忍冬藤 30 克，虎耳草、野菊花各 15 克，土茯苓 24 克，首次煎液内服，二次煎液熏洗患处。

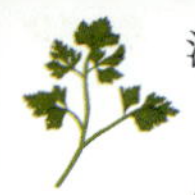

连翘

Lianqiao

清热解毒，消肿散结，疏散风热

来源产地： 为木犀科植物连翘 *Forsythia suspensa*（Thunb.）Vahl 的干燥果实。主产于山西、河南、陕西等地。

性味功用： 苦，微寒。用于痈疽，瘰疬，乳痈，丹毒，风热感冒，温病初起，温热入营，高热烦渴，神昏发斑，热淋涩痛。6~15 克。

速认指南： 呈长卵形至卵形，稍扁，长 1.5~2.5 厘米，直径 0.5~1.3 厘米；表面有不规则的纵皱纹[1]及多数突起的小斑点[2]，两面各有 1 条明显的纵沟[3]；顶端锐尖[4]。**青翘**（秋季果实初熟尚带绿色时采收加工而成）多不开裂，表面绿褐色，突起的灰白色小斑点较少；质硬；种子黄绿色。**老翘**（果实熟透时采收加工而成）自顶端开裂或裂成两瓣[5]，表面黄棕色或红棕色，内表面多为浅黄棕色[6]，平滑，具一纵隔[7]；质脆；种子棕色，多已脱落。气微香，味苦。

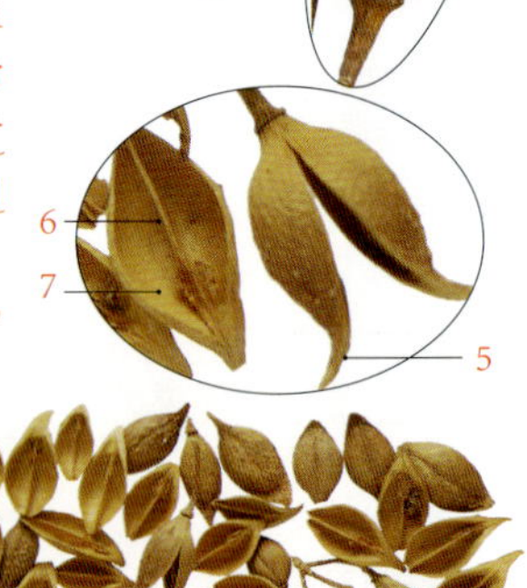

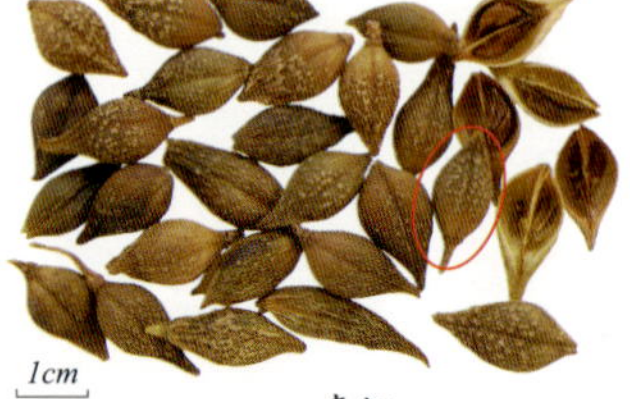

青翘

1cm

老翘

验方精选：

①**热毒疮痈红肿热痛：** 连翘、金银花各 10 克，紫花地丁 15 克，水煎服。②**咽喉肿痛：** 连翘、黄芩各 10 克，玄参、板蓝根各 15 克，水煎服。③**瘰疬：** 连翘 15 克，夏枯草、玄参各 30 克，水煎服。

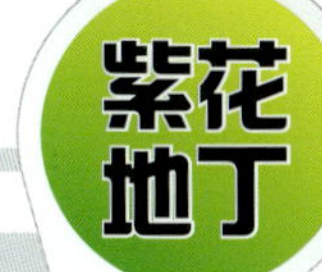

紫花地丁

Zihuadiding

清热解毒，凉血消肿

来源产地： 为堇菜科植物紫花地丁 *Viola yedoensis* Makino 的干燥全草。主产于江苏、安徽、浙江、陕西、上海。

性味功用： 苦、辛，寒。用于疔疮肿毒，痈疽发背，丹毒，毒蛇咬伤。15~30 克。

速认指南： 呈不规则的段。主根圆锥形，直径 1~3 毫米，有细纵皱纹。叶基生，灰绿色，展平后叶片呈披针形或卵状披针形，长 1.5~6 厘米，宽 1~2 厘米；边缘具钝锯齿，两面有毛；叶柄细，上部具明显狭翅。花茎纤细[1]；花瓣 5，紫堇色或淡棕色[2]；花距细管状。蒴果椭圆形或 3 裂[3]，种子多数，淡棕色[4]。气微，味微苦而稍黏。

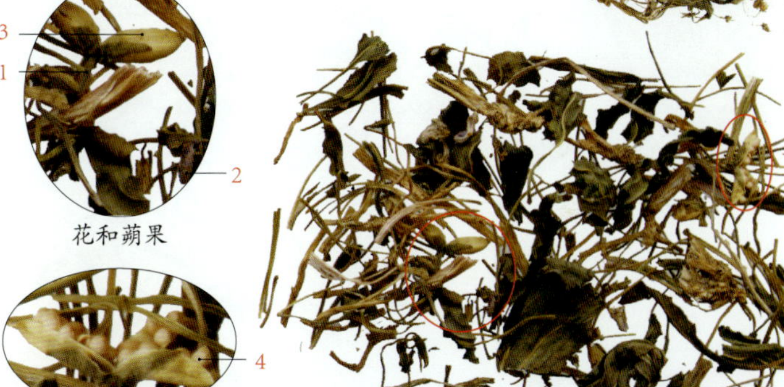

花和蒴果

种子

紫花地丁段

验方精选：

①**疔疮肿毒：** 紫花地丁草适量，捣汁服。②**痈疽发背、无名肿毒：** 紫花地丁草适量，捣烂，加面粉和匀，盐醋浸一夜，贴患处。③**恶疮：** 紫花地丁适量，晒干，烧烟，熏疮，出黄水。

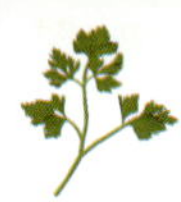

半枝莲

Banzhilian

清热解毒，化瘀利尿

来源产地： 为唇形科植物半枝莲 *Scutellaria barbata* D.Don 的干燥全草。主产于江苏、浙江、福建、河南。

性味功用： 辛、苦，寒。用于疔疮肿毒，咽喉肿痛，跌扑伤痛，水肿，黄疸，蛇虫咬伤。15~30 克。

速认指南： 呈不规则的段。茎方柱形[1]，中空，表面暗紫色或棕绿色[2]。叶对生，上表面暗绿色[3]，下表面灰绿色[4]。花萼下唇裂片钝或较圆[5]。气微，味微苦。

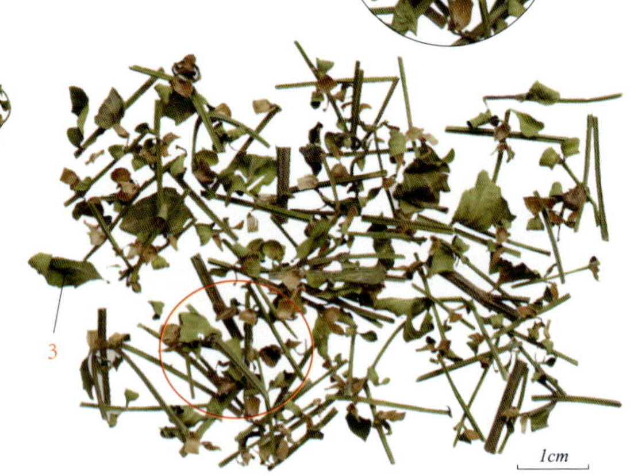

半枝莲段

验方精选：

①**咽喉肿痛：**半枝莲、马鞭草各 24 克，射干 6 克，食盐少许，水煎服；或半枝莲、鹿茸草、一枝黄花各 9 克，水煎服。②**吐血、咯血：**鲜半枝莲 30~60 克，洗净，捣烂绞汁，调入蜂蜜少许，炖热温服，每日 2 次。③**毒蛇咬伤：**鲜半枝莲 60 克，洗净，捣烂绞汁，调黄酒少许温服；伤口常规冲洗排毒后用药渣敷患处。

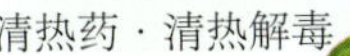

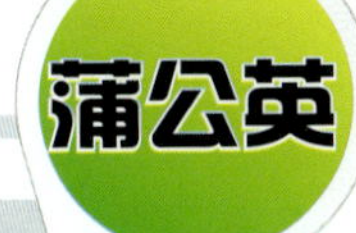

蒲公英

Pugongying

清热解毒，消肿散结，利尿通淋

来源产地： 为菊科植物蒲公英 *Taraxacum mongolicum* Hand.-Mazz. 等的干燥全草。产于全国各地，多自产自销。

性味功用： 甘、苦，寒。用于疔疮肿毒，乳痈，瘰疬，目赤，咽痛，肺痈，肠痈，湿热黄疸，热淋涩痛。10~15 克。

速认指南： 为不规则的段。根表面棕褐色，抽皱；叶多皱缩破碎，绿褐色或暗灰色[1]，完整者展平后呈倒披针形，边缘浅裂或羽状分裂，基部下延呈柄状。头状花序，总苞片多层，花冠黄褐色或淡黄白色[2]。有时可见具白色冠毛的长椭圆形瘦果[3]。气微，味微苦。

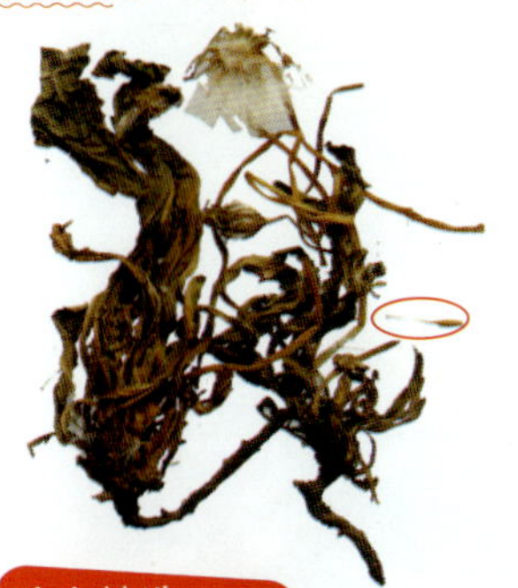

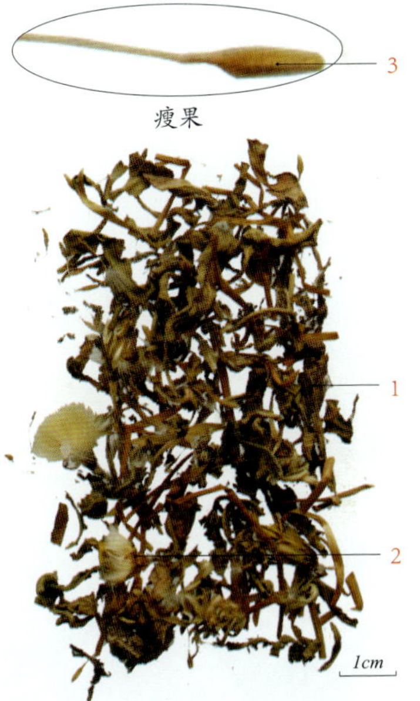

蒲公英段

验方精选：

①**浅表性胃炎：** 蒲公英 40 克，加水 300 毫升，煎取 150 毫升，加白及粉 30 克，调成糊状，分 2 次于早晚空腹服，连续 6 周。②**甲沟炎：** 鲜蒲公英适量，洗净晾干，捣烂呈糊状。患处常规消毒后，敷患处，每日换药 1 次。

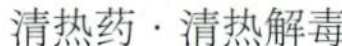
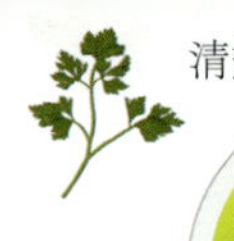
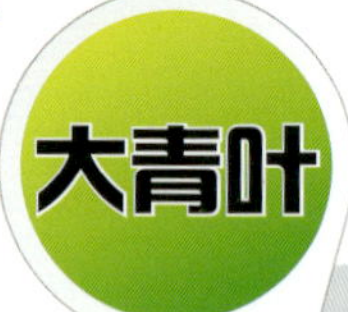

大青叶

Daqingye

清热解毒，凉血消斑

来源产地： 为十字花科植物菘蓝 *Isatis indigotica* Fort. 的干燥叶。主产于安徽临泉、宿县，河北安国，江苏南通、如皋。

性味功用： 苦，寒。用于温病高热，神昏，发斑发疹，痄腮，喉痹，丹毒，痈肿。9~15 克。

速认指南： 为不规则的碎段。叶片皱缩、暗灰绿色[1]。叶上表面有的可见色较深稍突起的小点[2]；叶柄碎片淡棕黄色[3]。质脆。气微，味微酸、苦、涩。

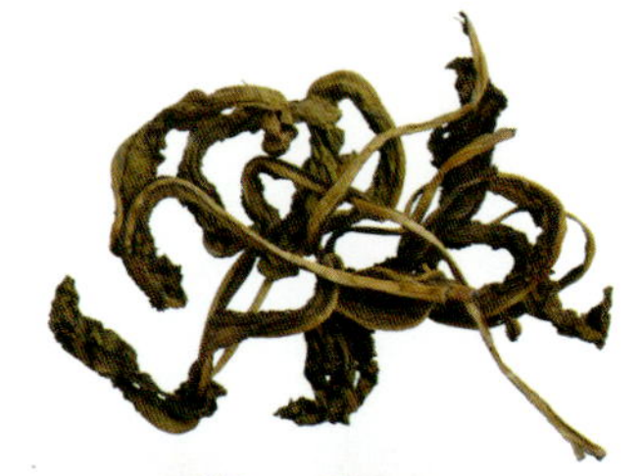

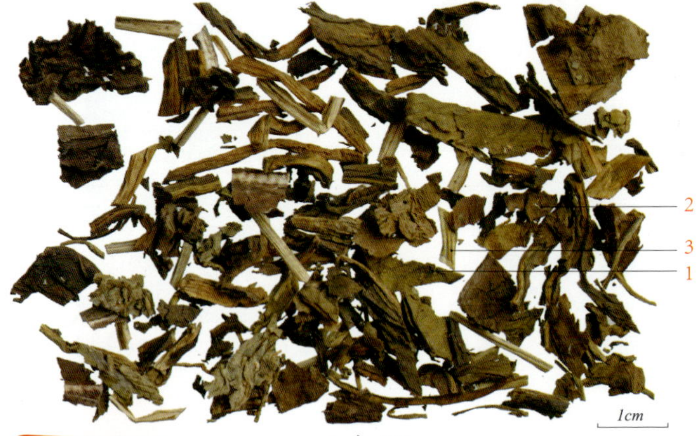

大青叶段

验方精选：

①**流行性感冒：**大青叶、贯众各 15 克，紫苏叶 10 克，水煎服。②**急性咽喉炎：**大青叶、金银花、穿心莲各 15 克，马勃 10 克，水煎服。

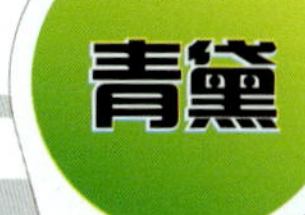

青黛

Qingdai

清热解毒，凉血消斑，泻火定惊

来源产地： 为爵床科植物马蓝 *Baphicacanthus cusia*（Nees）Bremek. 的叶或茎叶经加工制得的干燥粉末、团块或颗粒。主产于福建仙游。

性味功用： 咸，寒。用于温毒发斑，血热吐衄，胸痛咳血，口疮，痄腮，喉痹，小儿惊痫。1~3 克，宜入丸散用；外用适量。

速认指南： 为深蓝色的粉末，体轻，易飞扬；或呈不规则多孔性的团块、颗粒，用手搓捻即成细末。微有草腥气，味淡。

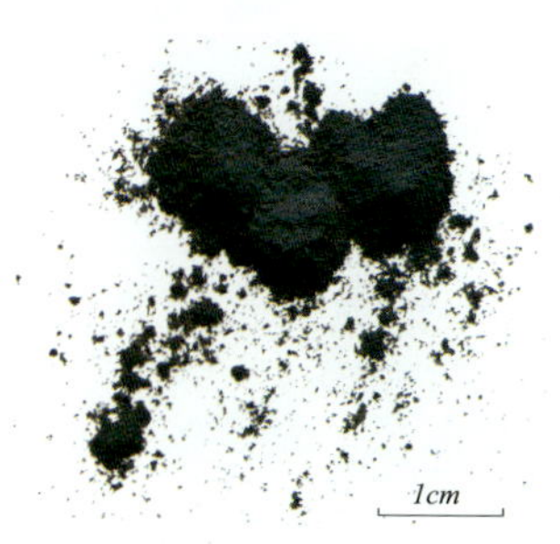

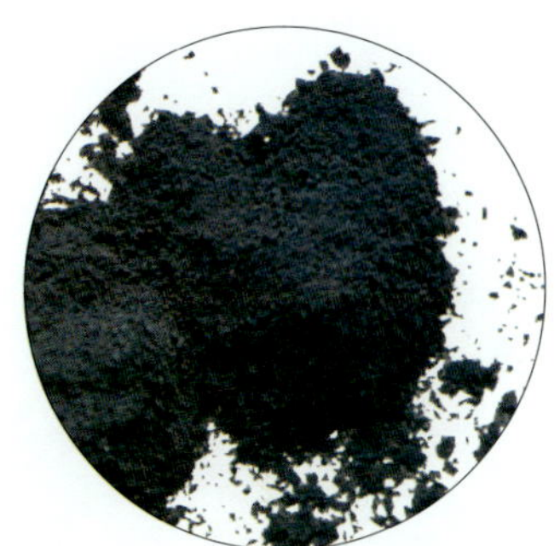

验方精选：

①**腮腺炎：** 青黛适量，六神丸 10 粒，同研粉，开水调匀，涂患处。②**咯血：** 青黛 5 克，白茅根、侧柏叶、大青叶各 15 克，水煎服。③**下焦湿热：** 青黛 3 克，六一散 15 克，开水冲服。

附注：蓼科植物蓼蓝 *Polygonum tinctorium* Ait. 或十字花科植物菘蓝 *Isatis indigotica* Fort. 的叶或茎叶经加工制得的干燥粉末、团块或颗粒同等入药。

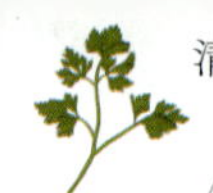

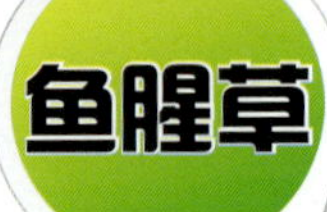

鱼腥草

Yuxingcao

清热解毒，消痈排脓，利尿通淋

来源产地： 为三白草科植物蕺菜 *Houttuynia cordata* Thunb. 的新鲜全草或干燥地上部分。主产于江苏、浙江、江西、安徽、四川等地。

性味功用： 辛，微寒。用于肺痈吐脓，痰热喘咳，热痢，热淋，痈肿疮毒。15~25 克，不宜久煎；鲜品加倍，水煎或捣汁服；外用适量，捣敷或煎汤熏洗患处。

速认指南： **鲜鱼腥草**茎呈圆柱形，长 20~45 厘米，直径 0.25~0.45 厘米；上部绿色或紫红色，下部白色，节明显[1]，下部节上生有须根[2]；叶互生[3]，叶片心形[4]，长 3~10 厘米，宽 3~11 厘米，先端渐尖，全缘，上表面绿色[5]，密生腺点，下表面常紫红色；叶柄细长；穗状花序顶生；具鱼腥气，味涩。**干鱼腥草**为不规则的段；茎表面淡红棕色至黄棕色；叶片多破碎，黄棕色至暗棕色；穗状花序黄棕色；搓碎具鱼腥气，味涩。

1
2

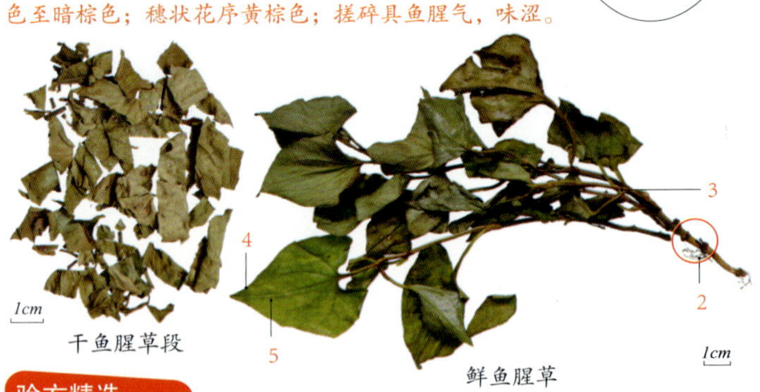

干鱼腥草段

鲜鱼腥草

验方精选：

①**上呼吸道感染：** 鱼腥草、薏苡仁、冬瓜仁各 30 克，桔梗 15 克，金银花 20 克，黄连 5 克，黄芩、浙贝母、桃仁各 10 克，水煎服。②**鼻窦炎：** 鱼腥草 50 克，炒苍耳子、辛夷各 25 克，桔梗 20 克，白芷、甘草各 15 克。每 2 日 1 剂，水煎分 3 次服。

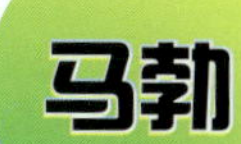

马勃

Mabo

清肺利咽，止血

来源产地： 为灰包科真菌紫色马勃 *Calvatia lilacina*（Mont. et Berk.）Lloyd 等的干燥子实体。主产于河北、青海、新疆、四川、安徽。

性味功用： 辛，平。用于风热郁肺咽痛，音哑，咳嗽；外治鼻出血，创伤出血。2~6 克；外用适量，敷患处。

速认指南： 呈不规则小块。褐色[1]，棉絮状[2]，触之则孢子呈尘土样飞扬，手捻有细腻感。臭似尘土，无味。

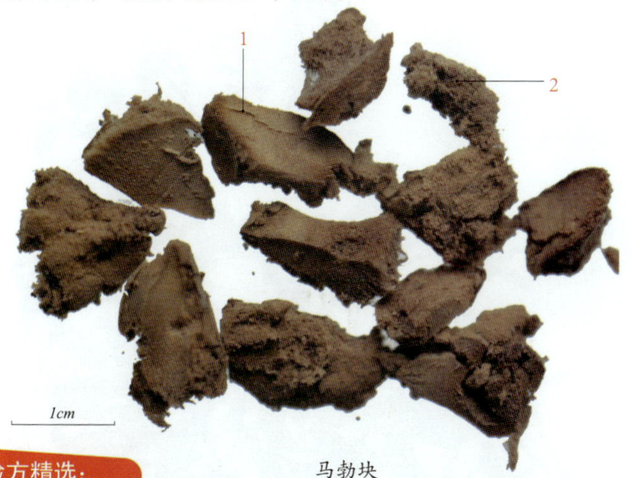

马勃块

验方精选：

①**急性咽喉炎：** 马勃 10 克，大青叶、金银花、穿心莲各 15 克，水煎服。②**急性扁桃体炎：** 马勃、卤地菊、板蓝根、一点红各 15 克，水煎服。③**腮腺炎：** 马勃、积雪草、爵床、大青叶各 15 克，升麻 3 克，水煎服。

附注：同科真菌脱皮马勃 *Lasiosphaera fenzlii* Reich.、大马勃 *C. gigantean*（Batsch ex Pers.）Lloyd 的干燥子实体同等入药。

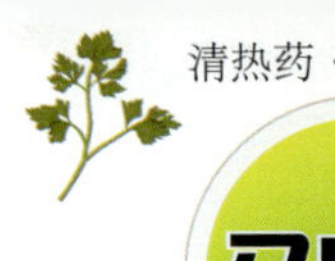

马齿苋

Machixian

清热解毒，凉血止血，止痢

来源产地： 为马齿苋科植物马齿苋 *Portulaca oleracea* L. 的干燥地上部分。全国大部分地区均产，自产自销。

性味功用： 酸，寒。用于热毒血痢，痈肿疔疮，湿疹，丹毒，蛇虫咬伤，便血，痔血，崩漏下血。9~15 克；外用适量捣敷患处。

速认指南： 呈不规则的段。茎圆柱形，有明显纵沟纹[1]。叶完整者展平后呈倒卵形，先端钝平或微缺，全缘[2]。蒴果圆锥形，内含多数细小种子。气微，味微酸。

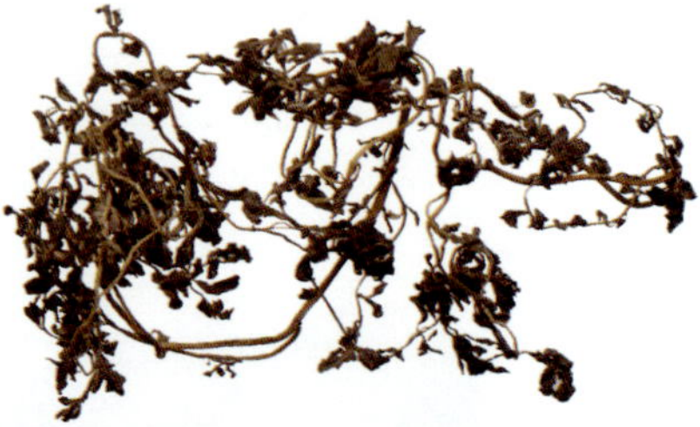

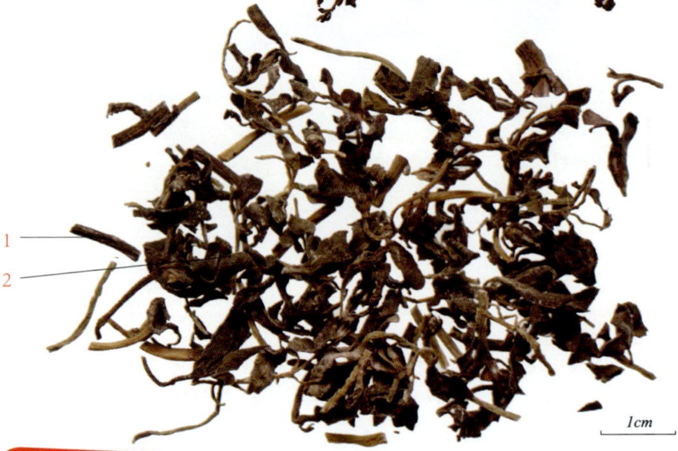

1

2

1cm

马齿苋段

验方精选：

①细菌性痢疾： 马齿苋、铁苋菜、仙鹤草、凤尾草各 15 克，水煎服。**②尿血：** 马齿苋、鲜爵床各 60~95 克，水煎服。

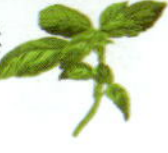

白蔹

Bailian

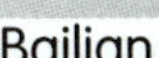

清热解毒，消痈散结，敛疮生肌

来源产地： 为葡萄科植物白蔹 *Ampelopsis japonica* (Thunb.) Makino 的干燥块根。主产于河南、安徽、江西、湖北等地。

性味功用： 苦，微寒。用于痈疽发背，疔疮，瘰疬，烧烫伤。5~10 克；外用适量，煎汤洗或研成极细粉敷患处。不宜与川乌、制川乌、草乌、制草乌、附子同用。

速认指南： 呈卵圆形厚片，宽 2~3 厘米。外皮红棕色或红褐色[1]，易层层脱落[2]，脱落处呈淡红棕色。切面类白色或浅红棕色[3]，可见放射状纹理[4]，周边微翘起或略弯曲。易折断，折断时，有粉尘飞出。气微，味甘。

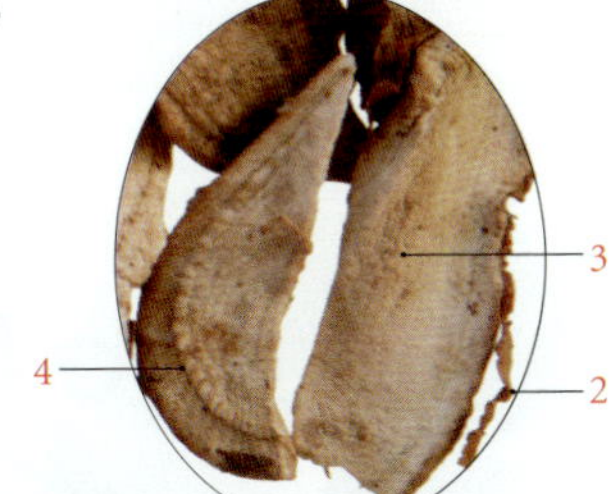

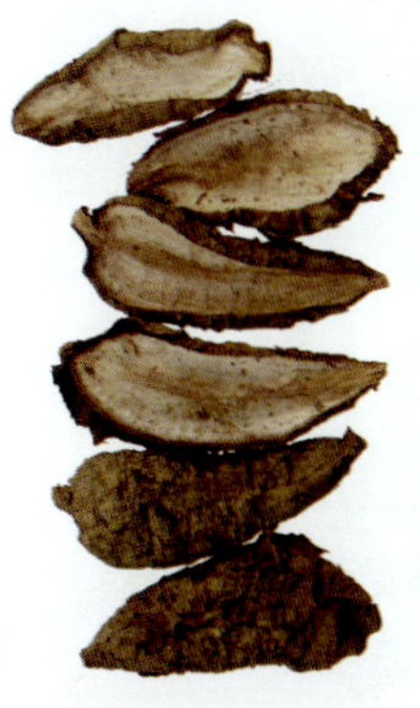

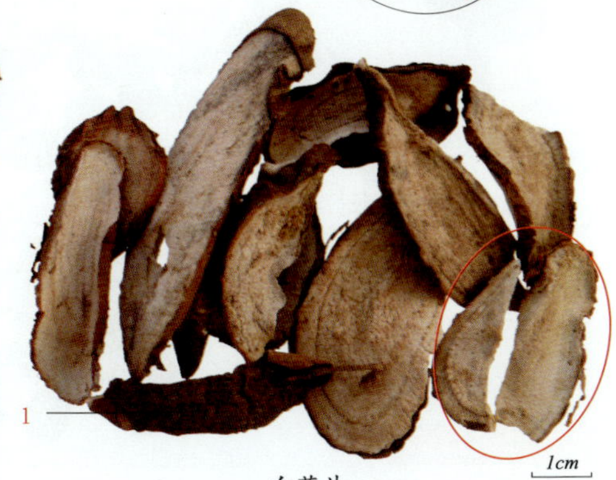

白蔹片

验方精选：

①**跌打肿痛：** 鲜白蔹根适量，捣烂敷患处。②**痔疮：** 白蔹适量研末，调蜜敷患处。③**手足癣：** 白蔹、一枝黄花各 30 克，水煎加明矾少许，浸泡患处 30~40 分钟，每日 1~2 次。

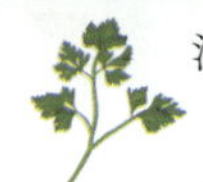

野菊花

Yejuhua

清热解毒，泻火平肝

来源产地： 为菊科植物野菊 *Chrysanthemum indicum* L. 的干燥头状花序。全国大部分地区均产，主产于华南。

性味功用： 苦、辛，微寒。用于疔疮痈肿，目赤肿痛，头痛眩晕。9~15 克；外用适量，煎汤外洗或制膏外涂。

速认指南： 呈类球形，直径 0.3~1 厘米，棕黄色，总苞由 4~5 层苞片组成。外层苞片卵形或条形，外表面中部灰绿色或浅棕色[1]，通常被白毛；内层苞片长椭圆形，外表面无毛。总苞基部有的残留总花梗[2]。舌状花 1 轮，黄色至棕黄色，皱缩卷曲[3]；管状花多数，深黄色。体轻。气芳香，味苦。

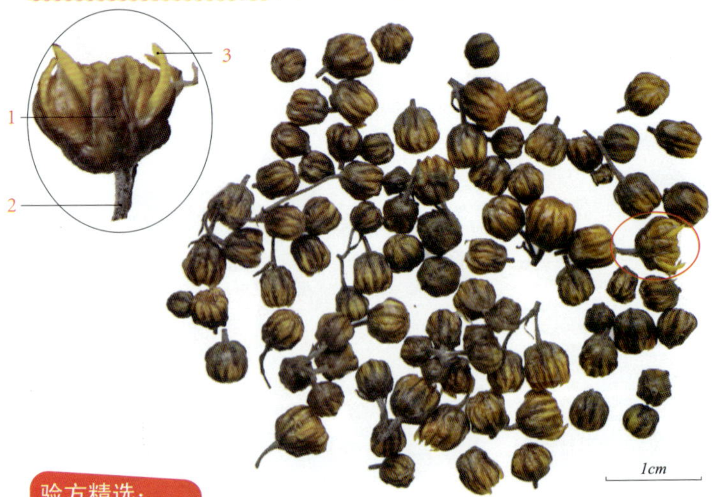

验方精选：

①预防感冒： 野菊花 6 克，用沸水浸泡 1 小时，煎 30 分钟，取药汁服。**②无痰干咳：** 野菊花、白茅根各 30 克，水煎 2 次，取汁加白糖 30 克，早晚各服 1 次。**③流行性腮腺炎：** 野菊花 15 克，水煎代茶饮。

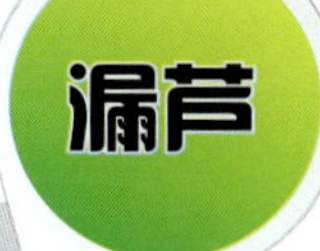

漏芦

Loulu

清热解毒，消痈，下乳，舒筋通脉

来源产地： 为菊科植物祁州漏芦 *Rhaponticum uniflorum*（L.）DC. 的干燥根。主产于河北张家口、唐山，山西大同、忻州。

性味功用： 苦，寒。用于乳痈肿痛，痈疽发背，瘰疬疮毒，乳汁不通，湿痹拘挛。5~9 克。孕妇慎用。

速认指南： 呈类圆形或不规则的厚片。外表皮暗棕色至黑褐色，粗糙[1]，有网状裂隙[2]。切面黄白色至灰黄色[3]，有放射状裂隙[4]。气特异，味微苦。

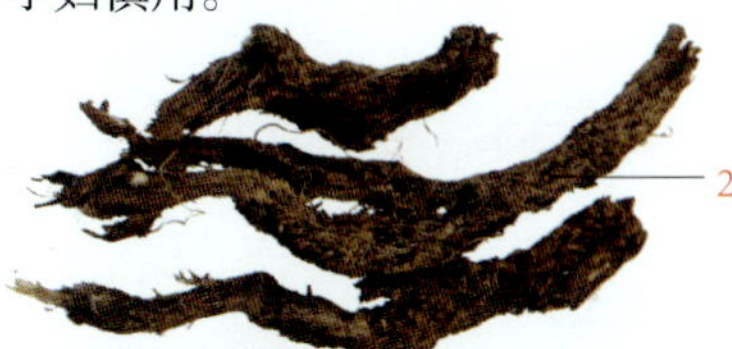

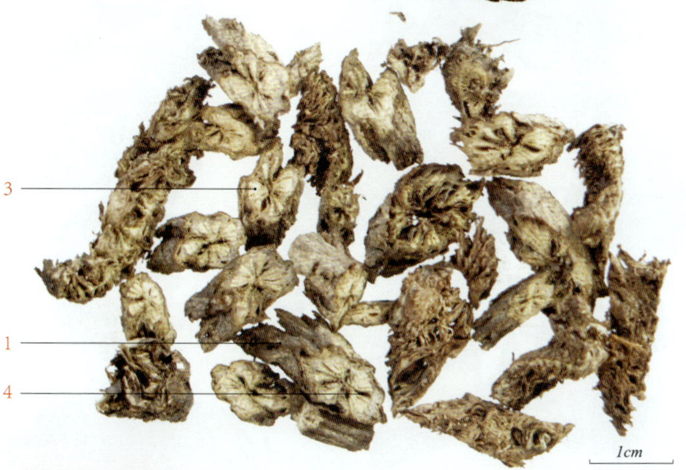

漏芦片

验方精选：

①**风湿性关节炎：** 漏芦、忍冬藤各 30 克，水煎服。②**乳腺炎：** 漏芦、蒲公英、金银花各 15 克，炮穿山甲 9 克，连翘 10 克，爵床 30 克，水煎服。

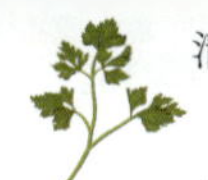

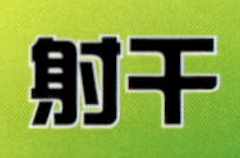

射干

Shegan

清热解毒，消痰，利咽

来源产地： 为鸢尾科植物射干 *Belamcanda chinensis*（L.）DC. 的干燥根茎。主产于湖北、河南、陕西等地，以湖北孝感、黄冈为道地产区。

性味功用： 苦，寒。用于热毒痰火郁结，咽喉肿痛，痰涎壅盛，咳嗽气喘。3~10 克。

速认指南： 呈不规则形或长条形的薄片。外表面黄褐色、棕褐色或黑褐色，皱缩，可见残留的须根和须根痕[1]，有的可见环纹[2]。切面淡黄色或鲜黄色[3]，具散在筋脉小点或筋脉纹[4]。气微，味苦、微辛。

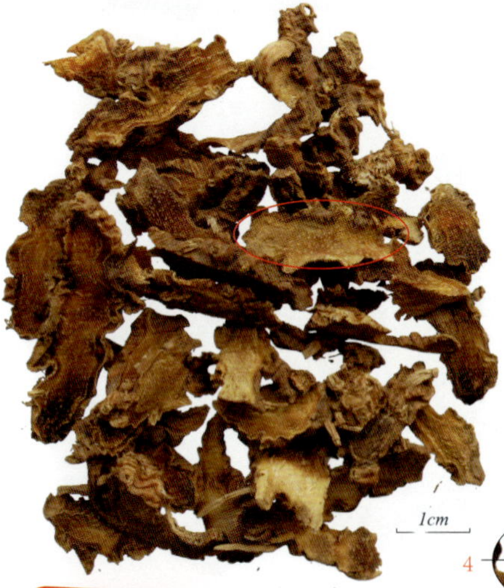

1cm

射干片

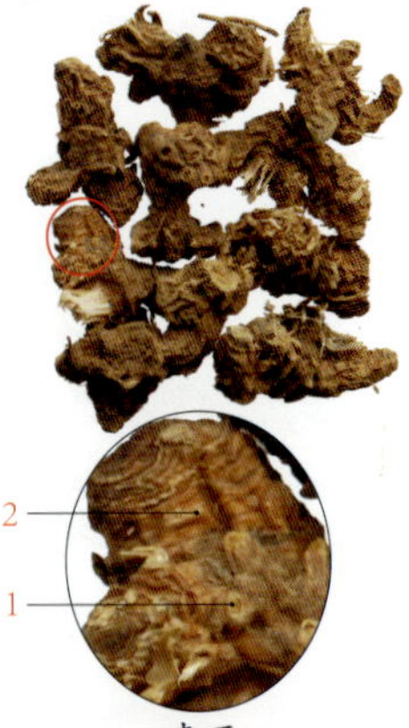

2
1

表面

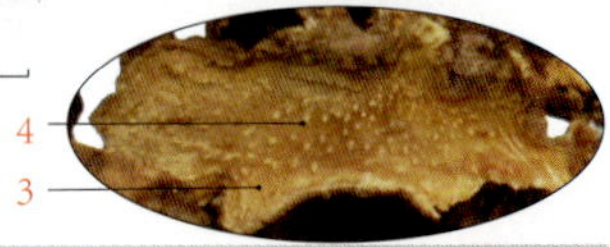

4
3

验方精选：

①**急性咽喉炎：** 射干、金银花各 10 克，穿心莲、牛蒡子各 9 克，大青叶 15 克，水煎服。②**急性扁桃体炎：** 射干 10 克，牛蒡子 9 克，爵床、一点红各 15 克，甘草 3 克，水煎服。

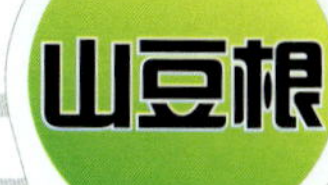

山豆根

Shandougen

清热解毒，消肿利咽

来源产地： 为豆科（蝶形花科）植物越南槐 *Sophora tonkinensis* Gagnep. 的干燥根和根茎。主产于广西百色、田阳、凌乐、大新、龙津。

性味功用： 苦，寒；有毒。用于火毒蕴结，乳蛾喉痹，咽喉肿痛，牙龈肿痛，口舌生疮。3~6 克。

速认指南： 呈不规则的类圆形厚片。外表皮棕色至棕褐色[1]。切面皮部浅棕色[2]，木部淡黄色[3]。有豆腥气，味极苦。

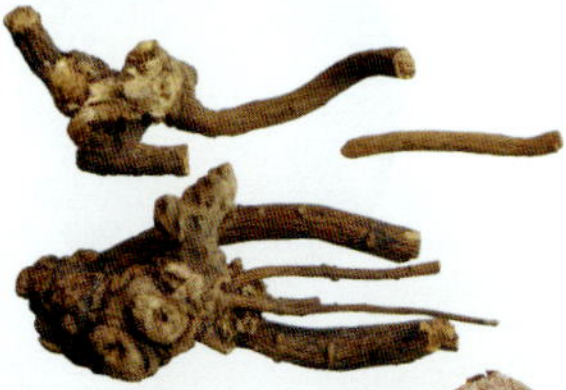

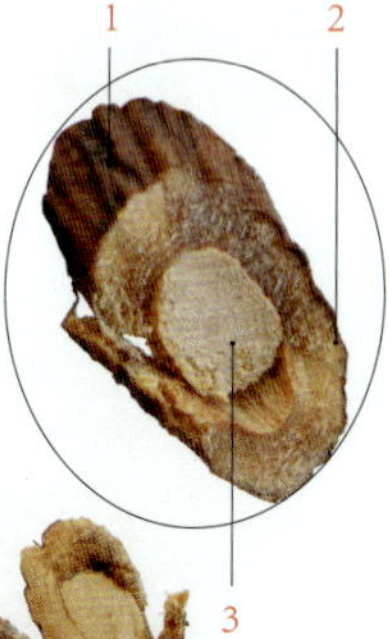

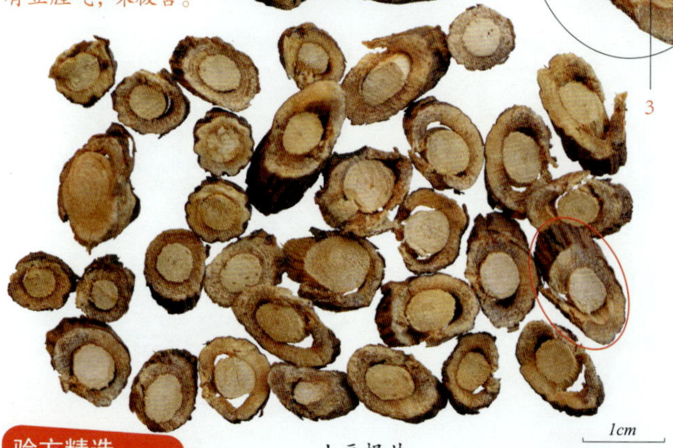

山豆根片

验方精选：

①**急性咽炎：** 山豆根6克，金银花10克，甘草3克，水煎服。②**急性扁桃体炎：** 山豆根 6 克，牛蒡子、射干各 9 克，爵床、大青叶、金银花各 15 克，水煎服。③**咳嗽痰黄：** 山豆根 6 克，浙贝母 10 克，桔梗 9 克，鱼腥草、枇杷叶各 15 克，水煎服。

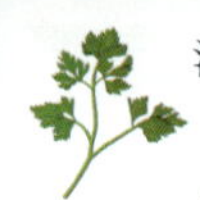

北豆根

Beidougen

清热解毒，祛风止痛

来源产地： 为防己科植物蝙蝠葛 *Menispermum dauricum* DC. 的干燥根茎。主产于黑龙江、吉林、辽宁、河北、山东、陕西等地。

性味功用： 苦，寒；有小毒。用于咽喉肿痛，热毒泻痢，风湿痹痛。3~9 克。

速认指南： 呈圆形或类圆形的厚片，直径 0.3~0.8 厘米。表面黄棕色至暗棕色[1]，多有弯曲的细根[2]，外皮易剥落。切面皮部薄，木部淡黄色，呈放射状排列[3]，中心有髓[4]。气微，味苦。

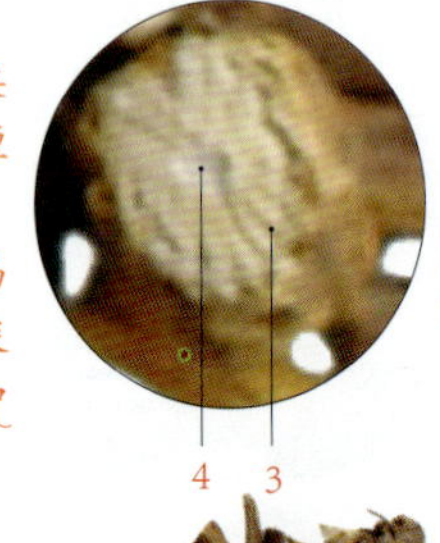

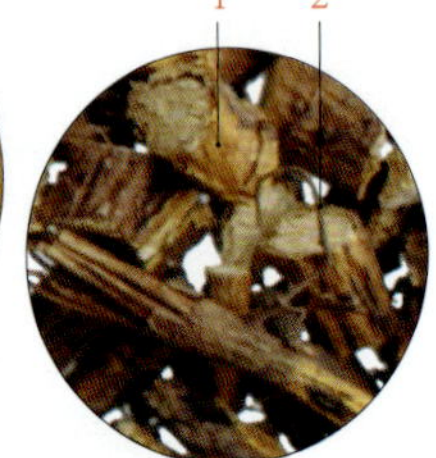

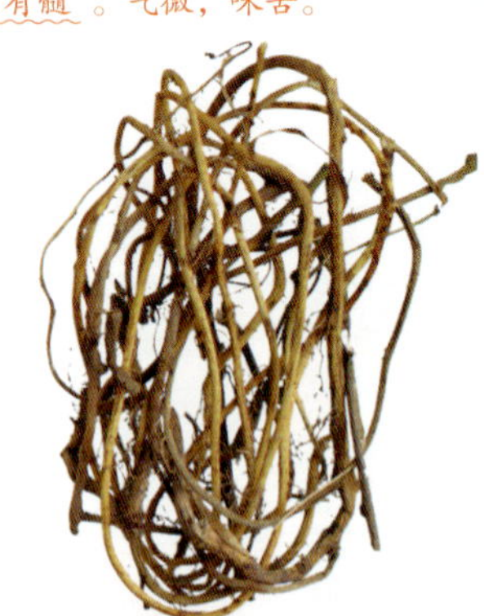

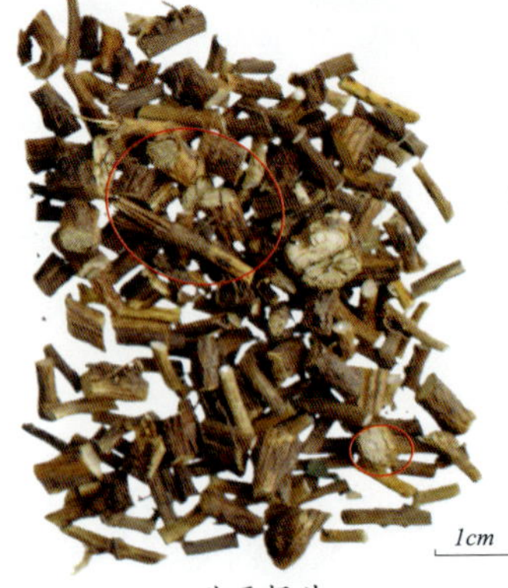

北豆根片

验方精选：

①**咽喉肿痛：** 北豆根 9 克，玄参 4 克，桔梗 6 克，金银花 10 克，水煎服。②**急性扁桃体炎：** 北豆根 10 克，一点红、大青叶各 15 克，水煎服。③**高血压：** 北豆根 10 克，芦根、龙葵、车前草各 15 克，水煎服。

白头翁

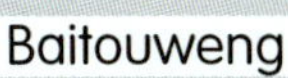

清热解毒，凉血止痢

来源产地： 为毛茛科植物白头翁 *Pulsatilla chinensis*（Bge.）Regel 的干燥根。主产于黑龙江、吉林、辽宁、河南、河北、山东、山西、安徽等地。

性味功用： 苦，寒。用于热毒血痢，阴痒带下。9~15 克。

速认指南： 呈类圆柱形的片。外表皮黄棕色或棕褐色[1]，具不规则纵皱纹或纵沟[2]，近根头部有白色绒毛[3]。切面皮部黄白色或淡黄棕色[4]，木部淡黄色[5]。气微，味微苦涩。

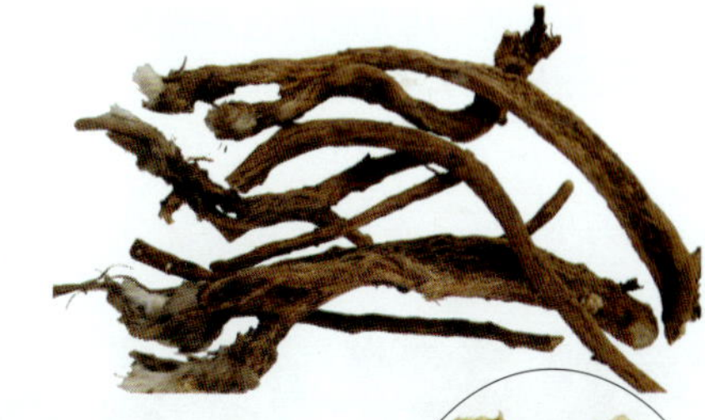

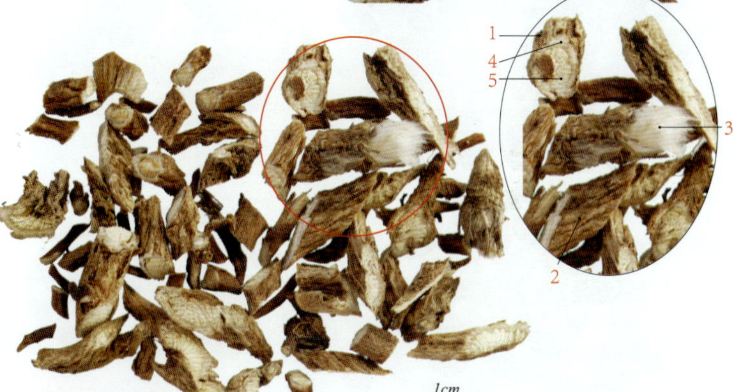

白头翁片

验方精选：

①痢疾：白头翁、神曲、谷芽、麦芽各 15 克，水煎服。
②急性肠炎：白头翁、马齿苋、神曲、凤尾草各 15 克，水煎服。
③肺结核咯血：白头翁、白石榴花、白木槿花各 15 克，水煎服。

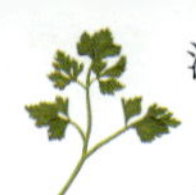

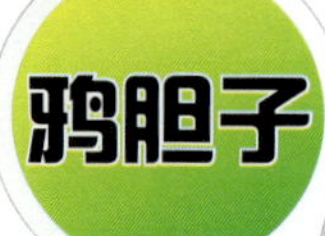

鸦胆子

Yadanzi

清热解毒，截疟，止痢；外用腐蚀赘疣

来源产地： 为苦木科植物鸦胆子 *Brucea javanica*（L.）Merr. 的干燥成熟果实。主产于广东、广西、海南，以广东合浦、博罗、海康、钦县、茂名、龙川，广西横县、博白为道地产区。

性味功用： 苦，寒；有小毒。用于痢疾，疟疾；外治赘疣，鸡眼。0.5~2 克，用龙眼肉包裹或装入胶囊吞服；外用适量。

速认指南： 呈卵形，长 6~10 毫米，直径 4~7 毫米。表面黑色或棕色，有隆起的网状皱纹，网眼呈不规则的多角形[1]，两侧有明显的棱线[2]，顶端渐尖[3]，基部有凹陷的果梗痕[4]。种子卵形[5]，长 5~6 毫米，直径 3~5 毫米，表面类白色或黄白色，具网纹[6]；种皮薄[7]，子叶乳白色，富油性。气微，味极苦。

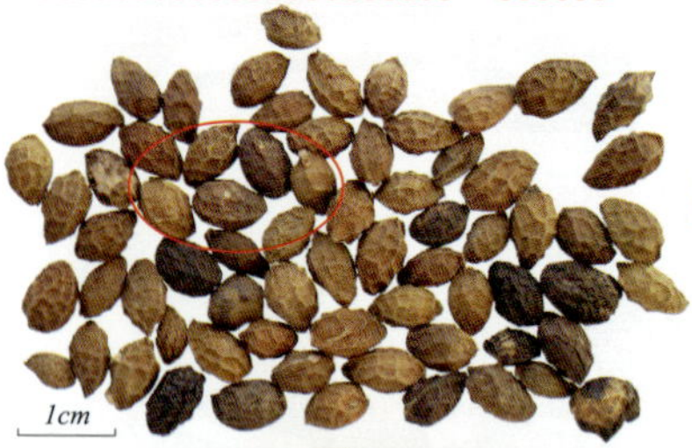

1cm

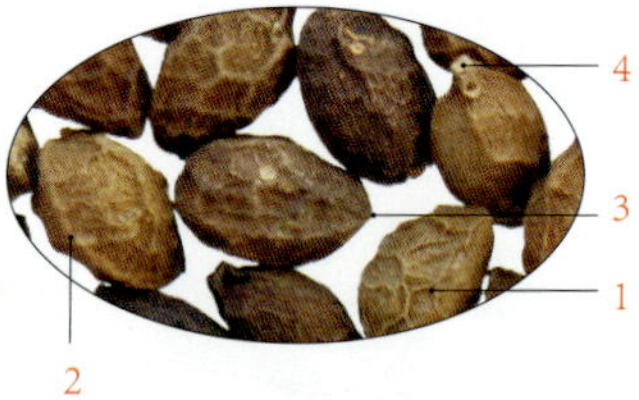

4
3
1
2

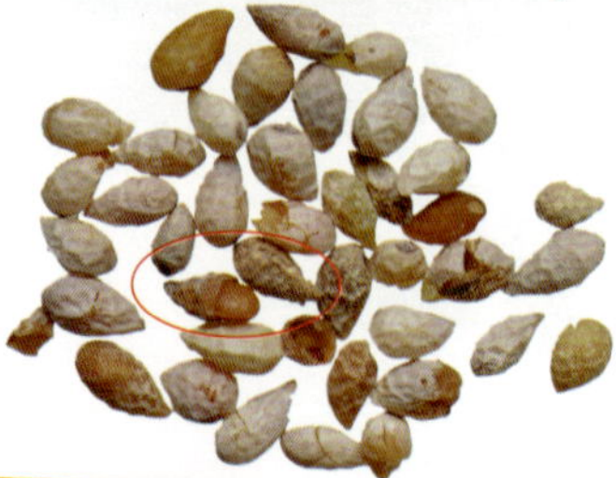

6 7 5

鸦胆子仁

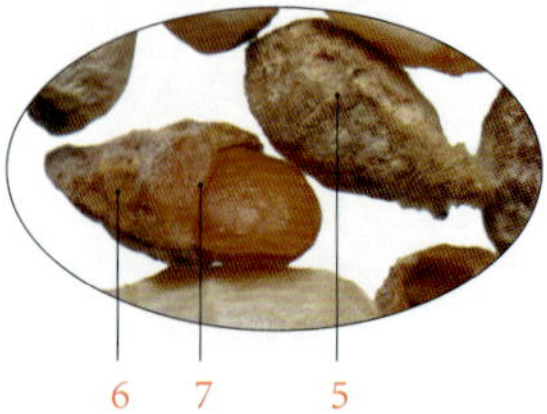

验方精选：

①**下痢脓血：** 鸦胆子仁分装胶囊，每次 10 粒，每日 3 次，饭后服，服 7~10 日。②**鸡眼、赘疣：** 鸦胆子仁适量，捣敷。

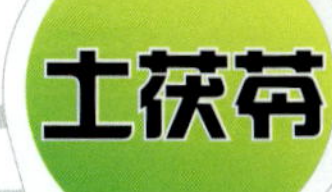

土茯苓

Tufuling

解毒，除湿，通利关节

来源产地： 为百合科（菝葜科）植物光叶菝葜 *Smilax glabra* Roxb. 的干燥根茎。主产于广东、湖南、湖北、浙江、四川、安徽等地。

性味功用： 甘、淡，平。用于梅毒及汞中毒所致的肢体拘挛，筋骨疼痛；湿热淋浊，带下，痈肿，瘰疬，疥癣。15~60 克。

速认指南： 呈长圆形或不规则的薄片，边缘不整齐。气微，味微甘、涩。切面类白色至淡红棕色，粉性[1]，可见点状维管束及多数小亮点[2]。以水湿润后有黏滑感。

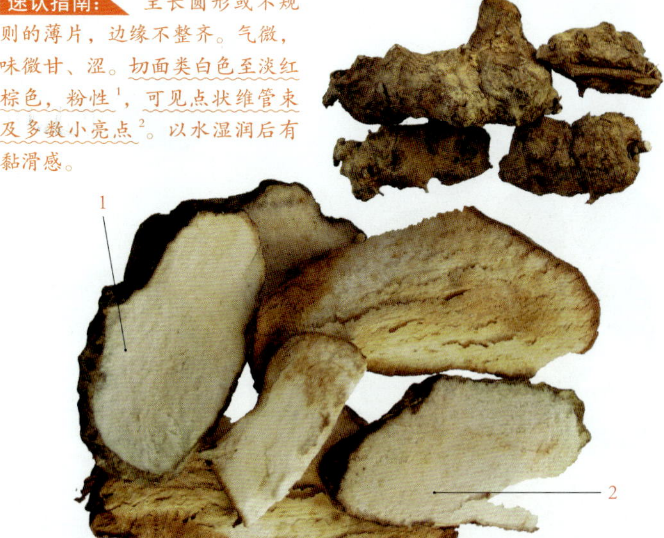

土茯苓片

验方精选：

①**杨梅疮毒：** 土茯苓 15~30 克，水酒浓煎服。②**血淋：** 土茯苓、茶根各 15 克，水煎服，白糖调服。③**风湿骨痛、疮疡肿毒：** 土茯苓 50 克，去皮，和猪肉炖烂，分 2 次连滓服。

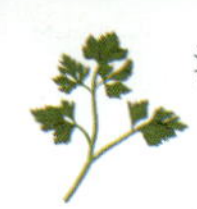

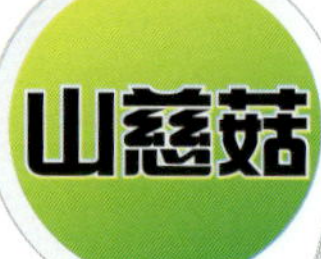

山慈菇

Shancigu

清热解毒，化痰散结

来源产地： 为兰科植物杜鹃兰 *Cremastra appendiculata*（D. Don）Makino 的干燥假鳞茎，习称“毛慈菇”。主产于四川、贵州。

性味功用： 甘、微辛，凉。用于痈肿疔毒，瘰疬痰核，蛇虫咬伤，癥瘕痞块。3~9 克；外用适量。

速认指南： 呈不规则扁球形或圆锥形。顶端渐突起[1]，基部有须根痕[2]。长 1.8~3 厘米，膨大部直径 1~2 厘米。中部有 2~3 条微突起的环节[3]，断面灰白色或黄白色[4]，略呈角质。气微，味淡，带黏性。

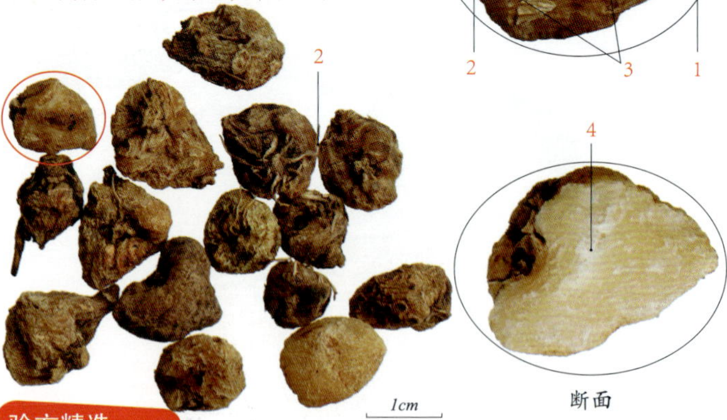

断面

验方精选：

①**痈疽肿毒：** 山慈菇 6 克，蒲公英 15 克，水煎服；或山慈菇、黄柏、白及各 30 克，研末茶油调敷。②**癌肿：** 山慈菇 6 克，蚤休 8 克，龟甲 15 克，水煎服。

附注：同科植物独蒜兰 *P. bulbocodioides*（Franch.）Rolfe 或云南独蒜兰 *P. yunnanensis* Rolfe 的干燥假鳞茎同等入药，习称“冰球子”，主产于贵州。

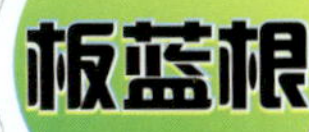

板蓝根

Banlangen

清热解毒，凉血利咽

来源产地： 为十字花科植物菘蓝 *Isatis indigotica* Fort. 的干燥根。主产于安徽临泉、宿县，河北安国，江苏南通、如皋。

性味功用： 苦，寒。用于温疫时毒，发热咽痛，温毒发斑，痄腮，烂喉丹痧，大头瘟疫，丹毒，痈肿。9~15 克。

速认指南： 呈圆形的厚片。外表皮淡灰黄色至淡棕黄色，有纵皱纹[1]。切面皮部黄白色[2]，木部黄色[3]。气微，味微甜后苦涩。

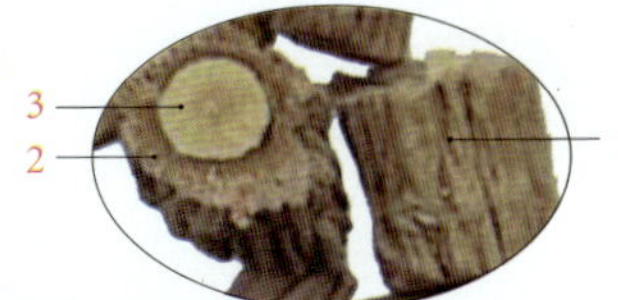

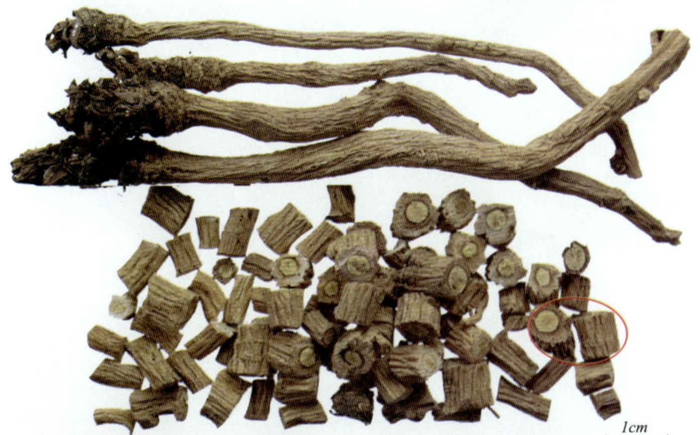

板蓝根（上）和板蓝根片（下）

验方精选：

①**咽喉肿痛：** 板蓝根、金银花各 15 克，桔梗 9 克，水煎服。②**湿热头痛：** 板蓝根 15 克，石菖蒲 9 克，蔓荆子 10 克，水煎服。③**急性黄疸型传染性肝炎：** 板蓝根 15 克，白毛藤、地耳草各 30 克，水煎服。

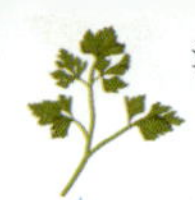

木蝴蝶

Muhudie

清肺利咽，疏肝和胃

来源产地： 为紫葳科植物木蝴蝶 *Oroxylum indicum*（L.）Vent. 的干燥成熟种子。主产于云南、广西、贵州等地。

性味功用： 苦、甘，凉。用于肺热咳嗽，喉痹，音哑，肝胃气痛。1~3 克。

速认指南： 为蝶形薄片，除基部外三面延长成宽大菲薄的翅[1]，长 5~8 厘米，宽 3.5~4.5 厘米。表面浅黄白色，翅半透明，有绢丝样光泽[2]，上有放射状纹理[3]，边缘多破裂[4]。子叶 2，外有胚乳紧裹，蝶形，黄绿色或黄色。气微，味微苦。

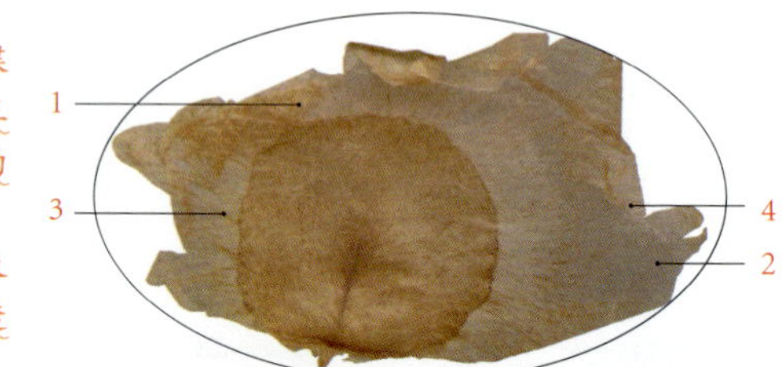

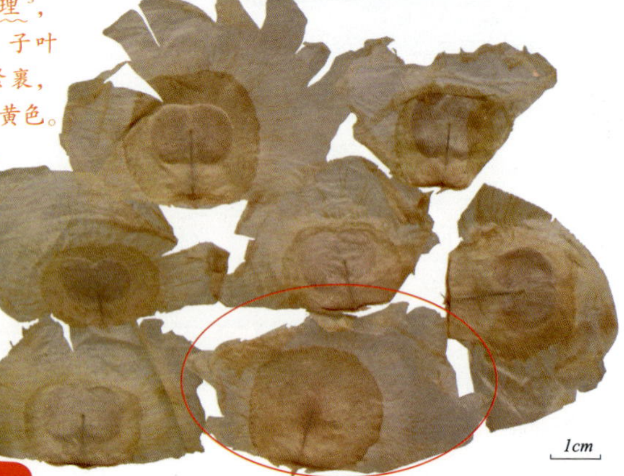

验方精选：

①**干咳、声音嘶哑、咽痛喉痛：** 木蝴蝶 24 克，胖大海 9 克，蝉蜕 3 克，甘草 6 克，冰糖适量，水煎服。②**慢性咽喉炎：** 木蝴蝶 3 克，金银花、菊花、沙参、麦冬各 9 克，煎水代茶。

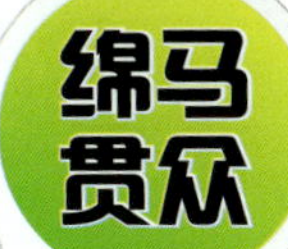

绵马贯众

Mianmaguanzhong

清热解毒，止血，杀虫

来源产地： 为鳞毛蕨科植物粗茎鳞毛蕨 *Dryopteris crassirhizoma* Nakai 的干燥根茎和叶柄残基。主产于黑龙江、辽宁、吉林。

性味功用： 苦，微寒；有小毒；用于时疫感冒，风热头痛，温毒发斑，疮疡肿毒，崩漏下血，虫积腹痛。**绵马贯众炭**，苦、涩，微寒；有小毒；收涩止血，用于崩漏下血。5~10 克。

速认指南： 呈不规则的厚片或碎块；根茎外表皮黄棕色至黑褐色[1]，多被有叶柄残基[2]；切面淡棕色至红棕色[3]，有黄白色维管束小点，环状排列[4]；气特异，味初淡而微涩，后渐苦、辛。**绵马贯众炭**形如绵马贯众，表面焦黑色，内部焦褐色；味涩。

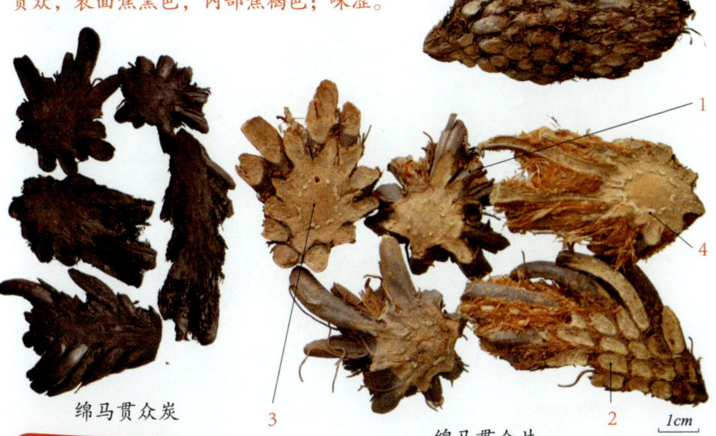

绵马贯众炭

绵马贯众片

验方精选：

①**风热感冒：** 绵马贯众、大青叶各 15 克，连翘、桑叶各 10 克，水煎服。②**腮腺炎：** 绵马贯众 10 克，板蓝根、金银花各 15 克，水煎服。

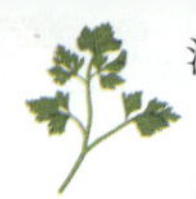
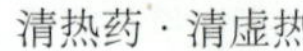

青蒿

Qinghao

清虚热，除骨蒸，解暑热，截疟，退黄

来源产地： 为菊科植物黄花蒿 *Artemisia annua* L. 的干燥地上部分。产于全国各地。

性味功用： 苦、辛，寒。用于温邪伤阴，夜热早凉，阴虚发热，骨蒸劳热，暑邪发热，疟疾寒热，湿热黄疸。6~12 克，后下。

速认指南： 呈不规则的段。茎呈圆柱形，直径 0.2~0.6 厘米；表面黄绿色或棕黄色，具纵棱线[1]；叶互生，暗绿色或棕绿色，完整者展平后为三回羽状深裂，裂片及小裂片矩圆形或长椭圆形[2]，两面被短毛。气香特异，味微苦。

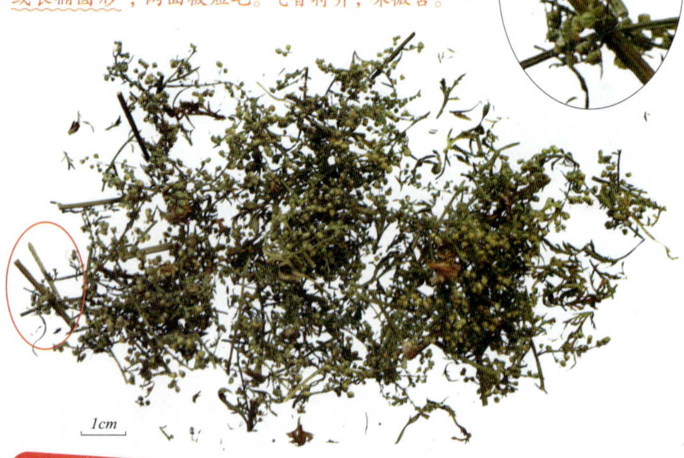

青蒿段

验方精选：

①**秋季腹泻：** 青蒿 20~25 克，水煎，分 3 次温服（过热易致恶心呕吐），至体温恢复正常，消化道症状消失即停药。

②**尿潴留：** 鲜青蒿 200~300 克，捣碎（不让汁水流掉），旋即敷于脐部，外覆塑料薄膜及棉垫，固定。待排尿后去药。

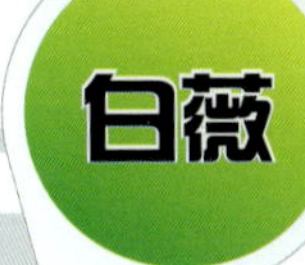

白薇

Baiwei

清热凉血，利尿通淋，解毒疗疮

来源产地： 为萝藦科植物白薇 *Cynanchum atratum* Bge. 或蔓生白薇 *Cynanchum versicolor* Bge. 的干燥根和根茎。白薇主产于安徽、湖北、辽宁，蔓生白薇主产于辽宁、河北、河南等地。

性味功用： 苦、咸，寒。用于温邪伤营发热，阴虚发热，骨蒸劳热，产后血虚发热，热淋，血淋，痈疽肿毒。5~10 克。

速认指南： 呈不规则的段。根茎呈不规则块片。根圆柱形[1]，表面棕黄色[2]，切面皮部黄白色，木部黄色[3]。气微，味微苦。

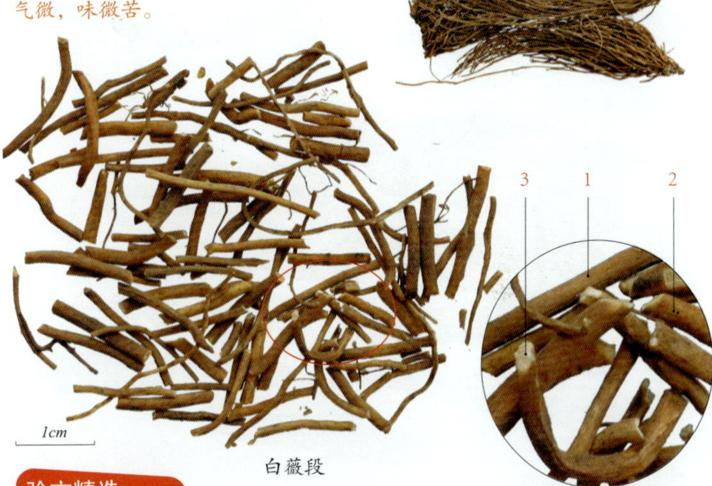

白薇段

验方精选：

①**肺气肿咳血：** 白薇、白茶花、白石榴花各 15 克，水煎服。
②**血尿：** 白薇 12 克，车前草、旱莲草、荠菜各 15 克，水煎服。
③**肺热咳嗽：** 白薇、麦冬、天冬、炒栀子各 9 克，藕片 15 克，水煎服。

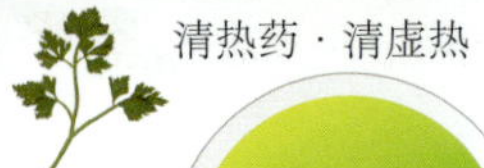

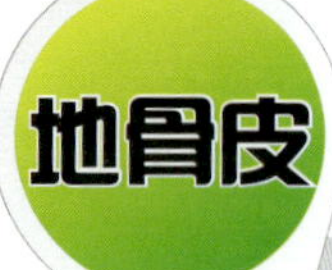

地骨皮

Digupi

凉血除蒸，清肺降火

来源产地： 为茄科植物枸杞 *Lycium chinense* Mill. 等的干燥根皮。主产于山西平遥、阳曲、晋城。

性味功用： 甘，寒。用于阴虚潮热，骨蒸盗汗，肺热咳嗽，咯血，衄血，内热消渴。9~15 克。

速认指南： 呈筒状或槽状，长3~10厘米，宽0.5~1.5厘米，厚0.1~0.3厘米。外表面灰黄色至棕黄色，粗糙[1]，有不规则纵裂纹，易成鳞片状剥落[2]。内表面黄白色至灰黄色，较平坦，有细纵纹[3]。断面不平坦，外层黄棕色，内层灰白色[4]。气微，味微甘而后苦。

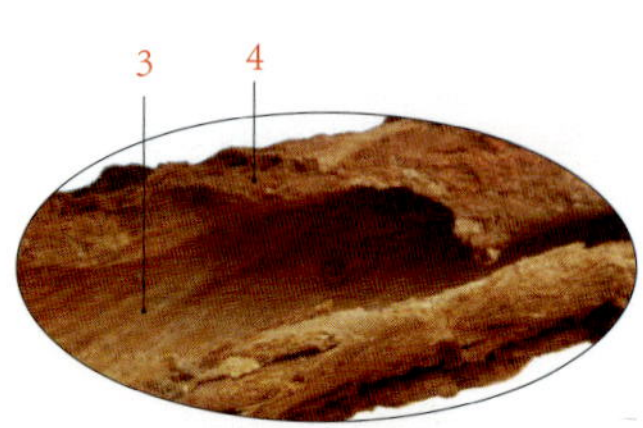

验方精选：

①**更年期多汗症：** 地骨皮、生地黄、桑寄生各 15 克，淫羊藿 10 克，水煎服。②**盗汗：** 地骨皮 15 克，三角麦 30 克，白芍 10 克，五味子 9 克，水煎服。③**鼻出血：** 地骨皮 5 克，侧柏叶、紫珠草各 10 克，白茅根 15 克，水煎服。

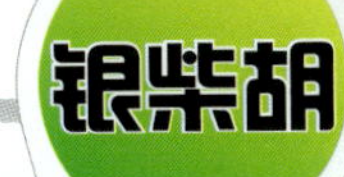

银柴胡

Yinchaihu

清虚热，除疳热

来源产地： 为石竹科植物银柴胡 *Stellaria dichotoma* L. var. *lanceolata* Bge. 的干燥根。主产于内蒙古、宁夏、陕西等地。

性味功用： 甘，微寒。用于阴虚发热，骨蒸劳热，小儿疳热。3~10 克。

速认指南： 呈圆形厚片；表面浅棕黄色至浅棕色，有扭曲的纵皱纹及支根痕[1]；切面较疏松，有裂隙，皮部甚薄[2]，木部有黄、白色相间的放射状纹理[3]；气微，味甘。**栽培品**表面浅棕黄色，纵皱纹细腻明显；切面质地较紧密，几无裂隙，略显粉性，木部放射状纹理不甚明显；味微甜。

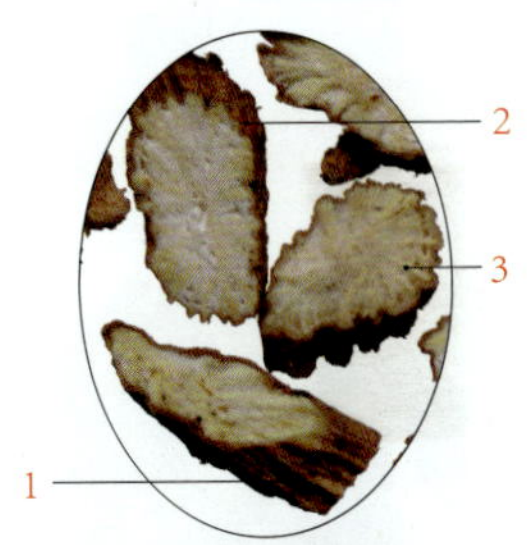

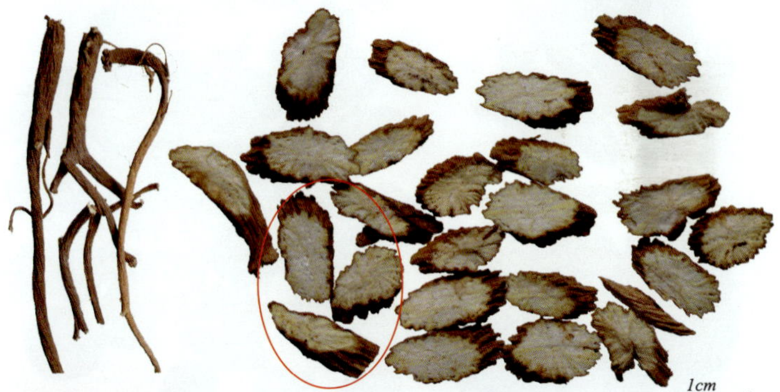

银柴胡片

验方精选：

①**更年期综合征：**银柴胡、绿梅花各 10 克，徐长卿、三角麦各 15 克，水煎服。②**头晕：**银柴胡、向日葵、刺五加各 10 克，水煎服。③**流行性出血性结膜炎（俗称“红眼病”）：**银柴胡 9 克，爵床、叶下珠各 15 克，水煎服。

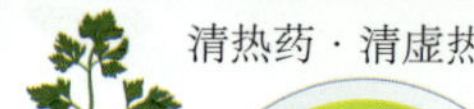

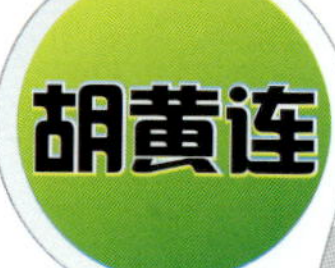

胡黄连

Huhuanglian

退虚热，除疳热，清湿热

来源产地： 为玄参科植物胡黄连 *Picrorhiza scrophulariiflora* Pennell 的干燥根茎。产于四川西部、云南西北部及西藏东南部。

性味功用： 苦，寒。用于骨蒸潮热，小儿疳热，湿热泻痢，黄疸尿赤，痔疮肿痛。3~10 克。

速认指南： 为不规则的圆形薄片。外表皮灰棕色至暗棕色[1]，切面灰黑色或棕黑色[2]，木部有 4~10 个类白色点状维管束排列成环[3]。气微，味极苦。

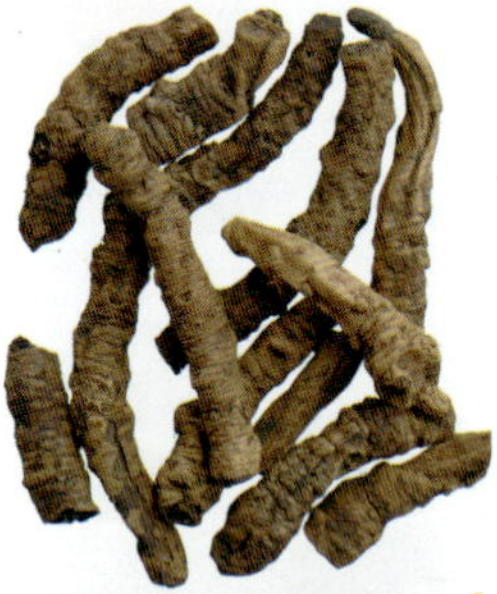

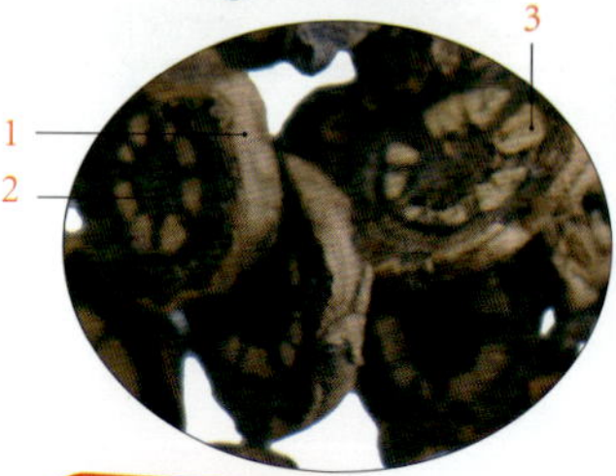

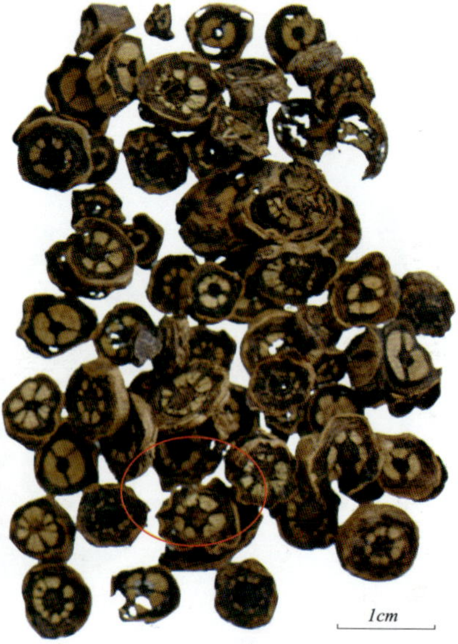

1cm

胡黄连片

验方精选：

①**骨蒸劳瘦：**胡黄连 6 克，龟甲 1 枚（以醋炙黄），研末，每次 2~3 克，青蒿煎汤服。②**牙疳：**胡黄连 1.5 克，胆矾、儿茶各 0.3 克，共研末敷。

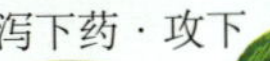

大黄

Dahuang

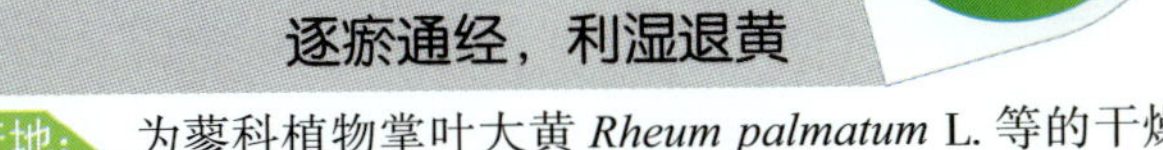

泻下攻积，清热泻火，凉血解毒，逐瘀通经，利湿退黄

来源产地： 为蓼科植物掌叶大黄 *Rheum palmatum* L. 等的干燥根和根茎。产于陕西、甘肃、青海、四川等地。

性味功用： 苦，寒。用于实热积滞便秘，血热吐衄，目赤咽肿，痈肿疔疮，肠痈腹痛，瘀血经闭，产后瘀阻，跌打损伤，湿热痢疾，黄疸尿赤，淋证，水肿；外治烧烫伤。3~15 克，用于泻下不宜久煎；外用适量，研末敷于患处。孕妇及月经期、哺乳期慎用。

速认指南： 为方块状或类圆形或不规则块片。外表面黄棕色至红棕色[1]，有的可见类白色网状纹理及星点（异型维管束）散在[2]。切面淡红棕色或黄棕色，显颗粒性。气清香，味苦而微涩，嚼之粘牙，有沙粒感。

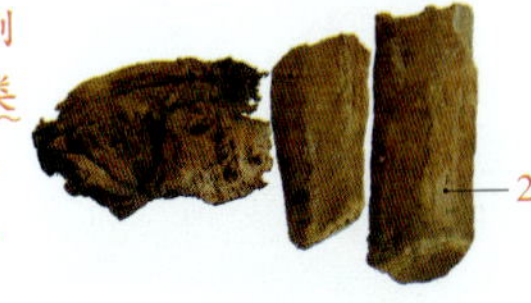

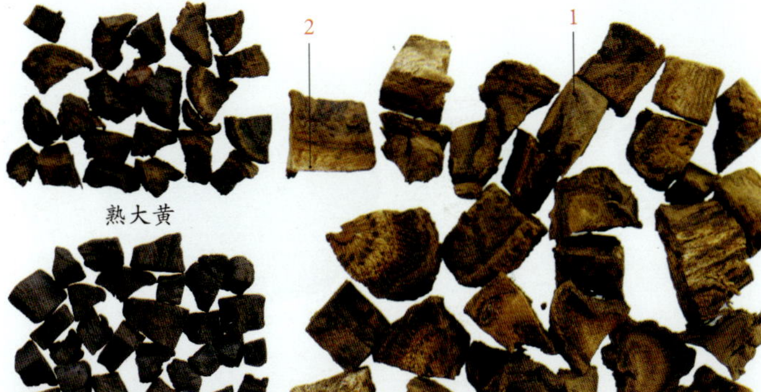

熟大黄

大黄炭

大黄块

验方精选：

①**便秘：**生大黄 10 克，草决明 15 克，生地黄 30 克，大枣 5 个，水煎服。②**跌打损伤：**生大黄粉、白芷粉、栀子粉各适量，酒、水各半，调敷患处。

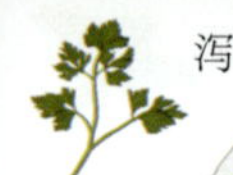

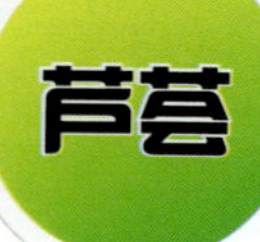

芦荟

Luhui

泻下通便，清肝泻火，杀虫疗疳

来源产地： 为百合科植物库拉索芦荟 *Aloe barbadensis* Miller 叶的汁液浓缩干燥物，习称“老芦荟”。为进口药材。

性味功用： 苦，寒。用于热结便秘，惊痫抽搐，小儿疳积；外治癣疮。宜入丸散，2~5 克；外用适量，研末敷患处。

速认指南： 呈不规则块状，常破裂为多角形，大小不一。表面呈暗红褐色或深褐色，无光泽。不易破碎，断面粗糙或显麻纹。富吸湿性。有特殊臭气，味极苦。

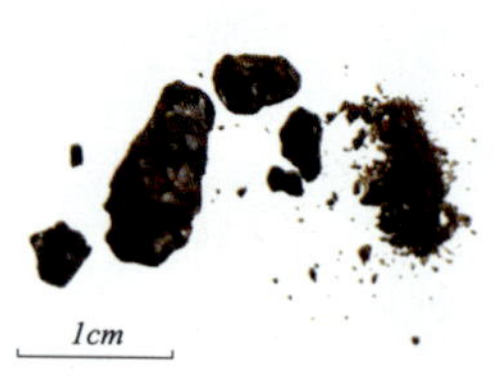

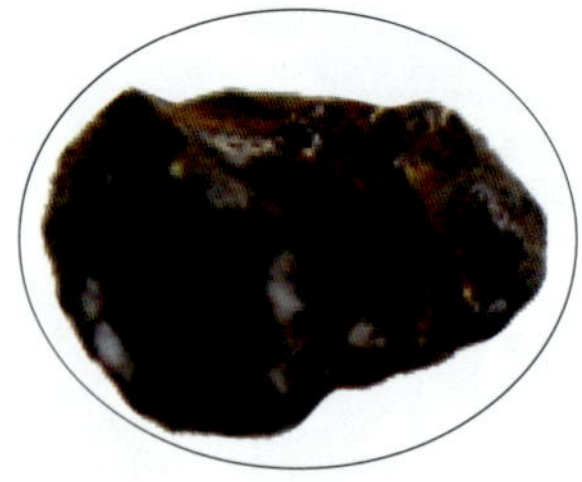

验方精选：

①**烧烫伤：** 鲜芦荟捣烂，绞汁，取汁涂患处。②**湿疹：** 鲜芦荟捣烂，绞汁，取汁调黄连粉涂患处。③**腮腺炎：** 鲜芦荟捣烂绞汁，取汁调青黛少许，涂患处。④**小儿脾疳：** 芦荟、使君子等量，研末服，每次 3~6 克。

火麻仁

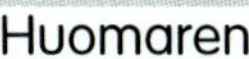

润肠通便

来源产地： 为桑科（大麻科）植物大麻 *Cannabis sativa* L. 的干燥成熟种子。主产于山东莱芜、泰安，浙江嘉兴，山西晋城，陕西商洛。

性味功用： 甘，平。用于血虚津亏，肠燥便秘。10~15 克。

速认指南： 呈卵圆形[1]，长 4~5.5 毫米，直径 2.5~4 毫米。表面灰绿色或灰黄色，有微细的白色或棕色网纹[2]，两边有棱[3]，顶端略尖[4]，基部有 1 圆形果梗痕[5]。果皮薄而脆。气微，味淡。**炒火麻仁**形如火麻仁，表面微黄色。具香气，味淡。

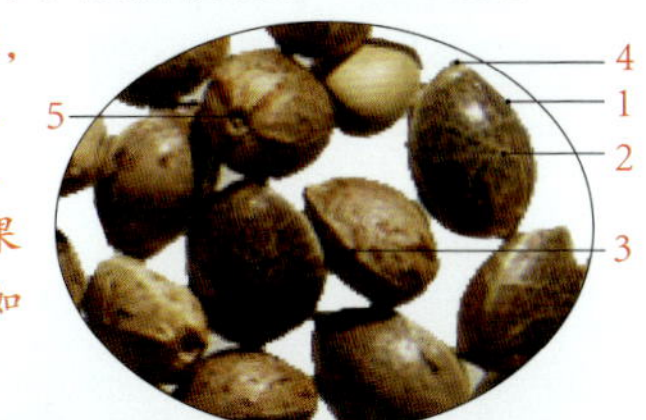

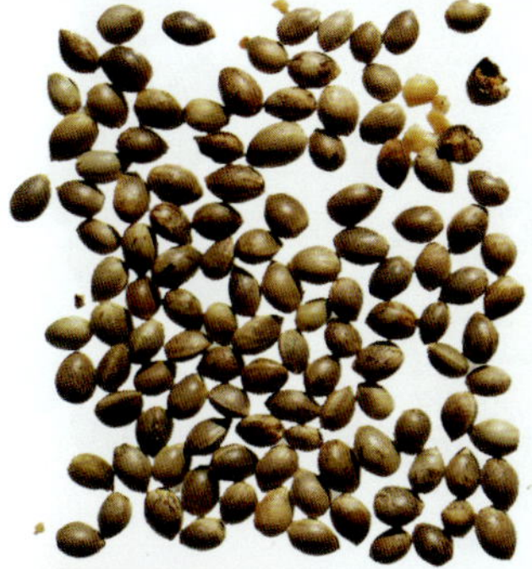

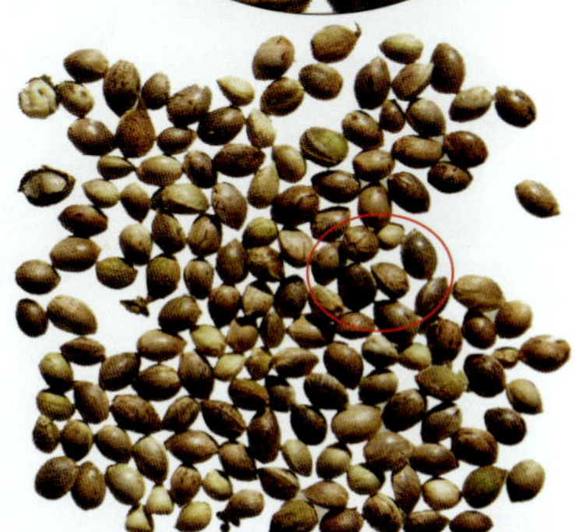

炒火麻仁（左）和火麻仁（右）

验方精选：

①**老人、产妇、体虚、津血不足肠燥便秘：** 火麻仁 15 克，水煎服；或火麻仁 10 克，当归、生地黄、肉苁蓉各 12 克，水煎服。②**习惯性便秘数日大便不解、腹胀：** 火麻仁 12 克，大黄 6 克，枳实、厚朴各 8 克，水煎服。③**烧烫伤、丹毒：** 火麻仁 20 克，地榆 15 克，黄连 10 克，大黄 12 克，研末，加麻油或猪油调敷患处。

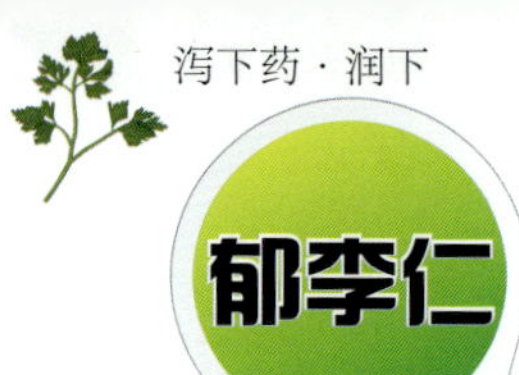

郁李仁

Yuliren

润肠通便，下气利水

来源产地： 为蔷薇科植物欧李 *Prunus humilis* Bge.、郁李 *Prunus japonica* Thunb. 等的干燥成熟种子，习称“小李仁”。主产于内蒙古、辽宁等地。

性味功用： 辛、苦、甘，平。用于津枯肠燥，食积气滞，腹胀便秘，水肿，脚气，小便不利。6~10 克。孕妇慎用。

速认指南： 呈卵形，长 5~8 毫米，直径 3~5 毫米。表面黄白色或浅棕色，一端尖，有线形种脐；另端钝圆[1]，圆端中央有深色合点[2]，自合点处向上具多条纵向维管束脉纹[3]。种皮薄[4]，子叶 2，乳白色[5]，富油性。气微，味微苦。

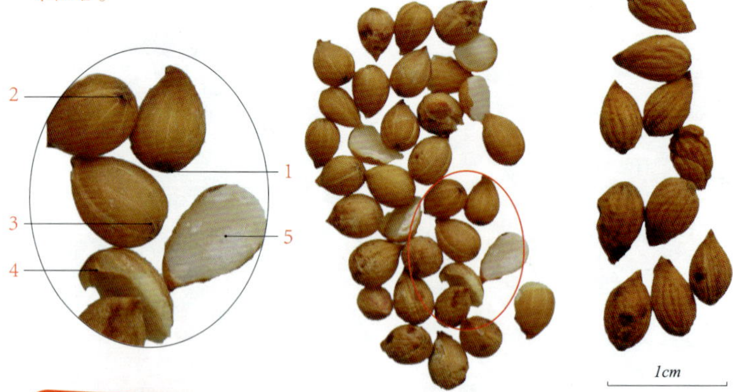

郁李（左）和欧李（右）

验方精选：

①**津伤肠燥便秘、腹胀：** 郁李仁、火麻仁各 9 克，枳壳 6 克，水煎服。②**水肿、小便不利、大便不畅、胸腹胀满：** 郁李仁、桑白皮各 9 克，大腹皮 12 克，大黄 6 克，水煎服。

附注：同科植物长柄扁桃 *P. pedunculata* Maxim. 的干燥成熟种子同等入药，习称“大李仁”。主产于内蒙古乌兰察布盟。其饮片长 6~10 毫米，直径 5~7 毫米，表面黄棕色。

千金子

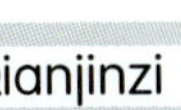

泻下逐水，破血消癥；外用疗癣蚀疣

来源产地： 为大戟科植物续随子 *Euphorbia lathyris* L. 的干燥成熟种子。主产于浙江杭州、笕桥，河南禹州、温县、孟县。

性味功用： 辛，温；有毒。用于二便不通，水肿，痰饮，积滞胀满，血瘀经闭；外治顽癣，赘疣。1~2 克，去壳，去油用，多入丸散服；外用适量，捣烂敷患处。孕妇禁用。

速认指南： 呈椭圆形或倒卵形，长约 5 毫米，直径约 4 毫米；表面灰棕色或灰褐色，具不规则网状皱纹[1]；一侧有纵沟状种脊[2]，顶端为突起的合点[3]，基部有类白色突起的种阜或具脱落后的疤痕[4]；气微，味辛。**千金子霜**为均匀、疏松的淡黄色粉末，微显油性，味辛辣。

千金子霜

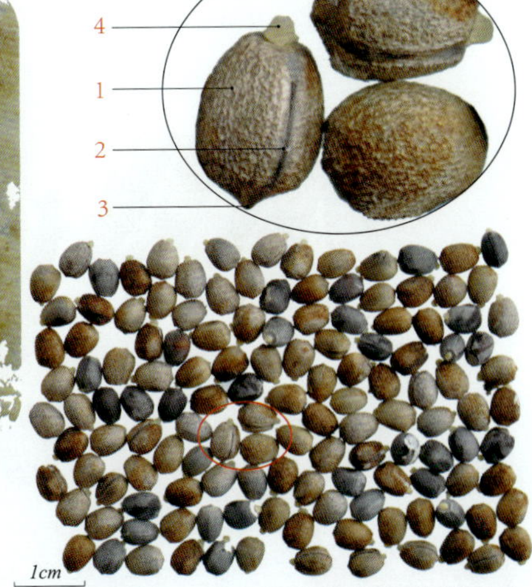

验方精选：

①**肝硬化、晚期血吸虫病腹水：** 千金子霜 0.5 克，研末装胶囊冷开水送服。②**癥瘕痞块：** 千金子霜 0.3 克，青黛 3 克，装胶囊服。③**顽癣、赘疣：** 千金子取仁研末调水，外涂患处。

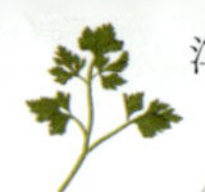

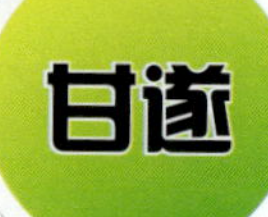

甘遂

Gansui

泻水逐饮，消肿散结

来源产地： 为大戟科植物甘遂 *Euphorbia kansui* T. N. Liou ex T. P. Wang 的干燥块根。以陕西韩城、三原，河南灵宝，山西运城为道地产区。

性味功用： 苦，寒；有毒。用于水肿胀满，胸腹积水，痰饮积聚，气逆咳喘，二便不利，风痰癫痫，痈肿疮毒。0.5~1.5 克，炮制规范后多入丸散用；外用适量，生用。孕妇禁用，不宜与甘草同用。

速认指南： 呈椭圆形、长圆柱形或连珠形[1]，长1~5 厘米，直径 0.5~2.5 厘米；表面类白色或黄白色[2]，凹陷处有棕色外皮残留[3]；断面粉性[4]，白色，木部微显放射状纹理；长圆柱状者纤维性较强；气微，味微甘而辣。**醋甘遂**形如甘遂，可见焦斑，微有醋香气，味微酸而辣。

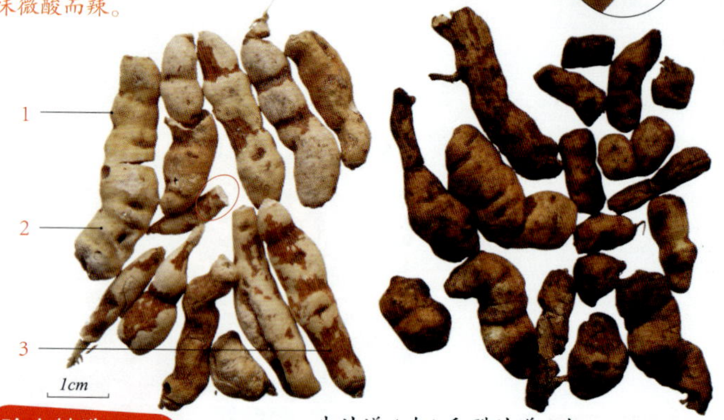

生甘遂（左）和醋甘遂（右）

验方精选：

①**疔疮痈肿：** 甘遂（研粉）、大黄粉，各适量，水调成糊状，加蜜少许，敷患处。②**急性乳腺炎：** 甘遂粉、大黄粉、七叶一枝花粉各适量，调水敷患处。

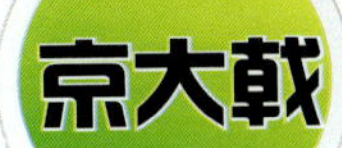

京大戟

Jingdaji

泻水逐饮，消肿散结

来源产地： 为大戟科植物大戟 *Euphorbia pekinensis* Rupr. 的干燥根。主产于江苏南京、扬州、邳县等地。

性味功用： 苦，寒；有毒。用于水肿胀满，胸腔积水，痰饮积聚，气逆喘咳，二便不利，痈肿疮毒，瘰疬痰核。1.5~3 克；入丸散服，每次 1 克；内服醋制用；外用适量，生用。孕妇禁用，不宜与甘草同用。

速认指南： 呈类圆形厚片，表面灰棕色或棕褐色，粗糙，有纵皱纹[1]、横向皮孔样突起及支根痕；切面类白色或淡黄色，纤维性[2]；气微，味微苦涩。**醋京大戟**形如京大戟，微有醋香气。

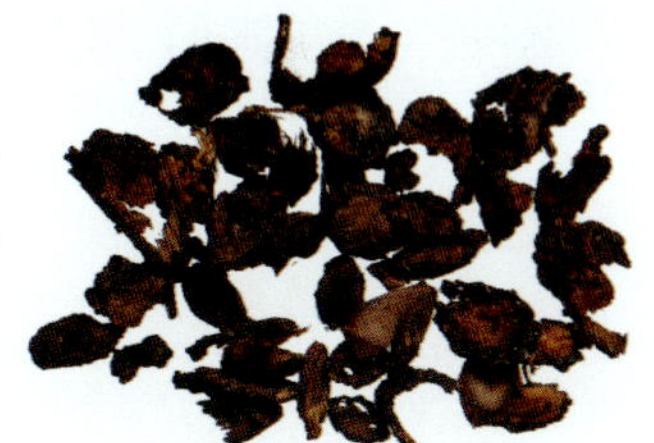

醋京大戟

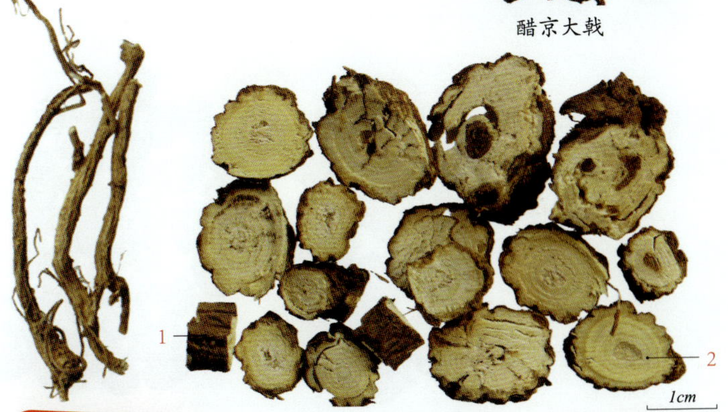

京大戟片

验方精选：

①**肝硬化腹水：** 京大戟、商陆根各适量，共研细粉，以开水调药粉，敷脐部。②**肾炎水肿：** 京大戟研末，每次 2 克，水调服。③**无名肿毒：** 鲜京大戟适量，捣烂敷患处。

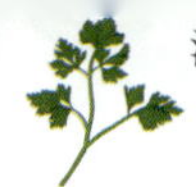
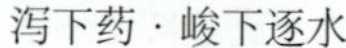

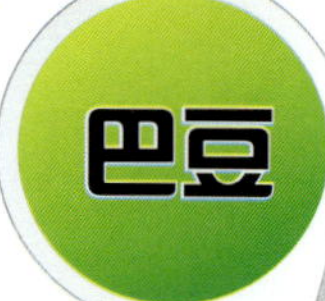

巴豆

Badou

外用蚀疮

来源产地： 为大戟科植物巴豆 *Croton tiglium* L. 的干燥成熟果实。主产于四川长宁、宜宾、合川、犍为、江安。

性味功用： **生巴豆**，辛，热；有大毒；用于恶疮疥癣，疣痣；外用适量，研末涂患处，或捣烂以纱布包擦患处；孕妇禁用，不宜与牵牛子同用。**巴豆霜**，辛，热；有大毒；峻下冷积，逐水退肿，豁痰利咽，外用蚀疮；用于寒积便秘，乳食停滞，腹水臌胀，二便不通，喉风，喉痹；外治痈肿脓成不溃，疥癣恶疮，疣痣；0.1~0.3克，多入丸散用；外用适量；孕妇禁用，不宜与牵牛子同用。

速认指南： 生巴豆呈卵圆形，一般具三棱，长1.8~2.2厘米，直径1.4~2厘米；表面灰黄色或稍深，粗糙，有纵线6条[1]，顶端平截[2]，基部有果梗痕[3]；破开果壳，可见3室，每室含种子1粒[4]；种子一端有小点状的种脐及种阜的疤痕[5]，另端有微凹的合点[6]，其间有隆起的种脊[7]；外种皮薄而脆，内种皮呈白色薄膜；气微，味辛辣。**巴豆霜**为粒度均匀、疏松的淡黄色粉末，显油性。

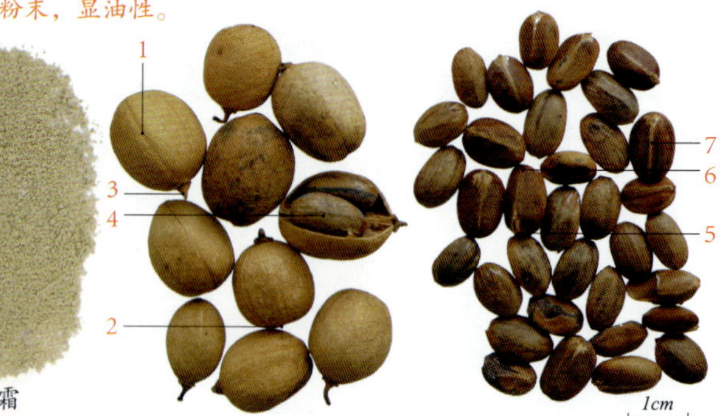

巴豆霜

巴豆（左）和巴豆仁（右）

验方精选：

①**寒积便秘急症：**巴豆霜0.1克，冷开水送服。②**白喉及急性喉炎引起的喉头梗阻：**巴豆霜0.3克，朱砂1克，研末吹喉排痰。

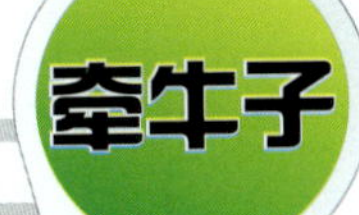

牵牛子

Qianniuzi

泻水通便，消痰涤饮，杀虫攻积

来源产地： 为旋花科植物裂叶牵牛 *Pharbitis nil*（L.）Choisy 的干燥成熟种子。全国各地均产，自产自销。

性味功用： 苦，寒；有毒。用于水肿胀满，二便不通，痰饮积聚，气逆喘咳，虫积腹痛。3~6 克；入丸散服，每次 1.5~3 克。孕妇禁用，不宜与巴豆、巴豆霜同用。

速认指南： 似橘瓣状，长 4~8 毫米，宽 3~5 毫米；表面灰黑色[1]或淡黄白色，背面有一条浅纵沟[2]，腹面棱线的下端有一点状种脐[3]，微凹；气微，味辛、苦，有麻感。**炒牵牛子**形如牵牛子，表面黑褐色黄棕色，稍鼓起；微具香气。

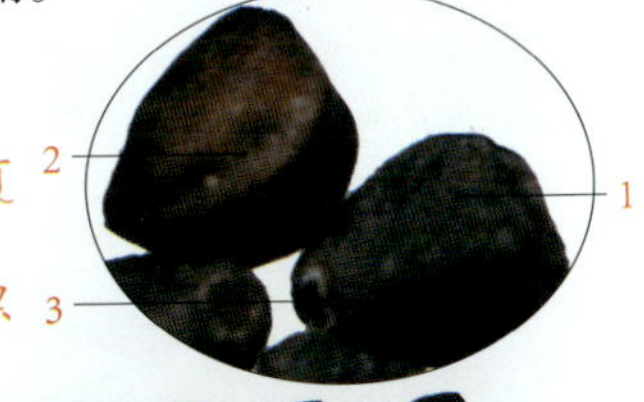

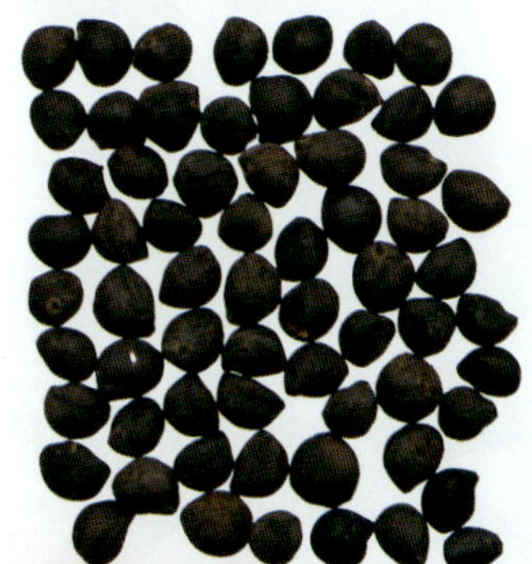

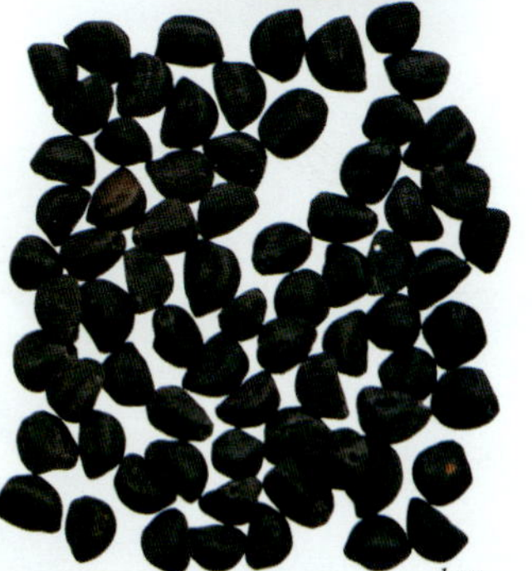

炒牵牛子（左）和牵牛子（右）

验方精选：

①**痰饮咳喘，不得平卧：**炒牵牛子 9 克，紫苏子 10 克，葶苈子 6 克，杏仁 8 克，水煎服。②**便秘腹胀：**牵牛子 6 克，枳实 10 克，水煎服。

附注：同科植物圆叶牵牛 *P. purpurea* (L.) Voigt 的干燥成熟种子同等入药。

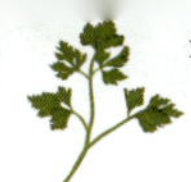

商陆

Shanglu

逐水消肿，通利二便；外用解毒散结

来源产地： 为商陆科植物商陆 *Phytolacca acinosa* Roxb. 等的干燥根。主产于河南南阳、安阳，湖北恩施，安徽芜湖。

性味功用： 苦，寒；有毒。用于水肿胀满，二便不通；外治痈肿疮毒。3~9 克；外用适量，煎汤熏洗。

速认指南： **生商陆**为不规则厚片或块；外皮灰黄色或灰棕色[1]；横切片弯曲不平，边缘皱缩[2]，直径 2~8 厘米；切面浅黄棕色或黄白色，木部隆起，形成数个突起的同心性环轮[3]；纵切片弯曲或卷曲，木部呈平行条状突起；质硬；气微，味稍甜，久嚼麻舌。**醋商陆**形如商陆；表面黄棕色，微有醋香气。

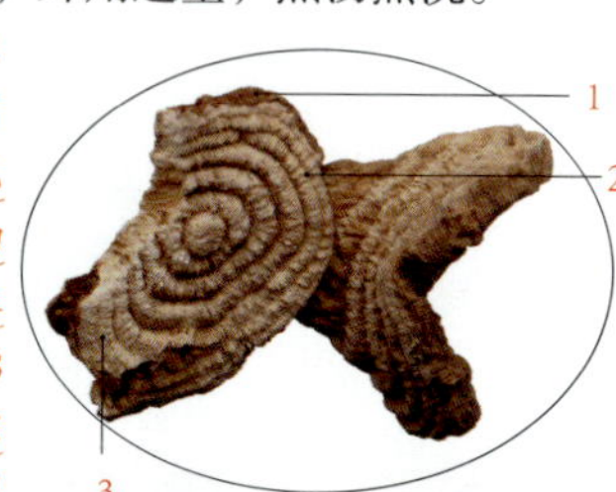

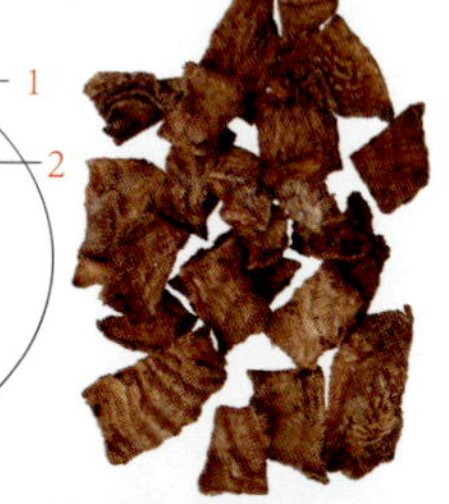

醋商陆

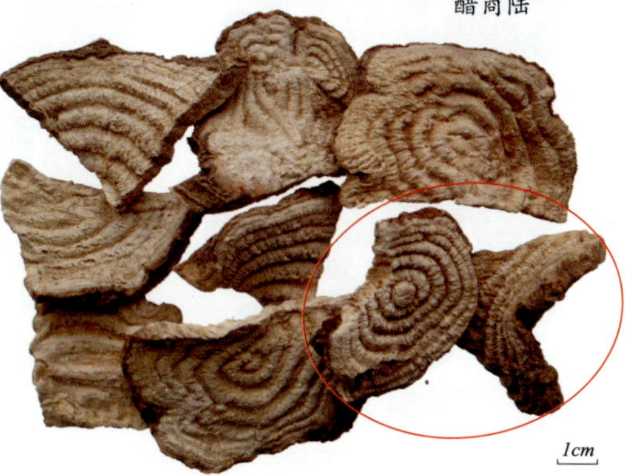

商陆片

验方精选：

①**水肿：**商陆 9 克，车前草 15 克，泽泻 10 克，水煎服。②**痔疮出血：**商陆 9 克，旱莲草 15 克，水煎服。③**无名肿毒：**鲜商陆根适量，捣烂敷患处。

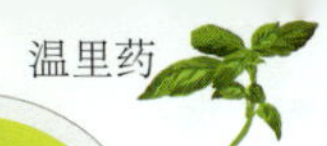

附子

Fuzi

回阳救逆，补火助阳，散寒止痛

来源产地： 为毛茛科植物乌头 *Aconitum carmichaelii* Debx. 的子根的加工品。主产于四川江油、彰明、绵阳，陕西汉中，以四川江油为道地产区。

性味功用： 辛、甘，大热；有毒。用于亡阳虚脱，肢冷脉微，心阳不足，胸痹心痛，虚寒吐泻，脘腹冷痛，肾阳虚衰，阳痿宫冷，阴寒水肿，阳虚外感，寒湿痹痛。3~15 克，先煎，久煎。孕妇慎用，不宜与半夏、瓜蒌、瓜蒌子、瓜蒌皮、天花粉、川贝母、浙贝母、平贝母、伊贝母、湖北贝母、白蔹、白及同用。

速认指南： **黑顺片**为纵切片，上宽下窄，长 1.7~5 厘米，宽 0.9~3 厘米，厚 0.2~0.5 厘米；外皮黑褐色[1]，切面暗黄色，油润具光泽，半透明状[2]，并有纵向导管束[3]；断面角质样；气微，味淡。**白附片**无外皮，黄白色，半透明。

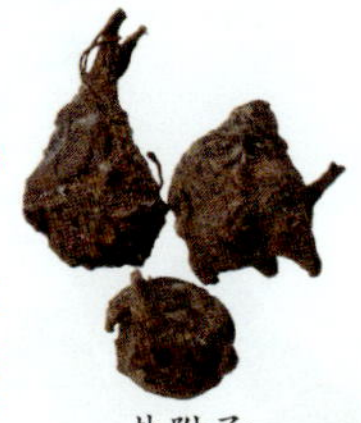

盐附子

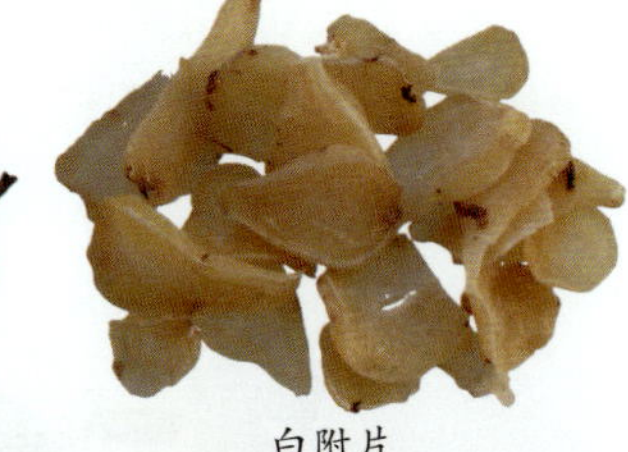

白附片

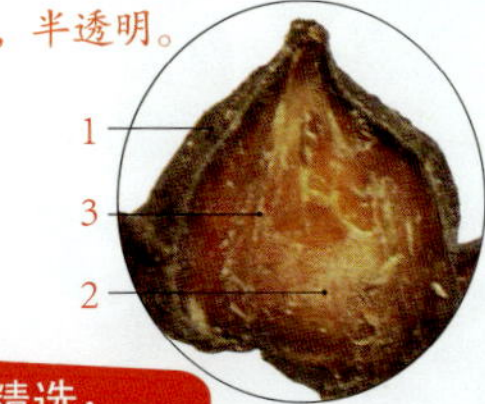

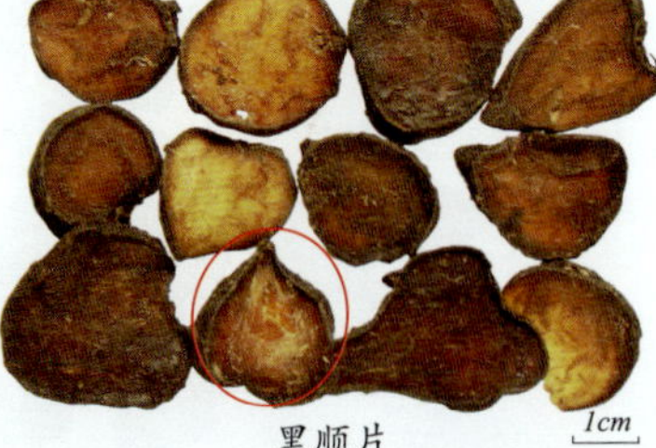

黑顺片

验方精选：

①**呕逆翻胃：** 附子 3 克，生姜 3 片，煮膏，米汤调服。
②**一切虚寒：** 生附子(去皮脐)6 克，干姜(研粗末)30 克，混匀，每次 9 克，久煎，去滓温服，饭前服。

附注：根据采收加工方法的不同，药材有分黑附片、白附片和盐附子。

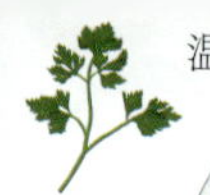

肉桂

Rougui

补火助阳，引火归元，散寒止痛，温通经脉

来源产地： 为樟科植物肉桂 *Cinnamomum cassia* Presl 的干燥树皮。以广西玉林、钦州、梧州、平南、防城港、宁明，广东肇庆、湛江为道地产区。

性味功用： 辛、甘，大热。用于阳痿宫冷，腰膝冷痛，肾虚作喘，虚阳上浮，眩晕目赤，心腹冷痛，虚寒吐泻，寒疝腹痛，痛经经闭。1~5 克。有出血倾向者及孕妇慎用，不宜与赤石脂同用。

速认指南： 呈不规则块状、槽状或卷筒状。外表面灰棕色[1]；内表面红棕色，略平坦[2]，有细纵纹[3]，划之显油痕。断面不平坦[4]，外层棕色、粗糙，内层油润，两层间有 1 条黄棕色的线纹。气香浓烈，味甜、辣。

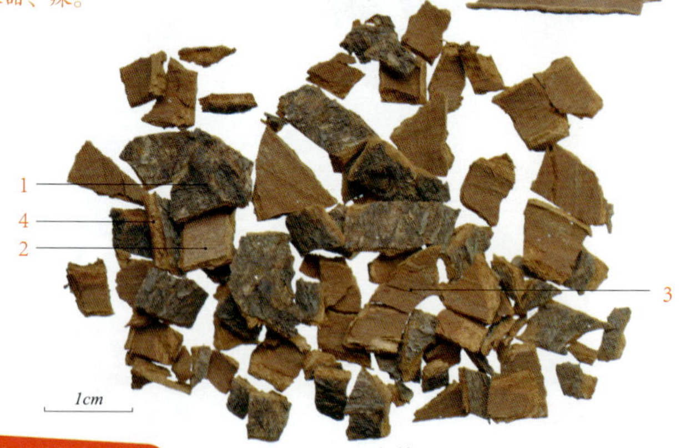

肉桂段

验方精选：

①**肾虚遗精：**肉桂 2 克，补骨脂 9 克，枸杞子 15 克，菟丝子 10 克，金樱子 10 克，水煎服。②**胃寒疼痛：**肉桂 2 克，荜澄茄果实 6 克，水煎服。

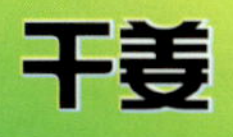

干姜

Ganjiang

温中散寒，回阳通脉，温肺化饮

来源产地： 为姜科植物姜 *Zingiber officinale* Rosc. 的干燥根茎。产于除东北外的大部分地区，以四川犍为、沐川为道地产区。

性味功用： 辛，热。用于脘腹冷痛，呕吐泄泻，肢冷脉微，寒饮喘咳。**炮姜**（干姜的炮制加工品）长于温经止血，温中止痛；用于阳虚失血，吐衄崩漏，脾胃虚寒，腹痛吐泻。3~10 克。

速认指南： 为不规则片块状，厚 0.2~0.4 厘米。表面灰黄色或浅灰棕色，粗糙[1]；断面黄白色或灰白色[2]；气香、特异，味辛、辣。**炮姜**呈不规则膨胀的块状，具指状分枝[3]。

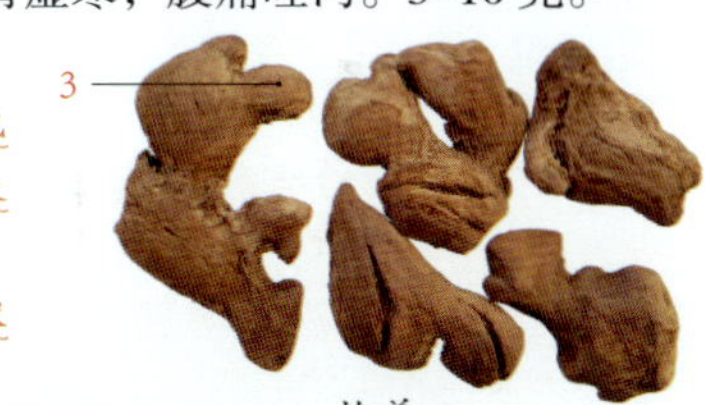

炮姜

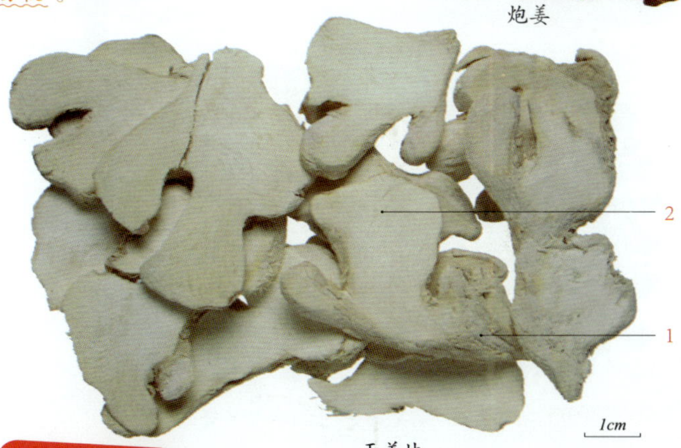

干姜块

验方精选：

①**妊娠呕吐：**干姜、人参各 30 克，法半夏 60 克，研末，用生姜汁和丸（如玉米粒大），每次 10 丸，每日 3 次。②**脾寒疟疾：**干姜、高良姜等量，研末，每次 6 克，水冲服。

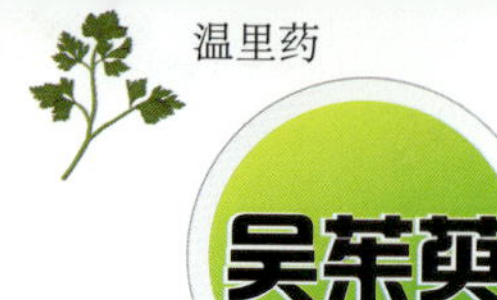

吴茱萸

Wuzhuyu

散寒止痛，降逆止呕，助阳止泻

来源产地： 为芸香科植物吴茱萸 *Euodia rutaecarpa*（Juss.）Benth.、石虎 *E. rutaecarpa*（Juss.）Benth. var. *officinalis*（Dode）Huang 等的干燥近成熟果实。主产于广西、湖南、贵州、安徽等地。

性味功用： 辛、苦，热；有小毒。用于厥阴头痛，寒疝腹痛，寒湿脚气，经行腹痛，脘腹胁痛，呕吐吞酸，五更泄泻。2~5 克；外用适量。

速认指南： 呈球形或略呈五角状扁球形[1]，直径 2~5 毫米；表面暗黄绿色至褐色，粗糙，有多数点状突起或凹下的油点[2]；顶端有五角星状的裂隙[3]，基部残留被有黄色茸毛的果梗[4]；横切面可见子房 5 室，每室有淡黄色种子 1 粒；气芳香浓郁，味辛辣而苦。**制吴茱萸**形如吴茱萸，表面棕褐色至暗褐色。

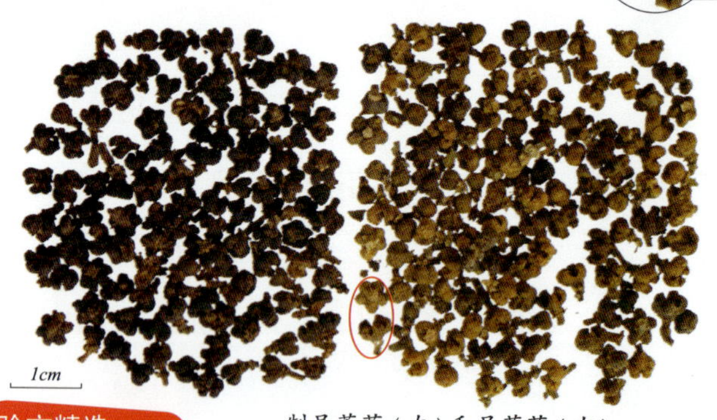

制吴茱萸（左）和吴茱萸（右）

验方精选：

①**寒疝腹痛：** 吴茱萸、乌药各 4.5 克，川楝子、小茴香各 10 克，水煎服。②**呕吐、吞酸：** 吴茱萸 4.5 克，黄连 2 克，水煎少量频服。③**五更泄泻：** 吴茱萸、五味子各 4.5 克，肉豆蔻 10 克，补骨脂 8 克，水煎服。

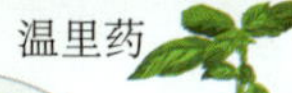

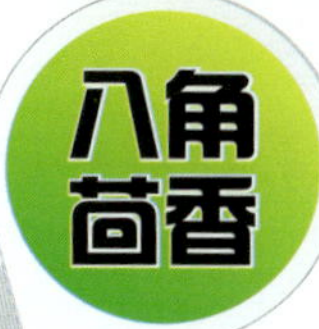

八角茴香

Bajiaohuixiang

温阳散寒，理气止痛

来源产地： 为木兰科(八角科)植物八角茴香 *Illicium verum* Hook. f. 的干燥成熟果实。以广西德保、百色产量最丰，其次为云南东南部，其中德保为道地产区。

性味功用： 辛，温。用于寒疝腹痛，肾虚腰痛，胃寒呕吐，脘腹冷痛。3~6 克。

速认指南： 为聚合果，多由 8 个蓇葖果组成，放射状排列于中轴上[1]，蓇葖果长 1~2 厘米，宽 0.3~0.5 厘米，高 0.6~1 厘米，顶端呈鸟喙状[2]。每个蓇葖果含种子 1 粒，扁卵圆形，长约 6 毫米，红棕色或黄棕色，光亮[3]。气芳香，味辛、甜。

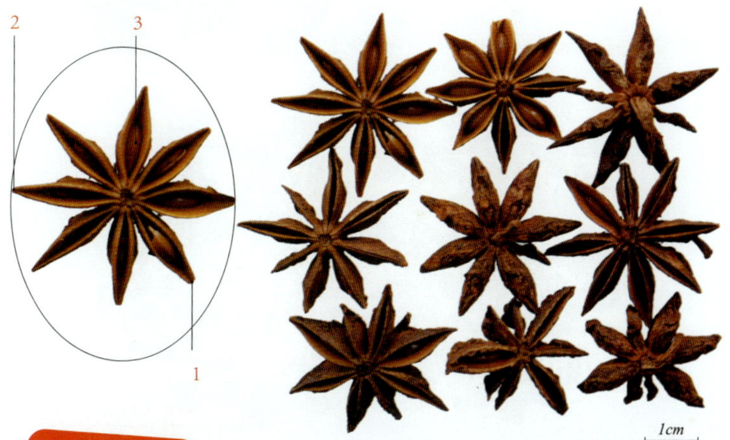

验方精选：

①**轻度乳腺增生：**八角茴香 1 枚，核桃 1 个(取仁)，饭前嚼烂吞下，每日 3 次，连用 1 个月。②**腰痛：**八角茴香 100 克，微炒，研成细粉，黄酒 60 毫升，加温备用，每日 2 次，每次 6 克，黄酒冲服。

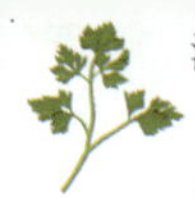

花椒

Huajiao

温中止痛，杀虫止痒

来源产地： 为芸香科植物花椒 *Zanthoxylum bungeanum* Maxim. 等的干燥成熟果皮。主产于四川、陕西、河北、山东，以四川汉源，陕西凤县、韩城为道地产区。

性味功用： 辛，温。用于脘腹冷痛，呕吐泄泻，虫积腹痛；外治湿疹，阴痒。3~6 克；外用适量，煎汤熏洗。

速认指南： 蓇葖果多单生，直径 4~5 毫米；外表面紫红色或棕红色[1]，散有多数疣状突起的油点[2]，直径 0.5~1 毫米，对光观察半透明，内表面淡黄色[3]；香气浓，味麻辣而持久。**炒花椒**形如花椒，有香气。

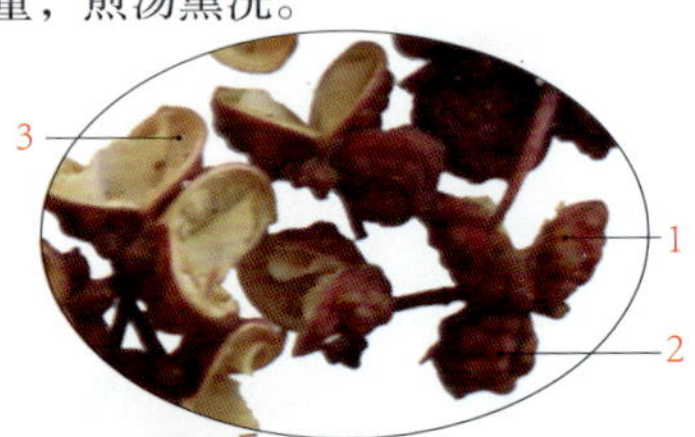

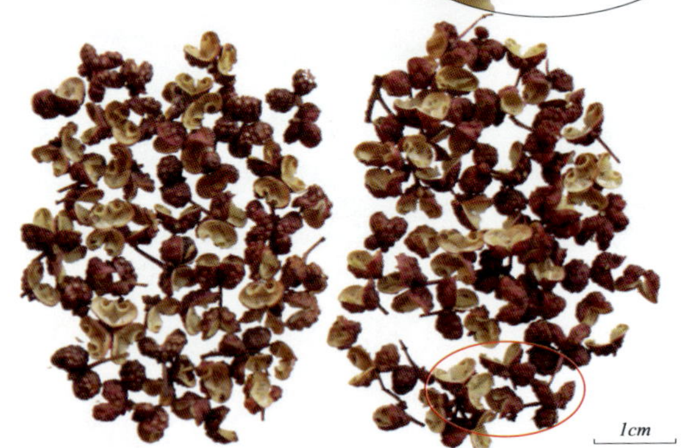

炒花椒（左）和花椒（右）

验方精选：

①**胃脘冷痛，得温则减：** 花椒、干姜各 6 克，党参 12 克，水煎温服。②**寒湿吐泻：** 花椒、草豆蔻、砂仁各 6 克，苍术 10 克，水煎服。③**蛔虫病腹痛：** 花椒、干姜各 6 克，乌梅 12 克，黄连 8 克，水煎服。

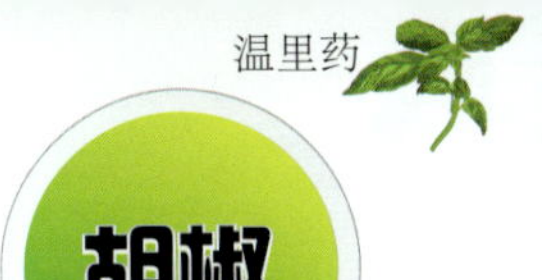

胡椒

Hujiao

温中散寒，下气，消痰

来源产地： 为胡椒科植物胡椒 *Piper nigrum* L. 的干燥近成熟或成熟果实。主产于海南、广西、云南。

性味功用： 辛，热。用于胃寒呕吐，腹痛泄泻，食欲不振，癫痫痰多。0.6~1.5 克，研粉吞服；外用适量。

速认指南： **黑胡椒**呈球形，直径 3.5~5 毫米；表面黑褐色，具隆起网状皱纹[1]，顶端有细小花柱残迹[2]；外果皮可剥离，内果皮灰白色或淡黄色；断面黄白色，粉性，中有小空隙；气芳香，味辛辣。**白胡椒**表面灰白色或淡黄白色，平滑[3]，顶端与基部间有多数浅色线状条纹[4]。

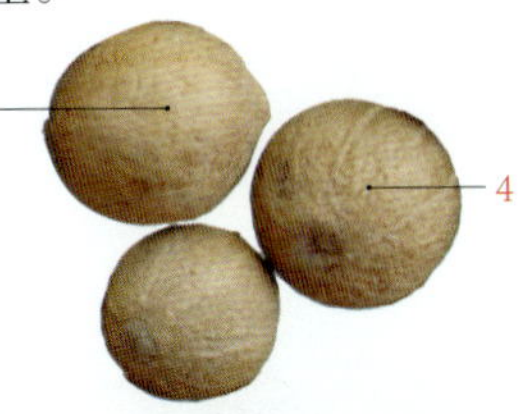

白胡椒

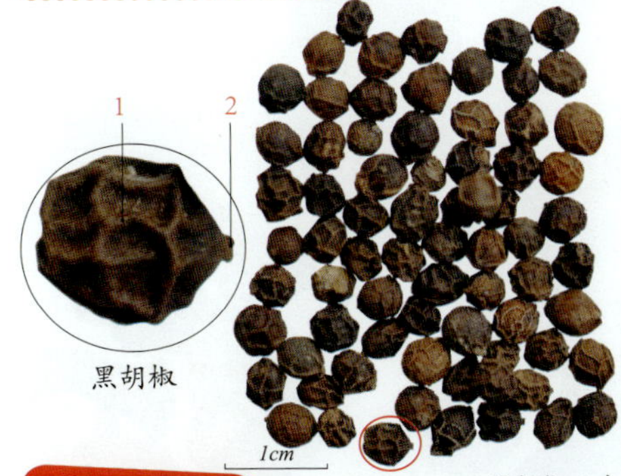

黑胡椒

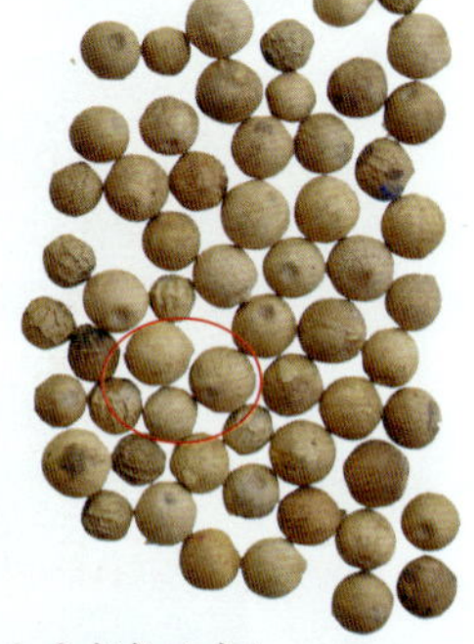

黑胡椒（左）和白胡椒（右）

验方精选：

①**心下大痛：** 胡椒 49 粒，乳香 3 克，研匀，男用生姜、女用当归，酒送服。②**反胃呕吐：** 胡椒 1 克（末），生姜 30 克，煎服，每日 3 次。

附注：秋末至次春果实呈暗绿色时采收，晒干，为“黑胡椒”；果实变红时采收，用水浸渍数日，擦去果肉，晒干，为“白胡椒”。

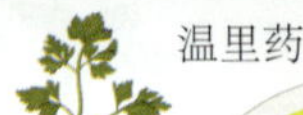

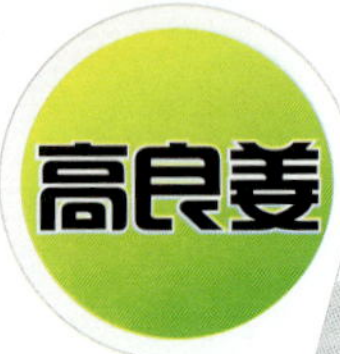

高良姜

Gaoliangjiang

温胃止呕，散寒止痛

来源产地： 为姜科植物高良姜 *Alpinia officinarum* Hance 的干燥根茎。主产于广东、广西等地。

性味功用： 辛，温。用于脘腹冷痛，胃寒呕吐，嗳气吞酸。3~6 克。

速认指南： 呈类圆形或不规则的薄片。外表皮棕红色至暗褐色，有的可见环节[1]和须根痕[2]。切面灰棕色至红棕色，外周色较淡，具多数散在的筋脉小点[3]，中心圆形[4]，约占 1/3。气香，味辛辣。

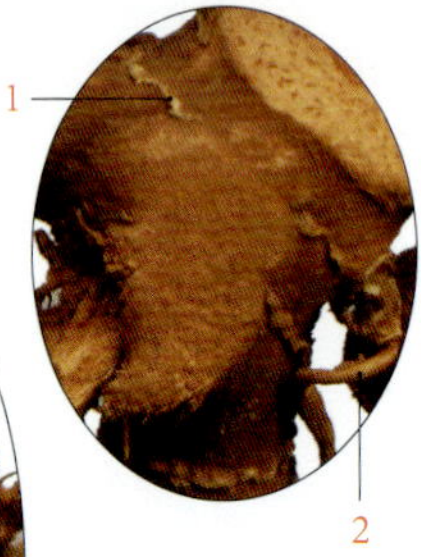

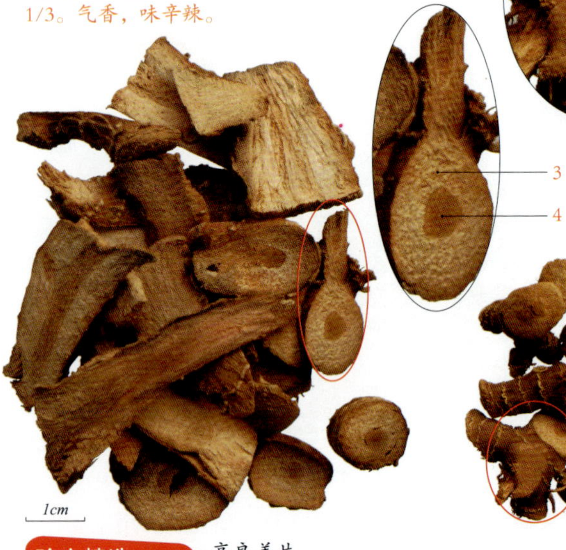

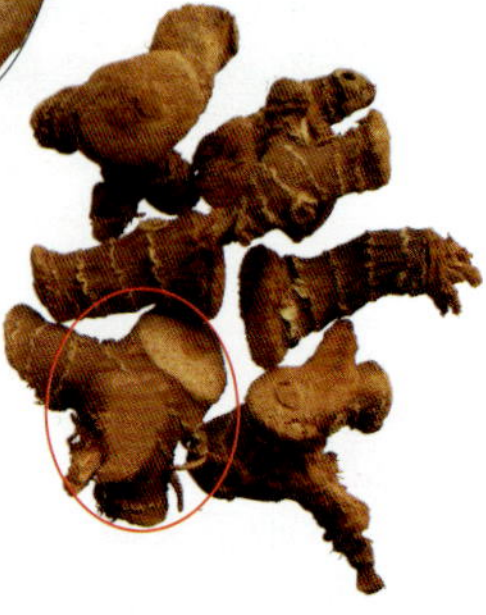

1cm

高良姜片

验方精选：

①**心脾痛：** 高良姜、槟榔等量，各炒，研末，米汤调服。

②**诸寒疟疾：** 高良姜、白姜等量，火煅留性，研末，每次 10 克，加雄猪胆 1 个，温水和胆汁调服。

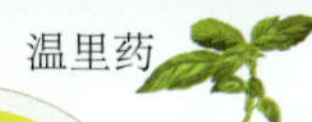

小茴香

Xiaohuixiang

散寒止痛，理气和胃

来源产地： 为伞形科植物茴香 *Foeniculum vulgare* Mill. 的干燥成熟果实。产于全国各地，主产于山西太原、榆次、阳泉，内蒙古，甘肃。

性味功用： 辛，温。用于寒疝腹痛，睾丸偏坠，痛经，少腹冷痛，脘腹胀痛，食少吐泻。**盐小茴香**长于暖肾散寒止痛；用于寒疝腹痛，睾丸偏坠，经寒腹痛。3~6 克。

速认指南： 为双悬果，呈圆柱形，有的稍弯曲，长 4~8 毫米，直径 1.5~2.5 毫米；两端略尖[1]，顶端残留有黄棕色突起的柱基[2]，基部有时有细小的果梗[3]；分果呈长椭圆形，背面有纵棱 5 条[4]；有特异香气，味微甜、辛。**盐小茴香**形如小茴香，微鼓起，色泽加深，偶有焦斑，味微咸。

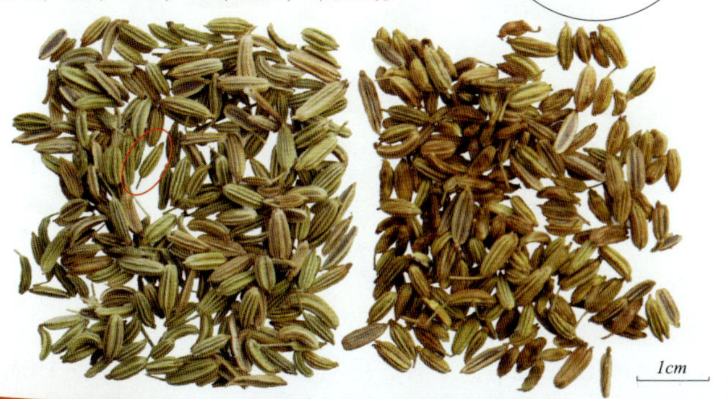

小茴香（左）和盐小茴香（右）

验方精选：

①**寒疝疼痛：**小茴香 6 克，川楝子 12 克，木香 9 克，吴茱萸 3 克（汤泡），水煎。②**肾虚腰痛：**炒小茴香研末，猪腰子 1 个，切开剖薄片（不切断），层层掺药末，油纸裹紧，煨熟，细嚼，酒送服。

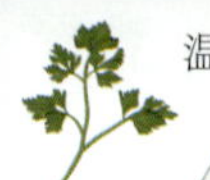

丁香

Dingxiang

温中降逆，补肾助阳

来源产地： 为桃金娘科植物丁香 *Eugenia caryophyllata* Thunb. 的干燥花蕾。原产印度及东非沿海等地，我国广东、海南有栽培。

性味功用： 辛，温。用于脾胃虚寒，呃逆呕吐，食少吐泻，心腹冷痛，肾虚阳痿。1~3 克，内服或研末外敷。不宜与郁金同用。

速认指南： 略呈研棒状，长 1~2 厘米。花冠圆球形[1]。萼筒圆柱状，略扁[2]，直径 0.3~0.6 厘米，其上部有 4 枚三角状的萼片，十字状分开[3]。气芳香浓烈，味辛辣、有麻舌感。

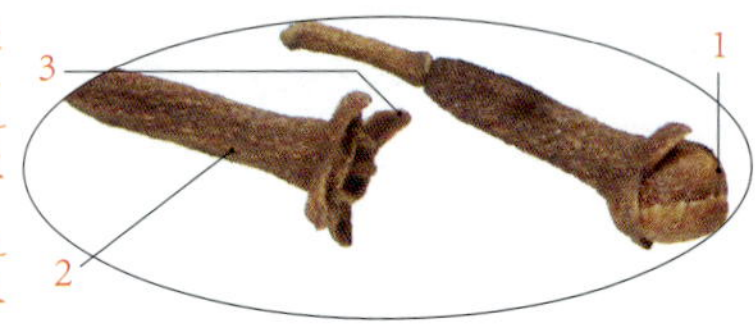

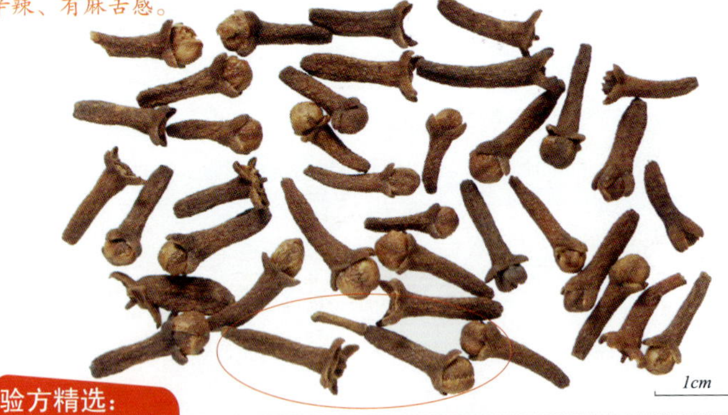

验方精选：

①**婴幼儿腹泻：** 丁香、白胡椒、吴茱萸、干姜各 1 份，肉桂 2 份，研细末，混匀。每次取药粉 4~6 克，加适量凡士林调成糊状，敷于脐部。每日 1 次，3 日 1 疗程。②**腋臭：** 丁香 18 克，红升丹 27 克，石膏 45 克。研细粉，过筛后装瓶备用。用时以棉花蘸药粉涂搽腋窝部，每日 1 次，连用 5 日，腋臭消失后，再用 10 日巩固疗效。

附注：母丁香为丁香的干燥果实，应用与丁香相似，但功效较差。

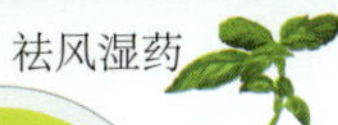

独活

Duhuo

祛风除湿，通痹止痛

来源产地： 为伞形科植物重齿毛当归 *Angelica pubescens* Maxim. f. *biserrata* Shan et Yuan 的干燥根。主产于湖北、四川、陕西等地。

性味功用： 辛、苦，微温。用于风寒湿痹，腰膝疼痛，少阴伏风头痛，风寒挟湿头痛。3~10 克。

速认指南： 呈类圆形的薄片。外表皮灰褐色或棕褐色，具皱纹[1]。切面皮部灰白色至灰褐色[2]，有多数散在的棕色油点[3]，木部灰黄色至黄棕色[4]，形成层环棕色[5]。有特异香气，味苦、辛、微麻舌。

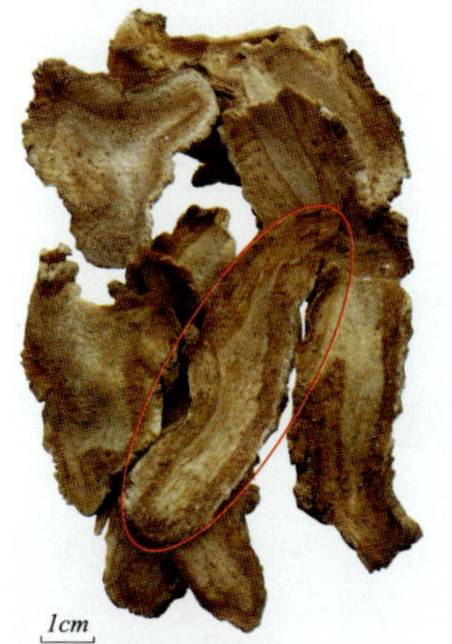

独活片

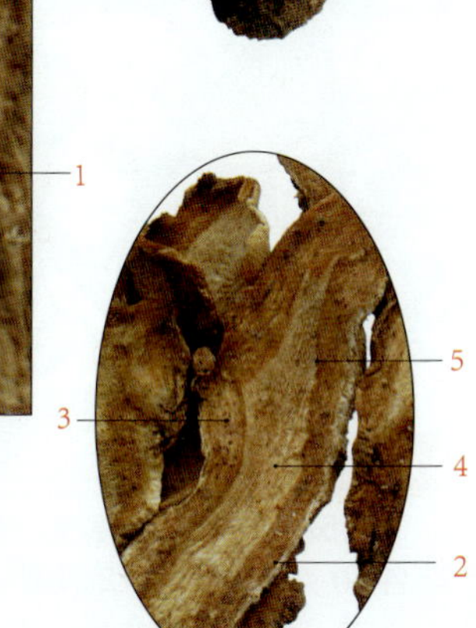

表皮

验方精选：

①**风湿性关节炎：**独活、川牛膝各 10 克，穿山龙、鸡血藤各 24 克，荜澄茄根 15 克，水煎服。②**皮肤湿疹：**独活 24 克，徐长卿 15 克，忍冬藤、豨莶草各 30 克，水煎，熏洗患处。

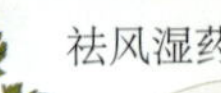

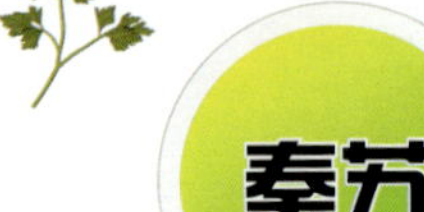

秦艽

Qinjiao

祛风湿，清湿热，止痹痛，退虚热

来源产地： 为龙胆科植物秦艽 *Gentiana macrophylla* Pall. 等的干燥根。主产于甘肃、青海、陕西。

性味功用： 苦、辛，平。用于风湿痹痛，中风半身不遂，筋脉拘挛，骨节酸痛，湿热黄疸，骨蒸潮热，小儿疳积发热。3~10 克。

速认指南： 呈类圆形的厚片。外表皮面黄棕色、灰黄色或棕褐色，粗糙，有扭曲纵纹或网状孔纹[1]。切面皮部黄色或棕黄色[2]，木部黄色[3]，有的中心呈枯朽状[4]。气特异，味苦、微涩。

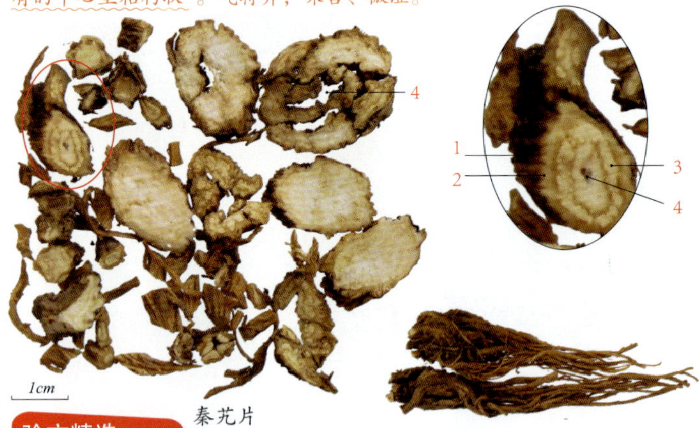

秦艽片

验方精选：

①风湿关节痛： 秦艽、徐长卿各 10 克，无花果根、忍冬藤各 30 克，水煎服。**②风湿头痛：** 秦艽、鸡肫花各 10 克，川芎、炒苍术、蔓荆子各 9 克，水煎服。

附注：同科植物麻花秦艽 *G. straminea* Maxim.、粗茎秦艽 *G. crassicaulis* Duthie ex Burk. 或小秦艽 *G. dahurica* Fisch. 的干燥根同等入药。秦艽、麻花秦艽、粗茎秦艽按性状不同分别习称“秦艽”、“麻花艽”、“小秦艽”。

威灵仙

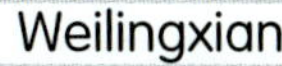

祛风湿，通经络

来源产地： 为毛茛科植物威灵仙 *Clematis chinensis* Osbeck 等的干燥根和根茎。主产于江苏、安徽、浙江。

性味功用： 辛、咸，温。用于风湿痹痛，肢体麻木，筋脉拘挛，屈伸不利。6~10 克。

速认指南： 呈不规则的段。表面黑褐色、棕褐色或棕黑色，有细纵纹[1]，有的露出黄白色木部。切面皮部较广[2]，木部淡黄色，略呈方形或近圆形[3]，皮部与木部间常有裂隙。气微，味淡。

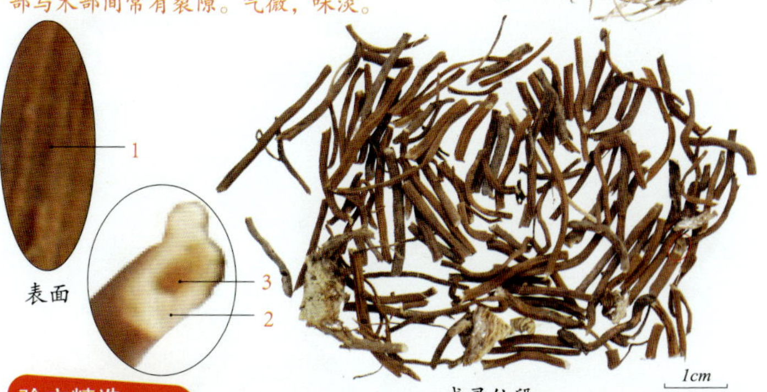

威灵仙段

验方精选：

①**跌扑肿痛：** 威灵仙(炒)150克，生川乌、五灵脂各120克，研末，醋盐汤送服，每次1~2克。②**腰脚疼痛：** 威灵仙150克，捣为散，饭前温酒调服，每次3克。③**疟疾：** 威灵仙15克，酒煎温服。

附注：同科植物棉团铁线莲 *C. hexapetala* Pall. 或东北铁线莲 *C. manshurica* Rupr. 的干燥根和根茎同等入药。前者主产于山东、河北、辽宁、黑龙江，后者主产于辽宁、吉林、黑龙江。

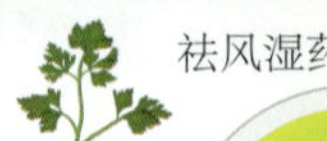

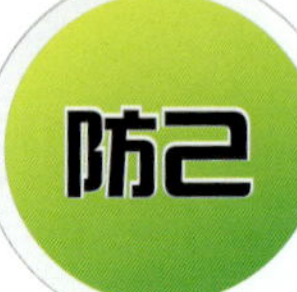

防己

Fangji

祛风止痛、利水消肿

来源产地： 为防己科植物粉防己 *Stephania tetrandra* S. Moore 的干燥根。主产于浙江、福建、江西、广东、安徽等地。

性味功用： 苦，寒。用于风湿痹痛，水肿脚气，小便不利，湿疹疮毒。5~10 克。

速认指南： 为类圆形或半圆形的厚片。外表皮淡灰黄色[1]。切面灰白色，粉性[2]，有稀疏的放射状纹理[3]。气微，味苦。

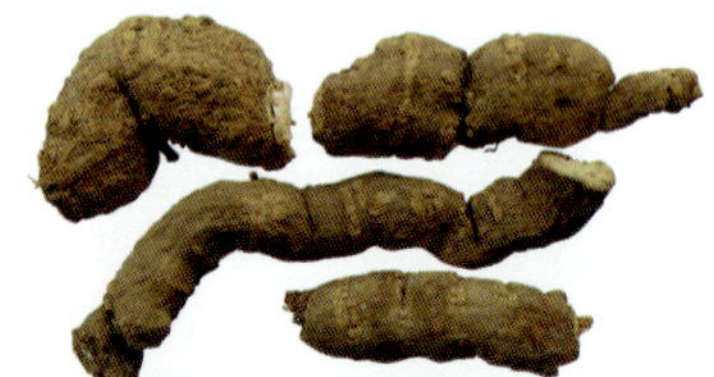

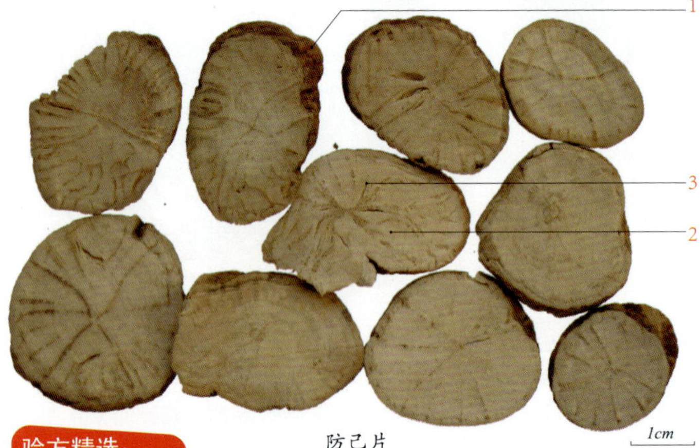

防己片

验方精选：

①**肾炎性水肿：** 防己、泽泻、猪苓各 10 克，车前草 15 克，水煎服。②**风湿性关节炎：** 防己、骨碎补、鸡血藤各 15 克，川牛膝、威灵仙各 10 克，水煎服。③**风湿头痛：** 防己、蔓荆子各 10 克，石菖蒲 6 克，白芷、炒苍术各 9 克，水煎服。

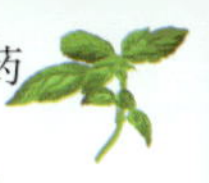

桑枝

Sangzhi

祛风湿，利关节

来源产地： 为桑科植物桑 *Morus alba* L. 的干燥嫩枝。主产于安徽、浙江、江苏、四川、湖南等地，以南方育蚕区产量较大。

性味功用： 微苦，平。用于风湿痹病，肩臂、关节酸痛麻木。9~15 克。

速认指南： 呈类圆形或椭圆形的厚片；外表皮灰黄色或黄褐色，有点状皮孔[1]；切面皮部较薄[2]，木部黄白色，射线放射状[3]，髓部白色或黄白色[4]；气微，味淡。**炒桑枝**形如桑枝，切面深黄色；微有香气。

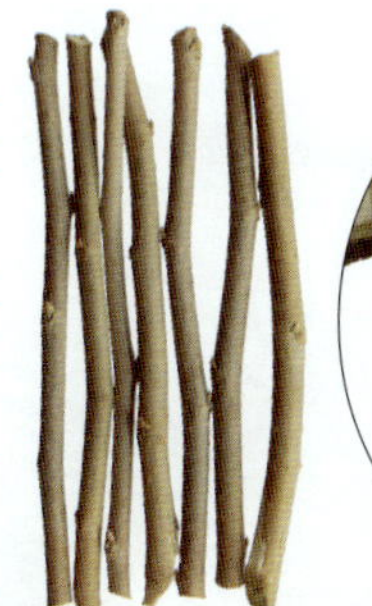

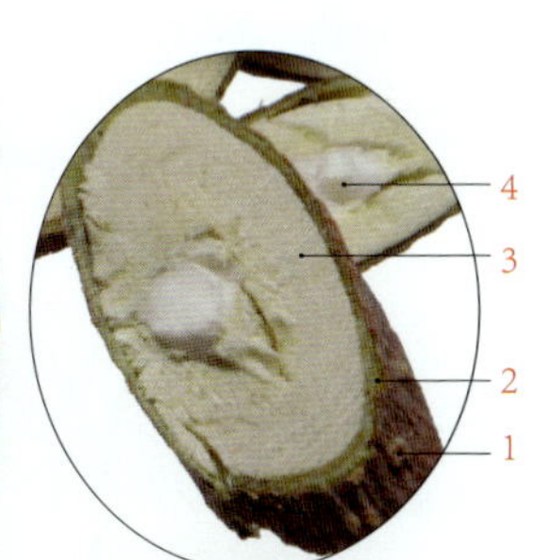

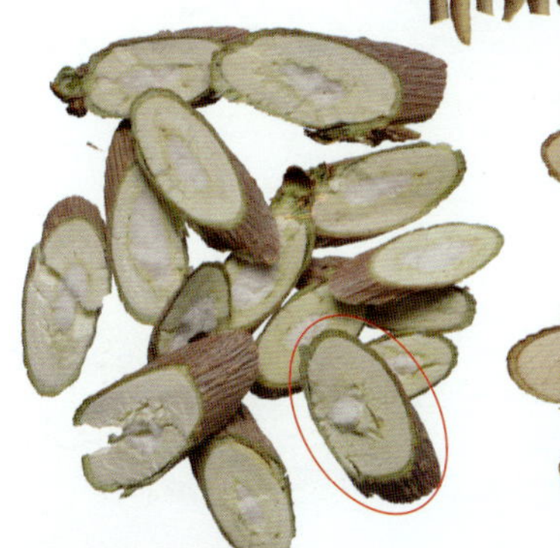

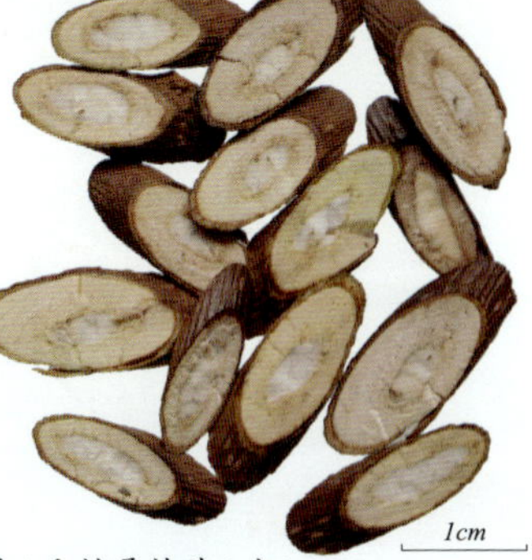

桑枝片（左）和炒桑枝片（右）

验方精选：

①**风湿病：** 桑枝、防风各 10 克，络石藤、桑寄生各 15 克，川芎、威灵仙各 9 克，水煎服。②**风寒背脊酸痛：** 桑枝、藁本、防风、骨碎补各 10 克，桂枝 6 克，威灵仙 9 克，水煎服。

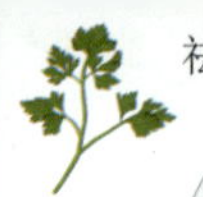

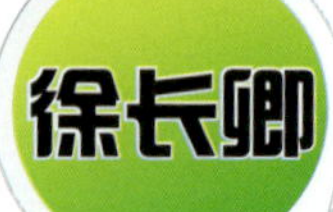

徐长卿

Xuchangqing

祛风，化湿，止痛，止痒

来源产地： 为萝藦科植物徐长卿 *Cynanchum paniculatum*（Bge.）Kitag. 的干燥根和根茎。主产于江苏、浙江、安徽。

性味功用： 辛，温。用于风湿痹痛，胃痛胀满，牙痛，腰痛，跌打损伤，风疹，湿疹。3~12 克，后下。

速认指南：

呈不规则的段。根四周着生多数根[1]。根圆柱形，表面淡黄白色至淡棕黄色或棕色，有细纵皱纹[2]。切面粉性，皮部类白色或黄白色[3]，木部细小[4]。气香，味微辛凉。

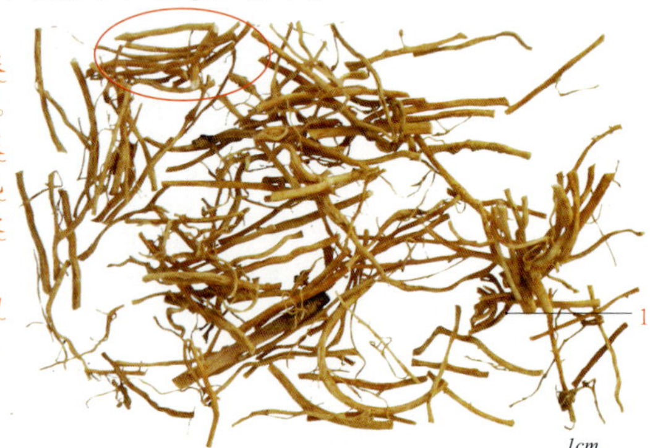

徐长卿段

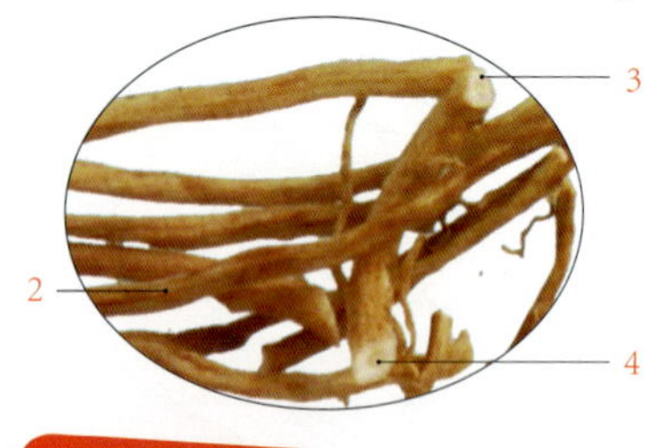

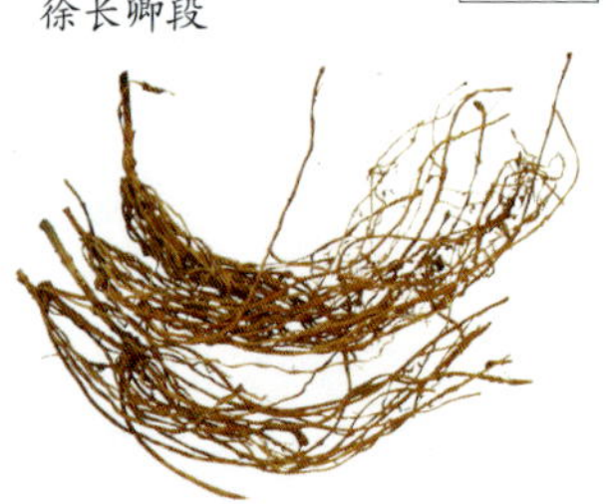

验方精选：

①**胃痛：** 徐长卿 10 克，枳壳 9 克，木香 6 克，鸡矢藤 15 克，水煎服。②**荨麻疹：** 徐长卿、苧环干各 9 克，杠板归 24 克，水煎服。③**毒蛇咬伤：** 徐长卿 10 克，一枝黄花、盐肤木各 30 克，水煎服。

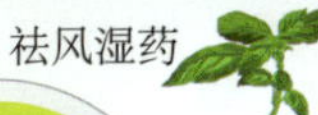

豨莶草

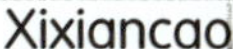

Xixiancao

祛风湿，利关节，解毒

来源产地： 为菊科植物豨莶 *Siegesbeckia orientalis* L. 等的干燥地上部分。产于秦岭和长江流域以南。

性味功用： 辛、苦，寒。用于风湿痹痛，筋骨无力，腰膝酸软，四肢麻痹，半身不遂，风疹湿疮。9~12 克。

速认指南： 不规则的段；茎略呈方柱形，表面灰绿色、黄棕色或紫棕色；切面髓部类白色[1]；叶多破碎，灰绿色，边缘有钝锯齿[2]，两面皆有白色柔毛[3]；有时可见黄色头状花序[4]；气微，味微苦。**酒豨莶草**形如豨莶草，表面黄棕色或紫棕色；微有酒气。

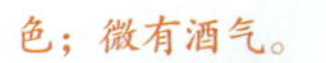

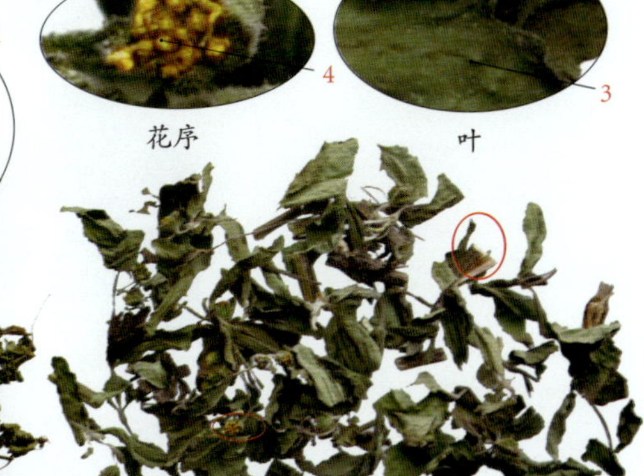

切面

花序

叶

酒豨莶草

豨莶草段

验方精选：

①**高血压：** 豨莶草 30 克，地骨皮 10 克，加水浓煎，分 2~3 次服；或鲜豨莶草、臭牡丹根各 30 克，水煎服。②**夜盲症：** 豨莶草叶焙干研末，每次 3 克，和鸡肝（猪肝亦可）15 克共煎服，每日 1 剂。

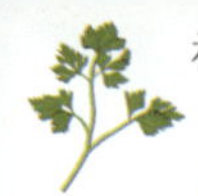

川乌

Chuanwu

祛风除湿，温经止痛

来源产地： 为毛茛科植物乌头 *Aconitum carmichaelii* Debx. 的干燥母根。主产于四川江油、彰明等地，以四川江油为道地产区。

性味功用： **生川乌**，辛、苦，热；有大毒；用于风寒湿痹，关节疼痛，心腹冷痛，寒疝作痛及麻醉止痛；一般炮制规范后用，生品内服宜慎，孕妇禁用。**制川乌**，辛、苦，热；有毒；功用似生川乌；1.5~3 克，先煎，久煎；孕妇慎用。二者均不宜与半夏、瓜蒌、瓜蒌子、瓜蒌皮、天花粉、川贝母、浙贝母、平贝母、伊贝母、湖北贝母、白蔹、白及同用。

速认指南： 生川乌呈不规则的圆锥形，稍弯曲，顶端常有残茎[1]，中部多向一侧膨大[2]，长 2~7.5 厘米，直径 1.2~2.5 厘米；表面有小瘤状侧根[3]及子根脱离后的痕迹[4]；断面形成层环纹呈多角形；气微，味辛辣、麻舌。**制川乌**为不规则或长三角形的片，断面有灰棕色形成层环纹[5]。

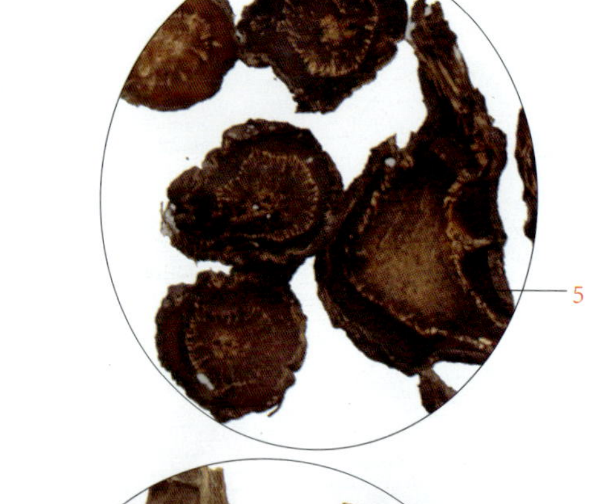

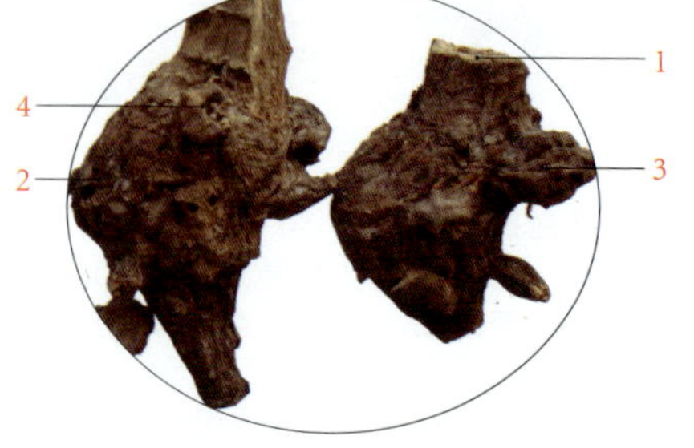

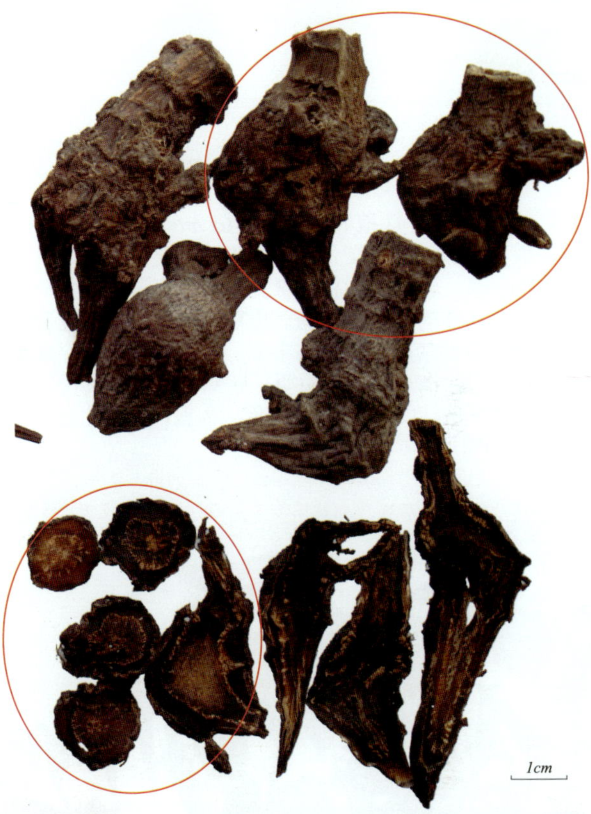

生川乌（上）和制川乌片（下）

验方精选：

①**跌打损伤：**生川乌、独活各15克，鸡血藤24克，红花10克，同浸于白烧酒内14日，然后取药酒涂擦患处。（此药液有毒，不可内服。）②**风湿性关节炎、类风湿性关节炎：**制川乌、鸡血藤、威灵仙各15克，盐肤木30克，将药浸于白酒内50日，每次服药酒5毫升，每日1~2次。③**肩关节周围炎：**川乌、羌活、红花、大黄各适量，共研粉，调酒敷患处。

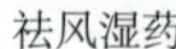
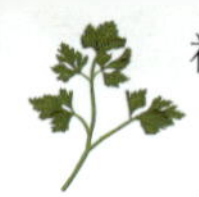
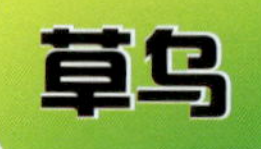

草乌

Caowu

祛风除湿，温经止痛

来源产地： 为毛茛科植物北乌头 *Aconitum kusnezoffii* Reichb. 的干燥块根。主产于黑龙江、辽宁、吉林、北京等地。

性味功用： 辛、苦，热；有大毒。用于风寒湿痹，关节疼痛，心腹冷痛，寒疝作痛及麻醉止痛。**生草乌**一般炮制规范后用，生品内服宜慎；孕妇禁用，不宜与半夏、瓜蒌、瓜蒌子、瓜蒌皮、天花粉、川贝母、浙贝母、平贝母、伊贝母、湖北贝母、白蔹、白及同用。**制草乌**，1.5~3 克，宜先煎、久煎；使用注意与制川乌（P104 页）相同。

速认指南： 制草乌为不规则圆形或近三角形的片。表面黑褐色[1]，断面有灰白色多角形形成层环及点状维管束[2]，并有空隙。气微，味微辛辣，稍有麻舌感。

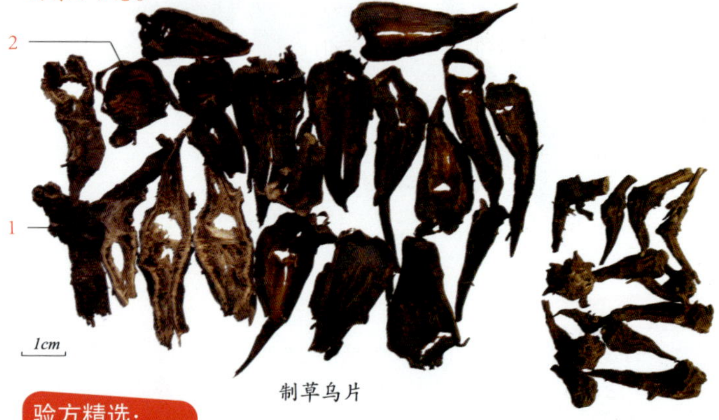

制草乌片

验方精选：

①跌打损伤：草乌、鹅不食草、积雪草各15克，北细辛10克，共研细末，水调敷患处。**②耳鸣：**草乌、石菖蒲各适量，共研细末，水调成小药丸大，包于纱布内，塞外耳道。**③慢性腹泻：**草乌、吴茱萸各适量，研细粉，水调成药饼，贴肚脐上。

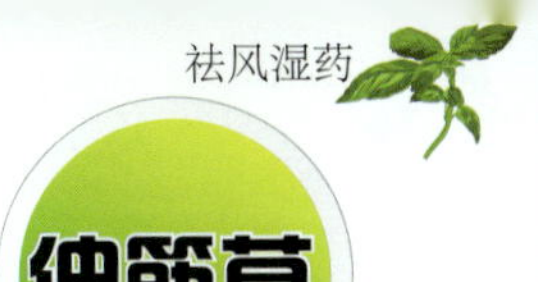

伸筋草

Shenjincao

祛风除湿，舒筋活络

来源产地： 为石松科植物石松 *Lycopodium japonicum* Thunb. 的干燥全草。主产于浙江杭州、宁波、奉化，湖北襄阳、孝感，江苏常州。

性味功用： 微苦、辛，温。用于关节酸痛，屈伸不利。3~12 克。

速认指南： 呈不规则的段，茎呈圆柱形，略弯曲。叶密生茎上，螺旋状排列，皱缩弯曲[1]，线形或针形[2]，黄绿色至淡黄棕色，先端芒状。切面皮部浅黄色[3]，木部类白色。气微，味淡。

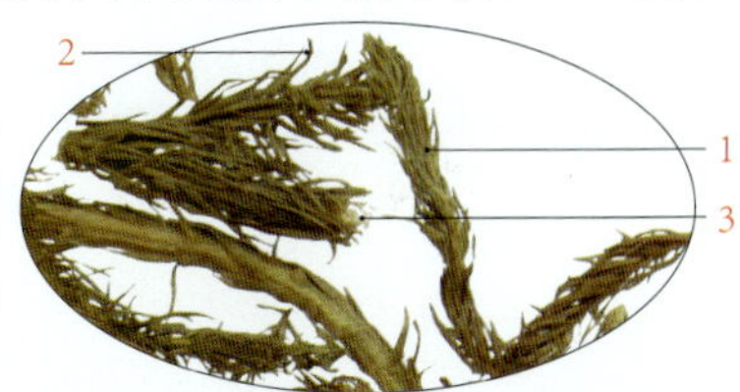

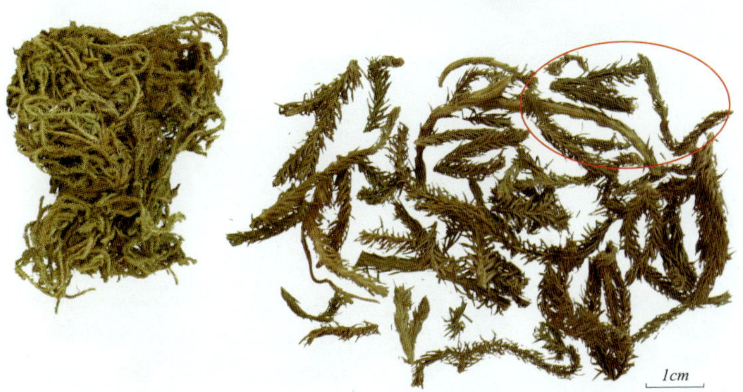

伸筋草段

验方精选：

①**风湿痹痛：** 伸筋草、独活、木瓜各 12 克，红花、桂枝各 6 克，水煎服，药渣趁热揉搓患处。②**急性肝炎黄疸：** 伸筋草、茵陈、积雪草各 15 克，水煎服。③**带状疱疹：** 伸筋草 60 克，焙干研末，茶油调涂患处。

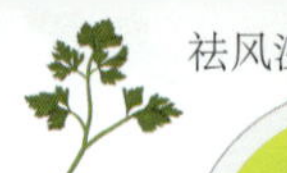

五加皮

Wujiapi

祛风除湿，补益肝肾，强筋壮骨，利水消肿

来源产地： 为五加科植物细柱五加 *Acanthopanax gracilistylus* W. W. Smith 的干燥根皮。主产于湖北、河南、安徽等地。

性味功用： 辛、苦，温。用于风湿痹病，筋骨痿软，小儿行迟，体虚乏力，水肿，脚气。5~10 克。

速认指南： 呈不规则的厚片。外表面灰褐色，有稍扭曲的纵皱纹[1]及横长皮孔样斑痕[2]；内表面淡黄色或灰黄色，有细纵纹[3]。切面灰白色[4]。气微香，味微辣而苦。

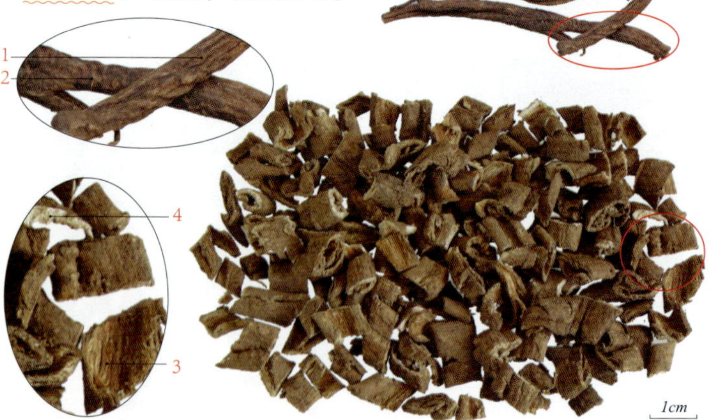

五加皮片

验方精选：

①**风湿性关节炎：** 五加皮、络石藤各 15 克，威灵仙 9 克，忍冬藤 24 克，水煎服。②**风湿腰痛：** 五加皮、狗脊、骨碎补各 15 克，炒杜仲、川牛膝各 10 克，水煎服。③**阴囊湿疹：** 五加皮、大腹皮、薏苡仁根各适量，水煎熏洗患处。

络石藤

Luoshiteng

祛风通络，凉血消肿

来源产地： 为夹竹桃科植物络石 *Trachelospermum jasminoides* （Lindl.） Lem. 的干燥带叶藤茎。主产于江苏、安徽、湖北、山东等地。

性味功用： 苦，微寒。用于风湿热痹，筋脉拘挛，腰膝酸痛，喉痹，痈肿，跌扑损伤。6~12 克。

速认指南： 呈不规则的段，茎圆柱形，表面红褐色[1]，可见点状皮孔[2]。切面黄白色，中空[3]。叶全缘，略反卷；革质[4]。气微，味微苦。

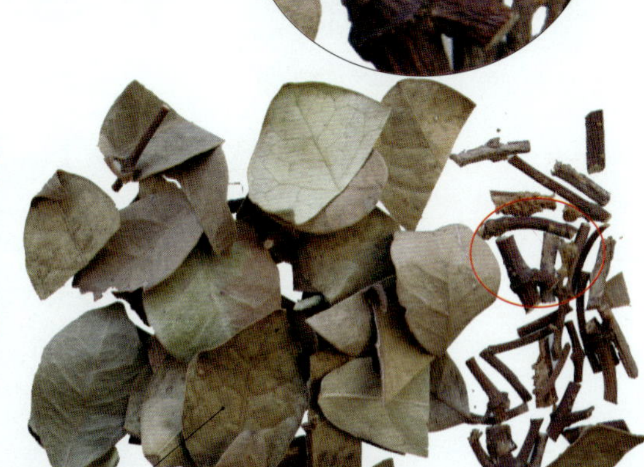

络石藤段

验方精选：

①**颈椎病：** 络石藤、葛根、鸡血藤、骨碎补各 15 克，丹参、赤芍各 10 克，水煎服。②**肋间神经痛：** 络石藤、千年健各 15 克，延胡索 9 克，紫苏梗、丝瓜络各 10 克，水煎服。

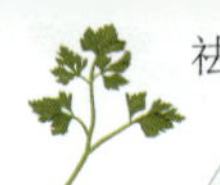

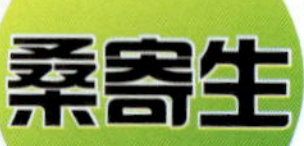

桑寄生

Sangjisheng

祛风湿，补肝肾，强筋骨，安胎元

来源产地： 为桑寄生科植物桑寄生 *Taxillus chinensis*（DC.）Danser 的干燥带叶茎枝。主产于广东三水、南海、顺德、中山，广西容县、苍梧。

性味功用： 苦、甘，平。用于风湿痹痛，腰膝酸软，筋骨无力，崩漏经多，妊娠漏血，胎动不安，头晕目眩。9~15 克。

速认指南： 为厚片或不规则短段。外表皮红褐色或灰褐色，具细纵纹[1]，并有多数细小突起的棕色皮孔[2]。切面皮部红棕色[3]，木部色较浅[4]。叶多卷曲或破碎[5]，完整者展平后呈卵形或椭圆形，表面黄褐色，幼叶被细茸毛，全缘；革质。气微，味涩。

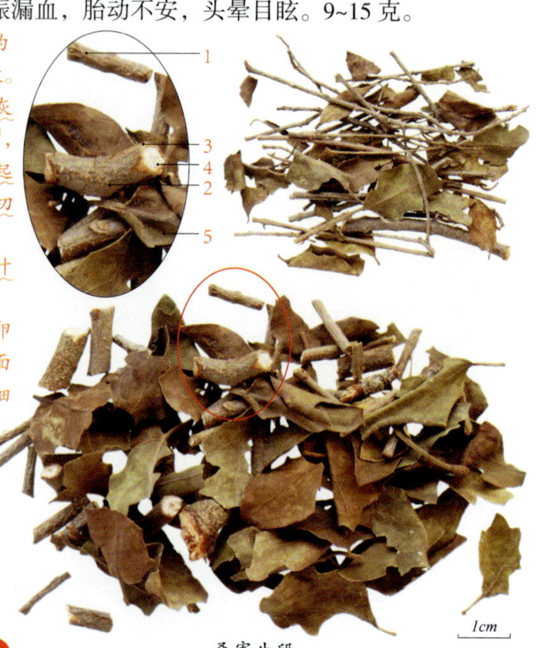

桑寄生段

验方精选：

①**风湿腰痛：** 桑寄生、骨碎补、狗脊各 15 克，炒杜仲 10 克，盐肤木 24 克，水煎服。②**风湿性关节炎：** 桑寄生 30 克，当归、木瓜、独活各 9 克，生黄芪 24 克，川牛膝 10 克，水煎服。

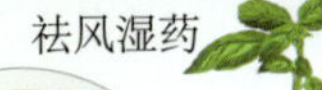

千年健

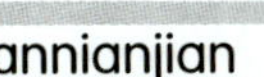

Qiannianjian

祛风湿，壮筋骨

来源产地： 为天南星科植物千年健 *Homalomena occulta*（Lour.）Schott 的干燥根茎。商品药材主要靠进口，国内主产于云南景洪、勐海、勐腊，广西宁明、龙津、那坡等地。

性味功用： 苦、辛，温。用于风寒湿痹，腰膝冷痛，拘挛麻木，筋骨痿软。5~10 克。

速认指南： 为类圆形或不规则形的厚片。外表皮黄棕色至红棕色[1]，粗糙。切面红褐色[2]，具有众多黄色纤维束，有的呈针刺状[3]。气香，味辛、微苦。

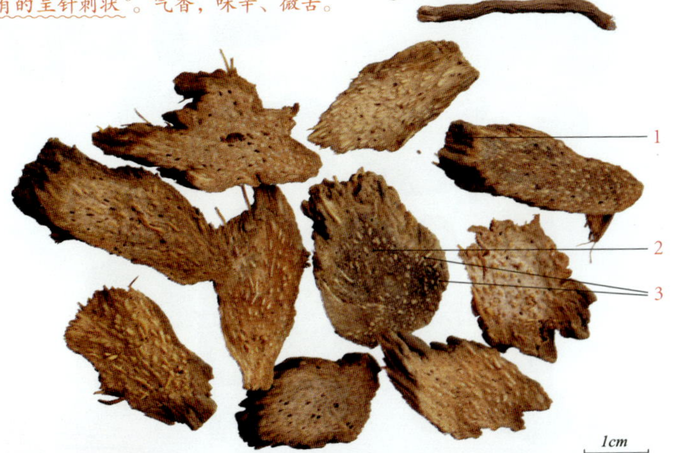

千年健片

验方精选：

①风湿性关节炎： 千年健、鸡血藤、鸡屎藤、骨碎补各 15 克，水煎服。**②胃痛：** 千年健、神曲、谷芽、麦芽各 15 克，延胡索 9 克，水煎服。**③肩周炎：** 千年健、白茄根各 15 克，穿山龙、忍冬藤各 24 克，水煎服。

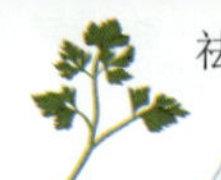

木瓜

Mugua

舒筋活络，和胃化湿

来源产地： 为蔷薇科植物贴梗海棠 *Chaenomeles speciosa*（Sweet）Nakai 的干燥近成熟果实。主产于四川、湖北、湖南、安徽等地，以安徽宣城为道地产区。

性味功用： 酸，温。用于湿痹拘挛，腰膝关节酸重疼痛，暑湿吐泻，转筋挛痛，脚气水肿。6~9 克。

速认指南： 呈类月牙形薄片。外表紫红色或红棕色，有不规则的深皱纹[1]。切面棕红色[2]。气微清香，味酸。

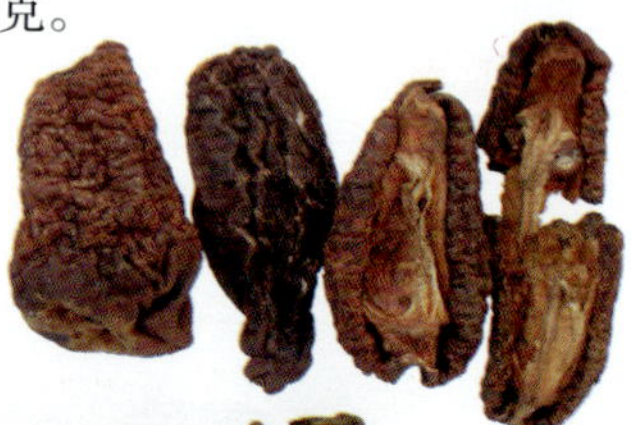

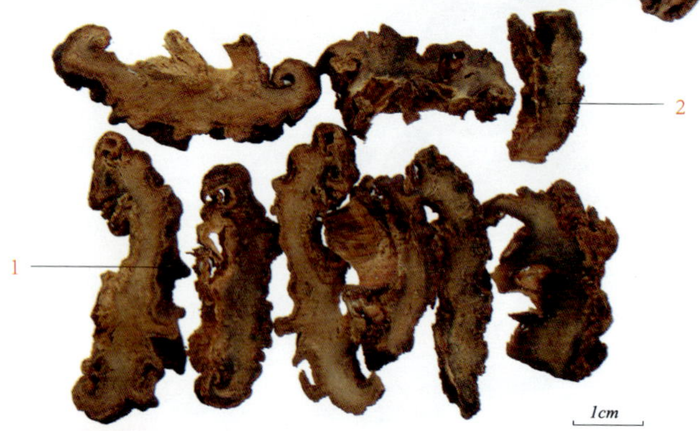

木瓜片

验方精选：

①**风湿致手足腰膝不能举动：** 木瓜 1 枚，去皮脐，开窍，填吴茱萸 3 克，去梗，蒸熟细研，入青盐 15 克，细研后和为小丸如梧桐子大，每次服 40 丸，茶酒送服。②**脐下绞痛：** 木瓜 1~2 片，桑叶 7 片，大枣 3 枚（碎之），加水 2 升，煮取 0.5 升，顿服。

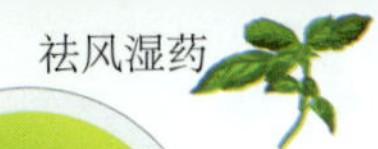

路路通

Lulutong

祛风活络，利水，通经

来源产地： 为金缕梅科植物枫香树 *Liquidambar formosana* Hance 的干燥成熟果序。主产于江苏、浙江、安徽、福建、湖北。

性味功用： 苦，平。用于关节痹痛，麻木拘挛，水肿胀满，乳少，经闭。5~10 克。

速认指南： 为聚花果，由多数小蒴果集合而成，呈球形，直径 2~3 厘米。基部有总果梗[1]。表面灰棕色或棕褐色，有多数尖刺及喙状小钝刺，长 0.5~1 毫米[2]，常折断，小蒴果顶部开裂，呈蜂窝状小孔[3]。气微，味淡。

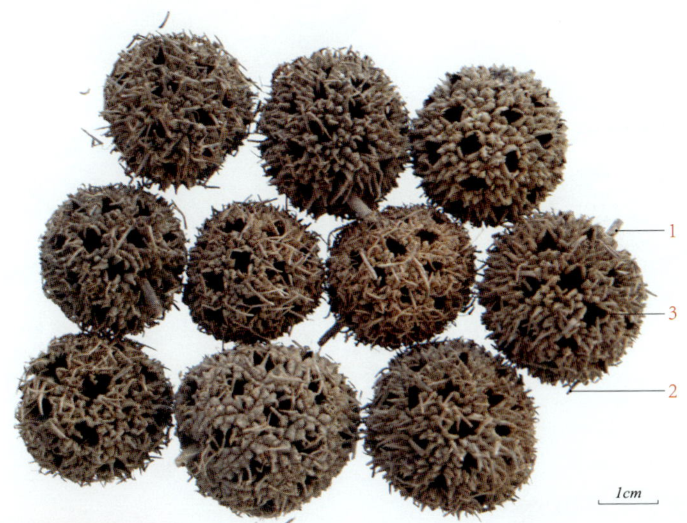

验方精选：

①**风湿痹痛：**路路通、海风藤、秦艽、薏苡仁各 9 克，水煎服。②**乳汁不通、乳房胀痛：**路路通、丝瓜络各 9 克，猪蹄半具，炖服。③**胃脘疼痛：**鲜路路通叶 30 克，绞汁冲服。

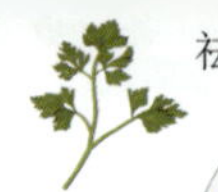

香加皮

Xiangjiapi

利水消肿，祛风湿，强筋骨

来源产地： 为萝藦科植物杠柳 *Periploca sepium* Bge. 的干燥根皮。主产于山西、河南、河北、山东等地。

性味功用： 辛、苦，温。有毒。用于下肢浮肿，心悸气短，风寒湿痹，腰膝酸软。3~6 克，不宜过量服用。

速认指南： 呈不规则的厚片。外表面灰棕色或黄棕色[1]，栓皮常呈鳞片状[2]。内表面淡黄色或淡黄棕色，有细纵纹[3]。切面黄白色[4]。有特异香气，味苦。

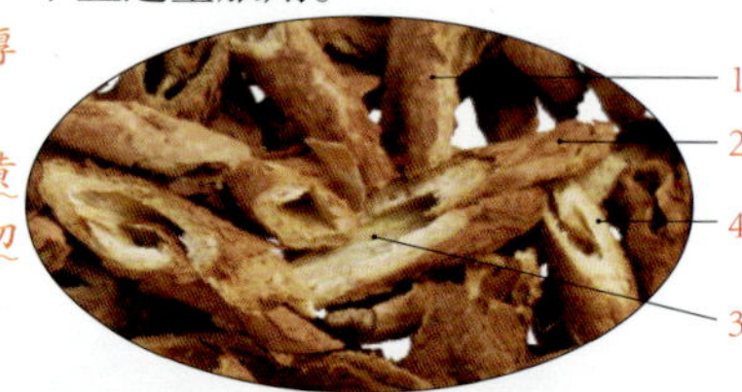

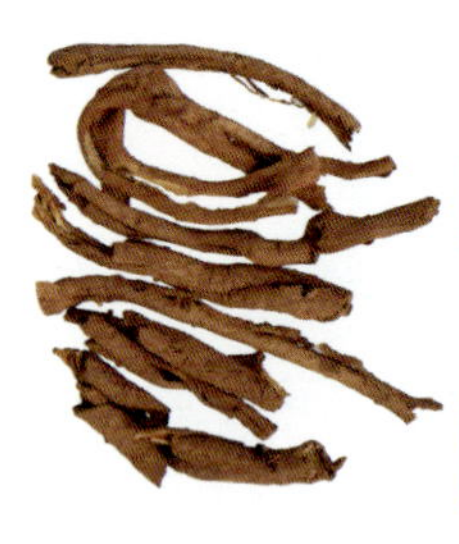

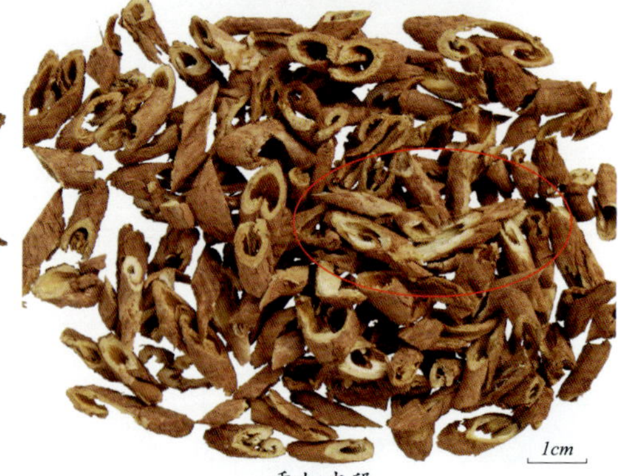

香加皮段

验方精选：

①**跌打肿痛：**香加皮、忍冬藤、鸡血藤各 30 克，水煎熏洗患处。②**风湿性关节炎：**香加皮、虎杖根、海桐皮、海风藤、土牛膝各 30 克，水煎熏洗患处。③**痔疮肿痛：**香加皮、苦参根、板蓝根各 30 克，水煎熏洗患处。

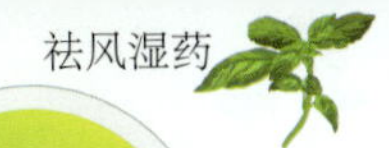

绵萆薢

Mianbixie

利湿去浊，祛风除痹

来源产地： 为薯蓣科植物绵萆薢 *Dioscorea spongiosa* J. Q. Xi, M. Mizuno et W. L. Zhao 的干燥根茎。主产于浙江、江西、福建。

性味功用： 苦，平。用于膏淋，白浊，白带过多，风湿痹痛，关节不利，腰膝疼痛。9~15 克。

速认指南： 为不规则的斜切片，边缘不整齐，大小不一，厚 2~5 毫米。外皮黄棕色至黄褐色[1]，有稀疏的须根残基，呈圆锥状突起。质疏松，略呈海绵状，切面灰白色至浅灰棕色[2]。气微，味微苦。

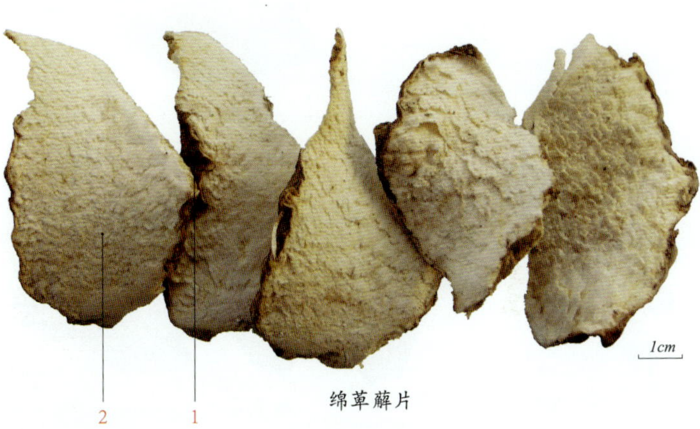

绵萆薢片

验方精选：

①**肾性水肿：** 绵萆薢、猫须草、车前草、泽泻各 15 克，鲜茶叶 10 克，水煎服。②**糖尿病：** 绵萆薢、女贞子、淮山药、天花粉各 15 克，水煎服。

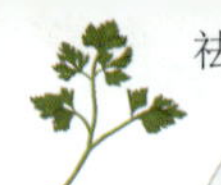

粉萆薢

Fenbixie

利湿去浊，祛风除痹

来源产地： 为薯蓣科植物粉背薯蓣 *Dioscorea hypoglauca* Palibin 的干燥根茎。主产于浙江、安徽、湖南。

性味功用： 苦，平。用于膏淋，白浊，白带过多，风湿痹痛，关节不利，腰膝疼痛。9~15 克。

速认指南： 为不规则的薄片，边缘不整齐，大小不一，厚约 0.5 毫米。有的有棕黑色或灰棕色的外皮[1]。切面黄白色或淡灰棕色[2]。易折断，新断面近外皮处显淡黄色。气微，味辛、微苦。

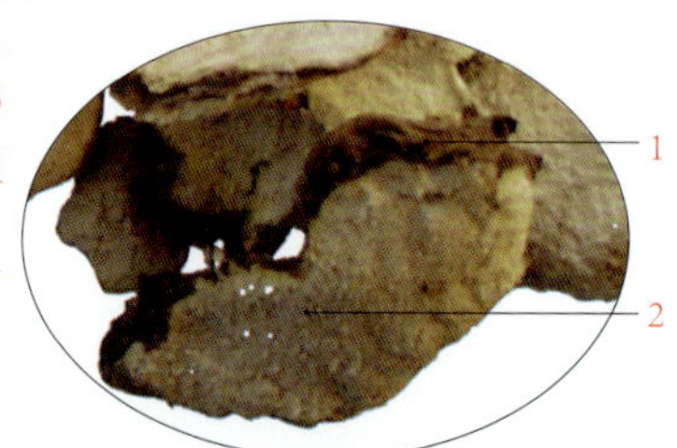

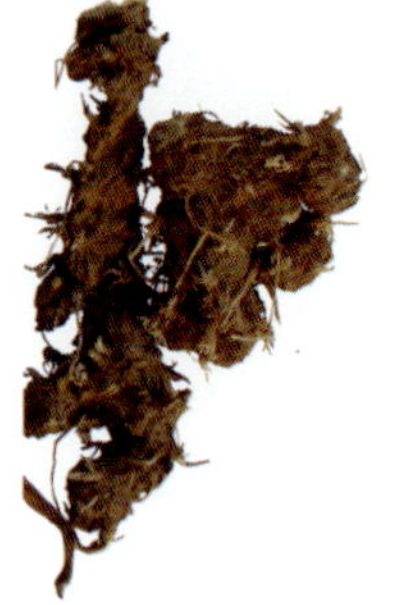

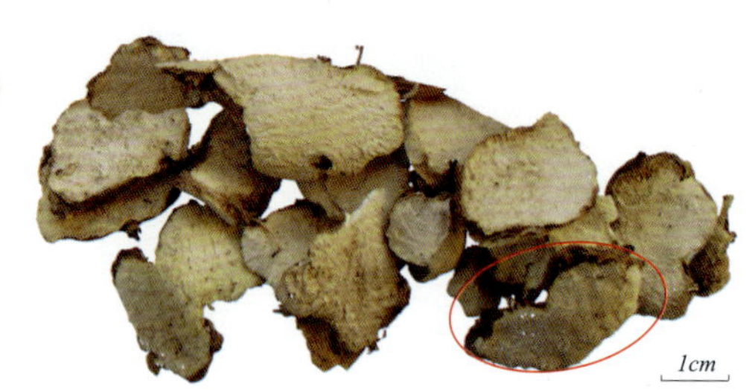

粉萆薢片

验方精选：

①**肾性水肿：** 粉萆薢、猫须草、车前草、泽泻各 15 克，鲜茶叶 10 克，水煎服。②**尿路感染：** 粉萆薢、穿心莲、半边莲、白花蛇舌草各 15 克，一点红 30 克，水煎服。③**糖尿病：** 粉萆薢、女贞子、淮山药、天花粉各 15 克，水煎服。

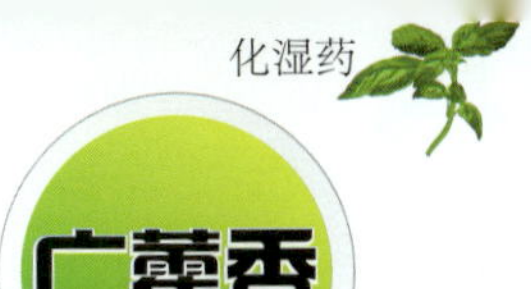

广藿香

Guanghuoxiang

芳香化浊，和中止呕，发表解暑

来源产地： 为唇形科植物广藿香 *Pogostemon cablin*（Blanco）Benth. 的干燥地上部分。主产于广东石牌、高要，海南万宁。

性味功用： 辛，微温。用于湿浊中阻，脘痞呕吐，暑湿表证，湿温初起，发热倦怠，胸闷不舒，寒湿闭暑，腹痛吐泻，鼻渊头痛。3 ~10 克。

速认指南： 呈不规则的段。茎略呈方柱形，表面灰褐色、灰黄色或带红棕色[1]，被柔毛。切面有白色髓[2]。叶破碎或皱缩成团[3]，完整者展开后呈卵形或椭圆形，两面均被灰白色绒毛[4]；边缘具大小不规则的钝齿；叶柄细，被柔毛[5]。气香特异，味微苦。

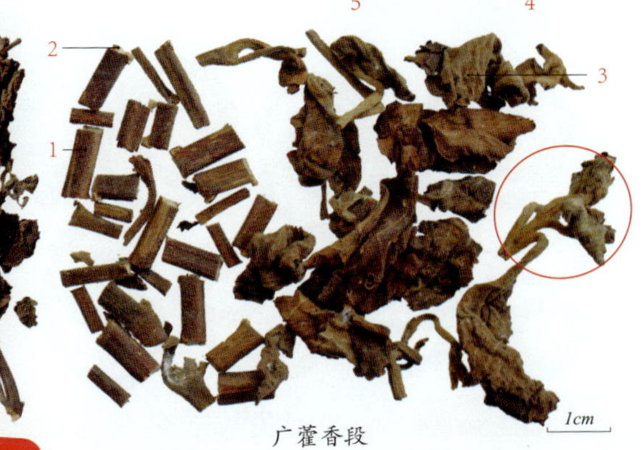

广藿香段

验方精选：

①**寻常疣：** 鲜广藿香叶数片，擦揉患处3~5分钟。②**单纯性胃炎：** 广藿香、佩兰、半夏、黄芩各9克，陈皮6克，制川厚朴5克，水煎服。食积加麦芽15克；呕吐剧烈加姜竹茹9克，黄连3克；腹痛加木香6克。

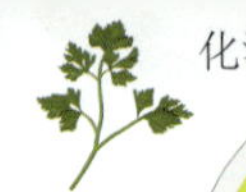

厚朴

Houpo

燥湿消痰，下气除满

来源产地： 为木兰科植物厚朴 *Magnolia officinalis* Rehd. et Wils. 等的干燥干皮、根皮及枝皮。以四川广元、荥经、丰都、城口为道地产区。

性味功用： 苦、辛，温。用于湿滞伤中，脘痞吐泻，食积气滞，腹胀便秘，痰饮喘咳。3~10 克。

速认指南： 呈弯曲的丝条状或单、双卷筒状；外表面灰褐色，有时可见椭圆形皮孔或纵皱纹[1]；内表面紫棕色或深紫褐色，具细密纵纹，划之显油痕；切面颗粒性，有油性[2]；气香，味辛辣、微苦。**姜厚朴**形如厚朴，表面灰褐色，偶见焦斑；略有姜辣气。

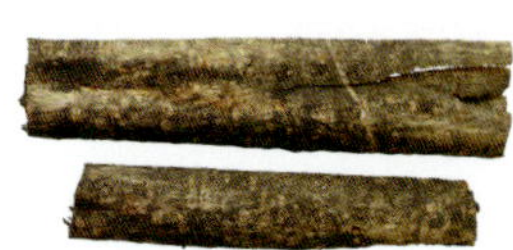

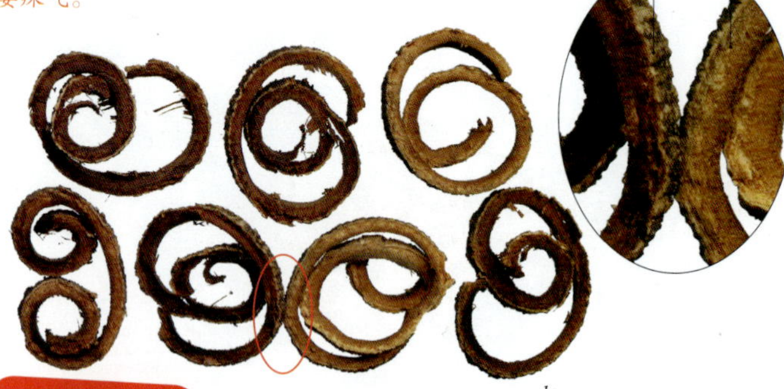

厚朴丝

验方精选：

①**急性肠炎：** 厚朴 9 克，鱼腥草 15 克，凤尾草 30 克，水煎服。②**哮喘：** 厚朴、旋覆花各 10 克，佛手柑 6 克，紫苏子、葶苈子各 9 克，水煎服。

附注：同科植物凹叶厚朴 *M. officinalis* Rehd. et Wils. var. *biloba* Rehd. et Wils. 的干燥干皮、根皮及枝皮同等入药。

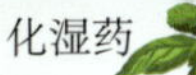

苍术

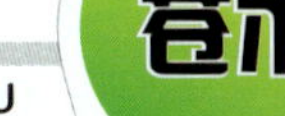

Cangzhu

燥湿健脾，祛风散寒，明目

来源产地： 为菊科植物茅苍术 *Atractylodes lancea*（Thunb.）DC. 等的干燥根茎。主产于河北、山西、陕西等地，以江苏句容为道地产区。

性味功用： 辛、苦，温。用于湿阻中焦，脘腹胀满，泄泻，水肿，脚气痿躄，风湿痹痛，风寒感冒，夜盲，眼目昏涩。3~9 克。

速认指南： 呈不规则圆形或条形厚片；外表皮灰棕色至黄棕色，有皱纹[1]，有时有根痕[2]；切面黄白色或灰白色[3]，散有多数橙黄色或棕红色油室[4]，有的可析出白色细针状结晶；气香特异，味微甘、辛、苦。**麸炒苍术**形如苍术，有焦香气。

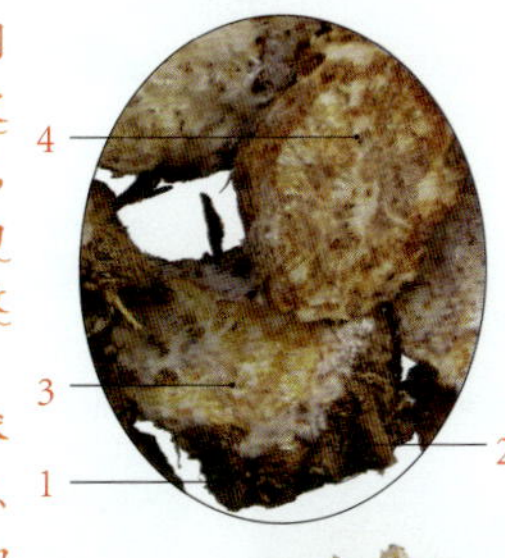

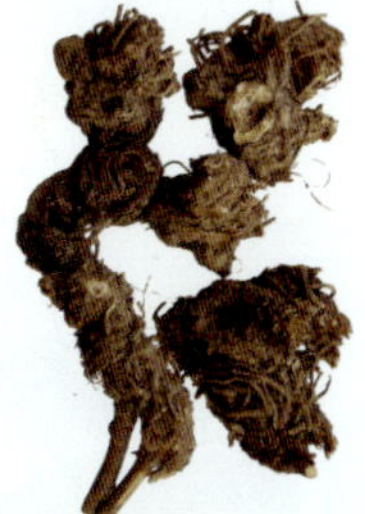

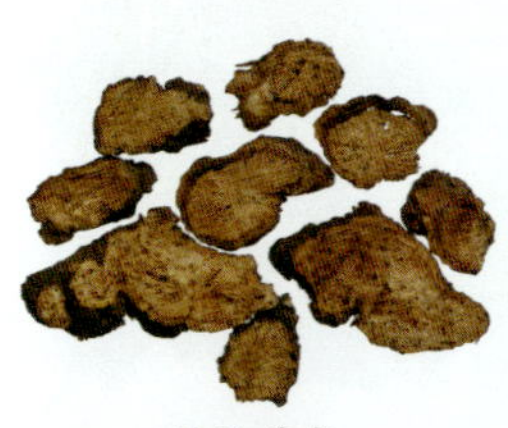

麸炒苍术

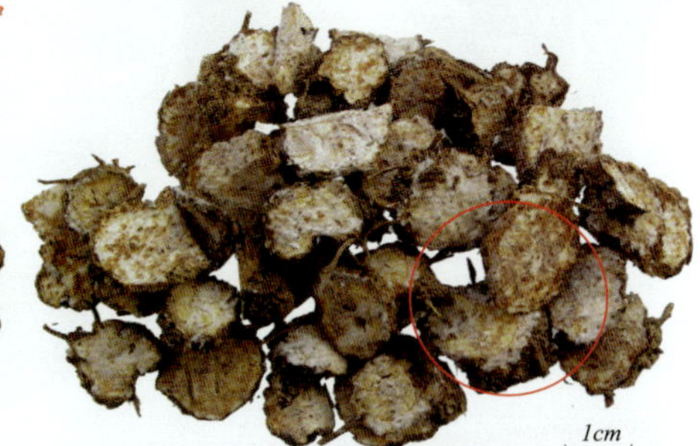

苍术片

验方精选：

①**白带：** 炒苍术 10 克，生薏苡仁、一点红各 30 克，水煎服。②**四肢关节酸痛：** 炒苍术、骨碎补、狗脊各 10 克，桂枝 6 克，川牛膝 9 克，水煎服。③**脚气：** 苍术、泽泻、茯苓、川牛膝各 10 克，生薏苡仁 30 克，紫苏叶、木瓜各 9 克，水煎服。

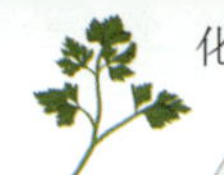

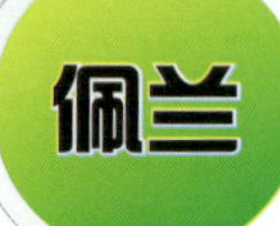

佩兰

Peilan

芳香化湿，醒脾开胃，发表解暑

来源产地： 为菊科植物佩兰 *Eupatorium fortunei* Turcz. 的干燥地上部分。主产于江苏、河北、山东等地。

性味功用： 辛，平。用于湿浊中阻，脘痞呕恶，口中甜腻，口臭，多涎，暑湿表证，湿温初起，发热倦怠，胸闷不舒。3~10 克。

速认指南： 呈不规则的段。茎圆柱形，表面黄棕色或黄绿色，有的带紫色，有明显的节及纵棱线[1]；切面髓部白色或中空[2]。叶对生[3]，叶片多皱缩、破碎，绿褐色[4]。气芳香，味微苦。

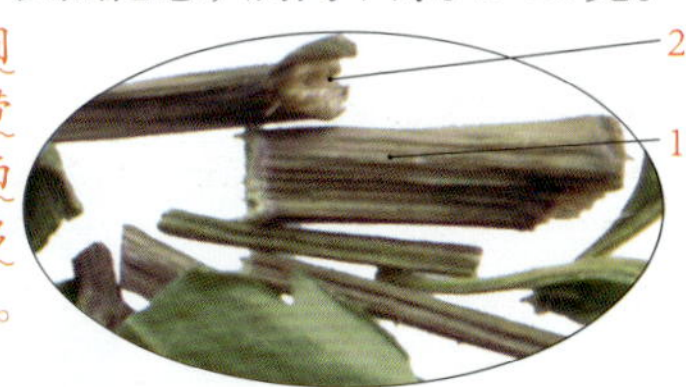

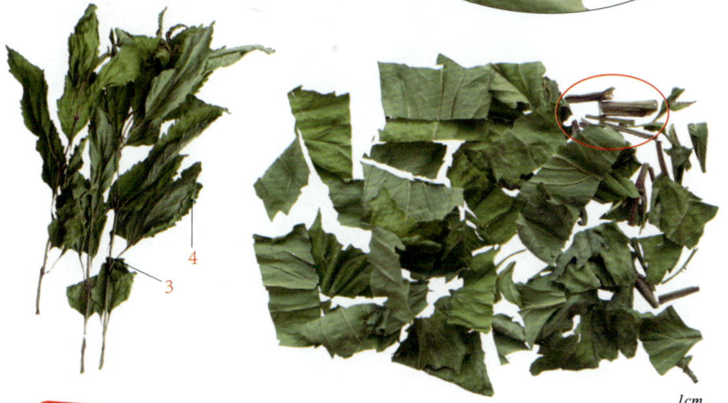

佩兰段

验方精选：

①脾经湿热，口臭： 佩兰 10~15 克，开水冲泡，代茶常饮。**②中暑头痛：** 佩兰、青蒿、菊花各 9 克，水煎服。**③急性胃肠炎：** 佩兰、藿香、苍术、三颗针各 9 克，水煎服。**④蛇咬伤：** 鲜佩兰叶适量，洗净，捣烂，局部清理吸出蛇毒后敷药，每日换药 2~3 次。

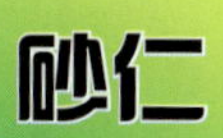

砂仁

Sharen

化湿开胃，温脾止泻，理气安胎

来源产地： 为姜科植物阳春砂 *Amomum villosum* Lour. 等的干燥成熟果实。主产于广东、云南，以广东阳春为道地产区。

性味功用： 辛，温。用于湿浊中阻，脘痞不饥，脾胃虚寒，呕吐泄泻，妊娠恶阻，胎动不安。3~6 克，后下。

速认指南：

呈椭圆形或卵圆形，有不明显的三棱，长 1.5~2 厘米，直径 1~1.5 厘米。表面棕褐色，密生刺状突起[1]，顶端有花被残基[2]，基部常有果梗[3]。果皮薄而软[4]。种子集结成团[5]，具三钝棱，白色隔膜将种子团分成 3 瓣，每瓣有种子 5~26 粒；种子为不规则多面体，直径 2~3 毫米；胚乳灰白色。气芳香而浓烈，味辛凉、微苦。

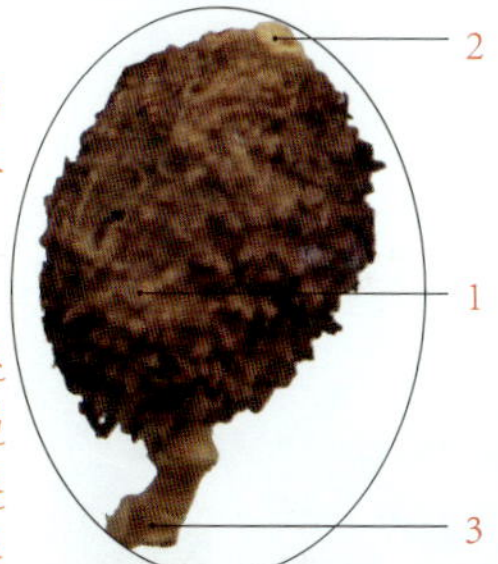

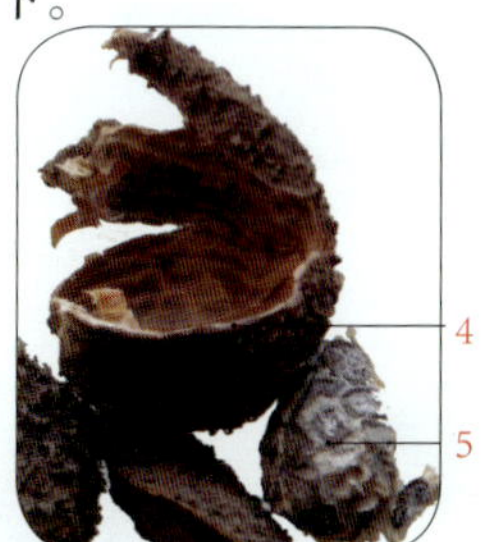

果皮和种子

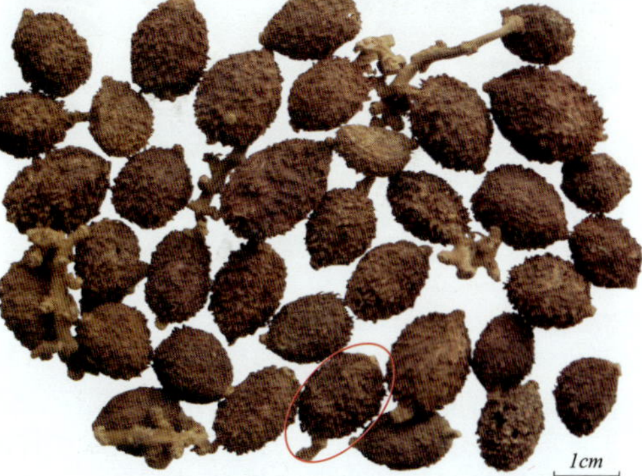

验方精选：

①**寒湿吐泻：** 砂仁、花椒、草豆蔻各 6 克，苍术 10 克，水煎服。②**妊娠呕吐：** 砂仁不拘多少，为细末，每次 6 克，以姜汁少许，沸点服（用开水冲服）。

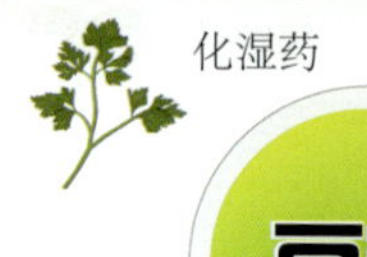

豆蔻

Doukou

化湿行气，温中止呕，开胃消食

来源产地： 为姜科植物白豆蔻 *Amomum kravanh* Pierre ex Gagnep. 等的成熟果实，称“原豆蔻”。原产于柬埔寨和泰国，在我国海南、云南和广西有栽培。

性味功用： 辛，温。用于湿浊中阻，不思饮食，湿温初起，胸闷不饥，寒湿呕逆，胸腹胀痛，食积不消。3~6 克，后下。

速认指南： 呈类球形，直径 1.2~1.8 厘米。表面黄白色至淡黄棕色，有 3 条较深的纵向槽纹[1]，顶端有突起的柱基[2]，基部有凹下的果柄痕[3]，两端均具浅棕色绒毛[4]。果内分 3 室，每室含种子约 10 粒。种子呈不规则多面体[5]，直径 3~4 毫米，被有残留的假种皮。气芳香，味辛凉略似樟脑。

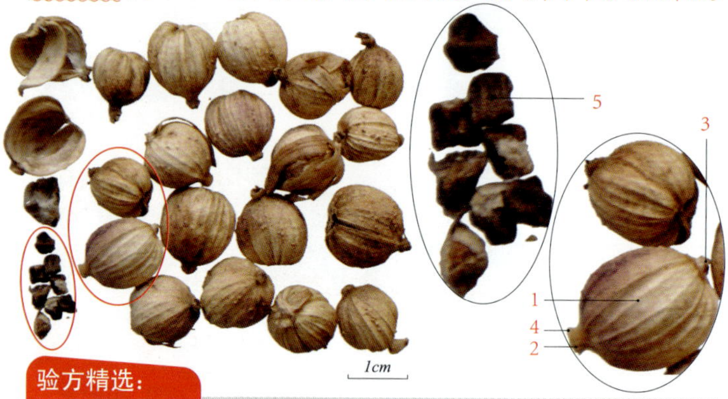

验方精选：

①**胃冷恶心（进食即想吐）：** 豆蔻仁 3 枚捣细，温酒送服，数服以后即见效。②**小儿吐乳：** 豆蔻仁、缩砂仁各 10 克，生甘草、炙甘草各 6 克，共研为末，取少许常抹入小儿口中。③**反胃：** 豆蔻、缩砂仁各 10 克，丁香 5 克，水煎，加姜汁适量，慢慢含服。

附注：同科植物爪哇白豆蔻 *A. compactum* Soland ex Maton 的干燥成熟果实同等入药，称“印尼白蔻”，原产于印度尼西亚。

草豆蔻

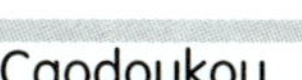

Caodoukou

燥湿行气，温中止呕

来源产地： 为姜科植物草豆蔻 *Alpinia katsumadai* Hayata 的干燥近成熟种子。主产于海南、广东及广西南部。

性味功用： 辛，温。用于寒湿内阻，脘腹胀满冷痛，嗳气呕逆，不思饮食。3~6 克。

速认指南： 为类球形的种子团，直径 1.5~2.7 厘米。表面灰褐色，中间有黄白色的隔膜，将种子团分成 3 瓣[1]，每瓣有种子多数，粘连紧密。种子为卵圆状多面体[2]，长 3~5 毫米，直径约 3 毫米，外被淡棕色膜质假种皮[3]，纵断面观呈斜心形[4]，种皮沿种脊向内伸入部分约占整个表面积的 1/2[5]；胚乳灰白色[6]。气香，味辛、微苦。

草豆蔻种子

验方精选：

①**寒湿中阻之脘腹冷痛、吐清涎酸水：**草豆蔻、吴茱萸各 6 克，高良姜 5 克，水煎服。②**泄泻，脘腹胀满，不思饮食：**草豆蔻、苍术各 8 克，陈皮、木香各 6 克，水煎服。

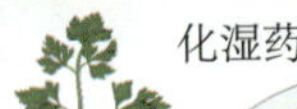

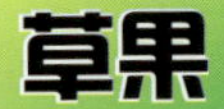

草果

Caoguo

燥湿温中，除痰截疟

来源产地： 为姜科植物草果 *Amomum tsao-ko* Crevost et Lemaire 的干燥成熟果实。主产于云南西畴、马关、文山、屏边、麻栗坡、滕冲。

性味功用： 辛、温。用于寒湿内阻，脘腹胀痛，痞满呕吐，疟疾寒热，瘟疫发热。3~6 克。

速认指南： 草果仁呈圆锥状多面体[1]，直径约 5 毫米；表面棕色至红棕色[2]，有的可见外被灰白色膜质的假种皮；胚乳灰白色至黄白色；有特异香气，味辛、微苦。**姜草果仁**形如草果仁，色较深。

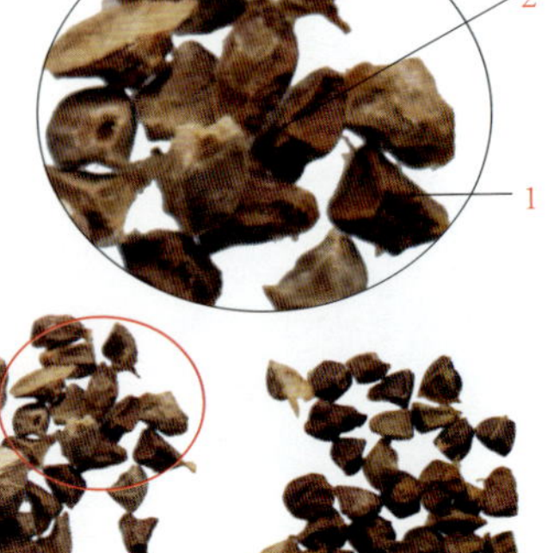

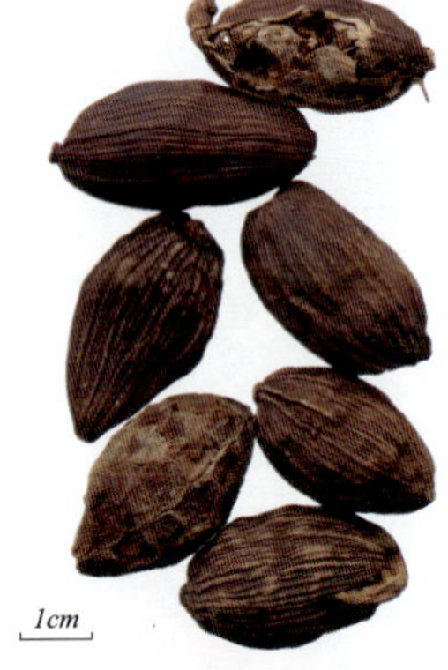

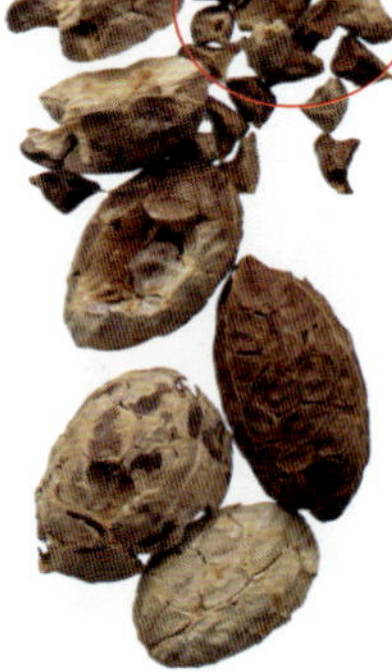

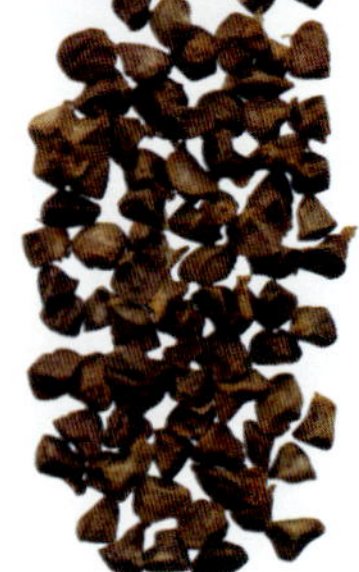

草果（左），草果仁（中）和姜草果仁（右）

验方精选：

①胃脘冷痛、反胃呕吐：草果 5 克，附子、生姜各 6 克，红枣 10 枚，水煎服。**②虚寒久泻：**草果 50 克，胡椒 30 克，研细末，装入胶囊，清晨饭前温开水送服，每次 3 粒。

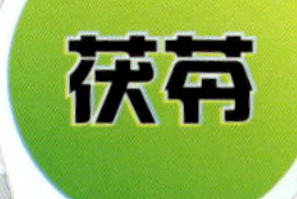

Fuling

利水渗湿，健脾，宁心

来源产地： 为多孔菌科真菌茯苓 *Poria cocos*（Schw.）Wolf 的干燥菌核。主产于广西、广东、云南、安徽、湖北、河南等地。

性味功用： 甘、淡，平。用于水肿尿少，痰饮眩悸，脾虚食少，便溏泄泻，心神不安，惊悸失眠；10~15 克。**茯苓皮**长于利水消肿，用于水肿，小便不利；5~30 克。

速认指南： 呈块片状或不规则厚片，白色、淡红色或淡棕色。**茯苓皮**呈长条形或不规则块片；外表面棕褐色至黑褐色[1]，有疣状突起，内表面淡棕色并常带有白色或淡红色的皮下部分[2]；质较松软，略具弹性；气微、味淡，嚼之粘牙。

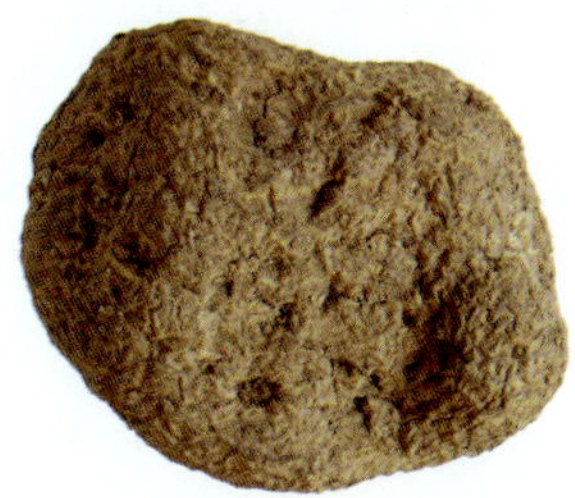

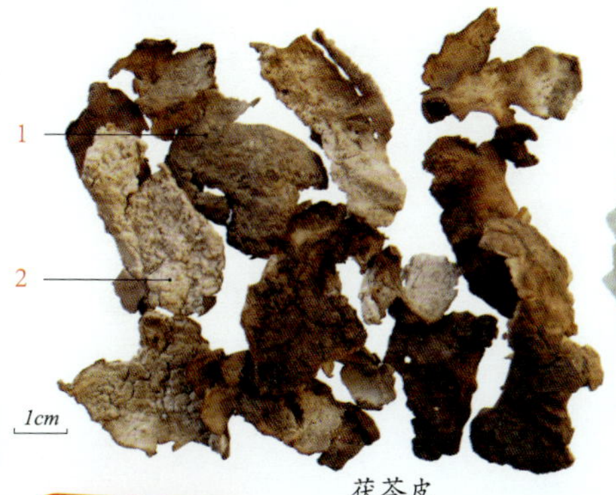

茯苓皮

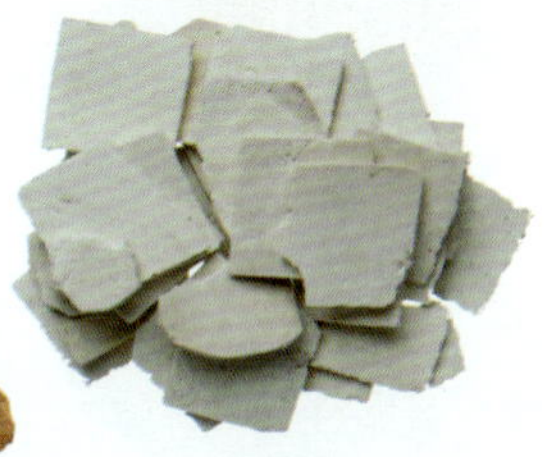
茯苓块

验方精选：

①**食欲不振：** 茯苓 10 克，白术 9 克，太子参 15 克，甘草、陈皮各 6 克，水煎服。②**小便不利：** 茯苓皮、赤小豆、泽泻各 15 克，水煎服。

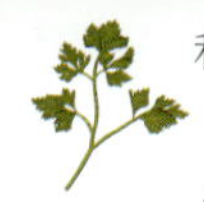

泽泻

Zexie

利水渗湿，泄热，化浊降脂

来源产地： 为泽泻科植物泽泻 *Alisma orientalis*（Sam.）Juzep. 的干燥块茎。主产于四川都江堰、崇庆，福建建瓯、建阳、浦城。

性味功用： 甘、淡，寒。用于小便不利，水肿胀满，泄泻尿少，痰饮眩晕，热淋涩痛，高脂血症。6~10 克。

速认指南： 呈圆形或椭圆形厚片；外表皮黄白色或淡黄棕色[1]，可见细小突起的须根痕[2]；切面黄白色，粉性[3]，有多数细孔[4]；气微，味微苦。**盐泽泻**形如泽泻，表面黄棕色或黄褐色，偶见焦斑，味微咸。

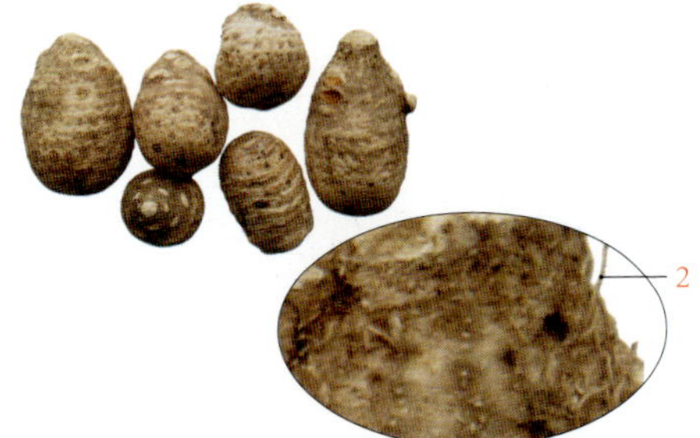

表面

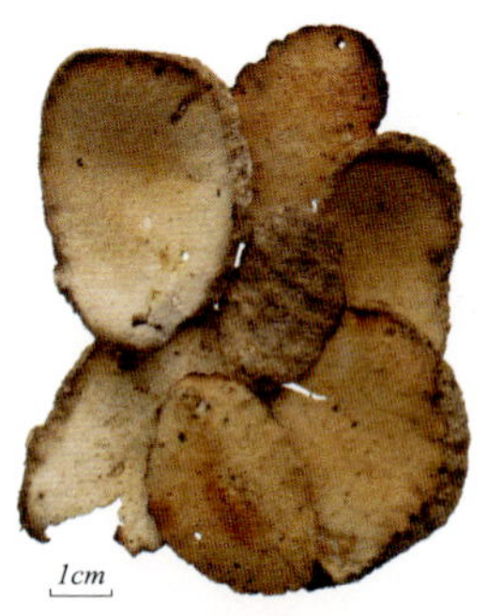

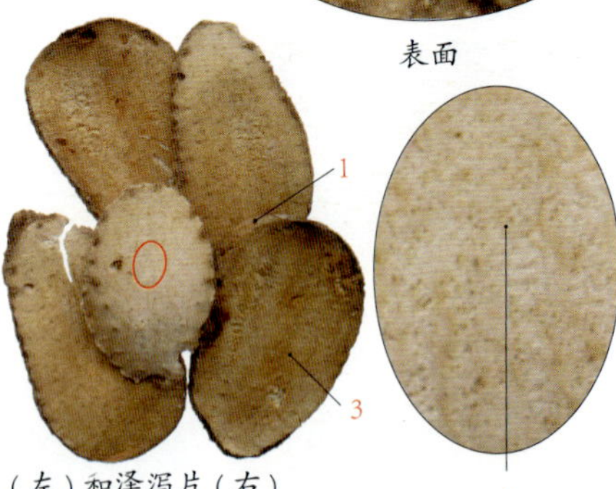

盐泽泻（左）和泽泻片（右）

验方精选：

①**肾炎水肿：** 泽泻、车前草各 15 克，薏苡仁根、赤小豆各 30 克，水煎服。②**高脂血症：** 泽泻、北山楂、草决明各 15 克，水煎服。③**泌尿道感染：** 泽泻、一点红、爵床、猫须草各 15 克，半边莲 30 克，水煎服。

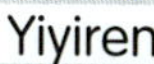
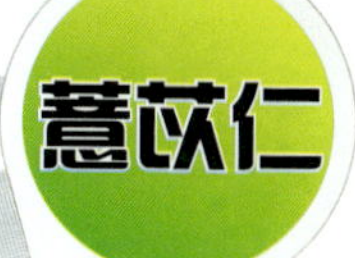

薏苡仁

Yiyiren

利水渗湿，健脾止泻，除痹，排脓，解毒散结

来源产地： 为禾本科植物薏苡 *Coix lacryma-jobi* L. var. *mayuen*（Roman.）Stapf 的干燥成熟种仁。主产于福建浦城、莆田、建阳，河北安国、阜平，辽宁辽阳、庄河。

性味功用： 甘、淡，凉。用于水肿，脚气，小便不利，脾虚泄泻，湿痹拘挛，肺痈，肠痈，赘疣，癌肿。9~30 克。孕妇慎用。

速认指南： 呈宽卵形或长椭圆形，长 4~8 毫米，宽 3~6 毫米；表面乳白色，光滑[1]；一端钝圆[2]，另端较宽而微凹，有 1 淡棕色点状种脐[3]；背面圆凸[4]，腹面有 1 条较宽而深的纵沟[5]；断面白色，粉性；气微，味微甜。**麸炒薏苡仁**形如薏苡仁，微鼓起，表面微黄色。

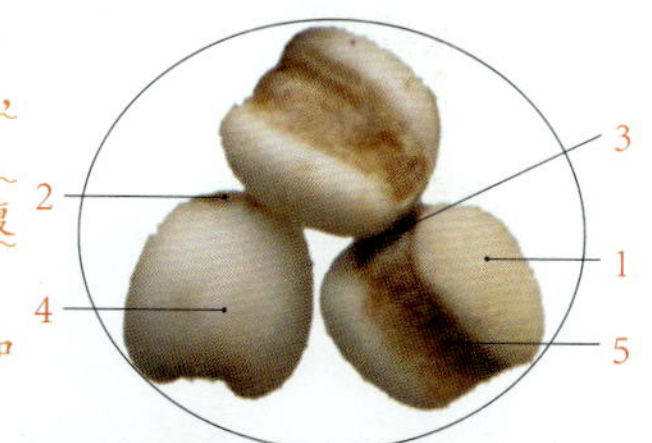

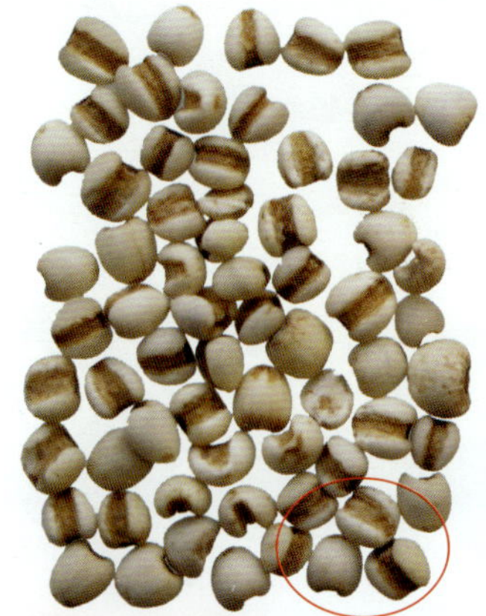
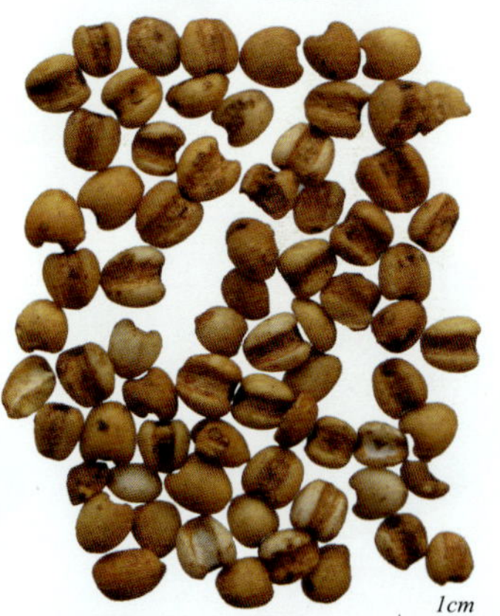

薏苡仁（左）和麸炒薏苡仁（右）

验方精选：

①**白带量多清稀：** 薏苡仁、芡实、淮山药各 15 克，水煎服。

②**泄泻：** 薏苡仁、白术各 12 克，苍术、陈皮各 10 克，水煎服。

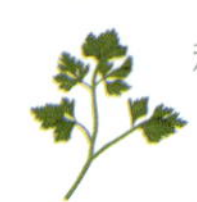

猪苓

Zhuling

利水渗湿

来源产地： 为多孔菌科真菌猪苓 *Polyporus umbellatus*（Pers.）Fries 的干燥菌核。全国大部分地区有产，主产于陕西、甘肃、山西、河北、云南等地。

性味功用： 甘、淡，平。用于小便不利，水肿，泄泻，淋浊，带下。6~12 克。

速认指南： 呈类圆形或不规则的厚片。外表皮黑色或棕黑色，皱缩[1]。切面类白色或黄白色，略呈颗粒状[2]。气微，味淡。

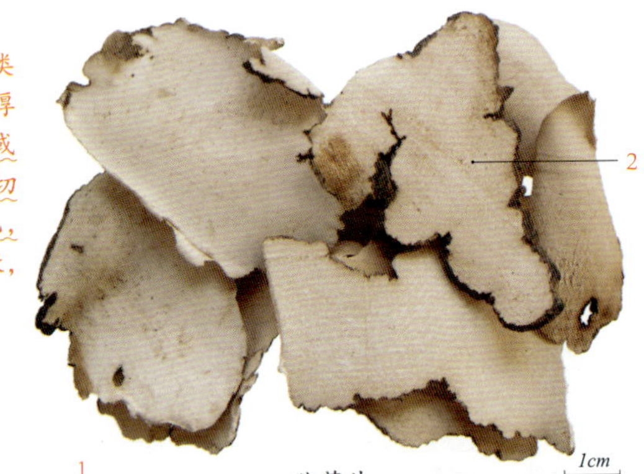

猪苓片

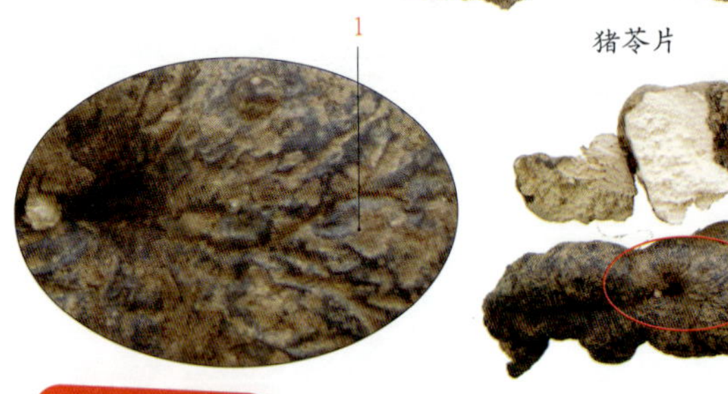

验方精选：

①**肾炎性水肿：** 猪苓、茯苓皮、泽泻、五加皮各 15 克，赤小豆 30 克，水煎服。②**尿路感染：** 猪苓、蒲公英、半枝莲、薏苡仁根、爵床各 15 克，水煎服。

赤小豆

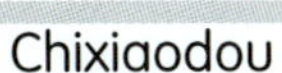

利水消肿，解毒排脓

来源产地： 为豆科（蝶形花科）植物赤小豆 *Vigna umbellata* Ohwi et Ohashi 的干燥成熟种子。主产于浙江、江西、湖南、广东、广西。

性味功用： 甘、酸，平。用于水肿胀满，脚气浮肿，黄疸尿赤，风湿热痹，痈肿疮毒，肠痈腹痛。9~30 克。

速认指南： 呈长圆形而稍扁，长 5~8 毫米，直径 3~5 毫米。表面紫红色，无光泽或微有光泽[1]，一侧有线形突起的种脐，偏向一端，白色，约为全长 2/3[2]，中间凹陷成纵沟[3]；另侧有 1 条不明显的棱脊；子叶 2，乳白色。气微，味微甘。

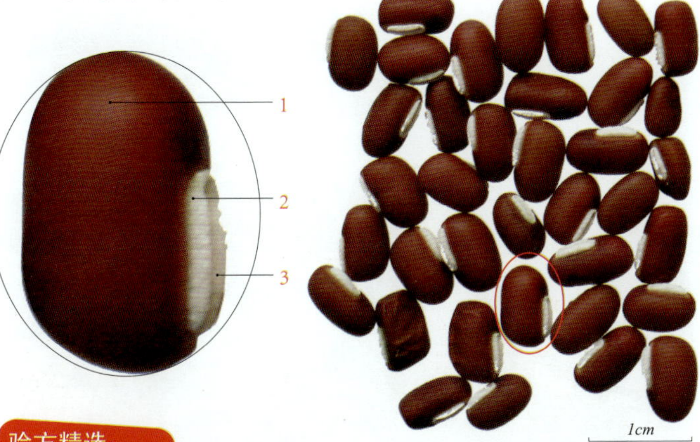

验方精选：

①**预防中暑：** 赤小豆 500 克，食盐 30 克，水 500 毫升煮至豆烂，待凉后饮用。②**糖尿病：** 赤小豆 120 克，猪胰 1 个同煮，口服。③**肛裂：** 赤小豆 60 克，当归（炒）15 克，煮汤内服，每日早、晚各 1 次。

附注：同科植物赤豆 *V. angularis* Ohwi et Ohashi 的干燥成熟种子同等入药。主产于吉林、北京、河北等地。

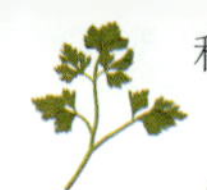

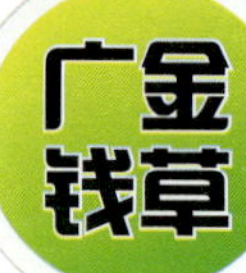

广金钱草

Guangjinqiancao

利湿退黄，利尿通淋

来源产地： 为豆科（蝶形花科）植物广金钱草 *Desmodium styracifolium*（Osb.）Merr. 的干燥地上部分。产于福建、湖南、广西和广东等地，主产于广西、广东。

性味功用： 甘、淡，凉。用于黄疸尿赤，热淋，石淋，小便涩痛，水肿尿少。15~30 克。

速认指南： 呈不规则的段。茎呈圆柱形，密被黄色伸展的短柔毛[1]。叶互生，小叶 1 或 3，圆形或矩圆形[2]，直径 2~4 厘米；上表面黄绿色或灰绿色[3]，无毛，下表面具灰白色紧贴的绒毛[4]，侧脉羽状[5]；托叶 1 对，披针形，长约 0.8 厘米。气微香，味微甘。

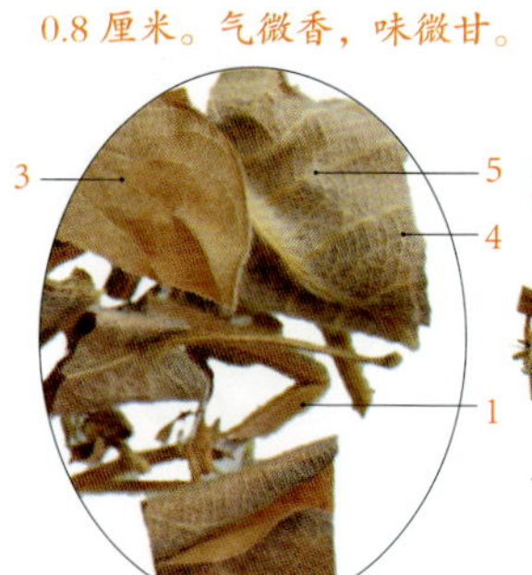

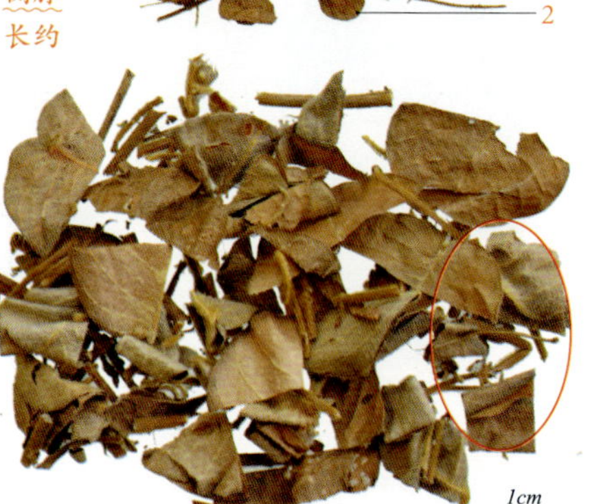

广金钱草段

验方精选：

①**麻疹：** 广金钱草、食盐各适量，共捣烂外搽；另取广金钱草 60 克，水煎服。②**肾结石：** 广金钱草 24 克，小茴香、大茴香各 5 克，大黄 15 克（后下），萹蓄 30 克，水煎服。③**乳腺炎：** 广金钱草、积雪草鲜品各适量，洗净，捣烂敷患处。

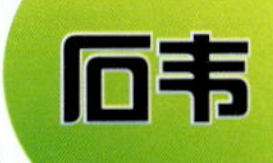

石韦

Shiwei

利尿通淋，清肺止咳，凉血止血

来源产地： 为水龙骨科植物庐山石韦 *Pyrrosia sheareri*（Bak.）Ching 等的干燥叶。主产于安徽、浙江等地。

性味功用： 甘、苦，微寒。用于热淋，血淋，石淋，小便不通，淋沥涩痛，肺热喘咳，吐血，衄血，尿血，崩漏。6~12 克。

速认指南： 呈丝条状。上表面黄绿色或灰绿色[1]，下表面密生红棕色星状毛[2]，孢子囊群着生侧脉间或下表面布满孢子囊群[3]。叶全缘。气微，味微涩苦。

1cm

石韦条

验方精选：

①**泌尿道结石：** 石韦 20 克，金钱草 30 克，巴戟天 15 克，生大黄、生甘草各 10 克。每日 1 剂，水煎服。绞痛重者加延胡索、琥珀；血尿重者加白茅根、三七。②**泌尿系统感染：** 石韦、蒲公英、马齿苋各 30 克，苦参 9~15 克，柴胡 9~18 克，黄柏 9 克，水煎服。

附注：同科植物石韦 *P. lingua*（Thunb.）Farwell、有柄石韦 *P. petiolosa* (Christ)Ching 的干燥叶同等入药。

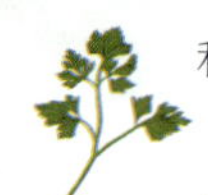

木通

Mutong

利尿通淋，清心除烦，通经下乳

来源产地： 为木通科植物木通 *Akebia quinata*（Thunb.）Decne.、三叶木通 A. *trifoliate*（Thunb.）Koidz. 等的干燥藤茎。木通产于陕西、河南、山东等地，三叶木通产于河南、江苏、江西等地。

性味功用： 苦，寒。用于淋证，水肿，心烦尿赤，口舌生疮，经闭乳少，湿热痹痛。3~6 克。

速认指南： 呈圆形、椭圆形或不规则形片。外表皮灰棕色或灰褐色[1]。切面射线呈放射状排列[2]，髓小或有时中空[3]。气微，味微苦而涩。

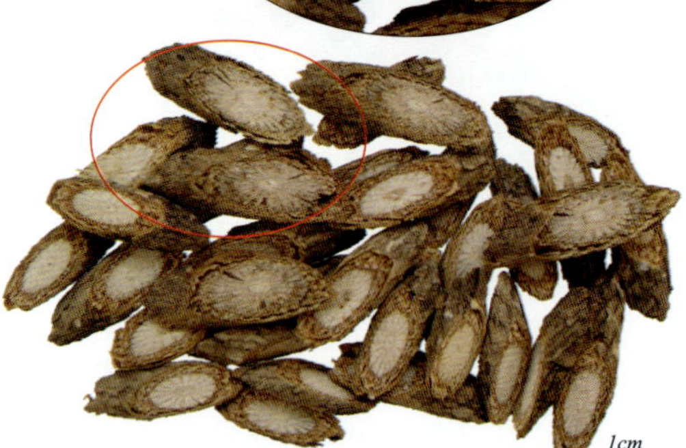

木通片

验方精选：

①**小儿心热，便赤淋痛，口糜舌疮：** 木通、生地黄、甘草（生）各等量，为末，每次 9 克，竹叶煎水送服。②**尿急、尿痛、小便不利：** 木通 6 克，地肤子、车前子、滑石各 15 克，甘草 3 克，水煎服。

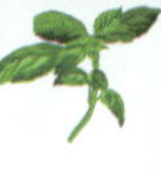

车前子

Cheqianzi

清热利尿通淋，渗湿止泻，明目，祛痰

来源产地： 为车前科植物车前 *Plantago asiatica* L. 或平车前 *Plantago depressa* Willd. 的干燥成熟种子。前者主产于江西、河南、四川，后者主产于黑龙江、辽宁、河北。

性味功用： 甘，寒。用于热淋涩痛，水肿胀满，暑湿泄泻，目赤肿痛，痰热咳嗽。9~15 克，包煎。

速认指南： 呈椭圆形、不规则长圆形或三角状长圆形，略扁，长约 2 毫米，宽约 1 毫米；表面黄棕色至黑褐色，有细皱纹[1]，一面有灰白色凹点状种脐[2]；质硬，气微，味淡。**盐车前子**形如车前子，气微香，味微咸。

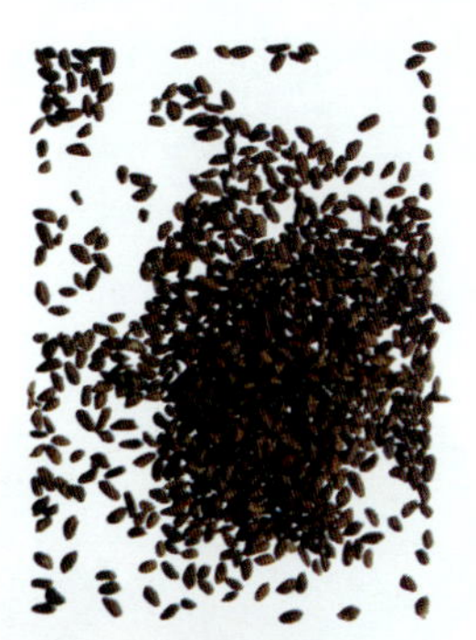

盐车前子

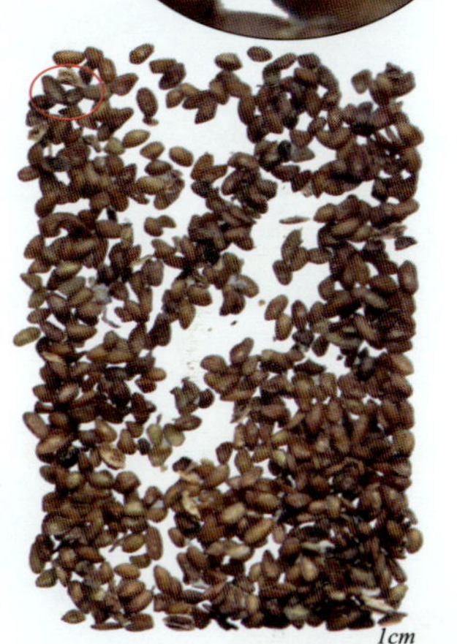

验方精选：

①**慢性肾盂肾炎：**车前子、滑石各 15 克，金银花、蒲公英各 20 克，水煎服。②**尿路感染、尿急尿痛：**车前子、白茅根各 15 克，紫花地丁、栀子各 10 克，水煎服。③**肠炎水泻：**车前子、茯苓各 15 克，藿香、黄连各 6 克，水煎服。

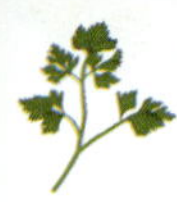

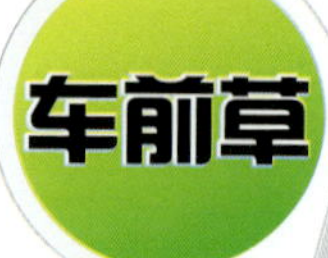

车前草

Cheqiancao

清热利尿通淋，祛痰，凉血，解毒

来源产地： 为车前科植物车前 *Plantago asiatica* L. 或平车前 *Plantago depressa* Willd. 的干燥全草。前者全国各地均产，后者主产于黑龙江、辽宁、河北。

性味功用： 甘，寒。用于热淋涩痛，水肿尿少，暑湿泄泻，痰热咳嗽，吐血衄血，痈肿疮毒。9~30 克。

速认指南： 为不规则的段，根丛状。叶片皱缩，多破碎，表面灰绿色或污绿色[1]，脉明显[2]，可见穗状花序[3]。气微，味微苦。

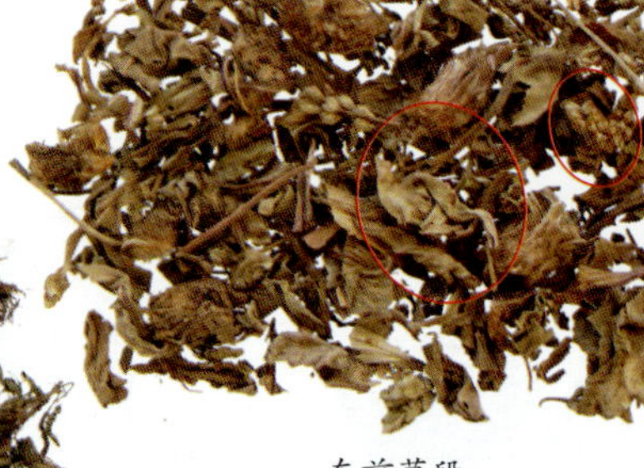

车前草段

车前草（上）和平车前草（下）

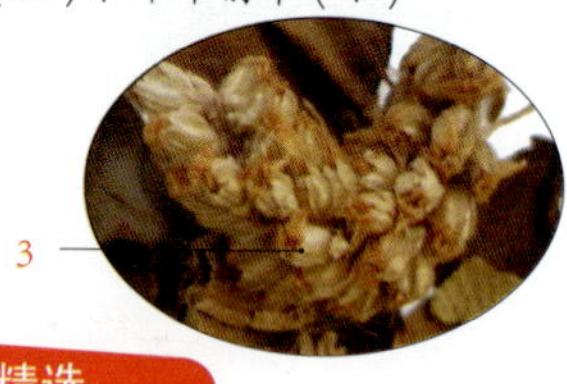

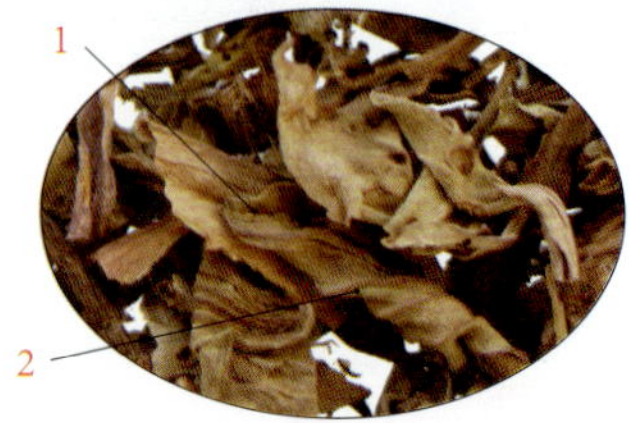

验方精选：

①**肝炎、黄疸：** 车前草、红旱莲各 15 克，栀子 12 克，决明子 6 克，香附 9 克，水煎服。②**婴幼儿腹泻：** 车前草、肿节风、鬼针草各 30 克，水煎服。③**尿路结石：** 车前草、萹蓄、海金沙藤各 30 克，水煎服。

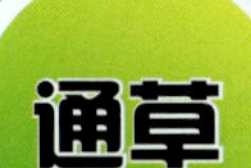

通草

Tongcao

清热利尿，通气下乳

来源产地： 为五加科植物通脱木 *Tetrapanax papyrifer*（Hook.）K. Koch 的干燥茎髓。主产于江苏、湖南、湖北、四川、浙江、安徽。

性味功用： 甘、淡，微寒。用于湿热淋证，水肿尿少，乳汁不下。3~5 克。孕妇慎用。

速认指南： 呈不规则的厚片，直径 1~2.5 厘米。表面白色或淡黄色，有浅纵沟纹[1]。切面显银白色光泽[2]，中部有直径 0.3~1.5 厘米的空心或半透明的薄膜[3]，纵剖面呈梯状排列，实心者少见。气微，味淡。

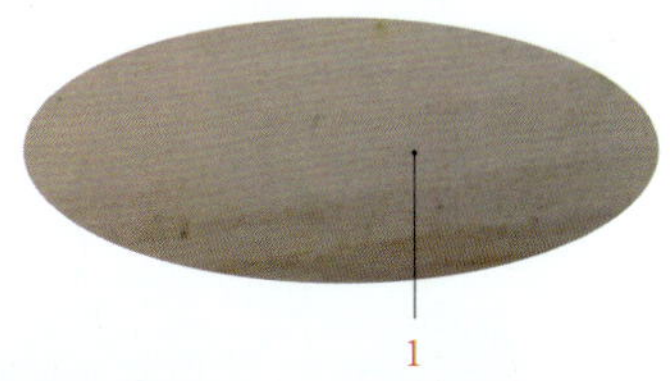

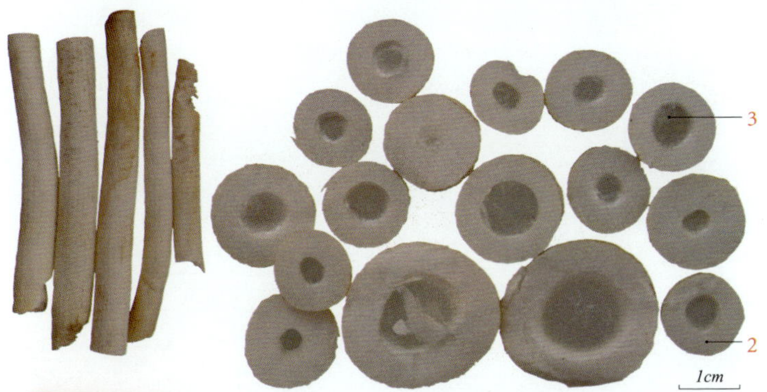

通草片

验方精选：

①**肾炎性水肿：** 通草、茯苓皮各 15 克，泽泻 5 克，猪苓、香茹各 10 克，白术 9 克，赤小豆 30 克，水煎服。②**乳汁缺少：** 通草 24 克，路路通、丝瓜络各 10 克，当归 9 克，水煎服。③**肝硬化腹水：** 通草 24 克，半边莲 30 克，马鞭草、车前草各 15 克，大腹皮 10 克，水煎服。

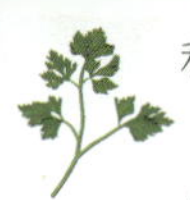

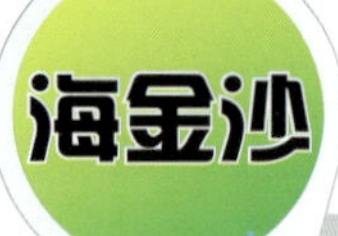

海金沙

Haijinsha

清利湿热，通淋止痛

来源产地： 为海金沙科植物海金沙 *Lygodium japonicum.*（Thunb.）Sw. 的干燥成熟孢子。主产于广东及浙江等地。

性味功用： 甘、咸，寒。用于热淋，石淋，血淋，膏淋，尿道涩痛。6~15 克，包煎。

速认指南： 呈粉末状，棕黄色或浅棕黄色。体轻，手捻有光滑感，置手中易由指缝滑落。气微，味淡。

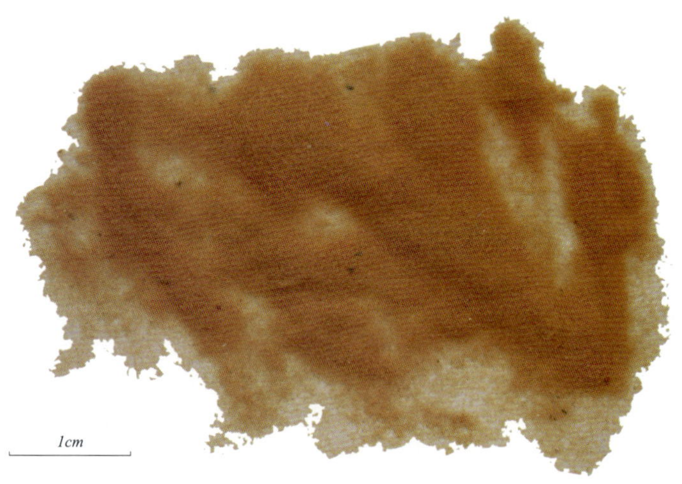

验方精选：

①**肾炎性水肿：** 海金沙、泽泻、车前草各 15 克，猪苓、香茹各 10 克，水煎服。②**尿路感染：** 海金沙、车前草、石斛、金银花、一点红各 15 克，水煎服。③**痢疾：** 海金沙（全草）、凤尾草各 24 克，水煎服。

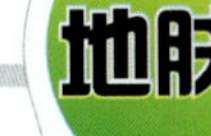

地肤子

Difuzi

清热利湿，祛风止痒

来源产地： 为藜科植物地肤 *Kochia scoparia*（L.）Schrad. 的干燥成熟果实。主产于江苏北部、山东、河南、河北、北京通州等地。

性味功用： 辛、苦，寒。用于小便涩痛，阴痒带下，风疹，湿疹，皮肤瘙痒。9~15 克；外用适量，煎汤熏洗。

速认指南： 呈扁球状五角星形，直径 1~3 毫米。外被宿存花被，表面灰绿色或浅棕色[1]，周围具膜质小翅 5 枚[2]，背面中心有微突起的点状果梗痕[3]及放射状脉纹 5~10 条[4]。种子扁卵形，长约 1 毫米，黑色。气微，味微苦。

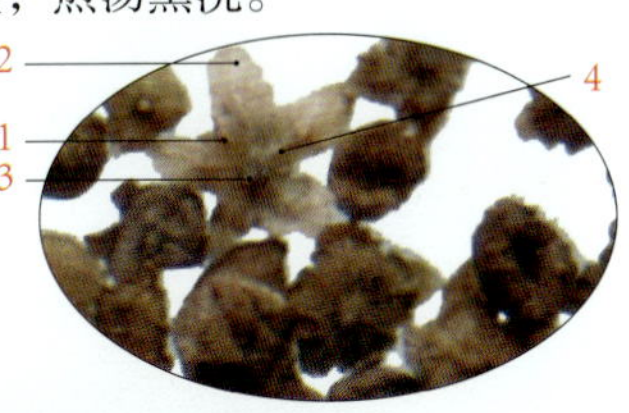

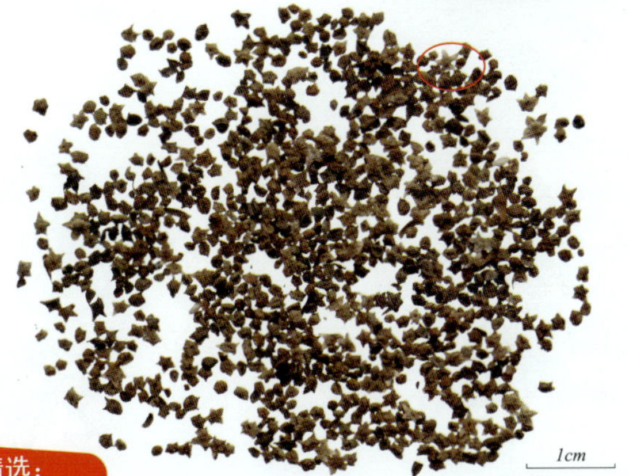

验方精选：

①**尿急、尿痛、小便不利：** 地肤子、车前子、滑石各 15 克，木通 6 克，甘草 3 克，水煎服。②**皮肤湿疹、阴囊湿疹、带下阴痒：** 地肤子、蛇床子、白鲜皮、苦参各 30 克，白矾 15 克，水煎，熏洗，每日 2 次。③**风疹瘙痒：** 地肤子、荆芥各 15 克，蝉蜕 6 克，生地黄 20 克，水煎服。

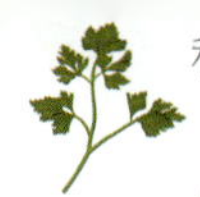

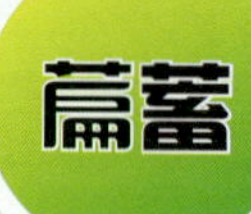

萹蓄

Bianxu

利尿通淋，杀虫，止痒

来源产地： 为蓼科植物萹蓄 *Polygonum aviculare* L. 的干燥地上部分。全国大部分地区有产，河南、四川、浙江、山东产量较大。

性味功用： 苦，微寒。用于热淋涩痛，小便短赤，虫积肿痛，皮肤湿疹，阴痒带下。9~15 克；外用适量，煎洗患处。

速认指南： 呈不规则的段。茎呈圆柱形而略扁，表面灰绿色或棕红色，有细密微突起的纵纹[1]；节部稍膨大[2]，有浅棕色膜质的托叶鞘[3]。切面髓部白色。叶片多破碎，完整者展平后呈披针形，全缘[4]。气微，味微苦。

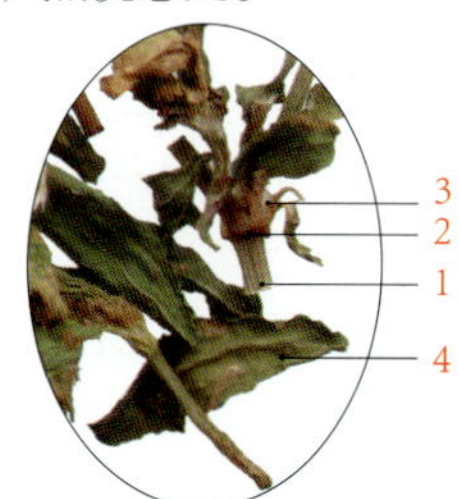

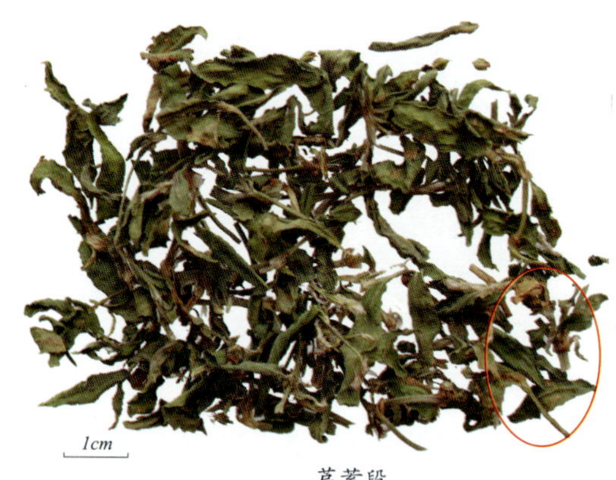

萹蓄段

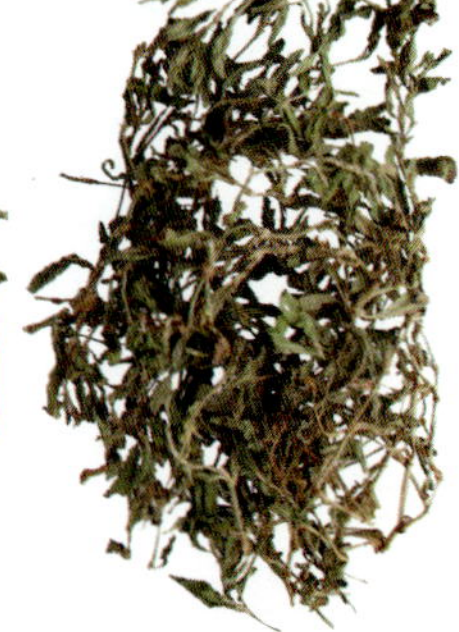

验方精选：

①**尿路结石：** 萹蓄、海金沙藤、车前草各 30 克，水煎服。②**皮肤湿疮，疥癣瘙痒：** 萹蓄适量，水煎洗，或捣烂取汁涂搽患处。③**各种牙痛：** 萹蓄、夏枯草各 30 克，玄参 15 克，细辛 5 克，水煎分 2 次服。以龋齿牙痛效佳。

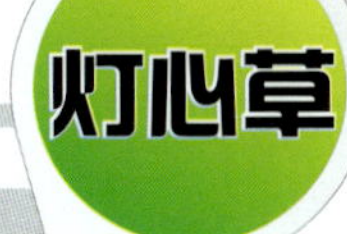

灯心草

Dengxincao

清心火，利小便

来源产地： 为灯心草科植物灯心草 *Juncus effusus* L. 的干燥茎髓。主产于江苏、四川、云南等地，以苏州产量最大。

性味功用： 甘、淡，微寒。用于心烦失眠，尿少涩痛，口舌生疮。1~3 克。

速认指南： 呈细圆柱形的段；表面白色或淡黄白色，有细纵纹[1]；体轻，质软，略有弹性，易拉断，断面白色[2]；气微，无味。**灯心炭**呈细圆柱形的段；表面黑色；体轻，质松脆，易碎；气微，味微涩。

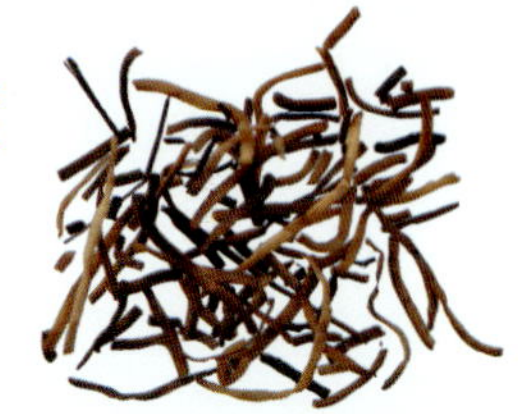

灯心炭

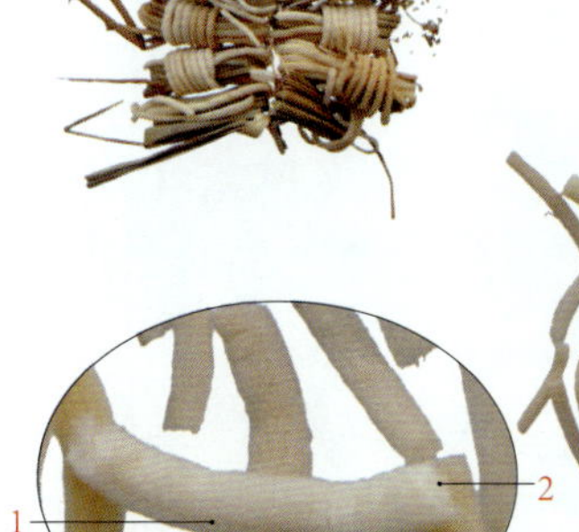

1

2

灯心草段

1cm

验方精选：

①**肾炎水肿：**灯心草、胜红蓟、猫须草各 30 克，嫩鲜茶叶 15 克，水煎服。②**小儿夜间磨牙：**灯心草、一点红各 10 克，淡竹叶 6 克，水煎服。③**前列腺炎：**灯心草 30 克，蒲公英、半枝莲、车前草各 15 克，水煎服。

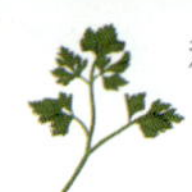

茵陈

Yinchen

清热利湿，利胆退黄

来源产地： 为菊科植物茵陈蒿 *Artemisia capillaris* Thunb. 等的干燥地上部分。主产于江苏、浙江、江西。

性味功用： 苦、辛，微寒。用于黄疸尿少，湿温暑湿，湿疮瘙痒。6~15 克；外用适量，煎汤熏洗。

速认指南： 绵茵陈呈不规则的段，多卷曲成团状，灰白色或灰绿色，全体密被白色茸毛，绵软如绒[1]。茎细小，直径 0.1~0.2 厘米[2]，有明显纵纹。叶具柄；小裂片卵形或稍呈倒披针形、条形，先端锐尖[3]。气清香，味微苦。

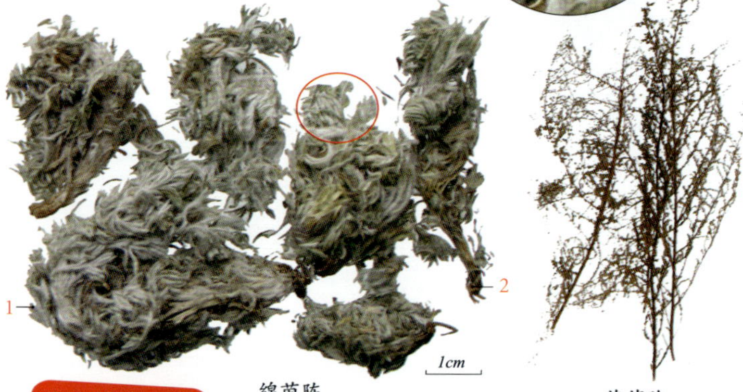

绵茵陈　　花茵陈

验方精选：

①**高脂血症：** 茵陈、泽泻、葛根各 15 克，水煎服或制成糖衣片，分 3 次口服。②**胆石症：** 茵陈、鸡内金各 15 克，枳壳 9 克，水煎服。③**口疮：** 茵陈 20 克，煎沸 10 分钟，代茶饮。

附注：同科植物滨蒿 *A. scoparia* Waldst. et Kit. 的干燥地上部分同等入药。春季采收炮制加工的习称“绵茵陈”，秋季采割炮制加工的称“花茵陈”。

虎杖

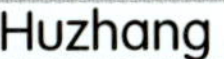

利湿退黄，清热解毒，散瘀止痛，止咳化痰

来源产地： 为蓼科植物虎杖 *Polygonum cuspidatum* Sieb. et Zucc. 的干燥根茎及根。主产于江苏、浙江、安徽、广东、广西、四川、云南。

性味功用： 微苦，微寒。用于湿热黄疸，淋浊，带下，风湿痹痛，痈肿疮毒，水火烫伤，经闭，癥瘕，跌打损伤，肺热咳嗽。9~15 克；外用适量，制成煎液或油膏涂敷。孕妇慎用。

速认指南： 为不规则厚片，直径 0.5~2.5 厘米。外皮棕褐色，有纵皱纹[1]及须根痕，木部宽广，棕黄色，射线放射状[2]。根茎髓中有隔或呈空洞状[3]。气微，味微苦、涩。

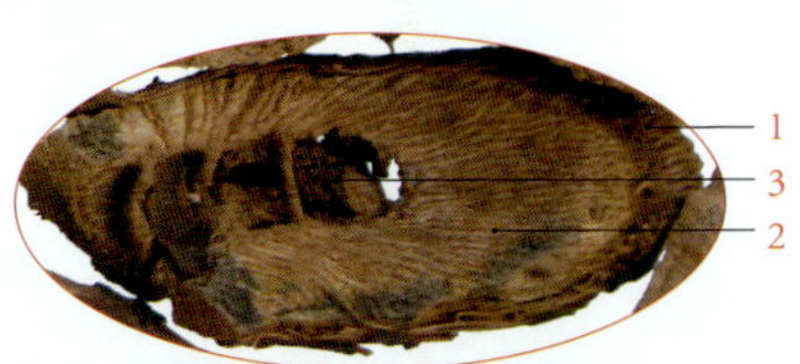

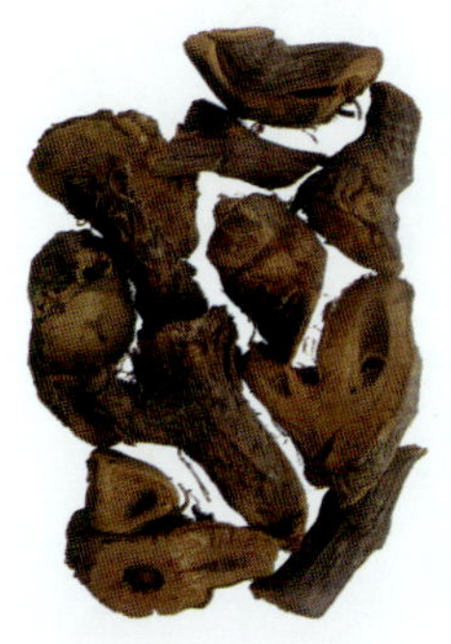

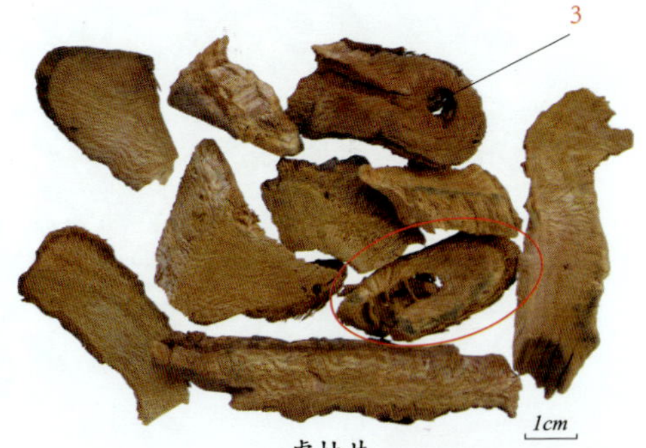

虎杖片

验方精选：

①**风湿性关节炎：**虎杖、梵天花、忍冬藤各 30 克，穿山龙 24 克，水煎服。②**便秘：**虎杖、生地黄各 30 克，火麻仁、郁李仁各 15 克，水煎服。

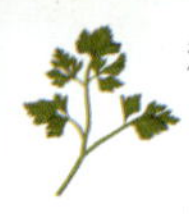

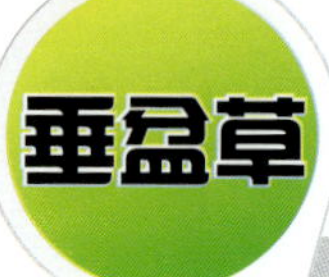

垂盆草

Chuipencao

利湿退黄，清热解毒

来源产地： 为景天科植物垂盆草 *Sedum sarmentosum* Bunge 的干燥全草。主产于陕西、江苏、浙江、安徽。

性味功用： 甘、淡，凉。用于湿热黄疸，小便不利，痈肿疮疡。15~30 克。

速认指南： 为不规则的段。部分节上可见纤细的不定根。3 叶轮生，叶片倒披针形至矩圆形，绿色。气微，味微苦。

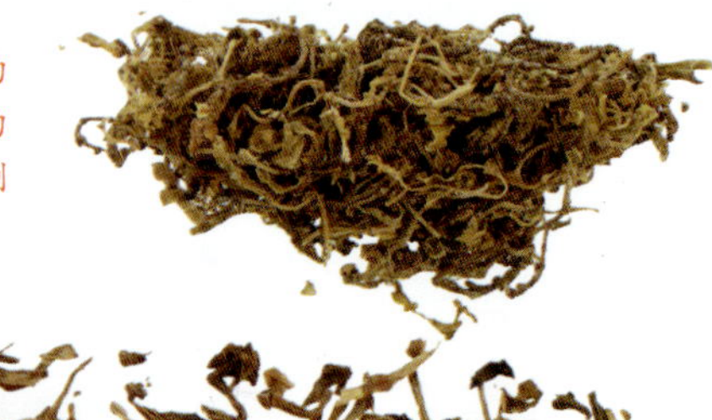

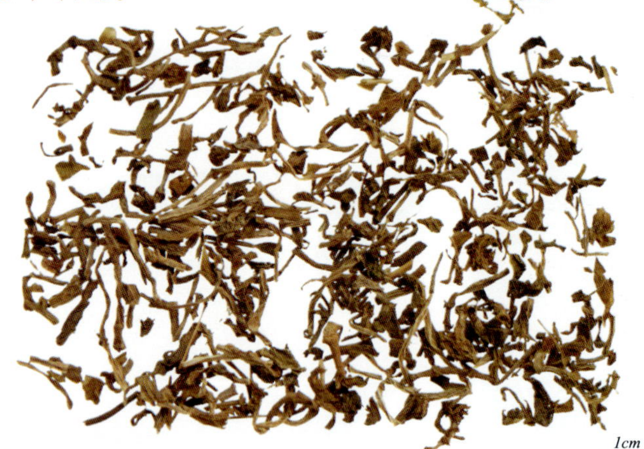

垂盆草段

验方精选：

①**肺痈：**垂盆草 30~60 克，冬瓜仁、薏苡仁、鱼腥草各 15 克，水煎服。②**咽喉炎、扁桃体炎：**鲜垂盆草 60 克洗净，捣烂绞汁，含漱并服下。③**静脉炎、肌肉局部热痛：**鲜垂盆草洗净捣烂，加酒精调敷患处。

金钱草

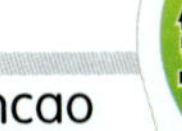

Jinqiancao

利湿退黄，利尿通淋，解毒消肿

来源产地： 为报春花科植物过路黄 *Lysimachia christinae* Hance 的干燥全草。主产于四川。

性味功用： 甘、咸，微寒。用于湿热黄疸，胆胀胁痛，石淋，热淋，小便涩痛，痈肿疔疮，蛇虫咬伤。15~60 克。

速认指南： 为不规则的段。茎棕色或暗棕红色，有纵纹[1]，实心。叶对生[2]，展平后呈宽卵形或心形[3]，上表面灰绿色或棕褐色[4]，下表面色较浅[5]，主脉明显突起，用水浸后，对光透视可见黑色或褐色条纹。气微，味淡。

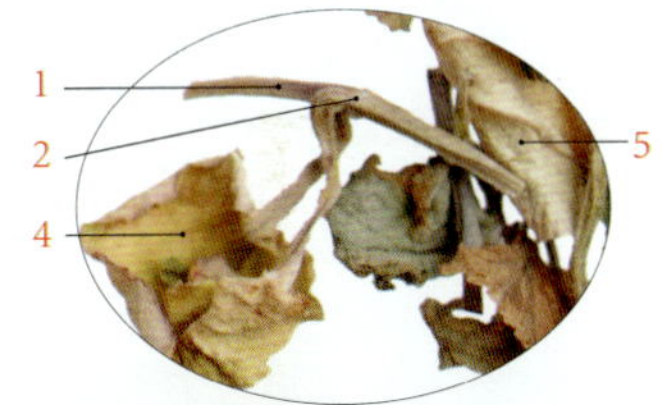

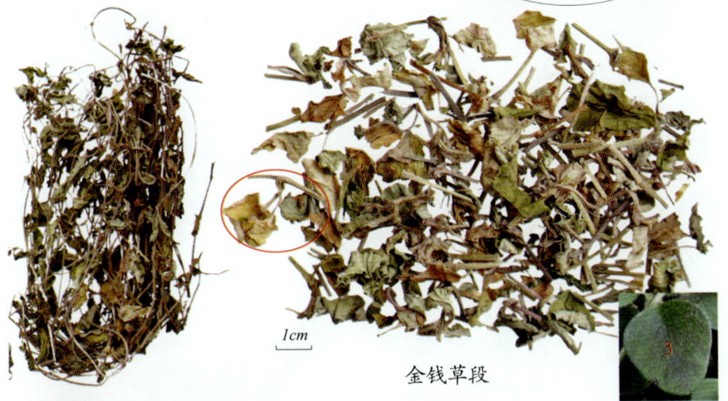

金钱草段

展开的叶片

验方精选：

①**泌尿系结石：** 金钱草、海金沙各 20~30 克，石韦 15~20 克，水煎服，每日 1 剂，平均服药 21 剂。②**小儿神经性尿频：** 金钱草、车前、凤尾草、地锦草各 10 克，通草、甘草、灯心草各 3 克，水煎服。

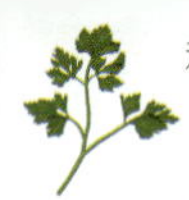

鸡骨草

Jigucao

利湿退黄，清热解毒，疏肝止痛

来源产地： 为豆科（蝶形花科）植物广州相思子 *Abrus cantoniensis* Hance 的干燥全株。主产于广西南宁，广东定安、东莞、顺德。

性味功用： 甘、微苦，凉。用于湿热黄疸，胁肋不舒，胃脘胀痛，乳痈肿痛。15~30 克。

速认指南： 为不规则的段。根表面灰棕色，粗糙，有细纵纹[1]，质硬。茎直径约 0.2 厘米；灰棕色至紫褐色，小枝纤细[2]，疏被短柔毛。羽状复叶互生，小叶矩圆形[3]，长 0.8~1.2 厘米；先端平截，有小突尖[4]，下表面被伏毛[5]。气微香，味微苦。

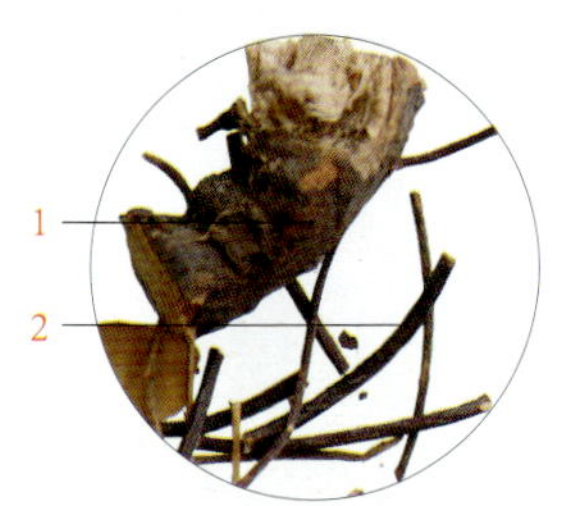

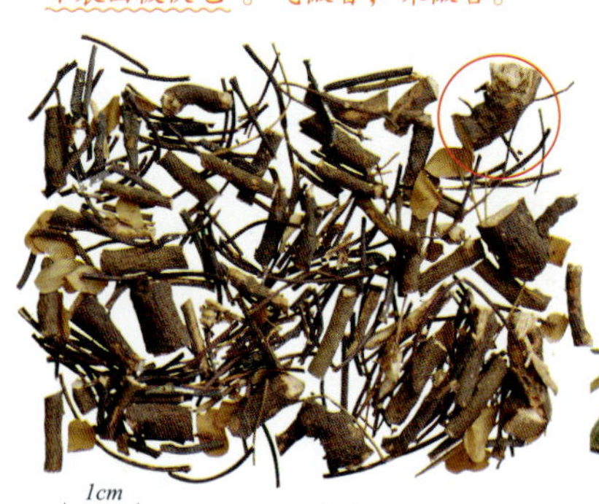

鸡骨草段

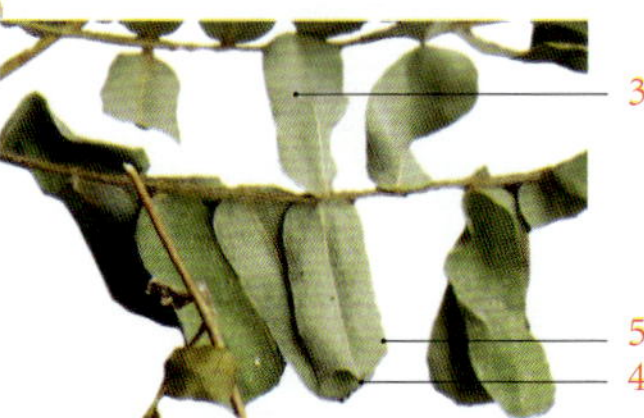

鸡骨草叶

验方精选：

湿热黄疸：鸡骨草、田基黄各 15 克，山栀 12 克，水煎，分 3 次服。

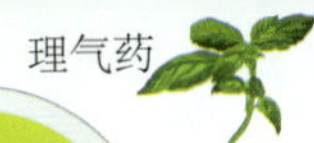

陈皮

Chenpi

理气健脾，燥湿化痰

来源产地： 为芸香科植物橘 *Citrus reticulata* Blaneo 及其栽培变种的干燥成熟果皮。药材分为“陈皮”和“广陈皮”。主产于四川、广东、福建、浙江等地，以广东新会为道地产区。

性味功用： 苦、辛，温。用于脘腹胀满，食少吐泻，咳嗽痰多。3~10 克。

速认指南： 呈不规则的条状或丝状。外表面橙红色或红棕色，有细皱纹及凹下的点状油室[1]；内表面浅黄白色，粗糙[2]，附黄白色或黄棕色筋络状维管束[3]。气香，味辛、苦。

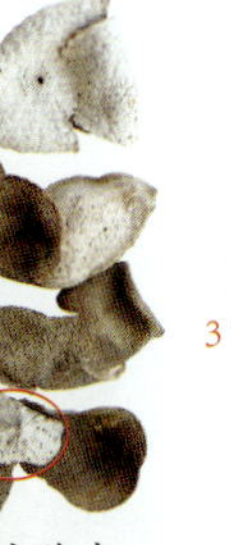

广陈皮

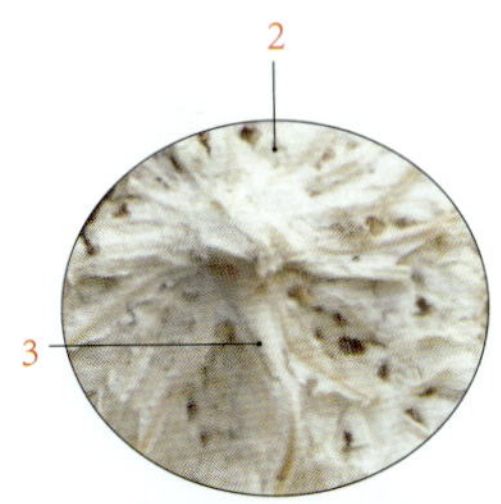

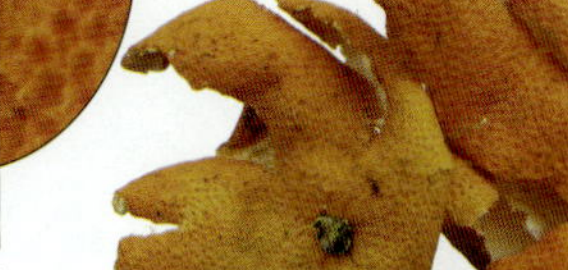

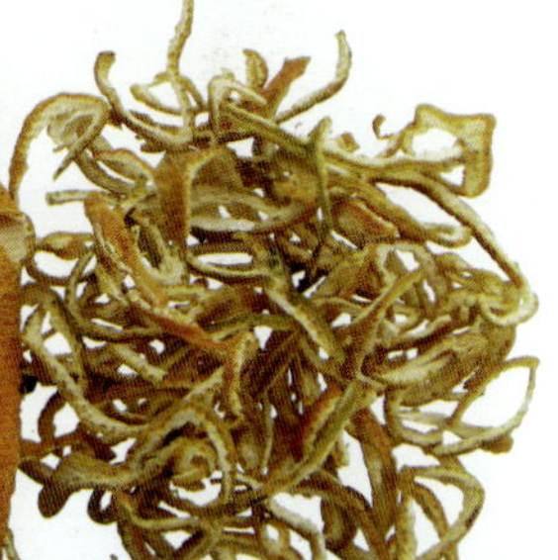

陈皮与陈皮丝

验方精选：

①**胃脘胀痛：** 陈皮、苍术各 8 克，厚朴 10 克，水煎服。
②**胃寒气逆呕吐：** 陈皮、生姜各 6 克，半夏 8 克，水煎服。
③**醉酒或伤酒呕吐、干渴：** 陈皮、葛花各 9 克，水煎代茶。

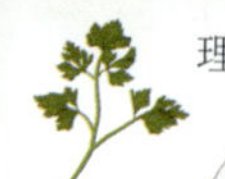

橘红

Juhong

理气宽中，燥湿化痰

来源产地： 为芸香科植物橘 *Citrus reticulata* Blanco 及其栽培变种的干燥外层果皮。主产于四川、广东、福建、浙江等地。

性味功用： 辛、苦，温。用于咳嗽痰多，食积伤酒，呕恶痞闷。3~10 克。

速认指南： 呈不规则薄片状，边缘皱缩向内卷曲[1]。外表面黄棕色或橙红色[2]，存放后呈棕褐色，密布黄白色突起或凹下的油室[3]。内表面黄白色，密布凹下透光小圆点[4]。质脆易碎。气芳香，味微苦、麻。

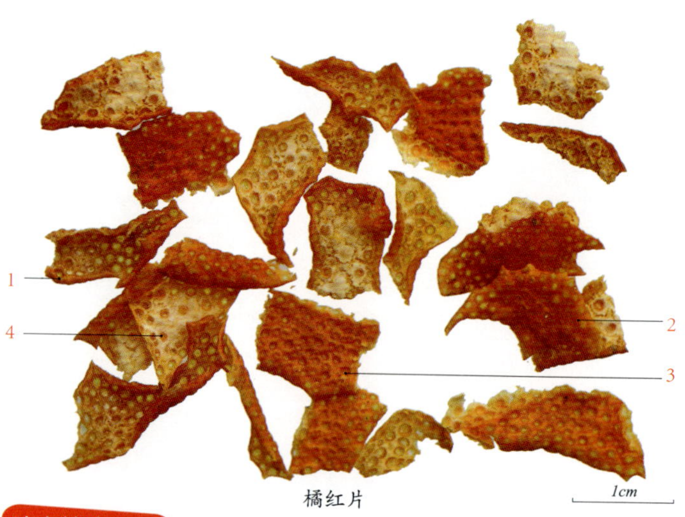

橘红片

验方精选：

①**痛经：**橘红 60 克，延胡索、当归各 30 克，研末，酒煮米糊为丸，每次 20~30 克，空腹米汤送服。②**寒邪肺咳：**橘红 3 克，百部、紫菀、桔梗、白前各 5 克，甘草(炙)2 克，水煎服。

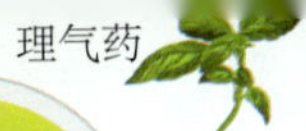

橘核

Juhe

理气，散结，止痛

来源产地： 为芸香科植物橘 *Citrus reticulata* Blanco 及其栽培变种的干燥成熟种子。主产于四川、广东、福建、浙江等地。

性味功用： 苦，平。用于疝气疼痛，睾丸肿痛，乳痈乳癖。3~9 克。

速认指南： 略呈卵形，长 0.8~1.2 厘米，直径 0.4~0.6 厘米；表面淡黄白色或淡灰白色，光滑[1]，一侧有种脊棱线[2]，一端钝圆[3]，另端渐尖成小柄状[4]；内、外种皮薄，子叶 2，黄绿色，有油性；气微，味苦。**盐橘核**形如橘核，表面微黄色，有焦斑，味微咸。

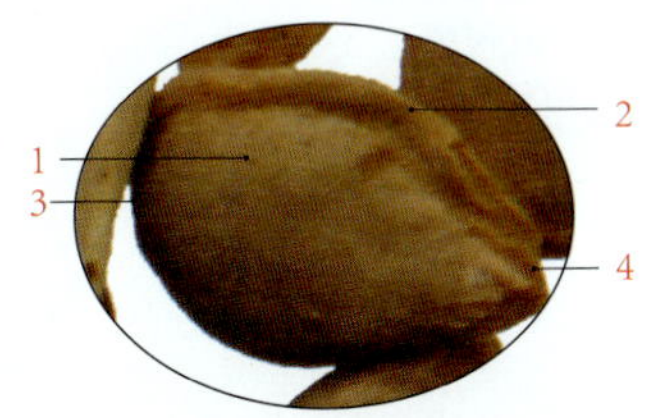

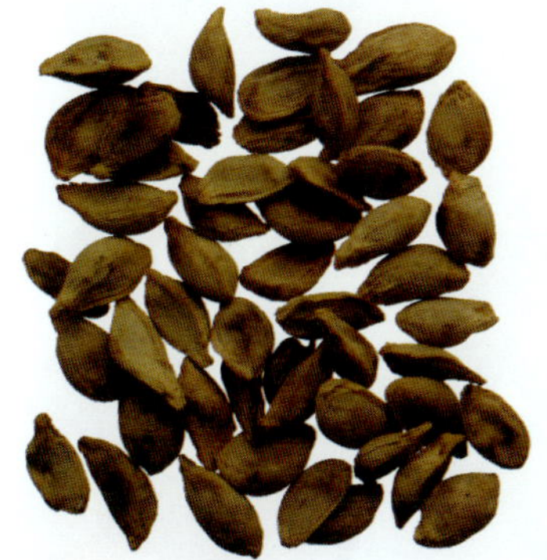

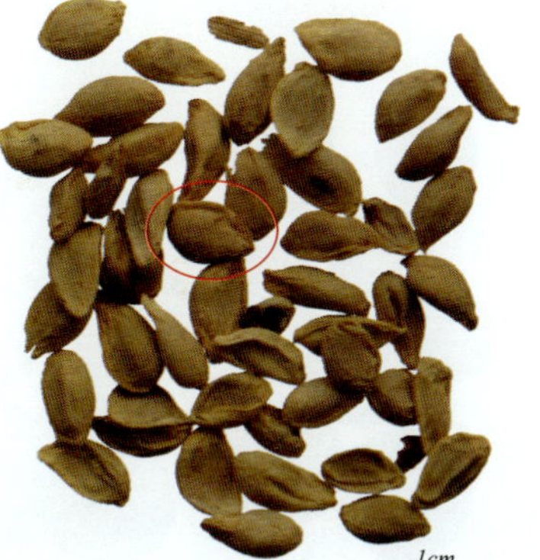

盐橘核（左）和橘核（右）

验方精选：

①**寒疝腹痛、睾丸肿痛：** 橘核、荔枝核、瓜蒌仁各 15 克，小茴香 6 克，水煎服。②**疝气痛：** 橘核、川楝子各 9 克，乌药、小茴香各 8 克，水煎服。

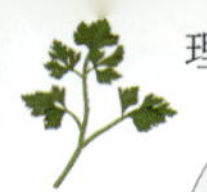

青皮

Qingpi

疏肝破气，消积化滞

来源产地： 为芸香科植物橘 *Citrus reticulata* Blanco 及其栽培变种的干燥幼果或未成熟果实的果皮。主产于福建、广西、浙江、陕西等地。

性味功用： 苦、辛，温。用于胸胁胀痛，疝气，乳核，乳痈，食积腹痛。3~10 克。

速认指南： 呈类圆形厚片或不规则丝状；表面灰绿色或黑绿色，密生多数油室[1]，切面黄白色或淡黄棕色[2]，有时可见瓤囊 8~10 瓣[3]，淡棕色；气香，味苦、辛。**醋青皮**形如青皮，色泽加深，略有醋香气，味苦、辛。

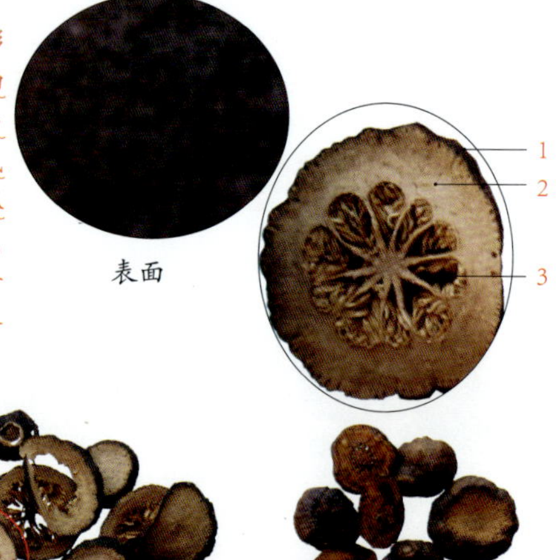

表面

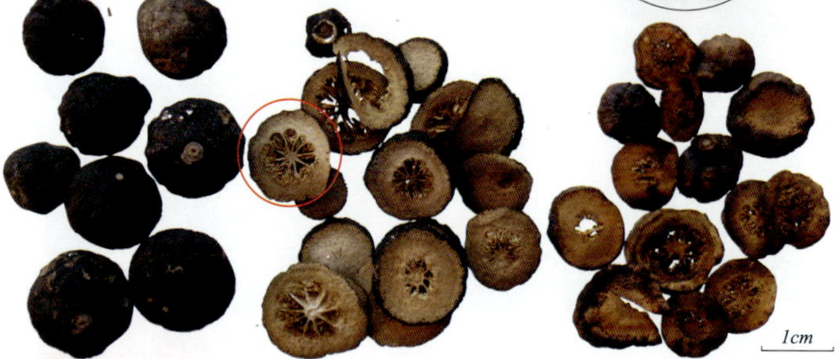

青皮（左）、青皮片（中）和醋青皮（右）

验方精选：

①**胆囊炎：** 青皮 9 克，龙胆草 10 克，蒲公英 15 克，半枝莲 24 克，水煎服。②**跌打胁痛：** 青皮 3 克，白前 15 克，香附 9 克，水煎服。

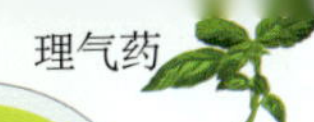

枳实

Zhishi

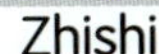

破气消积，化痰散痞

来源产地： 为芸香科植物甜橙 *Citrus sinensis* Osbeck 等的干燥幼果。主产于广东、广西、四川、贵州。

性味功用： 苦、辛、酸，微寒。用于积滞内停，痞满胀痛，泻痢后重，大便不通，痰滞气阻，胸痹，结胸，脏器下垂。3~10 克。孕妇慎用。

速认指南： 为不规则弧状条形或圆形薄片；切面外果皮黑绿色至暗棕色[1]，中果皮部分黄白色至黄棕色[2]，近外缘有 1~2 列点状油室[3]，条片内侧或圆片中央具棕褐色瓤囊[4]；气清香，味苦、微酸。**麸炒枳实**形如枳实，色较深，有的有焦斑；气焦香。

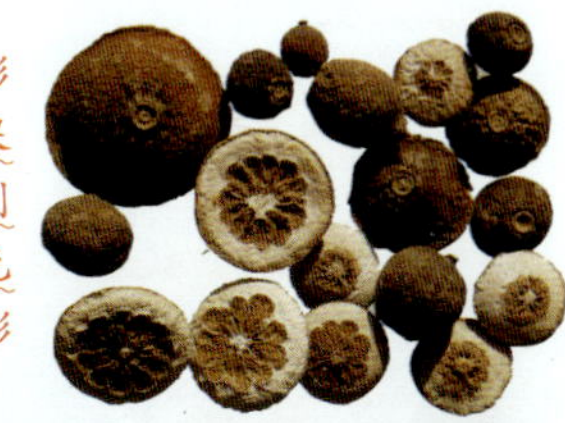

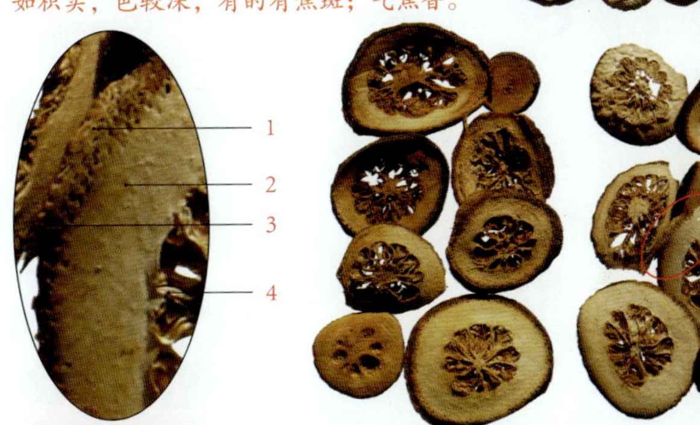

麸炒枳实（左）和枳实片（右）

验方精选：

①**积滞内停而脘腹痞满、嗳腐不食：** 枳实、厚朴、白术各 9 克，麦芽 15 克，半夏 6 克，陈皮 8 克，水煎服。②**热结便秘：** 枳实、厚朴、芒硝（冲服）各 9 克，大黄 8 克，水煎服。

附注：同科植物酸橙 *C. aurantium* L. 及其栽培变种的干燥幼果同等入药。主产于湖南、四川、江西。

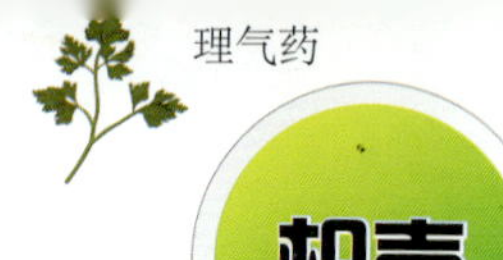

枳壳

Zhiqiao

理气宽中，行滞消胀

来源产地： 为芸香科植物酸橙 *Citrus aurantium* L. 及其栽培变种的干燥未成熟果实。以江西樟树、湖南沅江、重庆万州为道地产区。

性味功用： 苦、辛、酸，微寒。用于胸胁气滞，胀满疼痛，食积不化，痰饮内停，脏器下垂。3~10 克。孕妇慎用。

速认指南： 为不规则弧状条形薄片；切面外果皮棕褐色至褐色[1]，中果皮黄白色至黄棕色[2]，近外缘有 1~2 列点状油室[3]，内侧有的有少量紫褐色瓤囊[4]。**麸炒枳壳**形如枳壳，色较深，偶有焦斑。

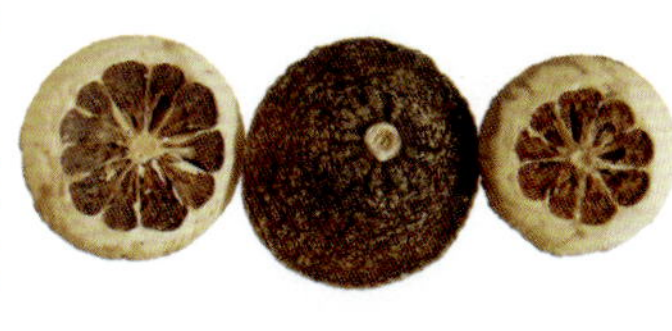

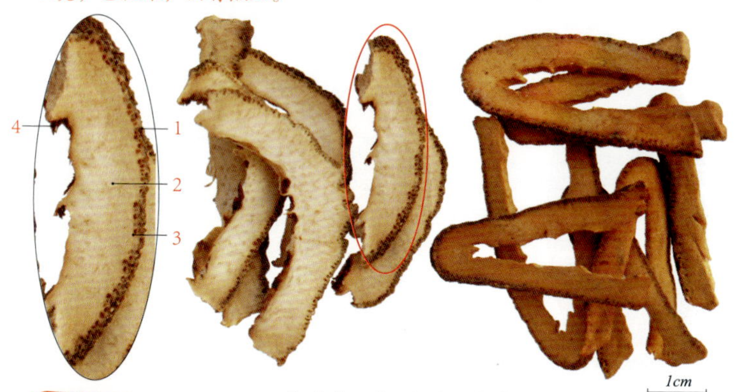

枳壳条（左）与麸炒枳壳（右）

验方精选：

①**慢性胃炎疲闷饱胀：**枳壳、石菖蒲根、小茴香（炒）各 30 克，烧酒 1 千克，浸泡 10 日后可用，每日 2 次，饭后适量饮服。②**子宫脱垂：**枳壳、蓖麻根各 9 克，水煎对鸡汤服，每日 2 次。③**风疹痒不止：**枳壳 9 克，麸炒微黄，去瓤，为末，每次服 0.6 克。

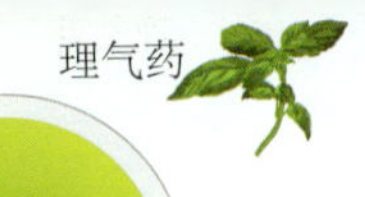

佛手

Foshou

疏肝理气，和胃止痛，燥湿化痰

来源产地： 为芸香科植物佛手 *Citrus medica* L. var. *sarcodactylis* Swingle 的干燥果实。主产于四川、广东等地。

性味功用： 辛、苦、酸，温。用于肝胃气滞，胸胁胀痛，胃脘痞满，食少呕吐，咳嗽痰多。3~10 克。

速认指南： 为类椭圆形或卵圆形的薄片，常皱缩或卷曲，长 6~10 厘米，宽 3~7 厘米，厚 0.2~0.4 厘米。顶端常有 3~5 个手指状的裂瓣[1]，基部略窄。外皮黄绿色或橙黄色，有皱纹及油点[2]。果肉散在凹凸不平的线状或点状维管束[3]。质硬而脆，受潮后柔韧。气香，味微甜后苦。

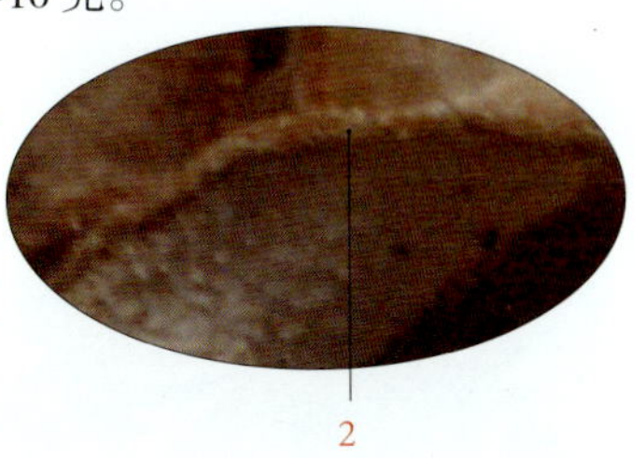

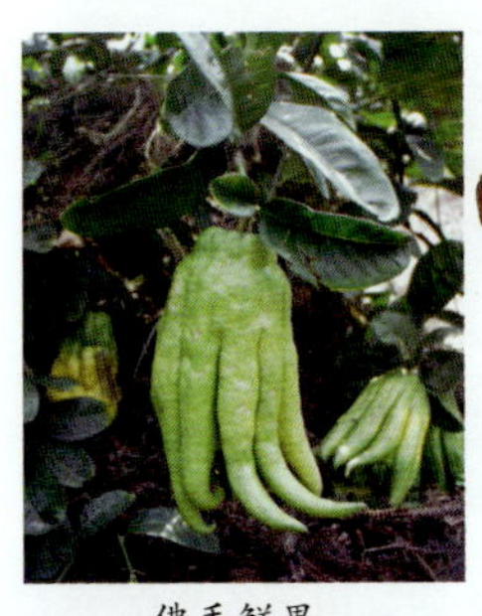

佛手鲜果

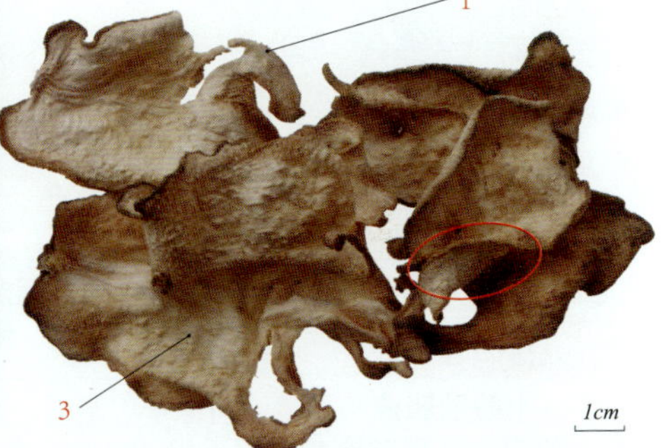

佛手片

验方精选：

①**慢性胃炎（胃脘胀痛）：**鲜佛手 20 克，开水冲泡，代茶饮；或佛手、延胡索各 6 克，水煎服。②**食欲不振、脘腹痞满：**佛手、陈皮各 6 克，麦芽、神曲各 10 克，水煎服。③**慢性支气管炎咳嗽痰多：**佛手、姜半夏各 8 克，水煎服。

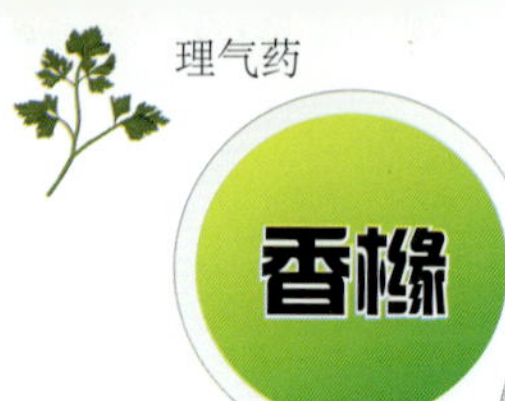

香橼

Xiangyuan

疏肝理气，宽中，化痰

来源产地： 为芸香科植物枸橼 *Citrus medica* L. 等的干燥成熟果实。主产于云南玉溪、思茅、丽江，广西柳州，重庆綦江。

性味功用： 辛、苦、酸，温。用于肝胃气滞，胸胁胀痛，脘腹痞满，呕吐嗳气，痰多咳嗽。3~10 克。

速认指南： 呈丝状或不规则小块。外果皮散有凹入的油点[1]；中果皮黄白色[2]；瓤囊棕色或淡红棕色[3]。质柔韧。气香，味酸而苦。

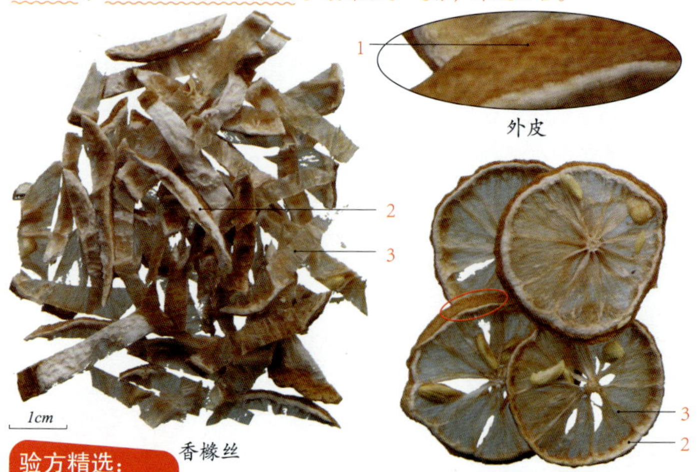

香橼丝

验方精选：

①**胁肋胀痛：** 香橼、川楝子、柴胡、香附、川芎各 9 克，水煎服。②**胃脘胀痛：** 鲜香橼 500 克，食盐 60 克，腌制，用时每次取 6 克，水煎服或开水泡服；或香橼、枳壳、生姜各 9 克，黄连 1 克，水煎服。③**咳嗽痰多：** 香橼 9 克，半夏、陈皮各 8 克，茯苓 15 克，紫苏子 12 克，水煎服。

附注：同科植物香圆 *C. wilsonii* Tanaka 的干燥成熟果实同等入药。主产于浙江嵊县、慈溪、衢州，江苏苏州、南通、常州、泰州。

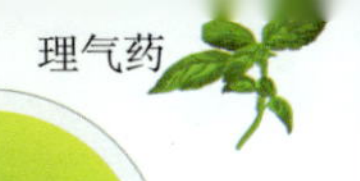

木香

Muxiang

行气止痛，健脾消食

来源产地： 为菊科植物木香 *Aucklandia lappa* Decne. 的干燥根。主产于湖北、甘肃、四川、云南，以云南丽江、迪庆为道地产区。

性味功用： 辛、苦，温。用于胸胁、脘腹胀痛，泻痢后重，食积不消，不思饮食。**煨木香**实肠止泻，用于泄泻腹痛。3~6 克。

速认指南： 类圆形或不规则的厚片；外表皮黄棕色至灰褐色[1]，有纵皱纹；切面棕黄色至棕褐色[2]，中部有明显菊花状的放射状纹理[3]，形成层环棕色[4]，褐色油点（油室）散在[5]；气香特异，味微苦。**煨木香**形如木香，气微香，味微苦。

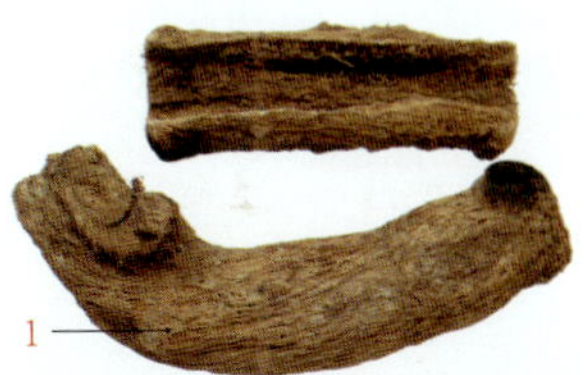

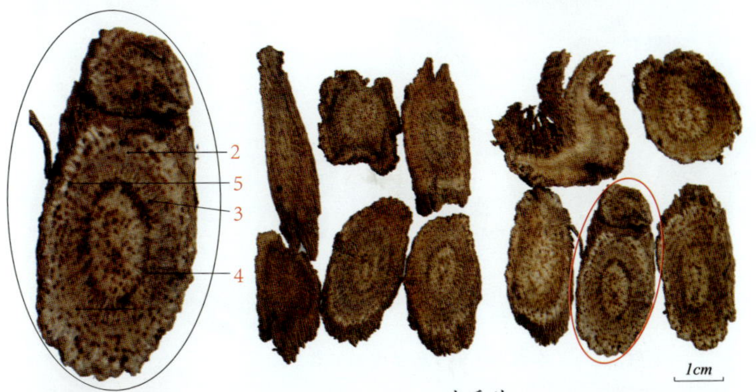

木香片

验方精选：

①**胃痛：**木香 3 克，制香附、南山楂、神曲各 9 克，水煎服。②**脾虚腹泻：**木香、白术各 6 克，太子参、茯苓、葛根各 9 克，甘草、砂仁各 3 克，水煎服。③**肋间神经痛：**木香 6 克，川楝子 9 克，三叉苦、七叶莲各 15 克，水煎服。

香附

Xiangfu

疏肝解郁，理气宽中，调经止痛

来源产地： 为莎草科植物莎草 *Cyperus rotundus* L. 的干燥根茎。以山东泰安、郯城、莒南、日照、临沂，河南嵩县、伊川、洛宁、汝阳为道地产区。

性味功用： 辛、微苦、微甘，平。用于肝郁气滞，胸胁胀痛，疝气疼痛，乳房胀痛，脾胃气滞，脘腹痞闷，胀满疼痛，月经不调，经闭痛经。6~10 克。

速认指南： 呈不规则的厚片或颗粒状；外表皮棕褐色或黑褐色[1]，有时可见环节[2]；切面色白或黄棕色[3]，内皮层环纹明显[4]；气香，味微苦。**醋香附**形如香附，微有醋香气。

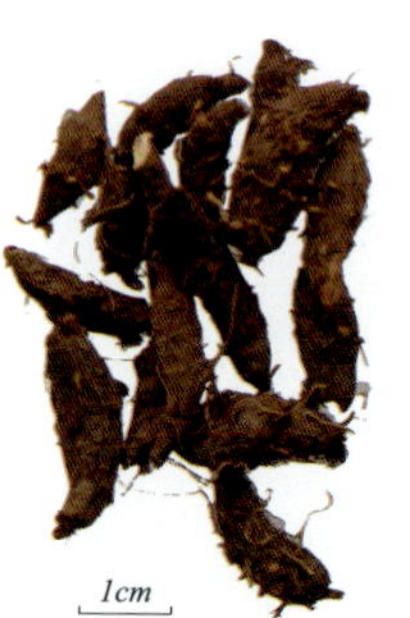

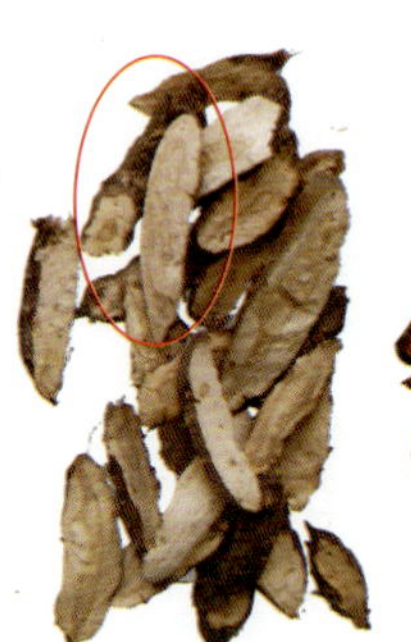

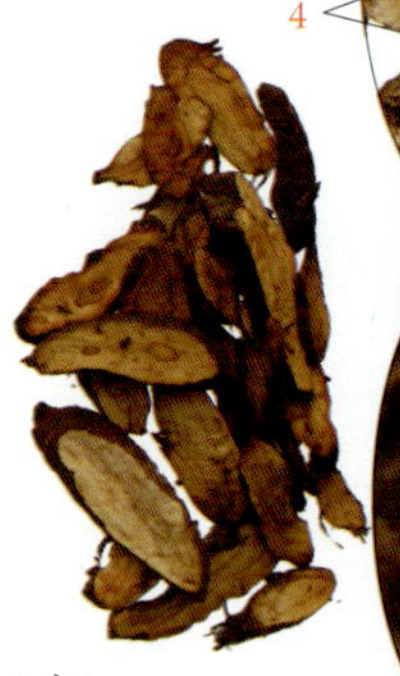

香附（左）、香附片（中）和醋香附（右）

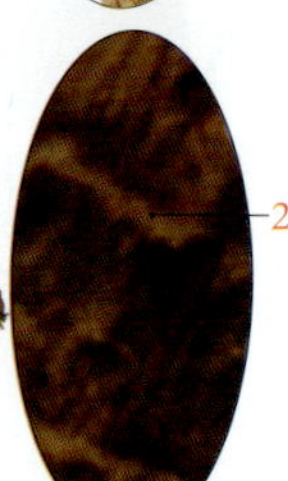

表面

验方精选：

①**胃痛：** 制香附 10 克，川木香 5 克，延胡索 9 克，荜澄茄果实 3 克，金银花 15 克，水煎服。②**闭经：** 制香附、王不留行各 10 克，鸡血藤 18 克，川芎、路路通、莪术各 9 克，水煎服。③**痛经：** 制香附 10 克，川楝子、延胡索、乌药各 9 克，丹参 6 克，水煎服。

乌药

Wuyao

行气止痛，温肾散寒

来源产地： 为樟科植物乌药 *Lindera aggregate*（Sims）Kosterm. 的干燥块根。主产于浙江金华，湖南邵东、涟源、邵阳，以浙江金华为道地产区。

性味功用： 辛，温。用于寒凝气滞，胸腹胀痛，气逆喘急，膀胱虚冷，遗尿尿频，疝气疼痛，经寒腹痛。6~10 克。

速认指南： 呈类圆形的薄片。外表皮黄棕色或黄褐色[1]。切面黄白色或淡黄棕色[2]，射线放射状[3]，可见年轮环纹[4]。气香，味微苦、辛，有清凉感。

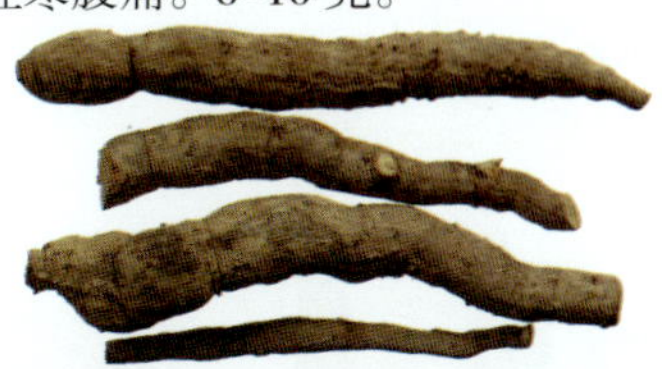

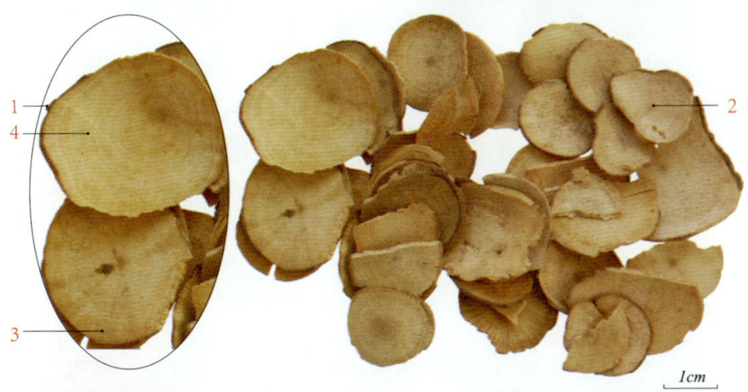

乌药片

验方精选：

①**气滞胃痛：** 乌药、制香附各 9 克，川木香 3 克，水煎服。②**痛经：** 乌药、白芍各 10 克，川楝子、延胡索各 9 克，当归 6 克，水煎服。③**胸胁疼痛：** 乌药、丝瓜络各 10 克，柴胡 9 克，三叉苦 15 克，水煎服。

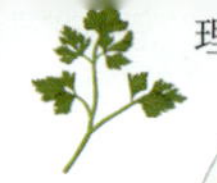

沉香

Chenxiang

行气止痛，温中止呕，纳气平喘

来源产地： 为瑞香科植物白木香 *Aquilaria sinensis*（Lout.）Gilg 含有树脂的木材。主产于海南、广东、广西等地。

性味功用： 辛、苦，微温。用于胸腹胀闷疼痛，胃寒呕吐呃逆，肾虚气逆喘急。1~5 克，后下。

速认指南： 呈不规则薄片或小碎块。切面可见黑褐色树脂与黄白色木部相间的斑纹[1]，气芳香，味苦。燃烧时有油渗出，发浓烟，香气浓烈。

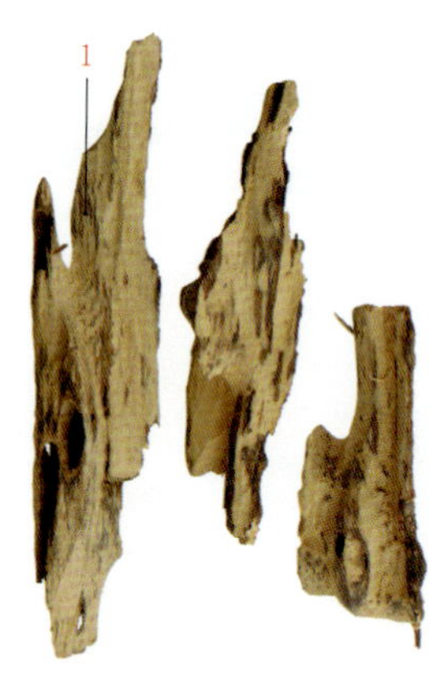

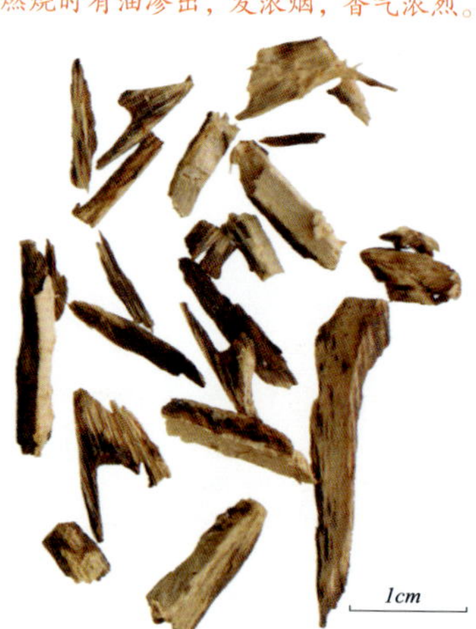

沉香块

验方精选：

①**消化性溃疡、慢性胃炎：** 沉香、三七各 3 克，黄连、川贝母各 5 克，白及 15 克，共研末为散，装入胶囊中备用。每次 8 粒(含生药 4.5 克)，每日 3 次，空腹服，3 个月为一疗程。②**支气管哮喘：** 沉香 1.5 克，侧柏叶 3 克，共研细末，睡前顿服。③**小儿便秘：** 沉香、槟榔、炒乌药、陈皮、厚朴花、枳壳、木香各 4 克，生大黄 3 克（另包泡服），水浓煎，每日 1 剂，分多次喂服。

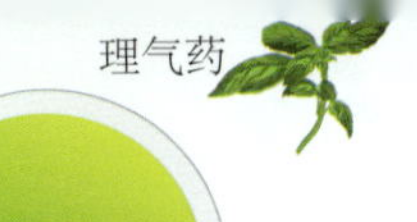

川楝子

Chuanlianzi

疏肝泄热，行气止痛，杀虫

来源产地： 为楝科植物川楝 *Melia toosendan* Sieb. et Zucc. 的干燥成熟果实。主产于四川、湖北、安徽、江苏、贵州等地。

性味功用： 苦，寒；有小毒。用于肝郁化火，胸胁、脘腹胀痛，疝气疼痛，虫积腹痛。5~10 克；外用适量，研末调涂。

速认指南： 呈类球形，直径 2~3.2 厘米；表面金黄色至棕黄色，微有光泽，少数表皮凹陷或皱缩[1]，具深棕色小点[2]；基部凹陷，有果梗痕[3]；外果皮革质，果肉松软，淡黄色[4]，遇水润湿显黏性；气特异，味酸、苦。**炒川楝子**表面焦黄色，偶见焦斑；气焦香，味酸、苦。

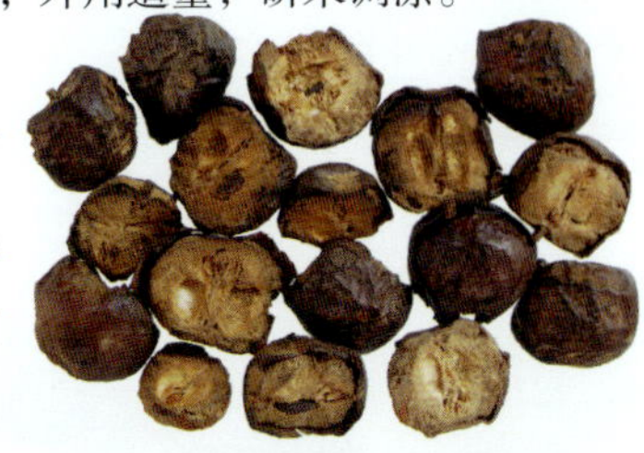

炒川楝子

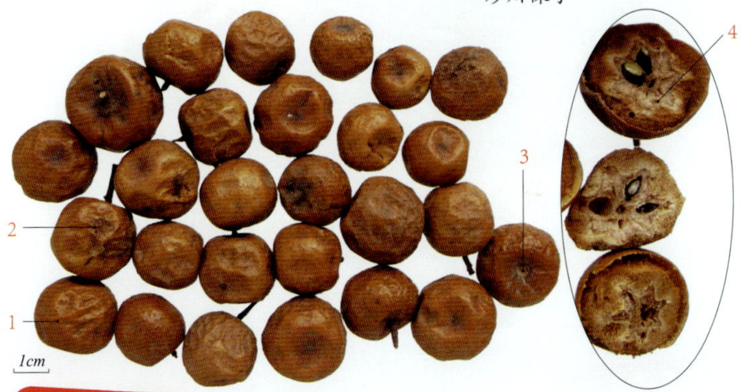

验方精选：

①**胆石症：** 川楝子、延胡索各 30 克，研细末，每次服 3 克，每日 2~3 次。②**疝气痛：** 川楝子、橘核各 9 克，乌药、小茴香各 8 克，水煎服。

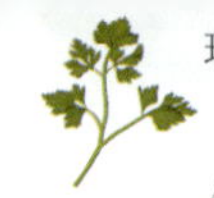

檀香

Tanxiang

行气温中，开胃止痛

来源产地： 为檀香科植物檀香 *Santalum album* L. 树干的干燥心材。为进口药材，主产于印度、澳大利亚、印度尼西亚，我国广东、海南、云南等有引种栽培。

性味功用： 辛，温。用于寒凝气滞，胸膈不舒，胸痹心痛，脘腹疼痛，呕吐食少。2~5 克。

速认指南： 为不规则的小碎块。表面灰黄色或黄褐色，光滑细腻，显油迹，纵向纹理顺直 1。气清香，燃烧时香气更浓；味淡，嚼之微有辛辣感。

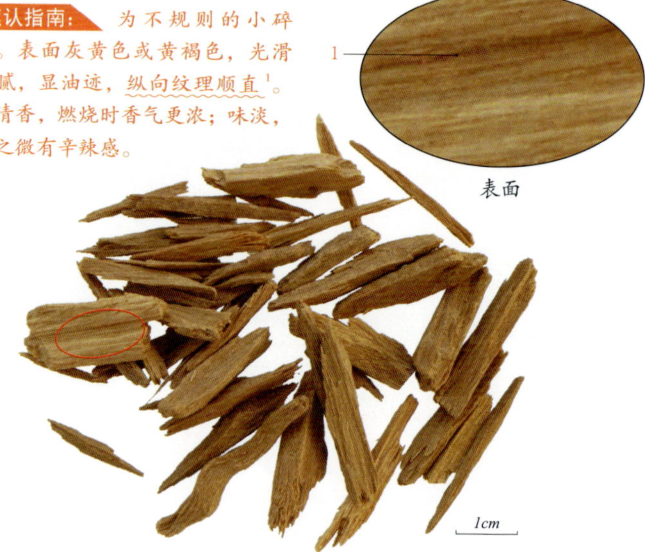

表面

檀香块

验方精选：

①**冠心病：** 檀香 3 克，砂仁 5 克，丹参 30 克，水煎服。

②**胃脘寒痛、呕吐食少：** 檀香 3~5 克，研为极细末，干姜汤泡服。

③**高脂血症：** 檀香、丹参、砂仁、山楂、何首乌各适量，水煎服，1 个月为一疗程。

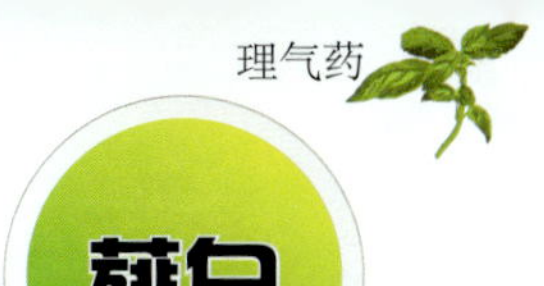

薤白

Xiebai

通阳散结，行气导滞

来源产地： 为百合科植物小根蒜 *Allium macrostemon* Bge. 等的干燥鳞茎。主产于黑龙江、吉林、辽宁、河北、江苏、湖北。

性味功用： 辛、苦，温。用于胸痹心痛，脘腹痞满胀痛，泻痢后重。5~10 克。

速认指南： 饮片呈不规则卵圆形，高 0.5~1.5 厘米，直径 0.5~1.8 厘米。表面黄白色或淡黄棕色，皱缩，半透明，有类白色膜质鳞片包被[1]，底部有突起的鳞茎盘[2]。质硬，角质样。有蒜臭，味微辣。

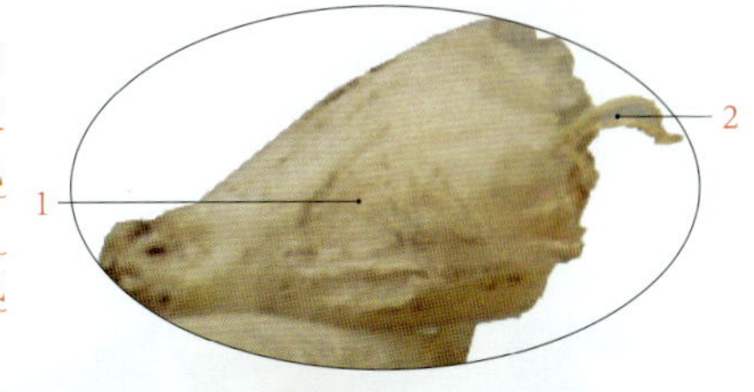

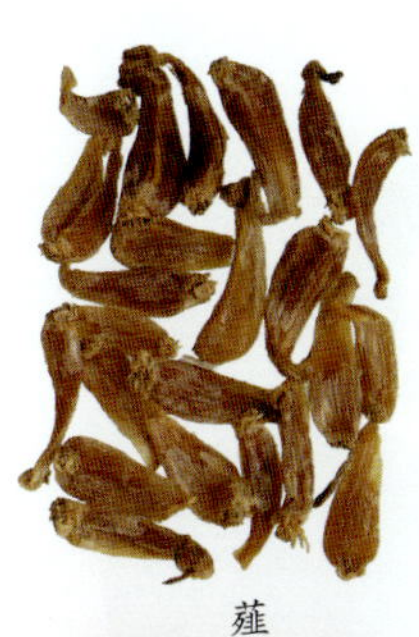

薤

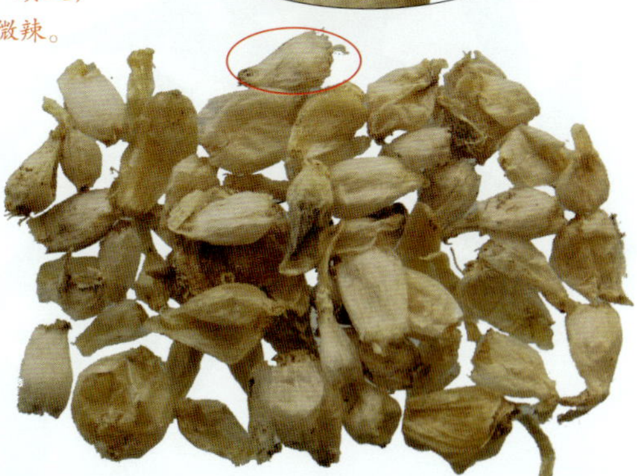

小根蒜

验方精选：

①**冠心病气急：** 薤白 12 克，栝楼实 24 克，白酒适量，水煎温服。②**冠心病胸痛彻背：** 薤白 9 克，栝楼实 24 克，半夏 12 克，白酒适量，水煎服。

附注：同科植物薤 *A. chinense* G. Don 的干燥鳞茎同等入药。主产于江苏、四川、贵州、湖北。

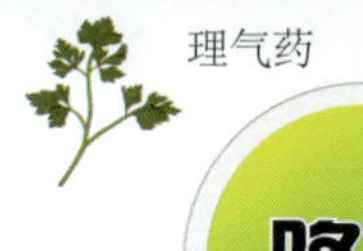

降香

Jiangxiang

化瘀止血，理气止痛

来源产地： 为豆科（蝶形花科）植物降香檀 *Dalbergia odorifera* T. Chen 树干和根的干燥心材。主产于海南东方、昌江、乐东、白沙、三亚。

性味功用： 辛，温。用于吐血，衄血，外伤出血，肝郁胁痛，胸痹刺痛，跌扑伤痛，呕吐腹痛。9~15 克，后下；外用适量，研细末敷患处。

速认指南： 呈不规则碎块或呈丝状。表面紫红色或红褐色[1]，有致密的纹理[2]。质硬，有油性。气微香，味微苦。

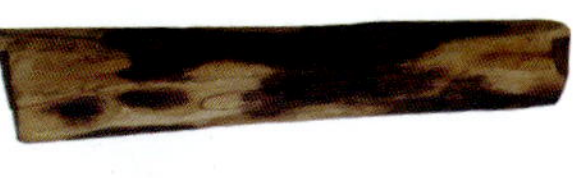

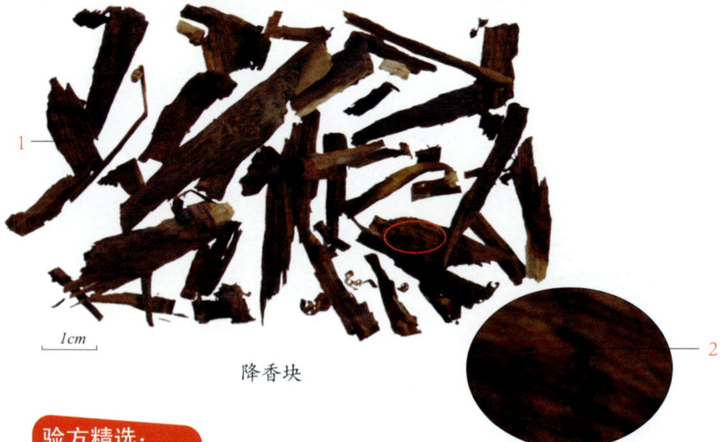

降香块

验方精选：

①**气血瘀滞之胸胁、心腹痛：** 降香 1~2 克，研末服。

②**跌打损伤：** 降香、紫金皮、补骨脂、无名异（酒淬）、川续断、琥珀（另研）、牛膝（酒浸一宿）、桃仁、当归、蒲黄各 30 克，大黄（湿纸裹煨）、朴硝（另研）各 45 克。上药共研细末，过筛，装瓶备用。每次 6 克，以苏木、当归煎汤，加酒适量送服。

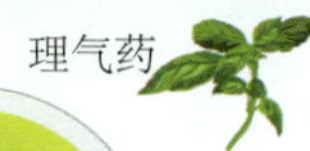

姜黄

Jianghuang

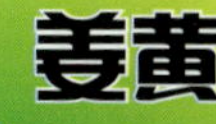

破血行气，通经止痛

来源产地： 为姜科植物姜黄 *Curcuma longa* L. 的干燥根茎。主产于四川犍为、双流、崇庆（崇州）。

性味功用： 辛、苦，温。用于胸胁刺痛，胸痹心痛，痛经经闭，癥瘕，风湿肩臂疼痛，跌扑肿痛。3~9 克；外用适量。

速认指南： 呈不规则或类圆形的厚片。外表皮深黄色，有时可见环节[1]。切面棕黄色至金黄色，角质样[2]，内皮层环纹明显[3]，维管束呈点状散在[4]。气香特异，味苦、辛。

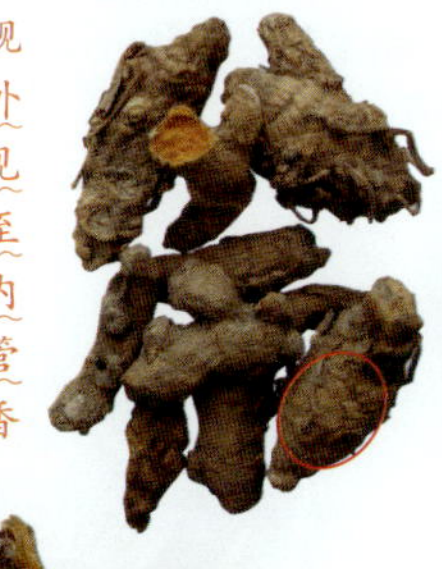

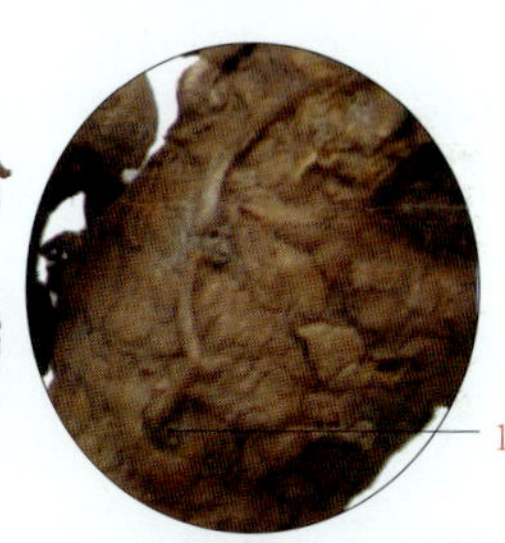

表皮

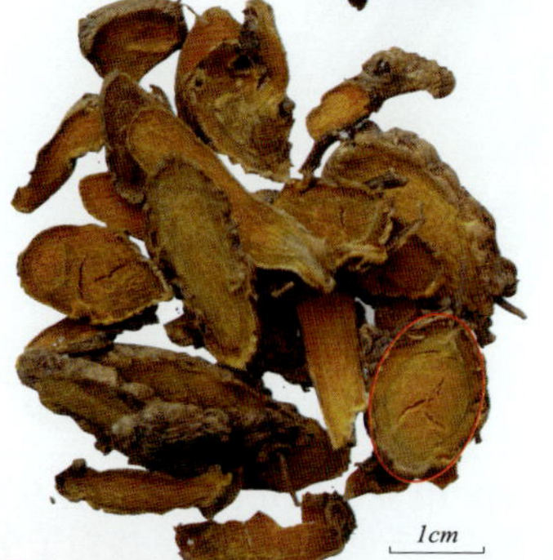

姜黄片

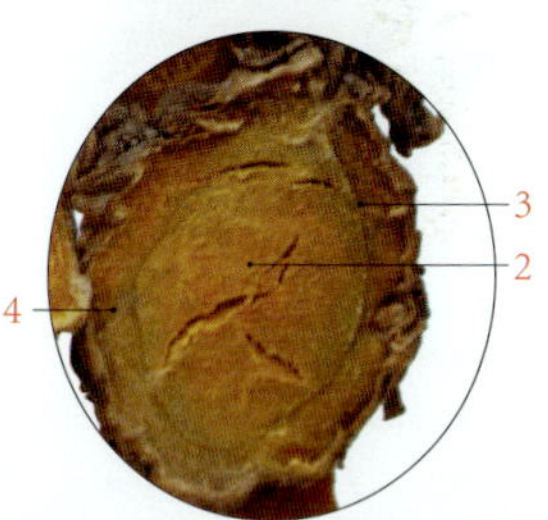

验方精选：

①**闭经：**姜黄、莪术、川芎各 9 克，桃仁 10 克，鸡血藤 20 克，水煎服。②**痛经：**姜黄、制香附、乌药、延胡索各 9 克，水煎服。③**跌打肿痛：**姜黄（研粉）、生大黄粉各适量，调茶水敷患处。

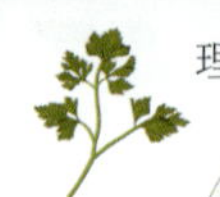

郁金

Yujin

活血止痛，行气解郁，清心凉血，利胆退黄

来源产地： 为姜科植物温郁金 *Curcuma wenyujin* Y. H. Chen et C. Ling 等的干燥块根。主产于浙江、四川、广西等地，温郁金以浙江瑞安为道地产区。

性味功用： 辛、苦，寒。用于胸胁刺痛，胸痹心痛，经闭痛经，乳房胀痛，热病神昏，癫痫发狂，血热吐衄，黄疸尿赤。3~10 克。不宜与丁香、母丁香同用。

速认指南： 呈椭圆形或长条形薄片。外表皮灰黄色、灰褐色至灰棕色[1]，具不规则的纵皱纹[2]。切面灰棕色、橙黄色至灰黑色，角质样[3]，内皮层环明显[4]。气微香，味微苦。

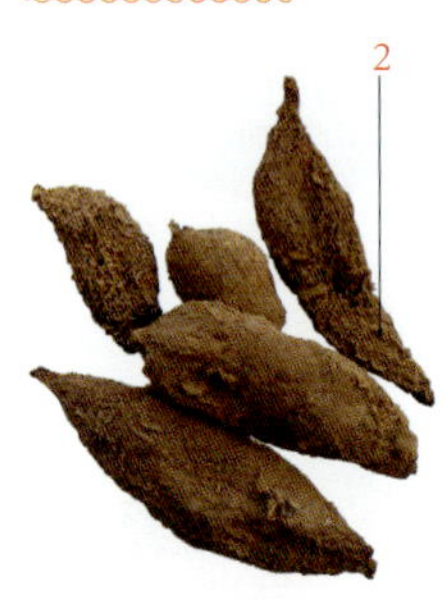

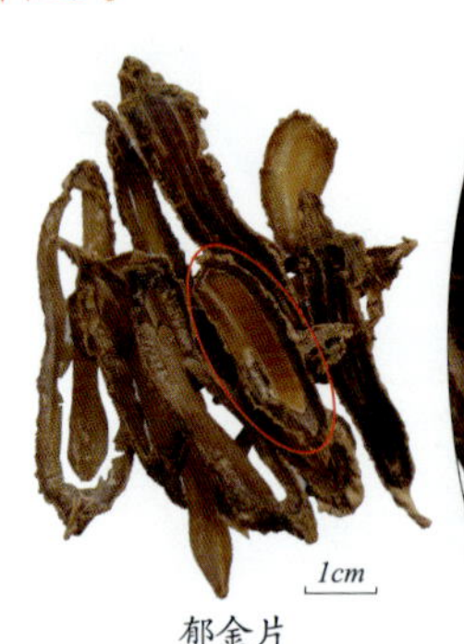

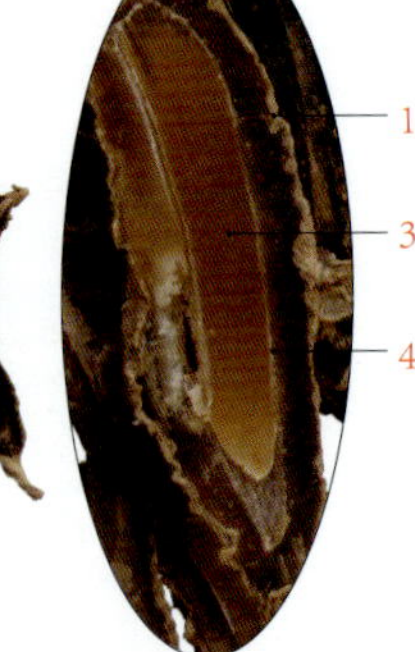

郁金片

验方精选：

①**胸闷：** 郁金、丝瓜络各 10 克，枳壳、紫苏梗各 9 克，水煎服。②**心烦胁痛不眠：** 郁金、千里光各 10 克，炒栀子 9 克，阴地蕨 15 克，水煎服。

附注：同科植物姜黄 *C. longa* L.、广西莪术 *C. kwangsiensis* S. G. Lee et C. F. Liang 或蓬莪术 *C. phaeocaulis* Val. 的干燥块根同等入药。温郁金和姜黄分别习称“温郁金”和“黄丝郁金”，其余按性状不同分为“桂郁金”或“绿丝郁金”。

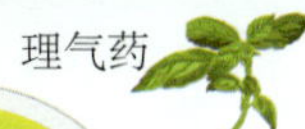

大腹皮

Dafupi

行气宽中，行水消肿

来源产地： 为棕榈科植物槟榔 *Areca catechu* L. 的干燥果皮。主产于海南屯昌、定安、陵水、崖州、琼东等。

性味功用： 辛，微温。用于湿阻气滞，脘腹胀闷，大便不爽，水肿胀满，脚气浮肿，小便不利。5~10 克。

速认指南： 为不规则的段。外果皮深棕色至近黑色[1]，具不规则的纵皱纹及隆起的横纹[2]。内果皮凹陷，褐色或深棕色，光滑呈硬壳状[3]。气微，味微涩。

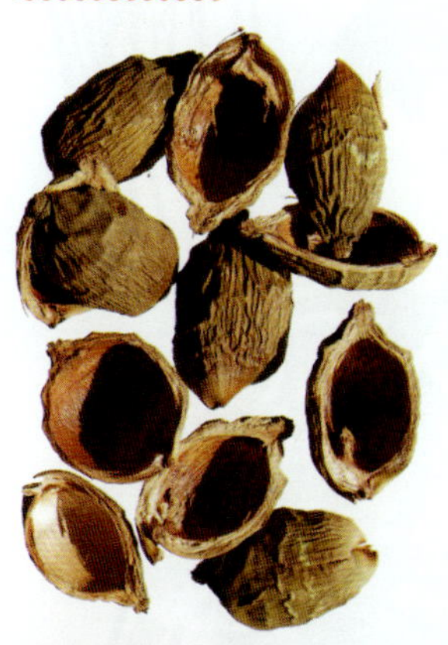

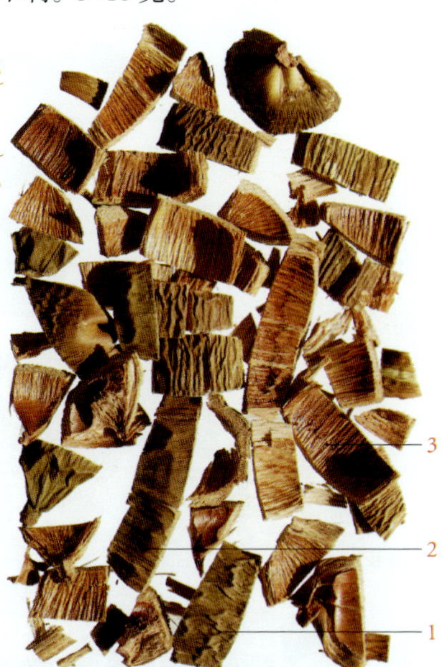

大腹皮段

验方精选：

①**脚气肿满：** 大腹皮、槟榔、郁李仁各 30 克，木香 15 克，木通、桑白皮、炒牵牛子各 60 克，捣筛为散，每次 12 克，入生姜、葱白适量，水煎送服。②**漏疮恶秽：** 大腹皮适量，煎水洗。

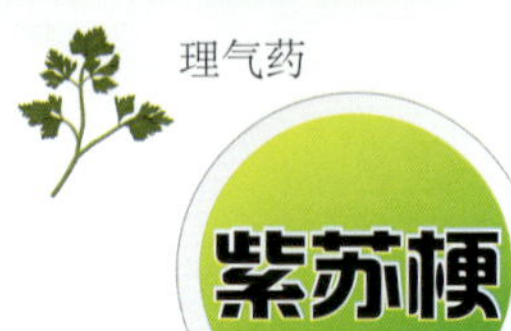

紫苏梗

Zisugeng

理气宽中，止痛，安胎

来源产地： 为唇形科植物紫苏 *Perilla frutescens*（L.）Britt. 的干燥茎。全国各地广泛栽培，以湖北产量最大。

性味功用： 辛，温。用于胸膈痞闷，胃脘疼痛，嗳气呕吐，胎动不安。5~10 克。

速认指南： 呈类方形的厚片。表面紫棕色或暗紫色[1]，有的可见对生的枝痕和叶痕。切面木部黄白色，有细密的放射状纹理[2]，髓部白色，疏松或脱落[3]。气微香，味淡。

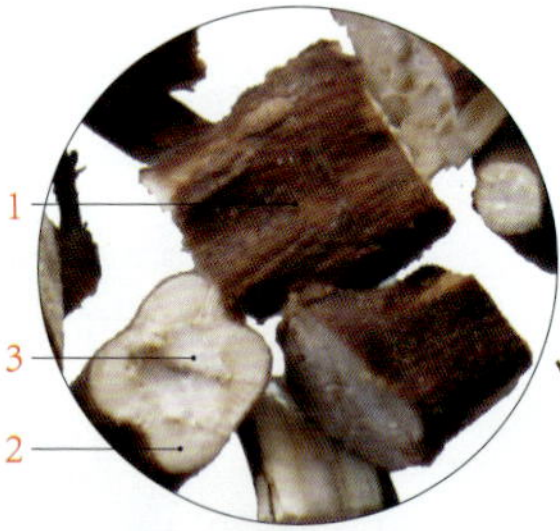

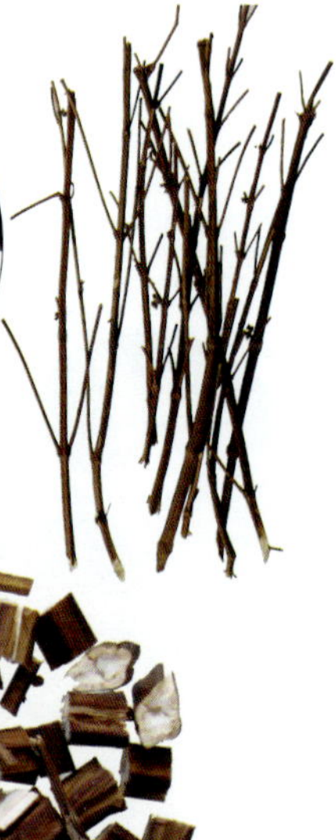

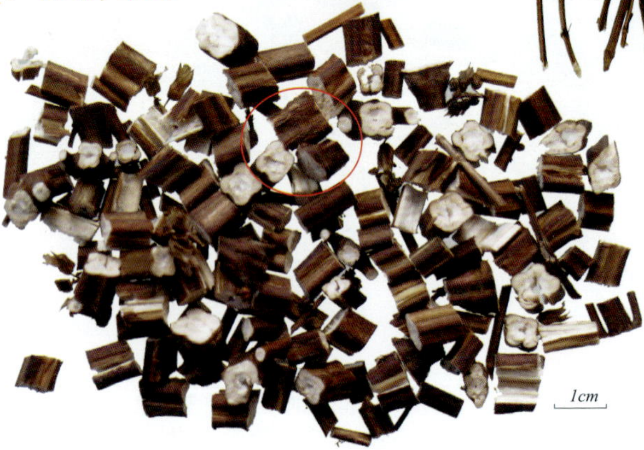

紫苏梗片

验方精选：

胸闷： 紫苏梗、枳壳各 9 克，郁金、丝瓜络各 10 克，水煎服。

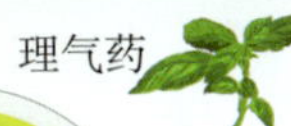

柿蒂

Shidi

降气止呃

来源产地： 为柿树科植物柿 *Diospyros kaki* Thunb. 的干燥宿萼。全国各地均产。主产于河南、山东，多自产自销。

性味功用： 苦、涩，平。用于呃逆。5~10 克。

速认指南： 呈扁圆形，直径 1.5~2.5 厘米。中央较厚，微隆起[1]，有果实脱落后的圆形疤痕[2]，边缘较薄，4 裂，裂片多反卷，易碎[3]；基部有果梗或圆孔状的果梗痕[4]。外表面黄褐色或红棕色，内表面黄棕色，密被细绒毛。气微，味涩。

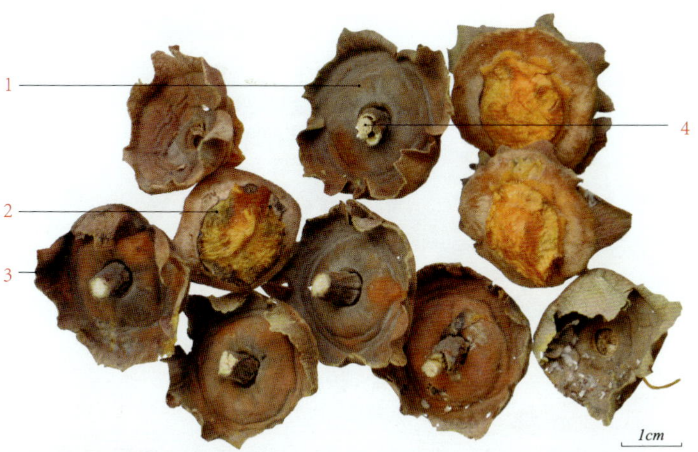

验方精选：

①**呃逆、嗳气：** 属寒者，柿蒂、丁香各 8 克，生姜、陈皮各 6 克，水煎频服、热服；属热者，柿蒂、竹茹各 10 克，黄连 6 克，代赭石 15 克，水煎凉服；属虚者，柿蒂、旋覆花各 8 克，党参、大枣各 15 克，水煎服。②**血尿、尿痛：** 柿蒂 30 克，烧灰存性，每次 5 克，白茅根 30 克，煎汤送服。

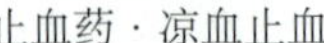

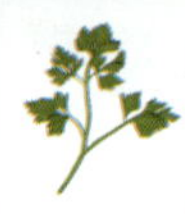

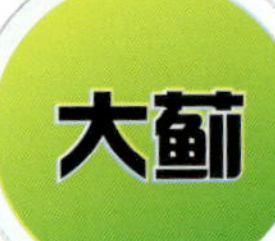

大蓟

Daji

凉血止血，散瘀解毒消痈

来源产地： 为菊科植物蓟 *Cirsium japonicum* Fisch. ex DC. 的干燥地上部分。主产于长江流域和沿海各省区。

性味功用： 甘、苦，凉；用于衄血，吐血，尿血，便血，崩漏，外伤出血，痈肿疮毒。9~15 克。

速认指南： 呈不规则的段。茎短圆柱形，表面绿褐色[1]，有数条纵棱[2]，被丝状毛，髓部疏松或中空。叶边缘具不等长的针刺[3]，两面均具灰白色丝状毛。气微，味淡。

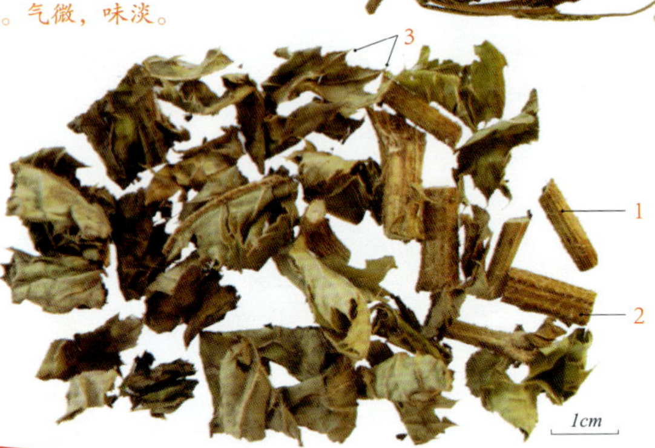

大蓟段

验方精选：

①**痔疮：** 大蓟、花椒各 40 克，黄柏 50 克，连翘 35 克。上药加水，先用武火烧开 15 分钟后，改用文火煎煮 15~20 分钟，如此煎 3 次，将煎得的 3 次药液混合，趁热熏患处，待稍凉，皮肤可以耐受时坐浴，每次 15~30 分钟，每日中午、晚上各熏 1 次，1 剂可连用 2~3 日。②**烧烫伤：** 鲜大蓟根洗净切细，捣烂取汁，与食用菜油调成糊状，装瓶备用。治疗时取药涂抹患处。

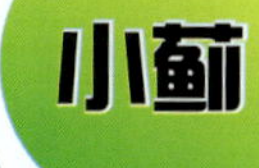

小蓟

Xiaoji

凉血止血，散瘀解毒消痈

来源产地： 为菊科植物刺儿菜 *Cirsium setosum*（Willd.）MB. 的干燥地上部分。全国大部分地区有产，自产自销。

性味功用： 甘、苦，凉。用于衄血，吐血，尿血，血淋，便血，崩漏，外伤出血，痈肿疮毒。5~12 克。

速认指南： 呈不规则的段；茎具纵棱[1]和白色柔毛[2]，切面中空；叶齿尖具针刺[3]，两面均具白色柔毛；头状花序，总苞钟状[4]；花紫红色；气微，味苦。**小蓟炭**形如小蓟，表面黑褐色，内部焦褐色。

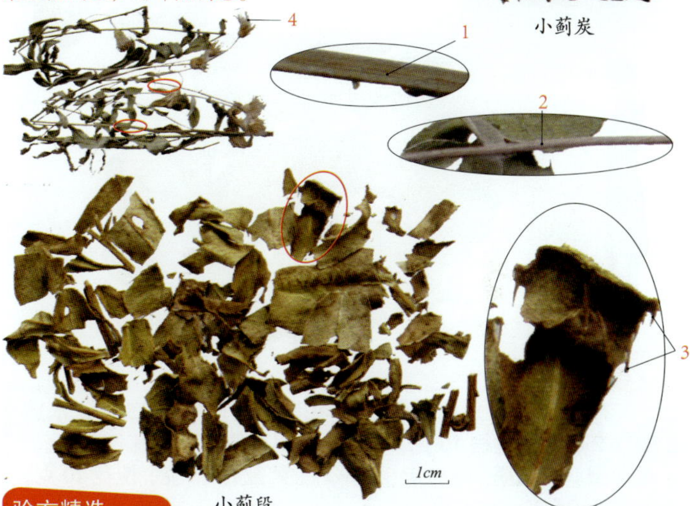

小蓟炭

小蓟段

验方精选：

①**心热吐血口干：** 小蓟根汁、生藕汁、生牛蒡汁、生地黄汁各 15 克，白蜜 1 匙，搅匀服用。②**妇人阴痒：** 小蓟煎汤，日洗 3 次。

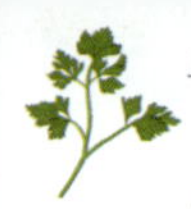

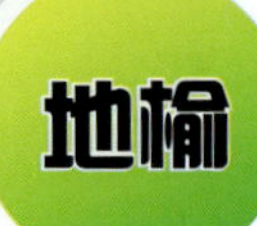

地榆

Diyu

凉血止血，解毒敛疮

来源产地： 为蔷薇科植物地榆 *Sanguisorba officinalis* L. 等的干燥根。主产于黑龙江、山东、安徽、江苏、湖南、云南等地。

性味功用： 苦、酸、涩，微寒。用于便血，痔血，血痢，崩漏，水火烫伤，痈肿疮毒。9~15 克；外用适量，研末调敷患处。

速认指南： 呈不规则的类圆形或斜切片；外表皮灰褐色至暗棕色[1]；切面较平坦，粉红色或淡黄色[2]，木部略呈放射状排列[3]；皮部有多数黄棕色绵状纤维[4]；气微，味微苦涩。**地榆炭**形如地榆，表面焦黑色，内部棕褐色；具焦香气。

地榆炭

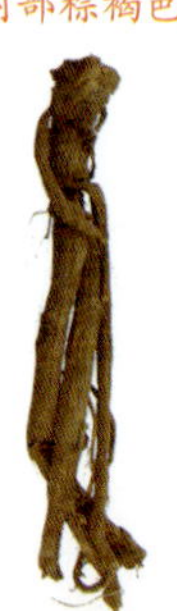

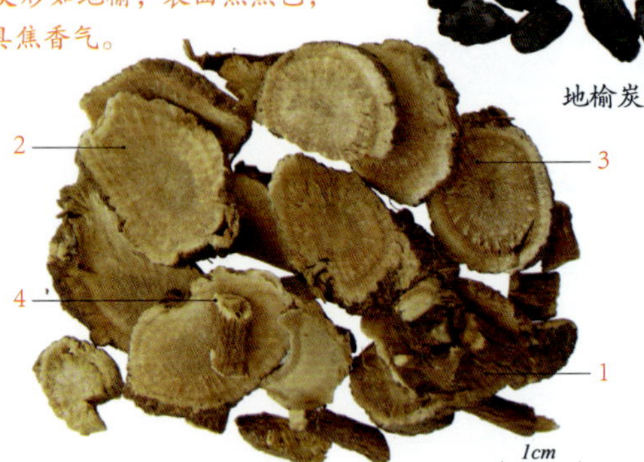

地榆片

验方精选：

①**胃出血：** 地榆 10 克，侧柏叶、紫珠叶各 15 克，水煎服。②**尿血：** 地榆 10 克，车前草、旱莲草、半边莲各 15 克，水煎服。③**血崩：** 地榆炭、紫珠叶、阿胶各 15 克，槐花 10 克，龙芽草 24 克，水煎服。

附注：同科植物长叶地榆 *S. officinalis* L. var. *longifolia*（Bert.）Yü et Li 的干燥根同等入药，习称“绵地榆”。主产于黑龙江、辽宁、吉林、安徽、江苏、湖南、浙江。

白茅根

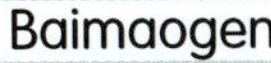

Baimaogen

凉血止血，清热利尿

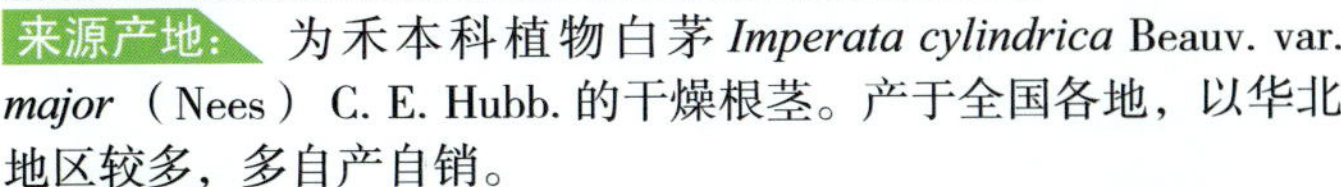

来源产地： 为禾本科植物白茅 *Imperata cylindrica* Beauv. var. *major*（Nees）C. E. Hubb. 的干燥根茎。产于全国各地，以华北地区较多，多自产自销。

性味功用： 甘，寒。用于血热吐血，衄血，尿血，热病烦渴，湿热黄疸，水肿尿少，热淋涩痛。9~30 克。

速认指南： 呈圆柱形的段；外表皮黄白色或淡黄色，微有光泽，具纵皱纹[1]，有的可见稍隆起的节[2]；切面皮部白色，多有裂隙[3]；气微，味微甜。**茅根炭**形如白茅根，表面黑褐色至黑色[4]，略具焦香气，味苦。

茅根炭

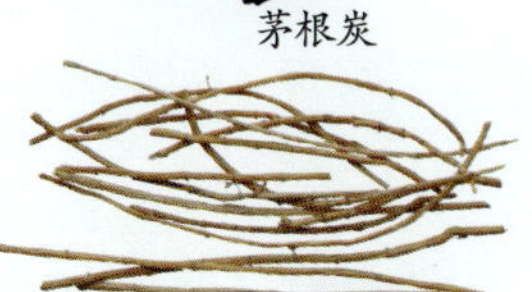

1cm

白茅根段

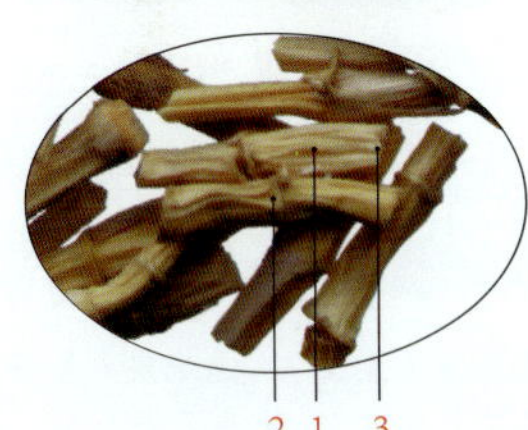

验方精选：

①**急性黄疸型传染性肝炎：**白茅根、白毛藤各 30 克，茵陈 15 克，水煎服。②**血尿：**白茅根 30 克，车前草、蒲公英各 15 克，水煎服。③**支气管扩张咯血：**白茅根 30 克，苇茎、鱼腥草、侧柏叶各 15 克，水煎服。

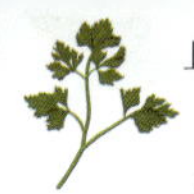

槐花

Huaihua

凉血止血，清肝泻火

来源产地： 为豆科（蝶形花科）植物槐 *Sophora japonica* L. 的干燥花及花蕾。全国大部分地区有产。

性味功用： 苦，微寒。用于便血，痔血，血痢，崩漏，吐血，衄血，肝热目赤，头痛眩晕。5~10 克。

速认指南： **槐花**（夏季花开放时采收加工而成）皱缩而卷曲，花瓣多散落；完整者花萼钟状，黄绿色[1]，先端 5 浅裂；花瓣 5，黄色或黄白色[2]，1 片较大，近圆形，其余 4 片长圆形[3]；雄蕊 10，其中 9 个基部连合，花丝细长；雌蕊圆柱形，弯曲[4]；气微，味微苦。**槐米**（花蕾形成时采收加工而成）呈卵形或椭圆形，长 2~6 毫米，直径约 2 毫米；花萼下部有数条纵纹[5]，萼的上方为黄白色未开放的花瓣[6]；花梗细小[7]；手捻即碎。**炒槐花**形如槐花或槐米，表面深黄色，偶有焦斑。**槐花炭**形如槐花或槐米，表面焦褐色。

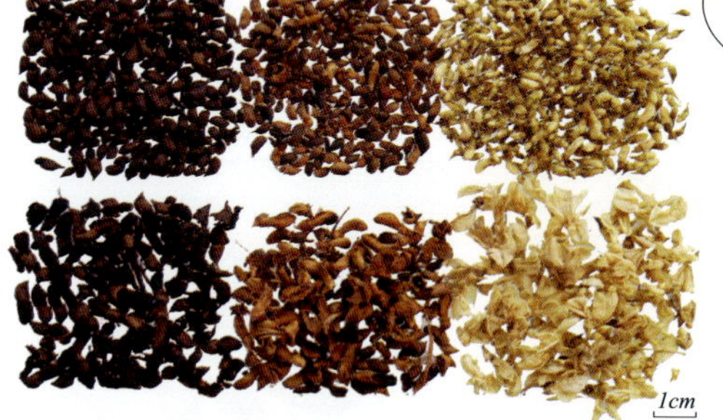

槐米炭（左上）、槐花炭（左下）、炒槐米（中上）、炒槐花（中下）、槐米（右上）、槐花（右下）

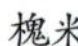

槐米

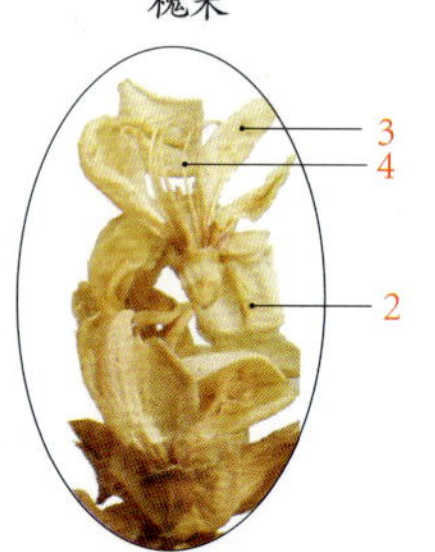

槐花

验方精选：

①**银屑病：**槐花炒黄，研成细粉，每次 5 克，每日 2 次，饭后温开水送服。②**急性乳腺炎：**槐花 30 克，重楼、生甘草各 15 克，烘干研末，分早晚 2 次，以水、酒送服，并配合局部热敷。

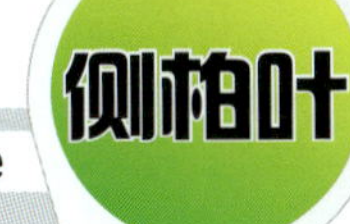

侧柏叶

Cebaiye

凉血止血，化痰止咳，生发乌发

来源产地： 为柏科植物侧柏 *Platycladus orientalis*（L.）Franco 的干燥枝梢和叶。全国大部分地区均产，多自产自销。

性味功用： 苦、涩，寒。用于吐血，衄血，咯血，便血，崩漏下血，肺热咳嗽，血热脱发，须发早白。6~12 克；外用适量。

速认指南： 多分枝，小枝扁平[1]；叶细小鳞片状，交互对生，贴伏于枝上，深绿色或黄绿色[2]；气清香，味苦涩、微辛。**侧柏炭**形如侧柏叶，表面黑褐色；断面焦黄色；气香，味微苦涩。

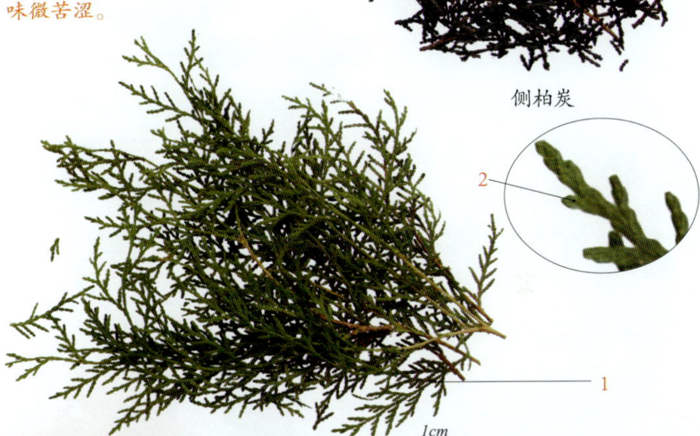

侧柏炭

验方精选：

①**百日咳：**侧柏叶、百部、麦冬各 9 克，炙甘草 3 克，水煎服。②**烧伤：**鲜侧柏叶 300~500 克，洗净，捣成泥，加 75% 乙醇（酒精）少许调成糊状，外敷。③**便血：**侧柏叶炭 12 克，荷叶、生地黄、百草霜各 9 克，水煎服。

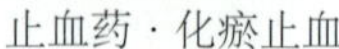
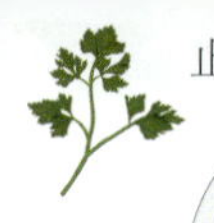
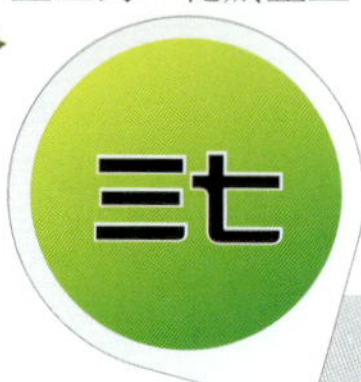

三七

Sanqi

散瘀止血，消肿定痛

来源产地： 为五加科植物三七 *Panax notoginseng*（Burk.）F. H. Chen 的干燥根和根茎。主产于云南、广西，以云南文山、广西靖西为道地产区。

性味功用： 甘、微苦，温。用于咯血，吐血，衄血，便血，崩漏，外伤出血，胸腹刺痛，跌扑肿痛。3~9 克；研粉吞服，一次 1~3 克；外用适量。孕妇慎用。

速认指南： 呈类圆锥形或圆柱形，长 1~6 厘米，直径 1~4 厘米；顶端有茎痕，周围有瘤状突起[1]；断面灰绿色、黄绿色或灰白色[2]；气微，味苦回甜。**三七粉**呈灰白色或灰黄色粉末。

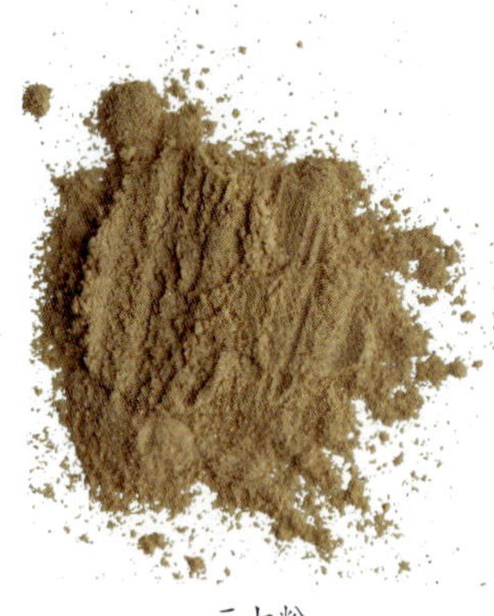
三七粉

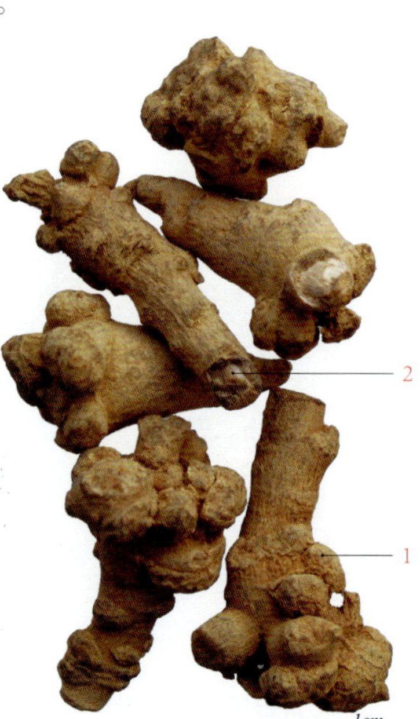

验方精选：

①**胃出血：** 三七粉 1 克，生大黄粉 2 克，调水服。②**跌打损伤瘀肿：** 三七粉、生大黄粉各适量，水、酒各半调敷患处。

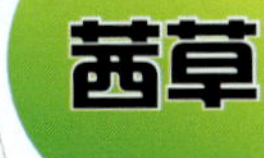

茜草

Qiancao

凉血，祛瘀，止血，通经

来源产地： 为茜草科植物茜草 *Rubia cordifolia* L. 的干燥根和根茎。主产于陕西、山西、河南。

性味功用： 苦，寒。用于吐血，衄血，崩漏，外伤出血，瘀阻经闭，关节痹痛，跌打肿痛。6~10 克。

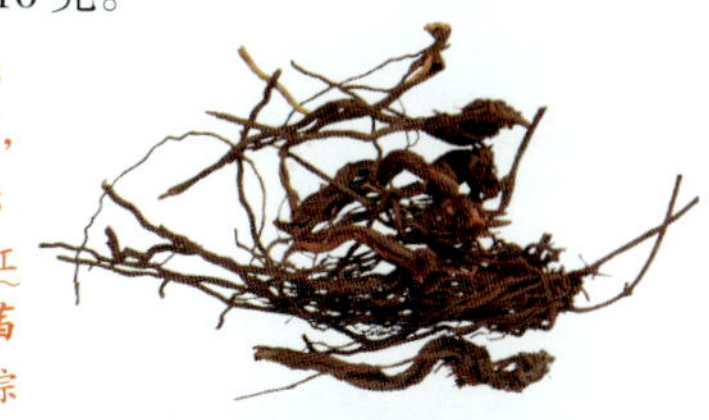

速认指南： 呈不规则的厚片或段；根呈圆柱形，外表皮红棕色或暗棕色[1]，具细纵皱纹[2]，皮部脱落处呈黄红色[3]；切面皮部紫红色，木部宽广，浅黄红色[4]；气微，味微苦，久嚼刺舌。**茜草炭**形如茜草，表面黑褐色，内部棕褐色；气微，味苦、涩。

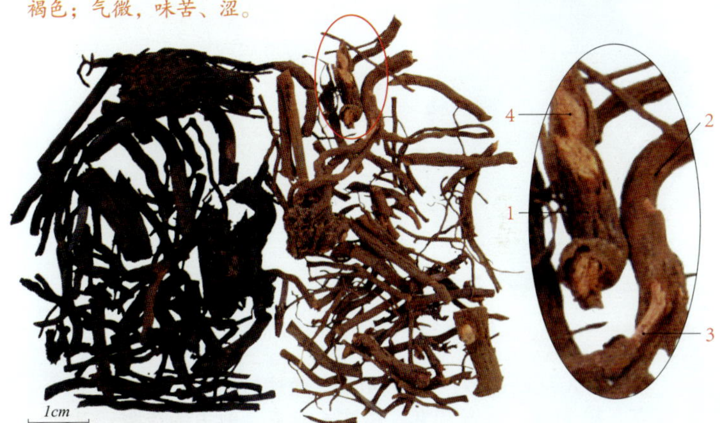

茜草炭（左）和茜草段（右）

验方精选：

①**月经过多：** 茜草、龙芽草、旱莲草、紫珠叶各 15 克，水煎服。②**鼻出血：** 茜草、玄参、白茶花各 10 克，生地黄 15 克，甘草 5 克，水煎服。

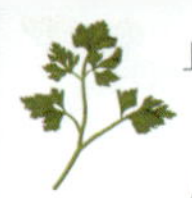

蒲黄

Puhuang

止血，化瘀，通淋

来源产地： 为香蒲科植物水烛香蒲 *Typha angustifolia* L. 等的干燥花粉。主产于江苏、河南、黑龙江、内蒙古。

性味功用： 甘，平。用于吐血，衄血，咯血，崩漏，外伤出血，经闭痛经，脘腹刺痛，跌扑肿痛，血淋涩痛。5~10 克，包煎；外用适量，敷患处。孕妇慎用。

速认指南： **生蒲黄**为黄色粉末；体轻，放水中则飘浮水面；手捻有滑腻感，易附着手指上；气微，味淡。**蒲黄炭**形如蒲黄，表面棕褐色或黑褐色；具焦香气，味微苦、涩。

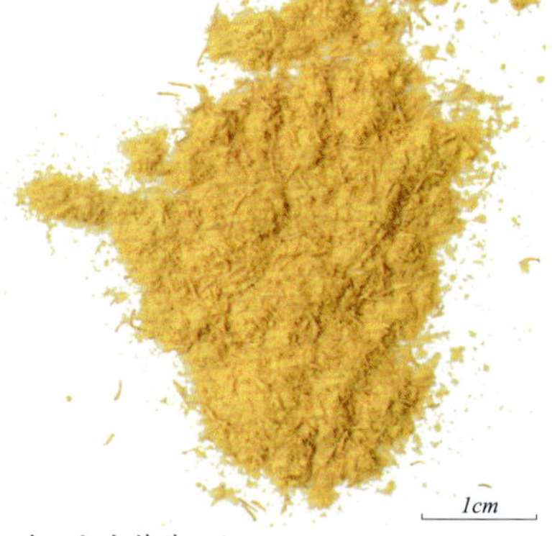

蒲黄炭（左）和生蒲黄（右）

验方精选：

①**妇人月经过多：**蒲黄 90 克（微炒），龙骨 75 克，艾叶 30 克，捣为末，炼蜜和丸，每次 6~9 克，煎米汤送服。②**产后心痛：**蒲黄（炒）、五灵脂（酒研）等量研为末，醋调熬膏，水煎，饭前热服。

附注：同科植物东方香蒲 *T. orientalis* Presl 或同属植物的干燥花粉同等入药。

藕节

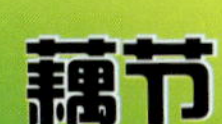

Oujie

收敛止血，化瘀

来源产地： 为睡莲科植物莲 *Nelumbo nucifera* Gaertn. 的干燥根茎节部。主产于湖南、湖北、福建、江苏、浙江、江西等地。

性味功用： 甘、涩，平。用于吐血，咯血，衄血，尿血，崩漏。9~15 克。

速认指南： 呈短圆柱形，中部稍膨大，长 2~4 厘米，直径约 2 厘米；表面灰黄色至灰棕色[1]，有残存的须根及须根痕[2]；两端有残留的藕，表面皱缩有纵纹；断面有多数类圆形的孔[3]；气微，味微甘、涩。**藕节炭**形如藕节，表面黑褐色或焦黑色，内部黄褐色或棕褐色。

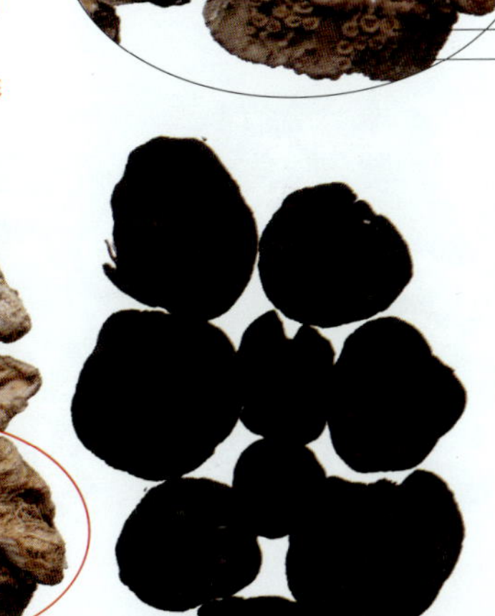

藕节（左）和藕节炭（右）

验方精选：

①**吐血：** 藕节 7 个，荷叶 7 张，研细，水煎，去滓温服。

②**血便：** 藕节适量，晒干研末，人参、白蜜煎汤调服，每次 6 克，每日 2 次。

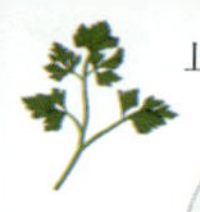

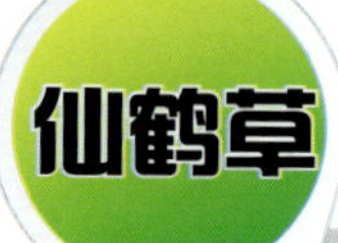

仙鹤草

Xianhecao

收敛止血，截疟，止痢，解毒，补虚

来源产地： 为蔷薇科植物龙芽草 *Agrimonia pilosa* Ledeb. 的干燥地上部分。主产于浙江、江苏、湖北、福建等地。

性味功用： 苦、涩，平。用于咯血，吐血，崩漏下血，疟疾，血痢，痈肿疮毒，阴痒带下，脱力劳伤。6~12 克；外用适量。

速认指南： 为不规则的段。茎多数方柱形[1]，有纵沟和棱线[2]，有节[3]。切面中空。叶暗绿色，边缘有锯齿[4]；托叶抱茎。有时可见黄花[5]或带钩刺的果实。气微，味微苦。

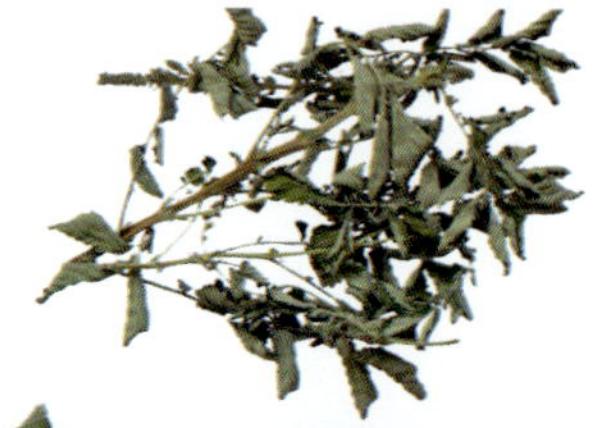

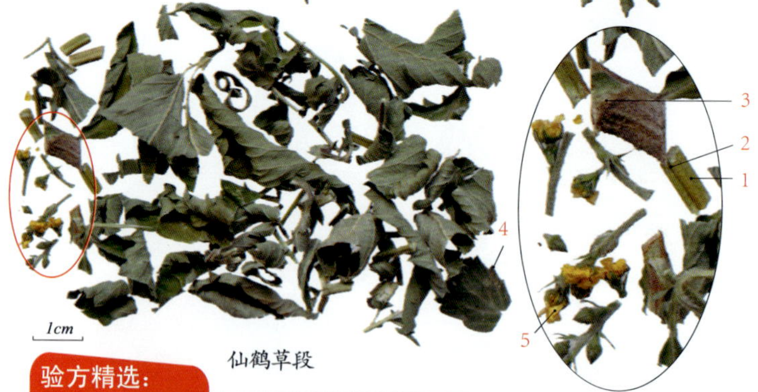

仙鹤草段

验方精选：

①**功能性子宫出血：** 仙鹤草 40 克，炒焦贯众、草血竭各 30 克，炒艾叶 15 克，加水 600 毫升，煎至 200 毫升，顿服。②**婴儿阴部湿疹及皮肤破损：** 仙鹤草 60 克（研末，过 120 目筛），滑石 40 克（水飞粉末），在 150 克麻油中浸泡 24 小时后，置文火上加热搅拌均匀，沸后 5 分钟冷却，装瓶备用。用时先以温水洗患处，再涂擦药油，并注意避免局部的摩擦和刺激。

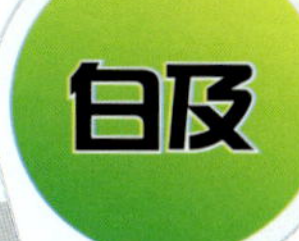

白及

Baiji

收敛止血，消肿生肌

来源产地： 为兰科植物白及 *Bletilla striata*（Thunb.）Reichb. f. 的干燥块茎。以贵州安龙、兴义、都匀，四川内江、温江、绵阳为道地产区。

性味功用： 苦、甘、涩，微寒。用于咯血，吐血，外伤出血，疮疡肿毒，皮肤皲裂。6~15 克；研末吞服，3~6 克；外用适量。不宜与川乌、制川乌、草乌、制草乌、附子同用。

速认指南： 呈不规则的薄片。外表皮灰白色或黄白色[1]。切面类白色，角质样，半透明[2]，维管束小点状、散生[3]。气微，味苦，嚼之有黏性。

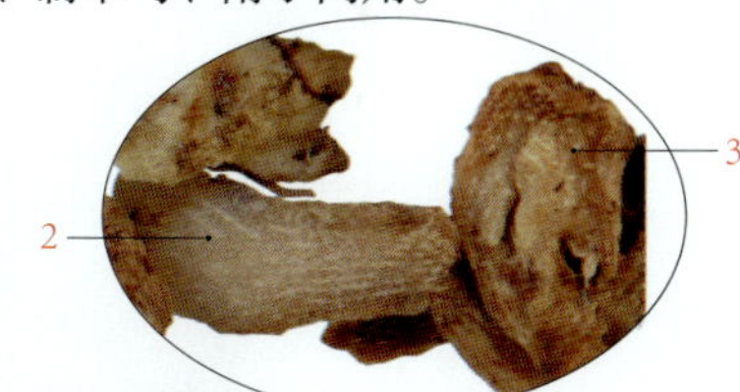

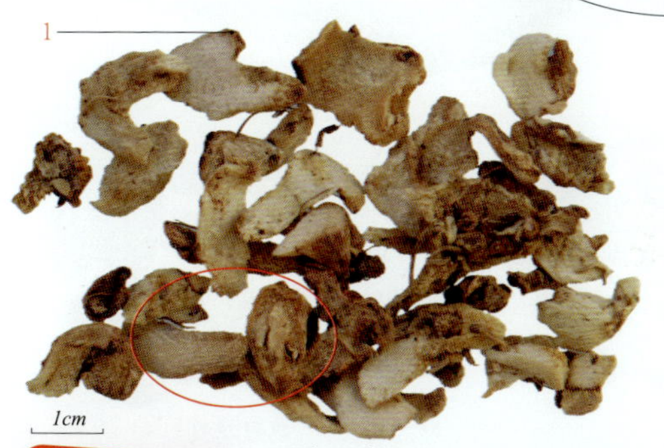

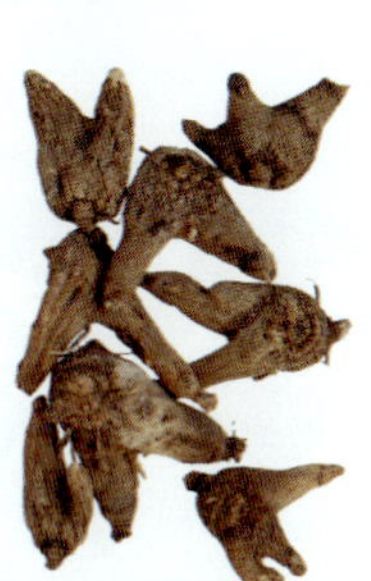

白及片

验方精选：

①**胃溃疡出血：** 白及粉、海螵蛸粉各 6 克，水调服。②**支气管扩张咯血：** 白及、白茶花、石榴花各 10 克，百合 9 克，仙鹤草 15 克，水煎服。③**跌打肿痛：** 白及粉、生大黄粉各适量用水调成糊状再加入白酒少许拌匀，涂敷患处。

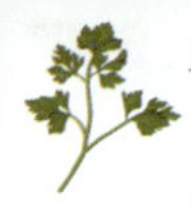

鸡冠花

Jiguanhua

收敛止血，止带，止痢

来源产地： 为苋科植物鸡冠花 *Celosia cristata* L. 的干燥花序。全国各地均产，主产于河北安国。

性味功用： 甘、涩，凉。用于吐血，崩漏，便血，痔血，赤白带下，久痢不止。6~12 克。

速认指南： 为不规则的块段；扁平，有的呈鸡冠状[1]；表面红色、紫红色或黄白色[2]；可见黑色扁圆肾形的种子；气微，味淡。**鸡冠花炭**形如鸡冠花，表面黑褐色[3]，内部焦褐色；具焦香气，味苦。

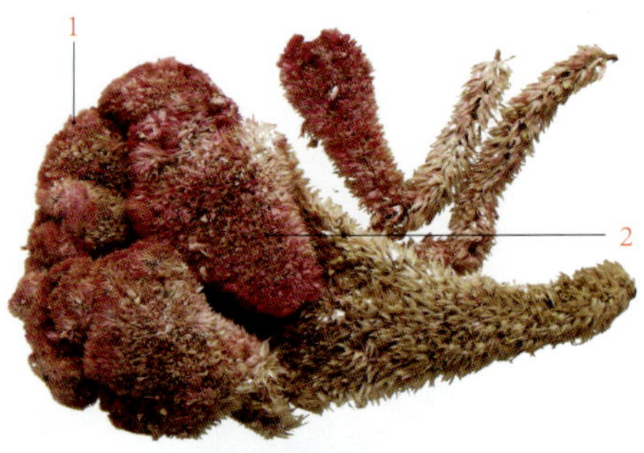

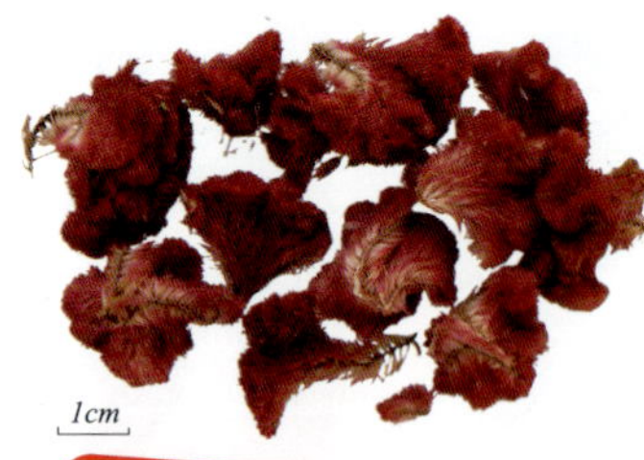

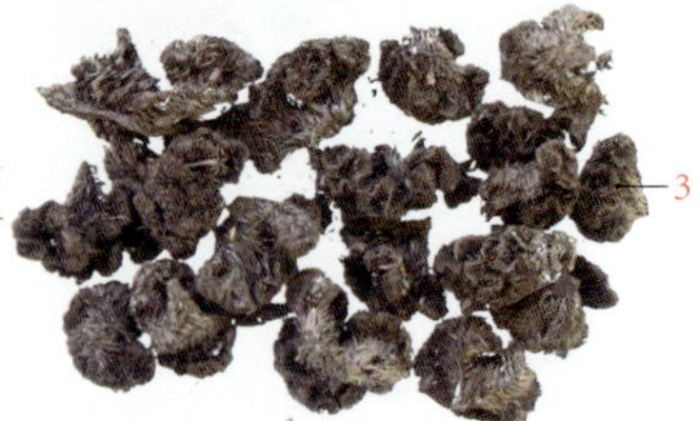

鸡冠花炭

验方精选：

①**功能性子宫出血、白带过多：** 鸡冠花 15 克，海螵蛸 12 克，白扁豆花 6 克，水煎服。②**肠炎：** 鸡冠花 15 克，石榴皮 9 克，刺黄柏 6 克，水煎服。③**尿路感染：** 鸡冠花、萹蓄各 15 克，鸭跖草 6 克，水煎服。④**风疹：** 白鸡冠花、向日葵各 9 克，冰糖 30 克，开水炖服。

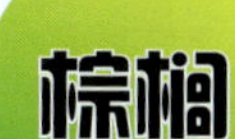

棕榈

Zonglu

收涩止血

来源产地： 为棕榈科植物棕榈 *Trachycarpus fortunei*（Hook. f.）H. Wendl. 的干燥叶柄。主产于江苏、浙江、湖南、湖北、福建等地。

性味功用： 苦、涩，平。用于吐血，衄血，尿血，便血，崩漏下血，浮肿。3~9 克，一般炮制后用。

速认指南： 呈长条板状，一端较窄而厚，另端较宽而稍薄，大小不等；表面红棕色，粗糙，有纵直皱纹[1]，一面有明显的凸出纤维，纤维的两侧着生多数棕色茸毛；断面纤维性[2]；气微，味淡。**棕榈炭**呈不规则块状，大小不一；表面黑褐色至黑色，有光泽；触之有黑色炭粉；内部焦黄色，纤维性；略具焦香气，味苦涩。

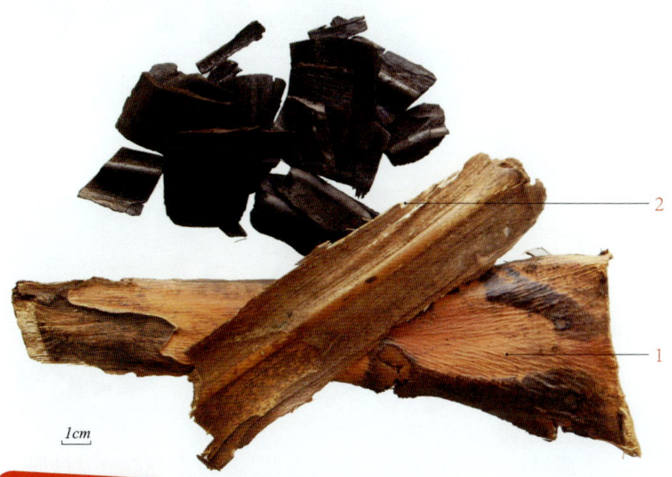

棕榈炭（上）和棕榈（下）

验方精选：

①**鼻出血：**棕榈炭，研极细末，随左右吹之。②**崩漏，月经过多（经血色淡清稀）：**棕榈炭、山茱萸、乌贼骨各 10 克，黄芪 15 克，水煎服。

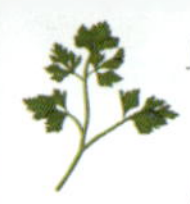

艾叶

Aiye

温经止血，散寒止痛；外用祛湿止痒

来源产地： 为菊科植物艾 *Artemisia argyi* L é vl. et Vant. 的干燥叶。产于全国大部分地区。

性味功用： 辛、苦，温；有小毒。用于吐血，衄血，崩漏，月经过多，胎漏下血，少腹冷痛，经寒不调，宫冷不孕；外治皮肤瘙痒。**醋艾炭**长于温经止血，用于虚寒性出血。3~9 克；外用适量，供灸治或熏洗用。

速认指南： 多皱缩、破碎[1]，有短柄[2]；完整叶片展平后呈卵状椭圆形，羽状深裂，边缘有粗锯齿；上表面灰绿色或深黄绿色，有稀疏的柔毛及腺点[3]；下表面密生灰白色绒毛[4]；气清香，味苦。**醋艾炭**呈不规则的碎片，表面黑褐色，具醋香气。

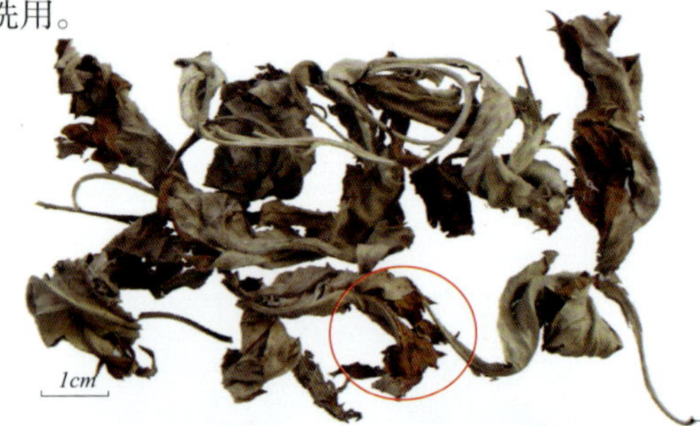

艾叶

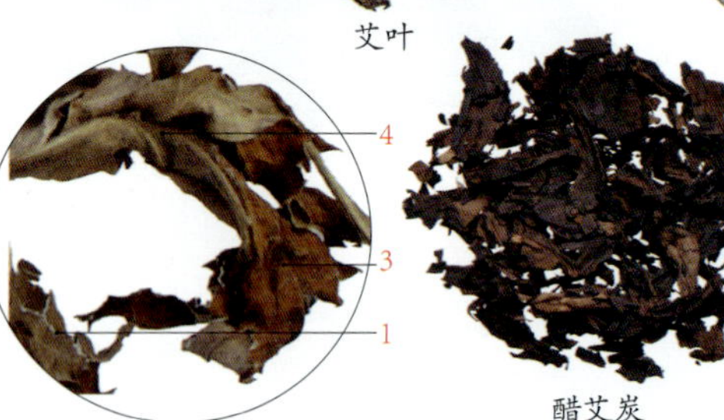

醋艾炭

验方精选：

①**痛经：** 生艾叶 10 克，红花 5 克，加开水 300 毫升冲服。经来前 1 日或经值时服 2 剂。②**老年性皮肤瘙痒：** 艾叶 90 克，雄黄、花椒各 6 克，防风 30 克；或艾叶 30 克，花椒 9 克，地肤子、白鲜皮各 15 克。水煎熏洗患处，每日 1 剂，每剂熏洗 2 次，一般用药 3~6 剂。

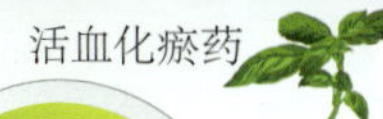

川芎

Chuangxiong

活血行气，祛风止痛

来源产地： 为伞形科植物川芎 *Ligusticum chuanxiong* Hort. 的干燥根茎。主产于四川灌县（都江堰）、崇庆（崇州）、新都等地，以四川灌县（都江堰）、崇庆（崇州）为道地产区。

性味功用： 辛，温。用于胸痹心痛，胸胁刺痛，跌扑肿痛，月经不调，经闭痛经，癥瘕腹痛，头痛，风湿痹痛。3~10 克。

速认指南： 为不规则厚片。外表皮黄褐色[1]，有皱缩纹。切面黄白色或灰黄色[2]，具有明显波状环纹或多角形纹理[3]，散生黄棕色油室点。质坚实。气浓香，味苦、辛，微甜。

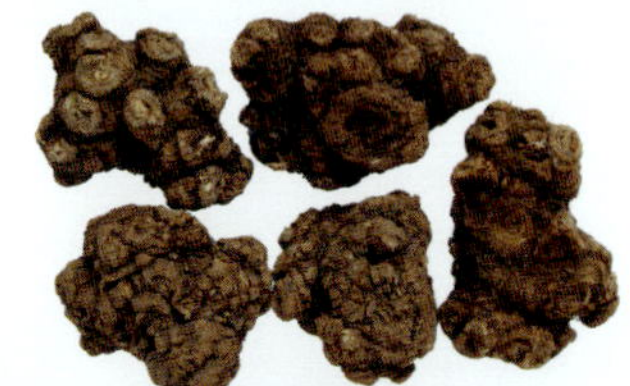

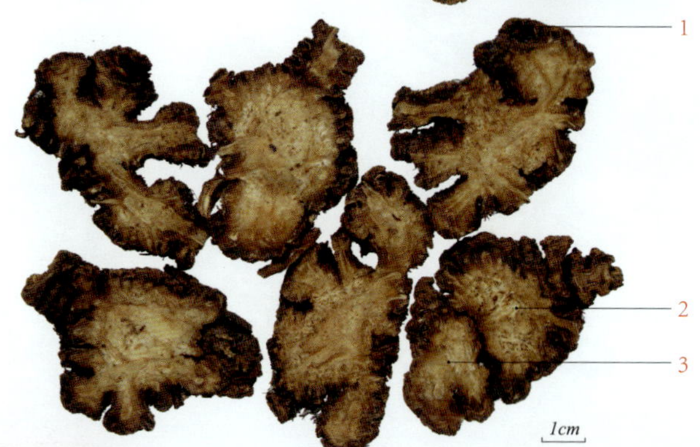

川芎片

验方精选：

①**冠心病心绞痛：** 川芎、丹参、薤白各 10 克，三七 6 克，瓜蒌 15 克，郁金 9 克，水煎服。②**痛经：** 川芎、延胡索、乌药各 9 克，水煎服。③**脑血管神经性头痛：** 川芎、鸡爬花各 10 克，石仙桃 30 克，水煎服。

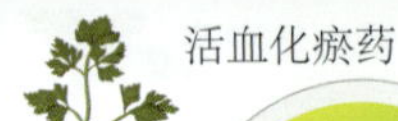

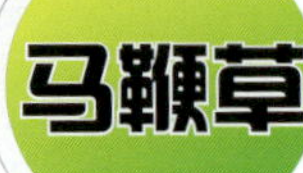

马鞭草

Mabiancao

活血散瘀，解毒，利水，退黄，截疟

来源产地： 为马鞭草科植物马鞭草 *Verbena officinalis* L. 的干燥地上部分。全国各地均产，多自产自销。

性味功用： 苦，凉。用于癥瘕积聚，痛经经闭，喉痹，痈肿，水肿，黄疸，疟疾。5~10 克。

速认指南： 呈不规则的段。茎方柱形，四面有纵沟[1]，表面绿褐色，粗糙。切面有髓或中空[2]。叶多破碎，绿褐色[3]，完整者展平后叶片 3 深裂，边缘有锯齿[4]。穗状花序细长，有小花多数[5]。气微，味苦。

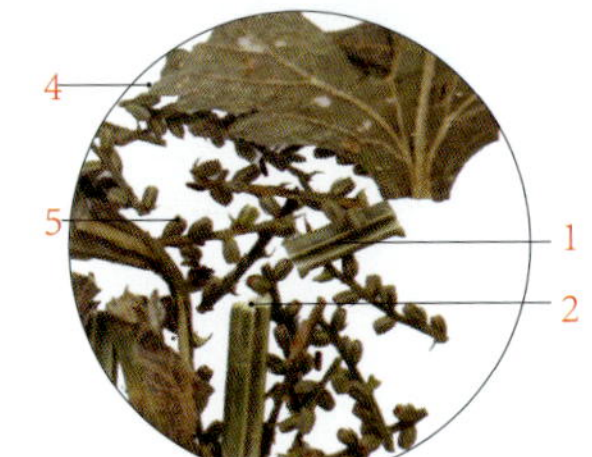

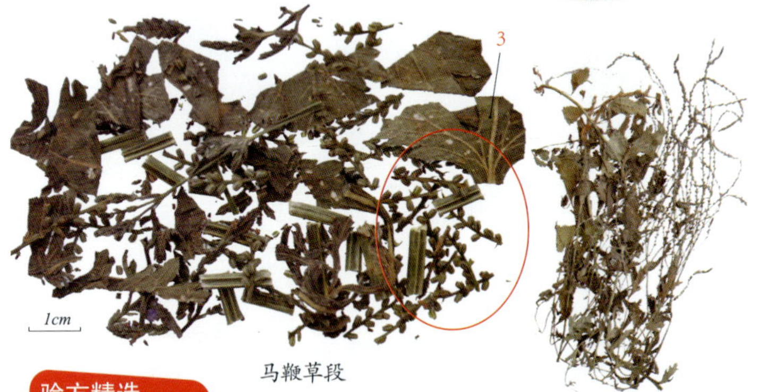

马鞭草段

验方精选：

①**流行性感冒、上呼吸道感染：** 马鞭草、一枝黄花各 50 克（鲜品），水煎服。儿童酌减。②**痛经：** 马鞭草 30 克，香附、益母草各 15 克，水煎服。③**念珠菌阴道炎：** 马鞭草 30 克，水煎，滤取药液，待温坐浴。每次浸泡阴道 10 分钟，同时用手指套以消毒纱布清洗阴道皱襞。每日 1 次，5 日为一疗程。

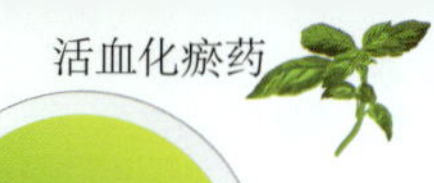

延胡索

Yanhusuo

活血，行气，止痛

来源产地： 为罂粟科植物延胡索 *Corydalis yanhusuo* W. T. Wang 的干燥块茎。主产于浙江、江苏、安徽、陕西等地，以浙江东阳、磐安为道地产区。

性味功用： 苦、辛，温。用于胸胁、脘腹疼痛，胸痹心痛，经闭痛经，产后瘀阻，跌扑肿痛。3~10 克；研末吞服，每次 1.5~3 克。

速认指南： 呈不规则的圆形厚片；外表皮黄色或黄褐色，有不规则网状皱纹[1]；切面黄色，角质样，具蜡样光泽[2]；气微，味苦。**醋延胡索**形如延胡索，微具醋香气。

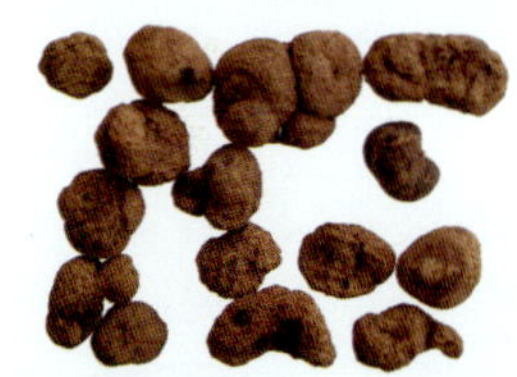

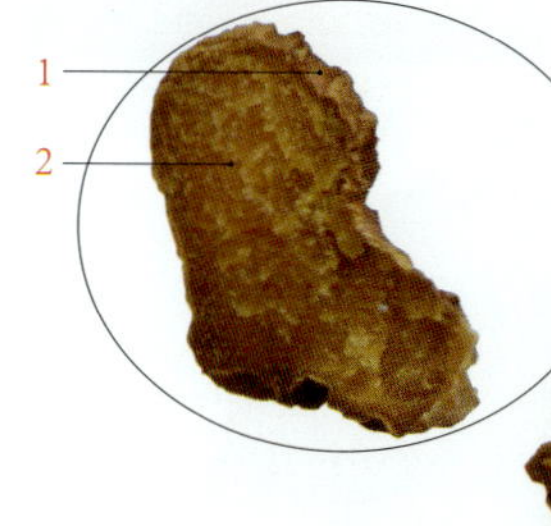

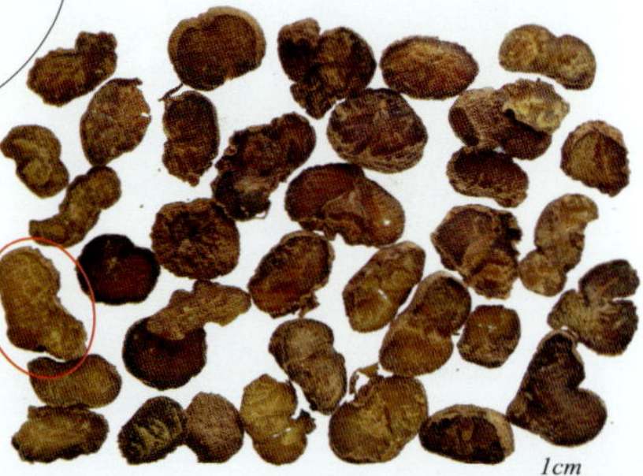

延胡索片

验方精选：

①**胃痛：** 延胡索、制香附各 10 克，川木香 5 克，神曲 15 克，水煎服。②**痛经：** 延胡索 10 克，丹参、川芎各 6 克，川楝子、白芍、乌药各 9 克，水煎服。③**腹痛：** 延胡索 10 克，川楝子、娑罗子、乌药各 9 克，水煎服。

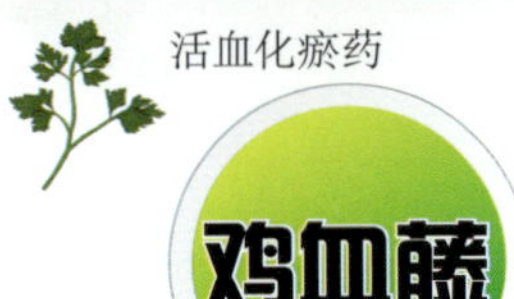

鸡血藤

Jixueteng

活血补血，调经止痛，舒筋活络

来源产地： 为豆科（蝶形花科）植物密花豆 *Spatholobus suberectus* Dunn 的干燥藤茎。主产于广西、广东。

性味功用： 苦、甘，温。用于月经不调，痛经，经闭，风湿痹痛，麻木瘫痪，血虚萎黄。9~15 克。

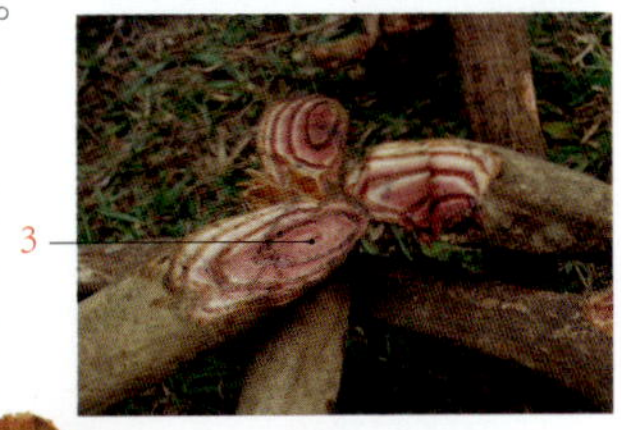

速认指南： 为椭圆形、长矩圆形或不规则的斜切片，厚 0.3~1 厘米。栓皮灰棕色。切面木部红棕色或棕色，导管孔多数[1]；韧皮部有树脂状分泌物呈红棕色至黑棕色，与木部相间排列呈 3~8 个偏心性半圆形环[2]；髓部偏向一侧[3]。气微，味涩。

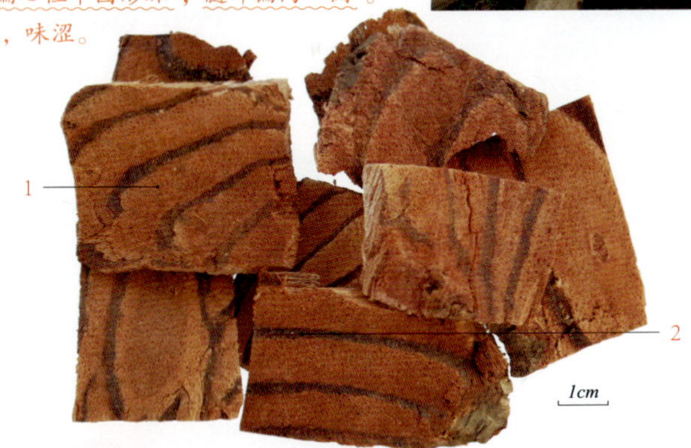

鸡血藤片

验方精选：

①**风湿性关节炎：** 鸡血藤 30 克，狗脊、骨碎补各 15 克，川牛膝 10 克，穿山龙 24 克，防风 9 克，水煎服。②**闭经：** 鸡血藤 30 克，桃仁、王不留行各 10 克，红花 6 克，川芎、莪术各 9 克，水煎服。③**痛经：** 鸡血藤 18 克，制香附 10 克，川芎 6 克，延胡索、乌药、川楝子各 9 克，水煎服。

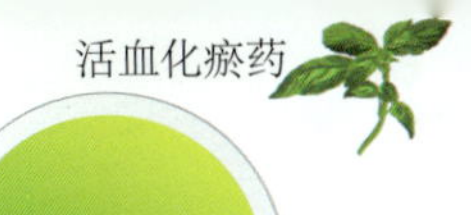

月季花

Yuejihua

活血调经，疏肝解郁

来源产地： 为蔷薇科植物月季 *Rosa chinensis* Jacq. 的干燥花。主产于江苏、湖北、河北等地。

性味功用： 甘，温。用于气滞血瘀，月经不调，痛经，闭经，胸胁胀痛。3~6 克。

速认指南： 呈类球形，直径 1.5~2.5 厘米。花托长圆形[1]，萼片 5，暗绿色，先端尾尖[2]；花瓣呈覆瓦状排列[3]，长圆形，紫红色或淡紫红色；雄蕊多数，黄色。气清香，味淡、微苦。

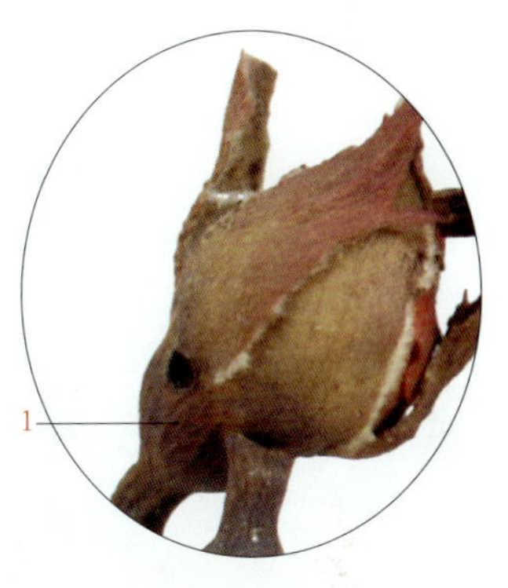

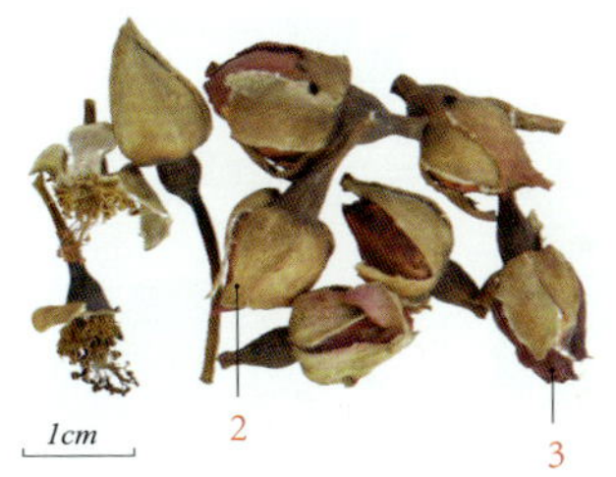

验方精选：

①**月经不调：** 月季花、益母草各 9 克，水煎服。②**筋骨疼痛、脚膝肿痛、跌打损伤：** 月季花瓣研末，每次 3 克，酒冲服。③**经闭、痛经、不孕：** 月季花 30~90 克，炖鸡服，每月行经期服 1 剂。④**痈肿疮毒：** 鲜月季花适量，捣烂外敷。⑤**高血压：** 月季花 9~15 克，开水泡服。

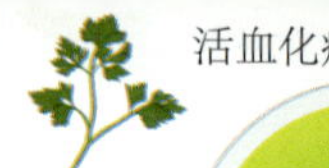

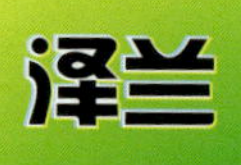

泽兰

Zelan

活血调经，祛瘀消痈，利水消肿

来源产地： 为唇形科植物毛叶地瓜儿苗 *Lycopus lucidus* Turcz. var. *hirtus* Regel 的干燥地上部分。全国各地均产，自产自销。

性味功用： 苦、辛，微温。用于月经不调，经闭，痛经，产后瘀血腹痛，疮痈肿毒，水肿腹水。6~12 克。

速认指南： 呈不规则的段。茎方柱形，四面均有浅纵沟，表面黄绿色或带紫色[1]，节处紫色明显，有白色茸毛[2]。切面黄白色，中空[3]。叶多破碎，展平后呈披针形或长圆形，边缘有锯齿[4]。有时可见轮伞花序[5]。气微，味淡。

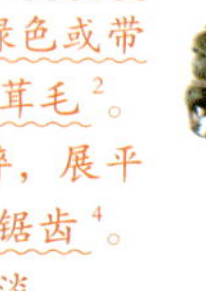

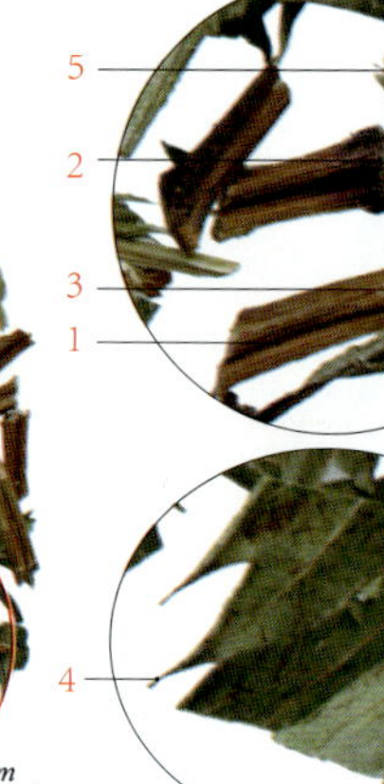

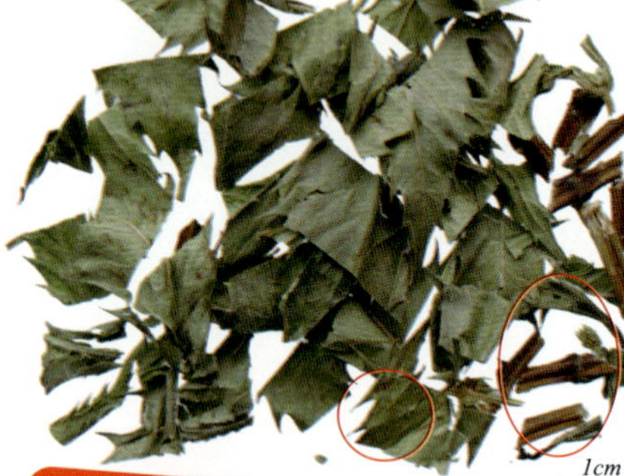

泽兰段

验方精选：

①**水肿：** 泽兰、积雪草各 30 克，一点红 25 克，水煎服；或泽兰、防己各等份，研末，每次 6 克，用于治疗产后水肿。②**产后瘀血腹痛：** 泽兰、赤芍、延胡索、蒲黄各 9 克，丹参 12 克，水煎服。③**经闭腹痛：** 泽兰、铁刺苓各 9 克，马鞭草、益母草各 15 克，土牛膝 3 克，水煎服。

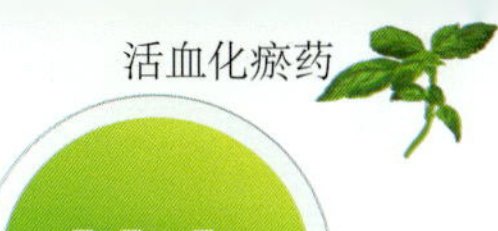

苏木

Sumu

活血祛瘀，消肿止痛

来源产地： 为豆科(云实科)植物苏木 *Caesalpinia sappan* L. 的干燥心材。主产于广西、广东、海南、台湾等地。

性味功用： 甘、咸，平。用于跌打损伤，骨折筋伤，瘀滞肿痛，经闭痛经，产后瘀阻，胸腹刺痛，痈疽肿痛。3~9 克。孕妇慎用。

速认指南： 呈不规则的薄片或纤维块状。表面黄红色至棕红色[1]，少数带有黄白色边材[2]。质细密，坚硬。气微，味微涩。

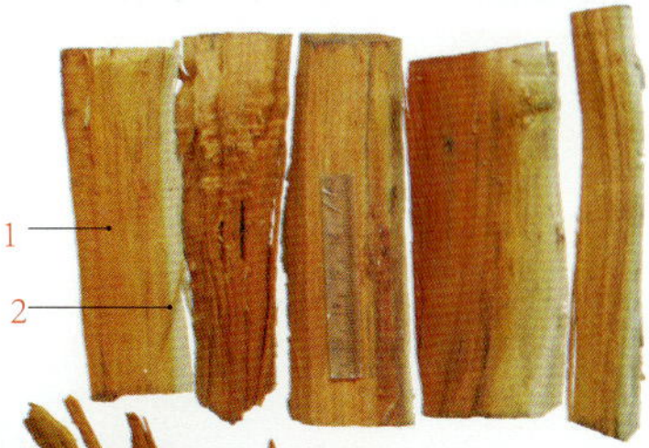

1
2

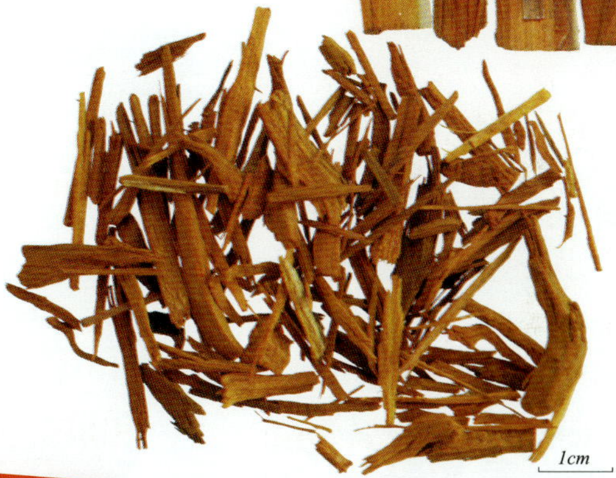

1cm

苏木段

验方精选：

①**外伤出血：**苏木适量，研成细粉，清创后敷于患处。②**风湿性关节炎：**苏木 30 克，水煎服。③**痛经：**苏木 6 克，黑豆 125 克，加红糖适量，炖服。④**瘀血腹痛，产后恶血不行：**苏木 9 克，益母草 15~20 克，水煎服。⑤**各种瘀血肿痛：**苏木 9 克，桃仁 6~9 克，水煎服。血虚无瘀者不宜，孕妇忌服。

益母草

Yimucao

活血调经，利尿消肿，清热解毒

来源产地： 为唇形科植物益母草 *Leonurus japonicus* Houtt. 的新鲜或干燥地上部分。全国各地均产，多自产自销。

性味功用： 苦、辛，微寒。用于月经不调，痛经经闭，恶露不尽，水肿尿少，疮疡肿毒。9~30 克；鲜品 12~40 克。孕妇慎用。

速认指南： **干益母草**呈不规则的段；茎方形，四面凹下成纵沟，灰绿色或黄绿色[1]；切面中部有白髓[2]；叶片灰绿色，多皱缩、破碎[3]；轮伞花序腋生[4]，花黄棕色，花萼筒状[5]，花冠二唇形；气微，味微苦。**鲜益母草**幼苗期无茎，基生叶圆心形，5~9 浅裂；花前期茎呈方柱形[6]，表面青绿色；叶交互对生，质鲜嫩，揉之有汁；气微，味微苦。

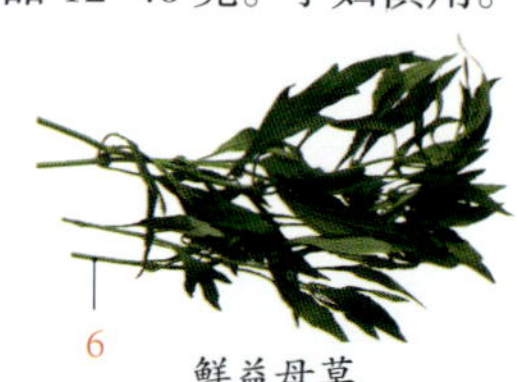

鲜益母草

干益母草

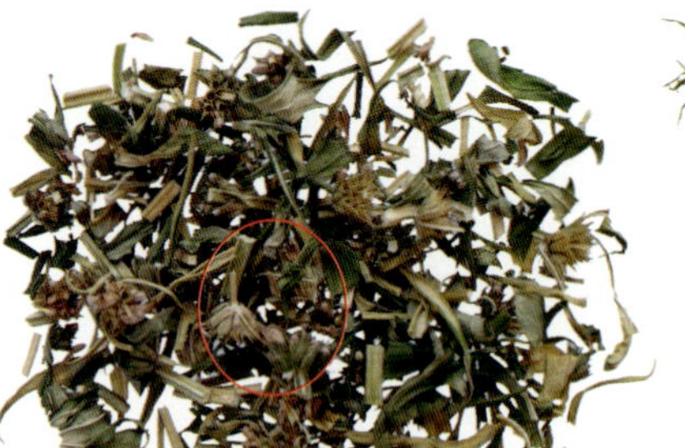

干益母草段

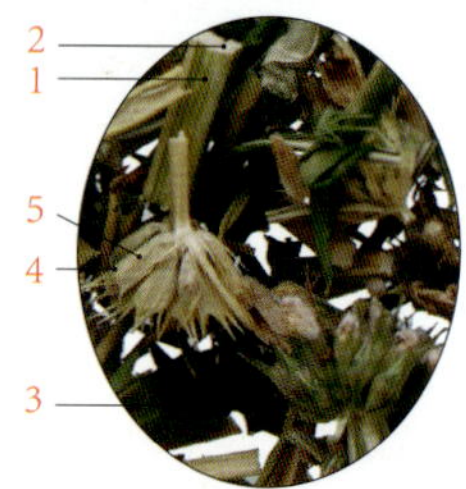

验方精选：

①**药物流产后出血：** 益母草 30~60 克，马齿苋、生山楂各 30 克，苏木、刘寄奴、生蒲黄、赤芍、桃仁、红花各 12 克，川芎 10 克，当归 15 克，水煎服。②**产后瘀血痛：** 益母草、泽兰、红番苋各 30 克，加酒 120 毫升，水煎服。

西红花

Xihonghua

活血化瘀，凉血解毒，解郁安神

来源产地： 为鸢尾科植物番红花 *Crocus sativus* L. 的干燥柱头。原产于西班牙、希腊及阿塞拜疆等地，我国浙江杭州、江苏海门、上海有栽培。

性味功用： 甘，平。用于经闭癥瘕，产后瘀阻，温毒发斑，忧郁痞闷，惊悸发狂。煎服或沸水泡服，1~3 克；孕妇慎用。

速认指南： 呈线形，三分枝，长约 3 厘米。暗红色，上部较宽而略扁平，顶端边缘显不整齐的齿状，内侧有一短裂隙[1]，下端有时残留一小段黄色花柱[2]。气特异，微有刺激性，味微苦。

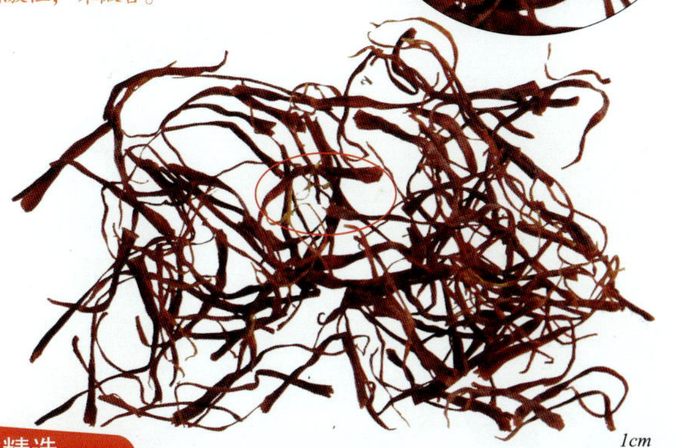

验方精选：

①**冠心病心绞痛：** 西红花 1 克，泡开水代茶饮。②**跌打损伤：** 西红花适量，水煎取汁，加入白酒少许，外洗患处。③**中耳炎：** 鲜西红花、鲜薄荷叶各适量，捣烂绞汁，加入白矾末少许，搅匀，滴耳。④**各种痞结：** 西红花每次 1 朵，冲汤服。忌油、盐。

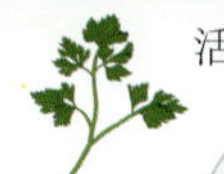

桃仁

Taoren

活血祛瘀，润肠通便，止咳平喘

来源产地： 为蔷薇科植物桃 *Prunus persica*（L.）Batsch 等的干燥成熟种子。主产于四川、云南、贵州、陕西等地。

性味功用： 苦、甘，平。用于经闭痛经，癥瘕痞块，肺痈肠痈，跌扑损伤，肠燥便秘，咳嗽气喘。5~10 克。孕妇慎用。

速认指南： 呈扁长卵形，长 1.2~1.8 厘米，宽 0.8~1.2 厘米，厚 0.2~0.4 厘米；表面黄棕色至红棕色，密布颗粒状突起[1]；一端尖，有短线形种脐[2]；中部膨大[3]；另端钝圆稍扁斜，有颜色略深不甚明显的合点，自合点处散出多数纵向维管束[4]；种皮薄，子叶 2；气微，味微苦。**烊桃仁**形似桃仁，表面浅黄白色[5]；气微香，味微苦。**炒桃仁**形似桃仁，表面黄色至棕黄色，可见焦斑[6]；气微香，味微苦。

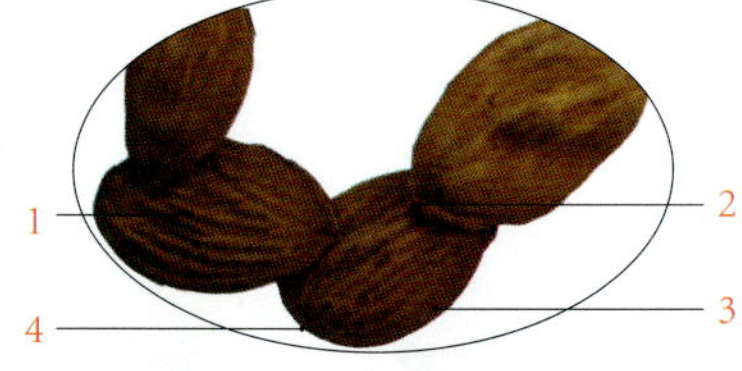

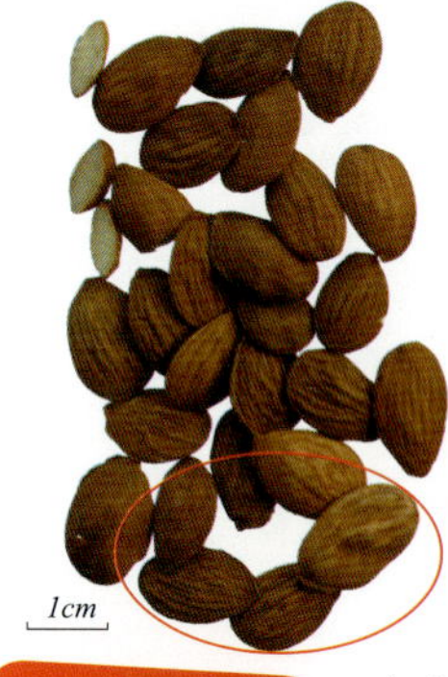

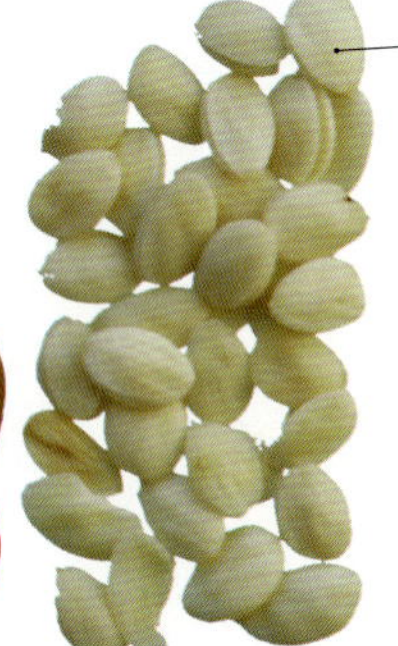

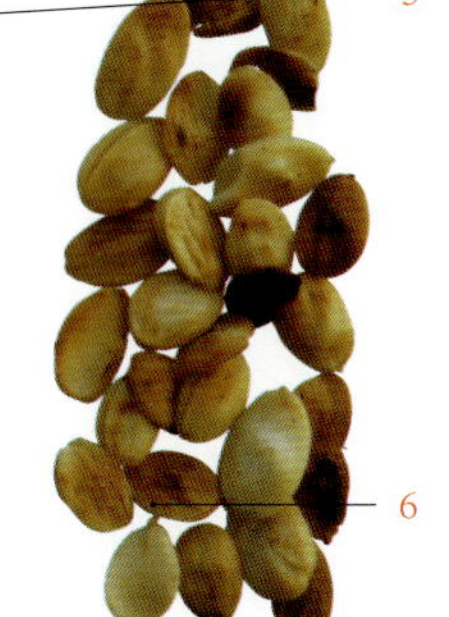

桃仁（左）、烊桃仁（中）和炒桃仁（右）

验方精选：

①**血滞经闭、痛经：**桃仁、红花各 9 克，丹参 15 克，牛膝 12 克，水煎服。②**产后瘀阻腹痛：**桃仁、川芎、赤芍各 9 克，益母草 15 克，红花 3 克，水煎服。

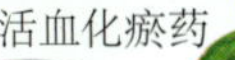

牛膝

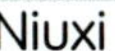

Niuxi

逐瘀通经，补肝肾，强筋骨，利尿通淋，引血下行

来源产地： 为苋科植物牛膝 *Achyranthes bidentata* Bl. 的干燥根，又称“怀牛膝”。主产于河南、河北等地，以河南武陟、温县、孟县、博爱、沁阳、辉县为道地产区。

性味功用： 苦、甘，酸，平。用于经闭，痛经，腰膝酸痛，筋骨无力，淋证，水肿，头痛，眩晕，牙痛，口疮，吐血，衄血。5~12 克。孕妇慎用。

速认指南： 呈圆柱形的段；外表皮灰黄色或淡棕色，有微细的纵皱纹[1]及横长皮孔[2]；切面淡棕色或棕色，略呈角质样而油润，中心维管束木质部较大，黄白色[3]，其外周散有多数黄白色点状维管束，断续排列成 2~4 轮[4]；气微，味微甜而稍苦涩。**酒牛膝**形牛膝，表面色略深，偶见焦斑[5]，微有酒香气。

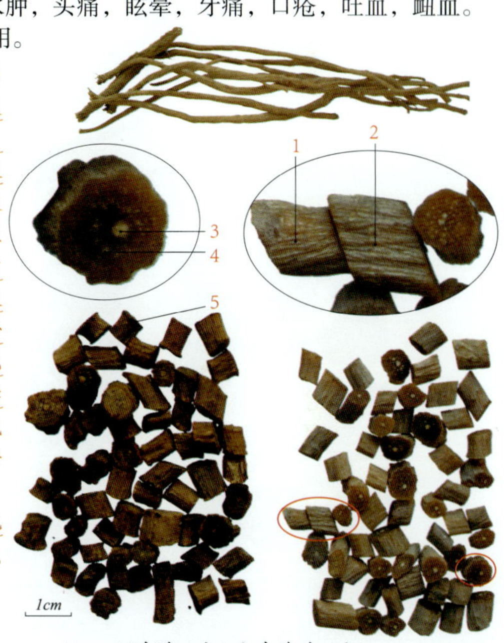

酒牛膝（左）和牛膝片（右）

验方精选：

①**闭经：** 牛膝、桃仁、王不留行各 10 克，红花 6 克，鸡血藤 24 克，水煎服。②**风湿关节痛：** 牛膝、千年健、鸡血藤各 15 克，当归 6 克，薜荔 30 克，水煎服。

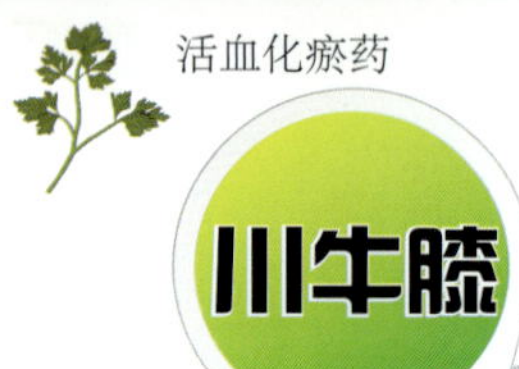

川牛膝

Chuanniuxi

逐瘀通经，通利关节，利尿通淋

来源产地： 为苋科植物川牛膝 *Cyathula officinalis* Kuan 的干燥根。主产于四川雅安、凉山，湖北五峰，以四川天全、洪雅为道地产区。

性味功用： 甘、微苦，平。用于经闭癥瘕，胞衣不下，跌扑损伤，风湿痹痛，足痿筋挛，尿血血淋。5~10 克。孕妇慎用。

速认指南： 为圆形薄片，厚 0.1~0.2 厘米，直径 0.5~3 厘米；表面灰棕色[1]；切面淡黄色或棕黄色，可见多数黄色点状维管束[2]。**酒川牛膝**表面棕黑色[3]，微有酒香气，味甜。

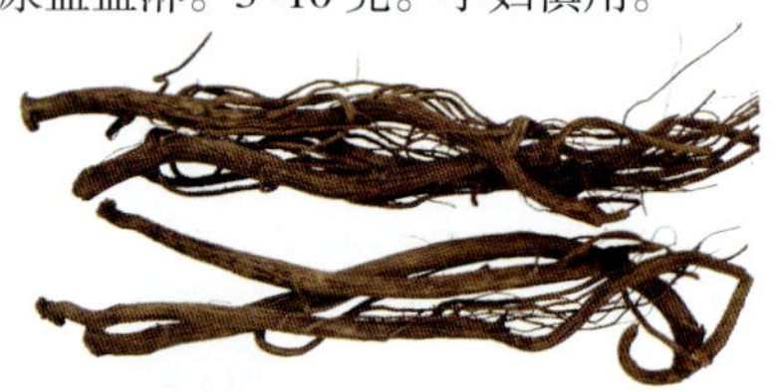

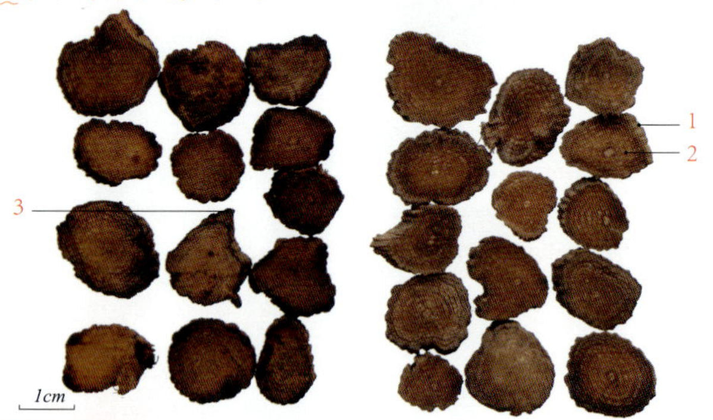

酒川牛膝片（左）和川牛膝片（右）

验方精选：

①**慢性咽喉炎：** 川牛膝、牛蒡子各 9 克，玄参、麦冬各 10 克，水煎服。②**膝关节肿痛：** 川牛膝、千年健、川木瓜各 10 克，鸡血藤 24 克，桑寄生 15 克，水煎服。③**风湿腰痛：** 川牛膝、炒杜仲各 10 克，骨碎补、狗脊各 15 克，盐肤木根 30 克，水煎服。

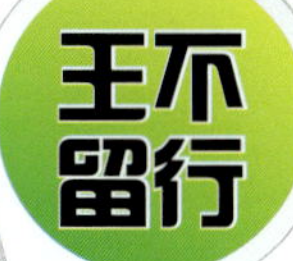

王不留行

Wangbuliuxing

活血通经，下乳消肿，利尿通淋

来源产地： 为石竹科植物麦蓝菜 *Vaccaria segetalis*（Neck.）Garcke 的干燥成熟种子。主产于河北、山东、辽宁、黑龙江、山西等地。

性味功用： 苦，平。用于经闭，痛经，乳汁不下，乳痈肿痛，淋证涩痛。5~10 克。孕妇慎用。

速认指南： 呈球形，直径约 2 毫米；表面黑色，少数红棕色，略有光泽[1]，有细密颗粒状突起[2]，一侧有 1 凹陷的纵沟；气微，味微涩、苦。**炒王不留行**呈类球形爆花状，表面白色[3]，质松脆。

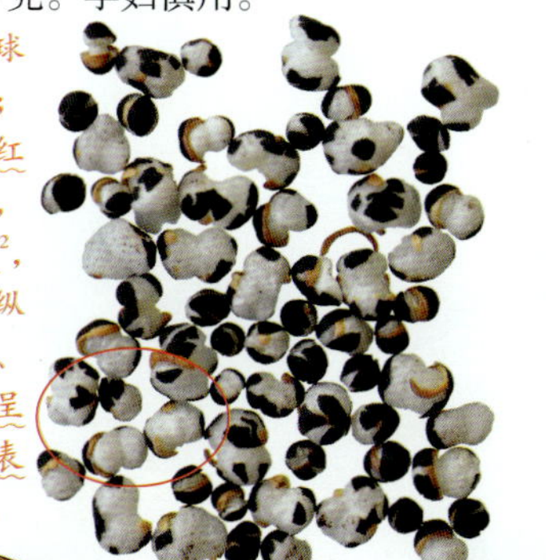

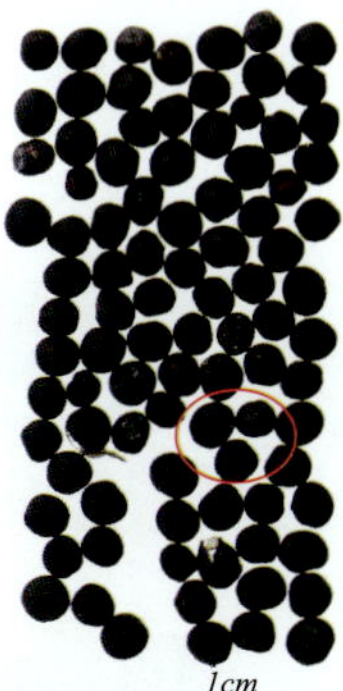

王不留行（右）和炒王不留行（左）

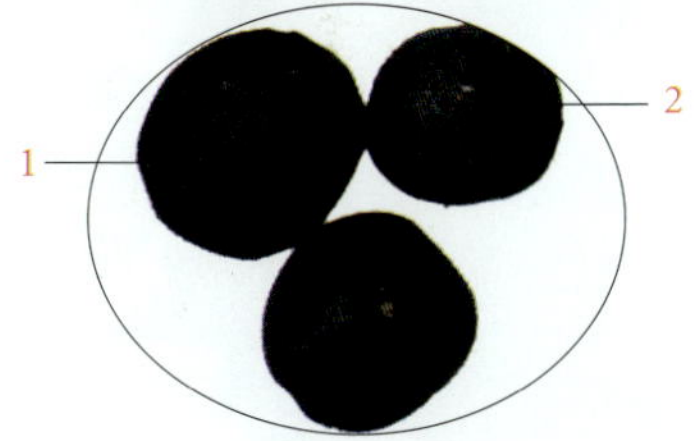

验方精选：

①**经行不畅、痛经：** 王不留行、当归、川芎各 9 克，水煎服。②**乳汁不畅：** 王不留行、穿山甲各 15 克，当归、黄芪各 12 克，炖猪蹄同食。③**乳痈初起：** 王不留行、蒲公英、瓜蒌各 15 克，水煎服。

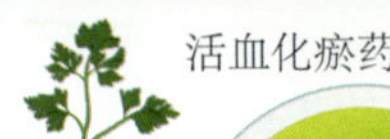

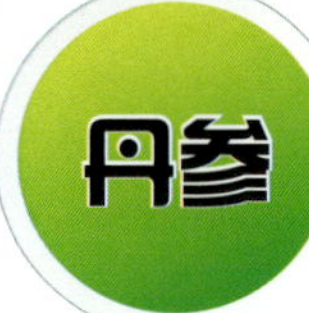

丹参

Danshen

活血祛瘀，通经止痛，

清心除烦，凉血消痈

来源产地： 为唇形科植物丹参 *Salvia miltiorrhiza* Bge. 的干燥根和根茎。主产于河南、山东、江苏、四川等地。

性味功用： 苦，微寒。用于胸痹心痛，脘腹胁痛，癥瘕积聚，热痹疼痛，心烦不眠，月经不调，痛经经闭，疮疡肿痛。10~15 克。不宜与藜芦同用。

速认指南： 呈类圆形或椭圆形的厚片；外表棕红色或暗棕红色，粗糙，具纵皱纹[1]；皮部棕红色[2]，木部灰黄色或紫褐色，有黄白色放射状纹理[3]；气微，味微苦涩。**酒丹参**形如丹参，表面红褐色[4]，略具酒香气。

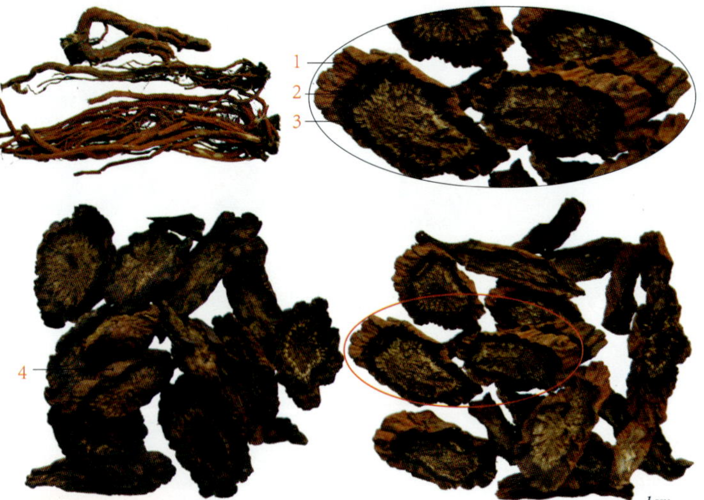

酒丹参（左）和丹参片（右）

验方精选：

①**冠心病心绞痛：** 丹参 15 克，三七 6 克，薤白 10 克，瓜蒌 24 克，水煎服。②**肝肿大：** 丹参 15 克，积雪草、叶下珠各 24 克，鸡内金 10 克，枳壳 9 克，水煎服。

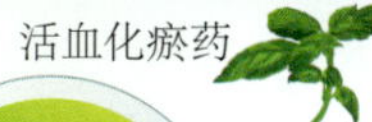

红花

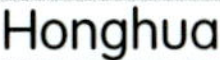

活血通经，散瘀止痛

来源产地： 为菊科植物红花 *Carthamus tinctorius* L. 的干燥花。主产于新疆、河南、浙江、四川等地。

性味功用： 辛，温。用于经闭，痛经，恶露不行，癥瘕痞块，胸痹心痛，瘀滞腹痛，胁肋刺痛，跌扑损伤，疮疡肿痛。3~10 克。孕妇慎服。

速认指南： 为不带子房的管状花，长 1~2 厘米。表面红黄色或红色。花冠筒细长[1]，先端 5 裂，裂片呈狭条形[2]，长 5~8 毫米；雄蕊 5，花药聚合成筒状，黄白色。气微香，味微苦。

2

1

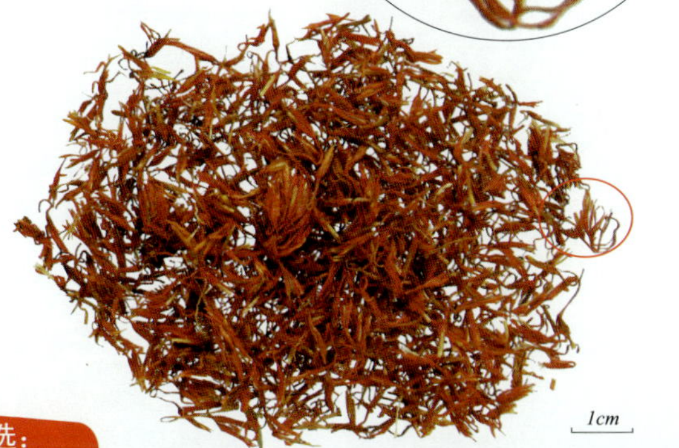

验方精选：

①**预防褥疮：** 红花 3 克，加水 100 毫升，冬天浸泡 2 小时，夏天浸泡半小时，待浸液呈玫瑰红色后即可使用。用时取 4 毫升浸出液于手掌心，轻轻揉擦褥疮好发部位，每次揉擦 10~15 分钟。②**痛经：** 红花 6 克，鸡血藤 24 克，水煎调酒服用。③**急性腰扭伤：** 红花 10 克，鸡蛋 2 枚，以红花拌鸡蛋加油炒熟 (不加盐) 食用。

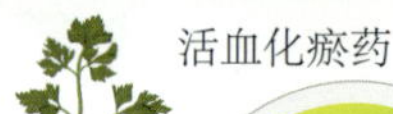

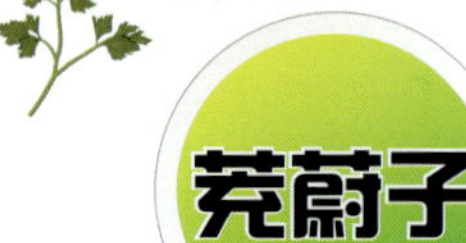

茺蔚子

Chongweizi

活血调经，清肝明目

来源产地： 为唇形科植物益母草 *Leonurus japonicus* Houtt. 的干燥成熟果实。全国各地均产，多自产自销。

性味功用： 辛、苦，微寒。用于月经不调，经闭痛经，目赤翳障，头晕胀痛。5~10 克。

速认指南： 呈三棱形，长 2~3 毫米，宽约 1.5 毫米；表面灰棕色至灰褐色，有深色斑点[1]，一端稍宽，平截状[2]，另一端渐窄而钝尖[3]；气微，味苦。**炒茺蔚子**形如茺蔚子，色较深，表面微鼓起。

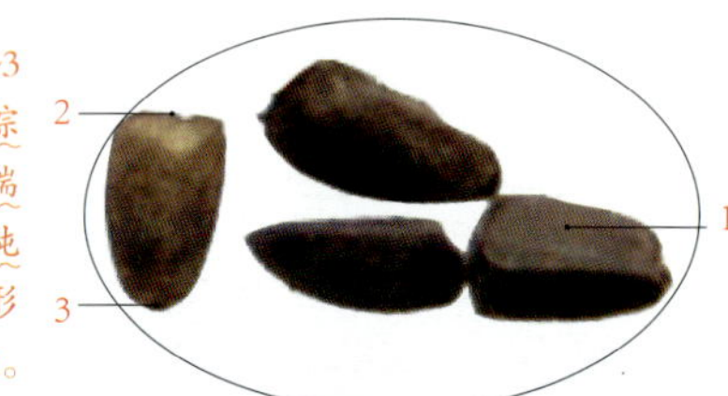

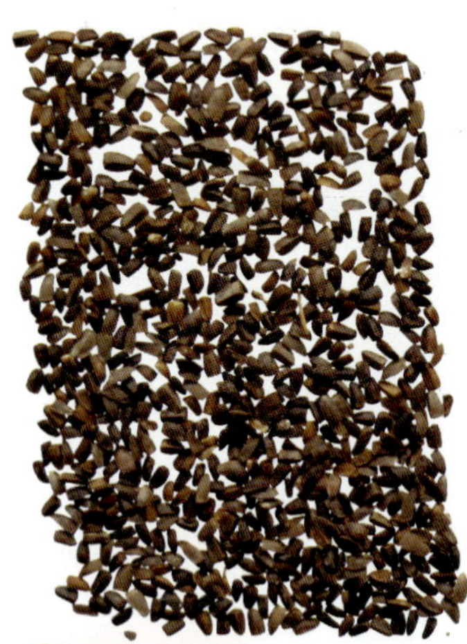

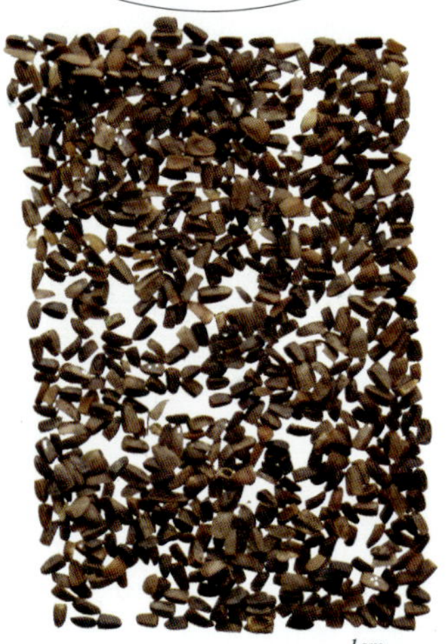

炒茺蔚子（左）和茺蔚子（右）

验方精选：

目昏不明： 茺蔚子 6 克，沙苑、青葙子各 9 克，共研细末，每次 3 克，每日 2 次。

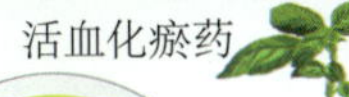

骨碎补

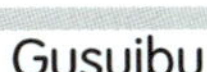

疗伤止痛，补肾强骨；外用消风祛斑

来源产地： 为水龙骨科（槲蕨科）植物槲蕨 *Drynaria fortunei*（Kunze）J. Sm. 的干燥根茎。主产于湖南、浙江、广西、江西。

性味功用： 苦，温。用于跌扑闪挫，筋骨折伤，肾虚腰痛，筋骨痿软，耳鸣耳聋，牙齿松动；外治斑秃，白癜风。3~9 克。

速认指南： 呈不规则存片；表面深棕色至暗棕色，常残留细小棕色的鳞片[1]；切面红棕色[2]，黄色的维管束点状排列成环；气微，味淡、微涩。**烫骨碎补**形如骨碎补，体膨大鼓起[3]，质轻、酥松。

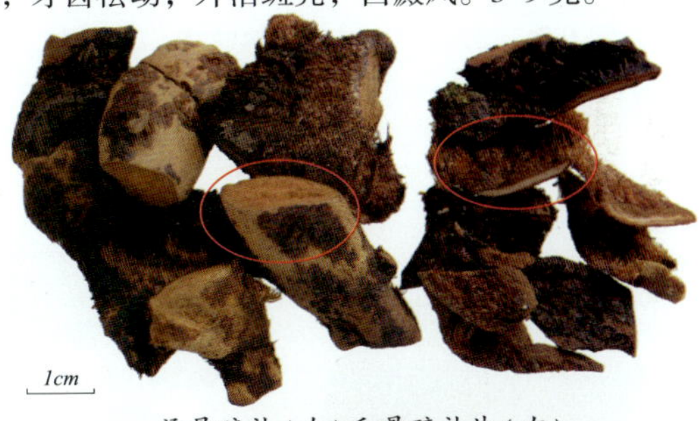

烫骨碎补（左）和骨碎补片（右）

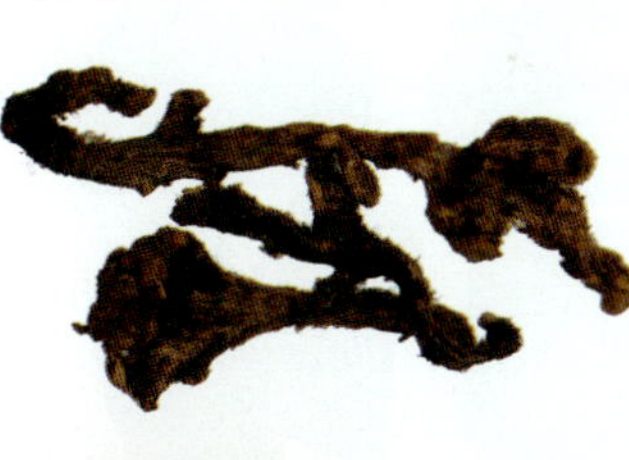

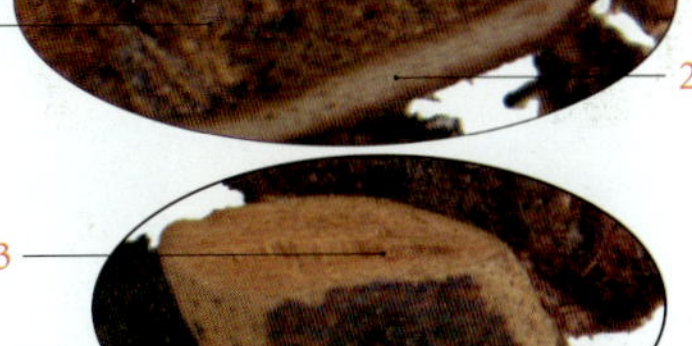

验方精选：

①**风湿性关节炎：** 骨碎补、忍冬藤、薜荔各 30 克，穿山龙 24 克，水煎服。②**风湿腰痛：** 骨碎补、肖梵天花各 30 克，炒杜仲、荜澄茄各 15 克，水煎服。③**斑秃：** 骨碎补、陈皮、生姜各适量，浸入 60 度烧酒内 2 周，取药酒涂搽患处。

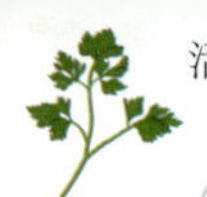

儿茶

Ercha

活血止痛，止血生肌，收湿敛疮，清肺化痰

来源产地： 为豆科（含羞草科）植物儿茶 *Acacia catechu*（L. f.）Willd. 的去皮枝、干的干燥煎膏。产于云南西双版纳，以大勐龙产量最大。

性味功用： 苦、涩，微寒。用于跌扑伤痛，外伤出血，吐血衄血，疮疡不敛，湿疹，湿疮，肺热咳嗽。1~3 克，包煎；多入丸散服，外用适量。

速认指南： 呈方形或不规则块状，大小不一。气微，味涩、苦，略回甜。表面棕褐色或黑褐色，光滑而稍有光泽[1]。断面不整齐，具光泽[2]。

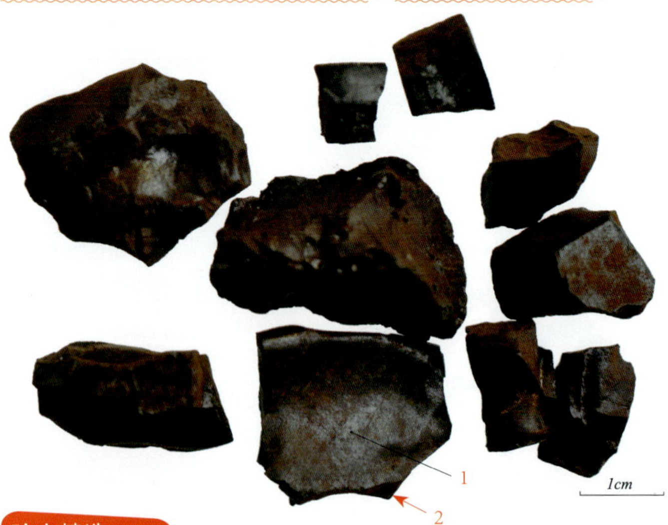

验方精选：

①**牙疳口疮：** 儿茶、硼砂等量，研末搽。②**咳嗽：** 儿茶 60 克，细辛 12 克，共研末，猪胆 1 个，取胆汁炼熟，三药共为丸，每丸 3 克，空腹含化，每日 4 次，每次 1 丸。

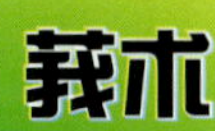

莪术

Ezhu

行气破血，消积止痛

来源产地： 为姜科植物蓬莪术 *Curcuma phaeocaulis* Val. 等的干燥根茎。主产于四川温江、新津。

性味功用： 辛、苦，温。用于癥瘕痞块，瘀血经闭，胸痹心痛，食积胀痛。6~9 克。孕妇禁用。

速认指南： 呈类圆形或椭圆形的厚片；外表皮灰黄色或灰棕色，有时可见环节[1]或须根痕[2]；切面黄绿色、黄棕色或棕褐色[3]，内皮层环纹明显[4]，散在“筋脉”小点[5]；气微香，味微苦而辛。**醋莪术**形如莪术，色泽加深，角质样，微有醋香气。

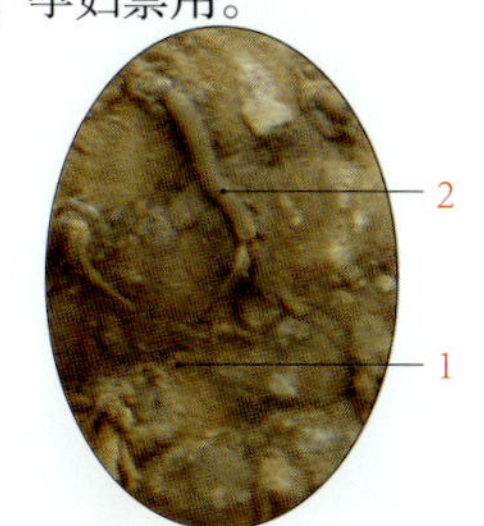

表皮

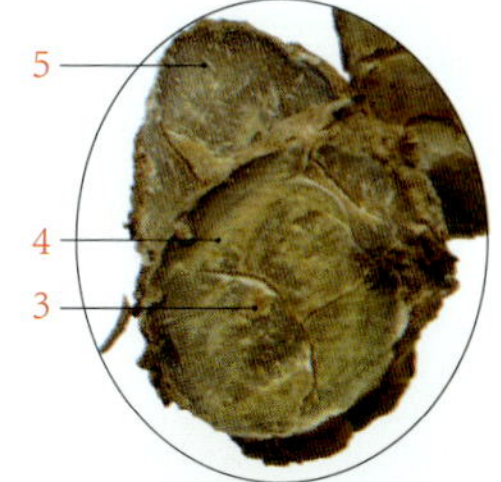

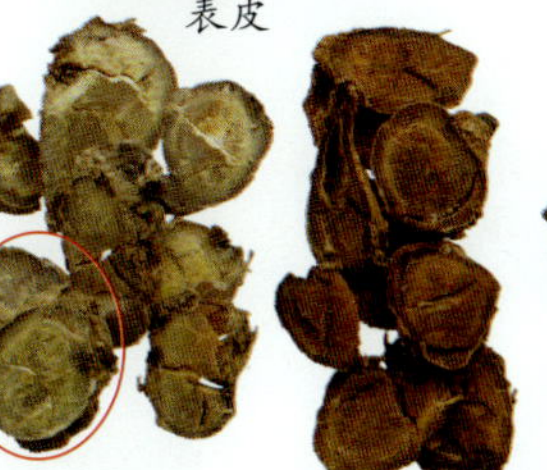

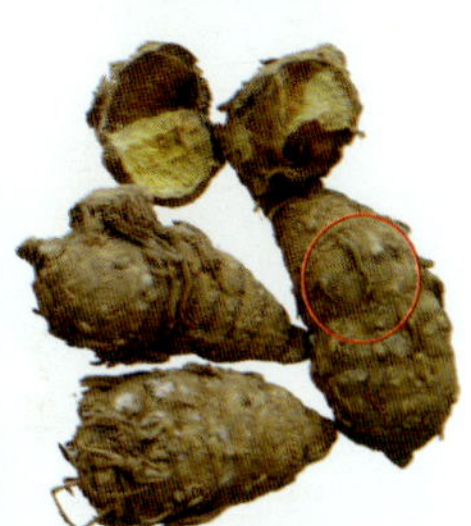

莪术片（左）、醋莪术（中）和莪术（右） 1cm

验方精选：

①**闭经：**莪术、王不留行、桃仁各 10 克，丹参、川芎各 9 克，水煎服。②**慢性胃炎腹胀：**莪术 10 克，枳壳、大腹皮各 9 克，蒲公英 15 克，水煎服。③**跌打损伤肿痛：**莪术适量研粉，桃仁适量捣烂调莪术粉敷患处。

附注：同科植物广西莪术 *C. kwangsiensis* S. G.Lee et C. F. Liang 或温郁金 *C. wenyujin* Y.H. Chen et C. Ling 的干燥根茎同等入药。后者习称“温莪术”。

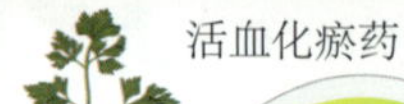

三棱

Sanleng

破血行气，消积止痛

来源产地： 为黑三棱科植物黑三棱 *Sparganium stoloniferum* Buch.-Ham. 的干燥块茎。主产于江苏、河南、山东、江西、安徽等地。

性味功用： 辛、苦，平。用于癥瘕痞块，痛经，瘀血经闭，胸痹心痛，食积腹痛。5~9 克。孕妇禁用，不宜与芒硝、玄明粉同用。

速认指南： 呈类圆形的薄片；切面灰白色或黄白色，粗糙[1]，有多数明显的细筋脉点[2]；气微，味淡，嚼之微有麻辣感。**醋三棱**为三棱的醋制品，切面黄色至黄棕色[3]，偶见焦黄斑[4]。

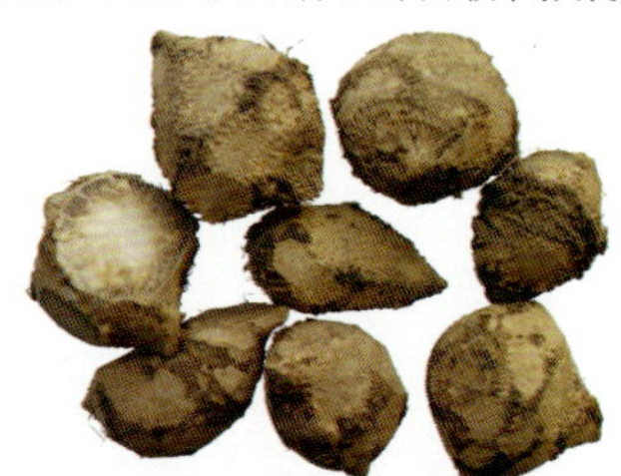

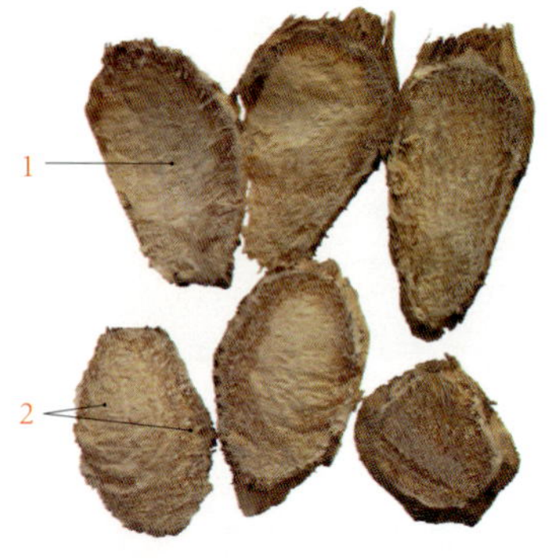

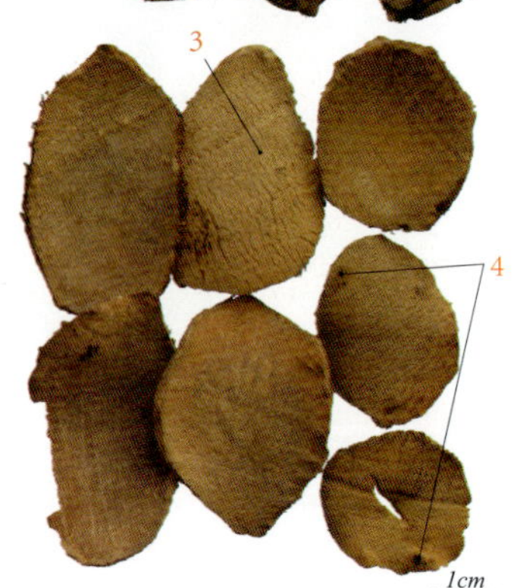

三棱片（左）和醋三棱片（右）

验方精选：

①**腹中包块：** 三棱、丹参各 9 克，皂角刺 3 克，水煎服。

②**风热气秘：** 炮三棱、郁李仁、酒陈皮各 30 克，共捣为散，每次 6 克，煎水空心服。

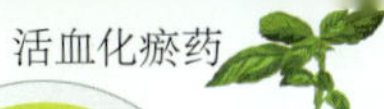

银杏叶

Yinxingye

活血化瘀，通络止痛，敛肺平喘，化浊降脂

来源产地： 为银杏科植物银杏 *Ginkgo biloba* L. 的干燥叶。主产于河南、山东、湖北、广西、江苏、四川、安徽等。

性味功用： 甘、苦、涩，平。用于瘀血阻络，胸痹心痛，中风偏瘫，肺虚咳喘，高脂血症。9~12 克。

速认指南： 多皱折或破碎，完整者呈扇形，长 3~12 厘米，宽 5~15 厘米。黄绿色或浅棕黄色，上缘呈不规则的波状弯曲[1]，具二叉状平行叶脉[2]，细而密，光滑无毛，易纵向撕裂。叶基楔形[3]，叶柄长 2~8 厘米。体轻。气微，味微苦。

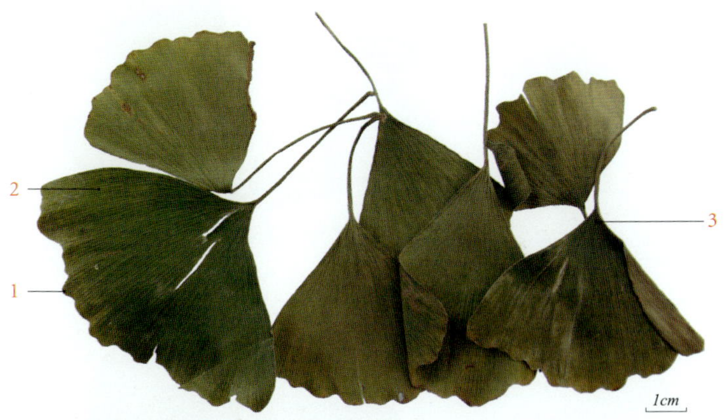

验方精选：

①**高脂血症、高血压、冠心病：** 银杏叶、杜仲叶各 15 克，煎汤代茶。②**防治动脉硬化、高血压、冠心病、高脂血症：** 银杏叶 9 克，何首乌 15 克，钩藤 10 克，山楂 12 克，水煎常服。

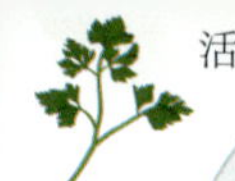

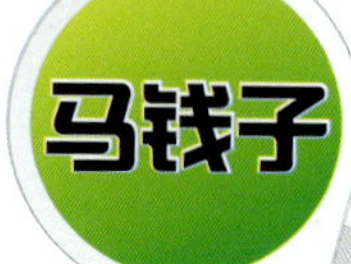

马钱子

Maqianzi

通络止痛，散结消肿

来源产地： 为马钱科植物马钱 *Strychnos nux-vomica* L. 的干燥成熟种子。商品药材多系印度、越南、缅甸、泰国等地进口。

性味功用： 苦，温；有大毒。用于跌打损伤，骨折肿痛，风湿顽痹，麻木瘫痪，痈疽疮毒，咽喉肿痛。炮制后入丸散用，0.3~0.6克。孕妇禁用；不宜多服久服及生用，运动员慎用；有毒成分能经皮肤吸收，外用不宜大面积涂敷。

速认指南： **生马钱子** 呈纽扣状圆板形，常一面隆起[1]，一面稍凹下[2]，直径1.5~3厘米，厚0.3~0.6厘米；表面密被灰棕或灰绿色绢状茸毛，自中间向四周呈辐射状排列[3]；边缘有突起的珠孔，底面中心有突起的圆点状种脐[4]；气微，味极苦。**制马钱子** 两面均膨胀鼓起，边缘较厚[5]，表面棕褐色或深棕色[6]；微有香气，味极苦。**马钱子粉** 为黄褐色粉末，气微香，味极苦。

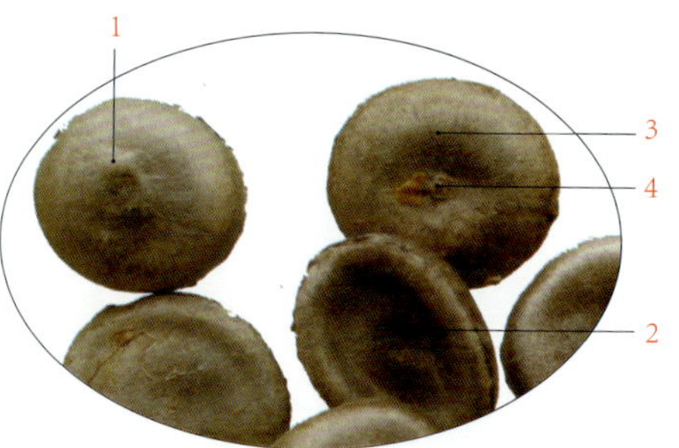

生马钱子

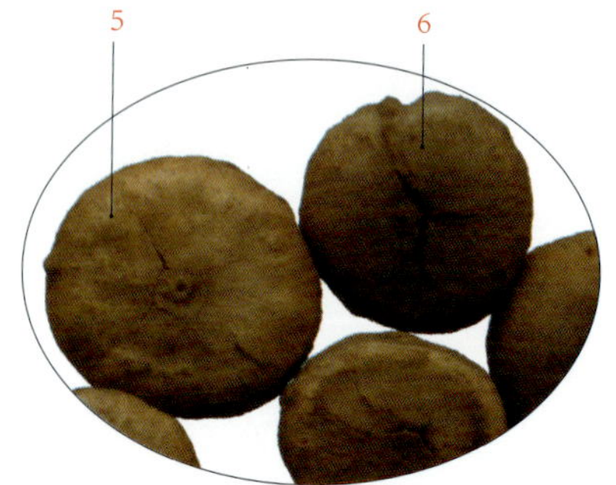

制马钱子

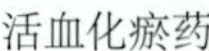

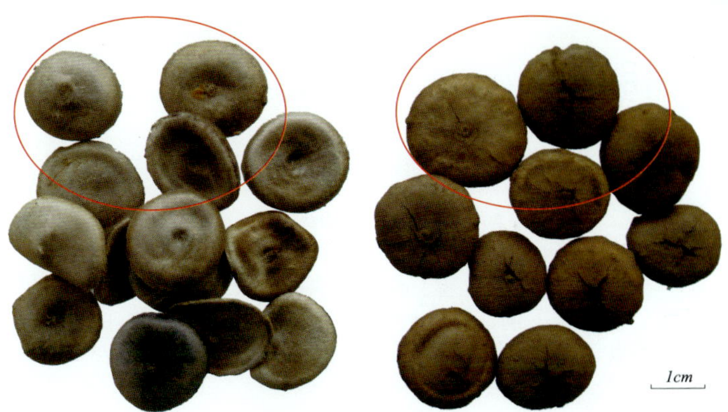

生马钱子（左）和制马钱子（右）

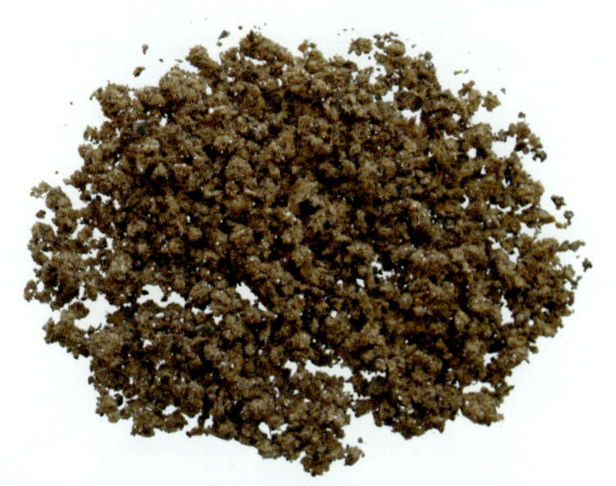

马钱子粉

验方精选：

①**痈疮初起未成脓：**制马钱子 0.3 克，炮穿山甲 10 克，僵蚕 12 克，研末服。②**喉痹咽肿：**制马钱子 0.5 克，山豆根 10 克，研末吹喉。③**急慢性丹毒：**马钱子 1 份，麸皮 2 份，研末，茶油调涂。

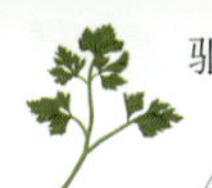

槟榔

Binglang

杀虫，消积，行气，利水，截疟

来源产地： 为棕榈科植物槟榔 *Areca catechu* L. 的干燥成熟种子。生于热带地区，栽培于海南、台湾、云南等地。

性味功用： 苦、辛，温。用于绦虫病，蛔虫病，姜片虫病，虫积腹痛，积滞泻痢，里急后重，水肿脚气，疟疾。3~10 克；用于驱绦虫、姜片虫，30~60 克。

速认指南： 呈类圆形的薄片；切面可见棕色种皮与白色胚乳相间的大理石样花纹[1]；气微，味涩、微苦。**炒槟榔**形同槟榔，表面微黄色，可见大理石样花纹。

炒槟榔

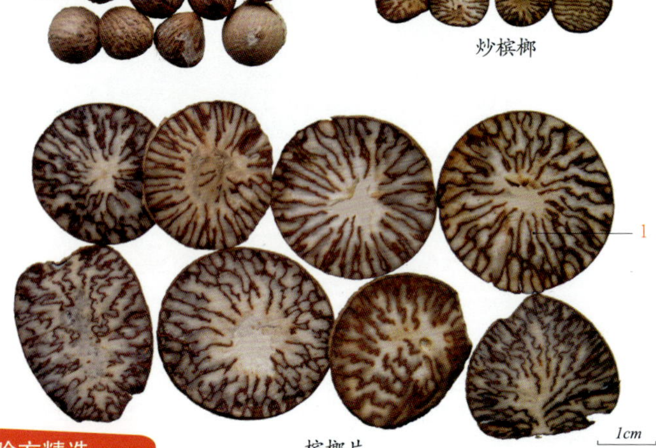

槟榔片

验方精选：

①**食积腹胀：** 槟榔 1~2 粒，嚼食。②**便秘腹痛、泻痢后重、泻而不爽：** 槟榔 10 克，生大黄 8 克，木香 6 克，水煎服。

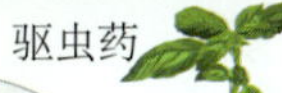

使君子

Shijunzi

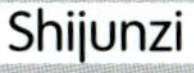

杀虫消积

来源产地： 为使君子科植物使君子 *Quisqualis indica* L. 的干燥成熟果实。主产于重庆合川、铜梁，四川井研，福建邵武、莆田。

性味功用： 甘，温。用于蛔虫病，蛲虫病，虫积腹痛，小儿疳积。9~12 克，捣碎入煎剂。

速认指南： 呈椭圆形或卵圆形，具 5 条纵棱[1]，长 2.5~4 厘米，直径约 2 厘米。表面黑褐色至紫黑色，平滑，微具光泽。顶端狭尖[2]，基部钝圆，有明显圆形的果梗痕[3]。种子长椭圆形或纺锤形[4]，长约 2 厘米，直径约 1 厘米；表面棕褐色或黑褐色[5]，有多数纵皱纹[6]；种皮薄，易剥离[7]；子叶 2，黄白色，有油性。气微香，味微甜。

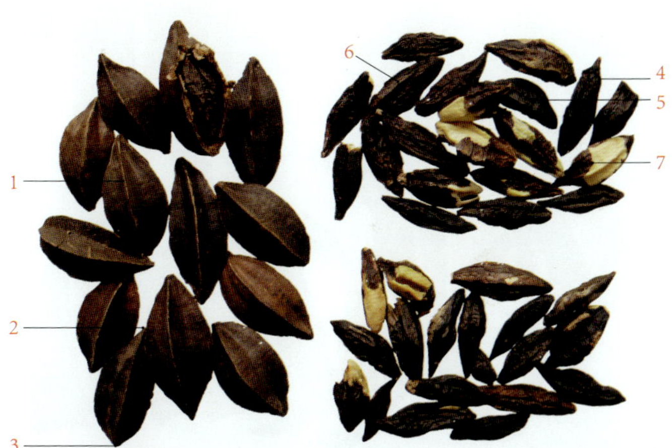

使君子（左）、使君子仁（右上）和炒使君子仁（右下）

验方精选：

①**蛔虫病：** 使君子 15 克，炒香嚼服，或研末服；或使君子、苦楝皮各 10 克，水煎服。②**小儿疳积、面黄肌瘦：** 炒使君子每岁 1 粒，嚼服，槟榔 5 克，神曲 8 克，麦芽 10 克，水煎服。

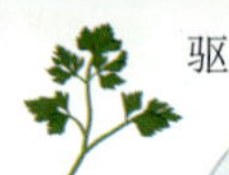

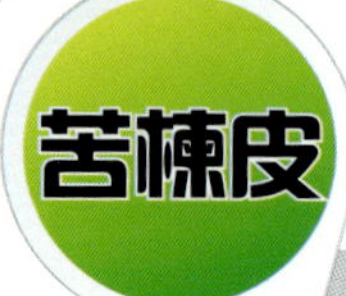

苦楝皮

Kulianpi

杀虫，疗癣

来源产地： 为楝科植物川楝 *Melia toosendan* Sieb. et Zucc. 或楝 *Melia azedarach* L. 的干燥树皮和根皮。楝主产于云南、广西、四川；川楝主产于四川、湖北、湖南、贵州等地，以四川产量最大。

性味功用： 苦，寒；有毒。用于蛔虫病，蛲虫病，虫积腹痛；外治疥癣瘙痒。3~6 克；外用适量，研末，用猪脂调敷患处。孕妇及肝肾功能不良者慎用。

速认指南： 呈不规则的丝状。外表面灰棕色或灰褐色[1]，除去粗皮者呈淡黄色。内表面类白色或淡黄色[2]。切面纤维性，略呈层片状，易剥离[3]。气微，味苦。

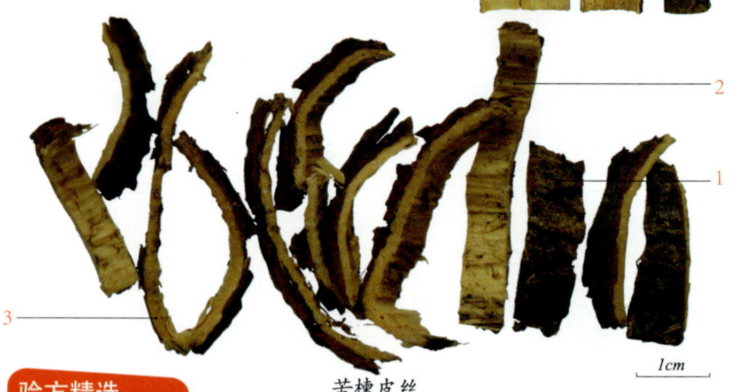

苦楝皮丝

验方精选：

①**股癣：** 苦楝皮、羊蹄根各适量，浸 75% 乙醇（酒精）2 周，取药液涂患处。②**头癣：** 苦楝皮，羊蹄根、乌桕木根皮各适量，共研细粉，调茶油涂患处。③**痔疮出血：** 苦楝皮、一点红、野菊花、木芙蓉叶各适量，水煎熏洗患处。

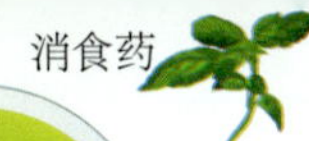

莱菔子

Laifuzi

消食除胀，降气化痰

来源产地： 为十字花科植物萝卜 *Raphanus sativus* L. 的干燥成熟种子。全国各地均产。

性味功用： 辛、甘，平。用于饮食停滞，脘腹胀痛，大便秘结，积滞泻痢，痰壅喘咳。5~12 克。

速认指南： 呈类卵圆形或椭圆形，稍扁，长 2.5~4 毫米，宽 2~3 毫米；表面黄棕色、红棕色或灰棕色[1]；一端有深棕色圆形种脐[2]，一侧有数条纵沟[3]；种皮薄而脆，子叶 2，有油性；气微，味淡、微苦辛。**炒莱菔子**形如莱菔子，表面微鼓起，色泽加深，质酥脆；气微香。

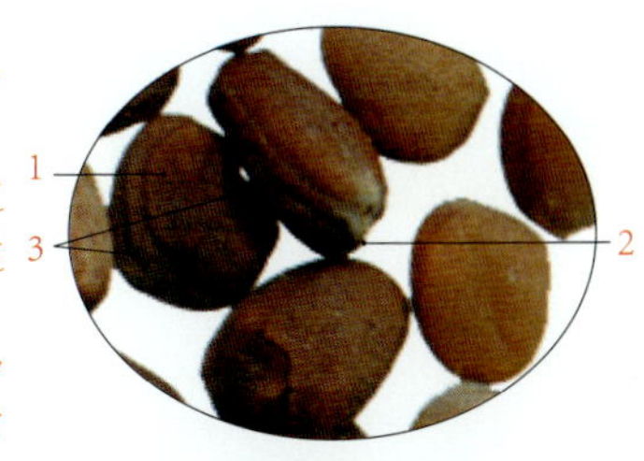

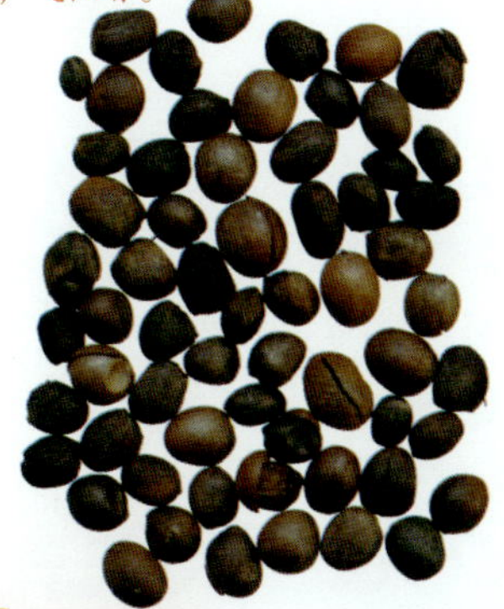

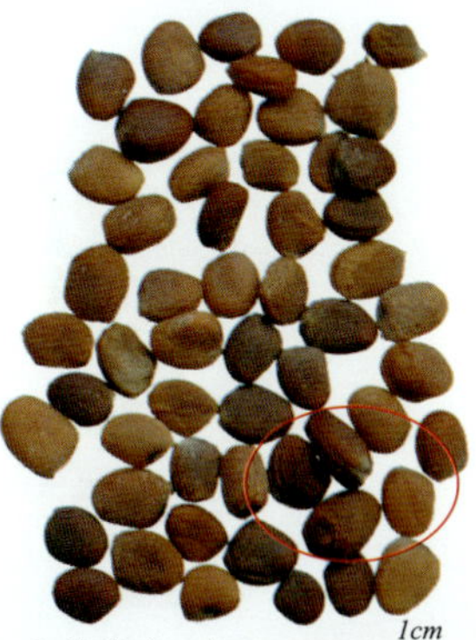

炒莱菔子（左）和莱菔子（右）

验方精选：

①**食积腹胀：**炒莱菔子、炒麦芽、厚朴各 9 克，水煎服。②**便秘、腹胀痛：**生莱菔子 9 克，捣汁，皂荚末 6 克，开水冲服。③**里急后重，泻而不爽：**莱菔子、木香各 9 克，大黄 8 克，水煎服。

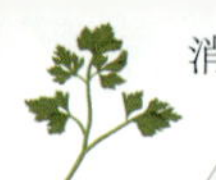

麦芽

Maiya

行气消食，健脾开胃，回乳消胀

来源产地： 为禾本科植物大麦 *Hordeum vulgare* L. 的成熟果实经发芽干燥的炮制加工品。全国均产，自产自销。

性味功用： 甘，平。用于食积不消，脘腹胀痛，脾虚食少，乳汁郁积，乳房胀痛，妇女断乳，肝郁胁痛，肝胃气痛。**炒麦芽**长于行气消食回乳。**焦麦芽**长于消食化滞。10~15 克；回乳炒用 60 克。

速认指南： 呈梭形，长 8~12 毫米，直径 3~4 毫米；表面淡黄色，背面为外稃包围，具 5 脉[1]，腹面为内稃包围[2]；除去内外稃后，腹面有 1 条纵沟[3]；基部胚根处生出幼芽及须根[4]，无臭，味微甘。**炒麦芽**形如麦芽，偶有焦斑；有香气，味微苦。**焦麦芽**形如麦芽，有焦斑；有焦香气，味微苦。

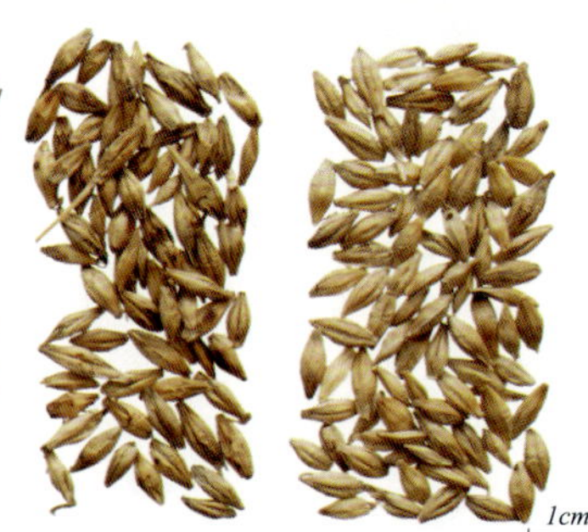

焦麦芽（左）、炒麦芽（中）和麦芽（右）

验方精选：

①**产后发热，乳汁不通：**炒麦芽 15 克，研细末。开水调服。②**产后腹中鼓胀：**麦芽 30~60 克，研末，和酒服食。③**谷劳病（饱食便卧，四肢烦重）：**大麦 150 克，花椒 30 克，干姜 60 克，捣末，每次 2~3 克，每日 3~4 次。

谷芽

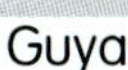

Guya

消食和中，健脾开胃

来源产地： 为禾本科植物粟 *Setaria italica* (L.) Beauv. 的成熟果实经发芽干燥的炮制加工品。产于全国各地。

性味功用： 甘，温。用于食积不消，腹胀口臭，脾胃虚弱，不饥食少。**炒谷芽**长于消食，用于不饥食少。**焦谷芽**善化积滞，用于积滞不消。9~15 克。

速认指南： 呈类圆球形，直径约 2 毫米，顶端钝圆[1]，基部略尖[2]；外壳为革质的稃片[3]，下端有初生的细须根[4]，长约 3~6 毫米，内含淡黄色或黄白色颖果（小米）1 粒；气微，味微甘。**炒谷芽**形如谷芽，表面深黄色；有香气，味微苦。**焦谷芽**形如谷芽，表面焦褐色；有焦香气。

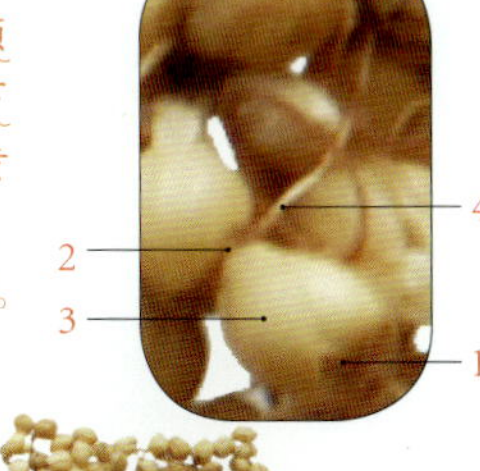

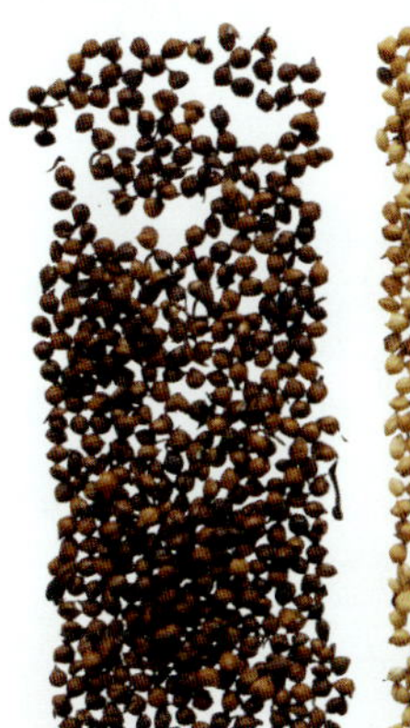

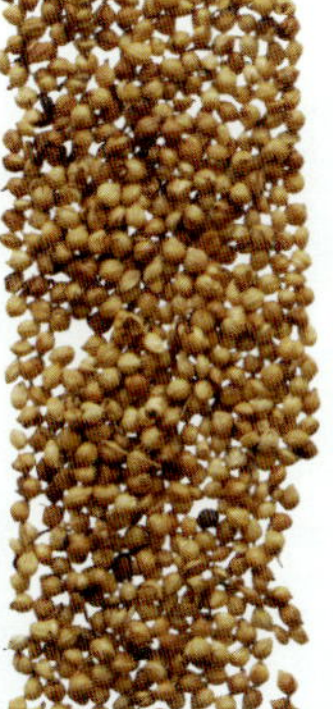

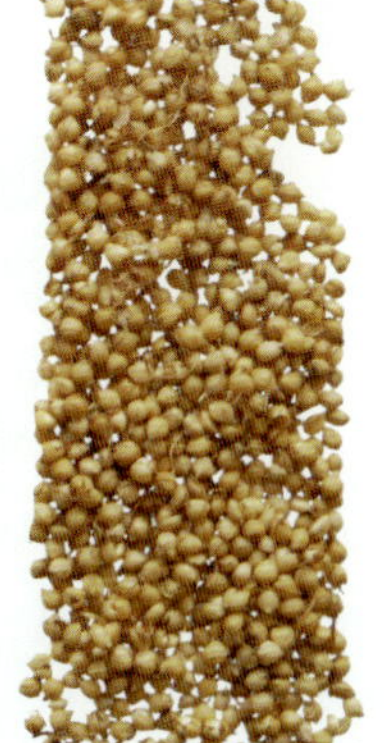

焦谷芽（左）、炒谷芽（中）和谷芽（右）

验方精选：

①**脾虚食少、消化不良：** 谷芽、麦芽各 12 克，炒扁豆、白术、党参各 15 克，陈皮 6 克，水煎服。②**食欲不振：** 炒谷芽、炒麦芽各 12 克，啤酒花 5 克，炒神曲 9 克，水煎服。

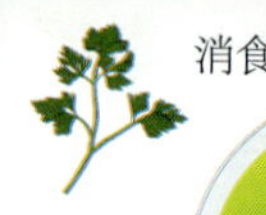

山楂

Shanzha

消食健胃，行气散瘀，化浊降脂

来源产地： 蔷薇科植物山里红 *Crataegus pinnatifida* Bge. var. *major* N.E.Br. 或山楂 *Crataegus pinnatifida* Bge. 的干燥成熟果实。山里红产于东北、华北及西北，山楂产于黑龙江、吉林、辽宁、河北等地。

性味功用： 酸、甘、微温。用于肉食积滞，胃脘胀满，泻痢腹痛，瘀血经闭，产后瘀阻，心腹刺痛，胸痹心痛，疝气疼痛，高脂血症。**焦山楂**消食导滞作用增强。9~12 克。

速认指南： 为圆形片，皱缩不平，直径 1~2.5 厘米，厚 0.2~0.4 厘米；外皮红色，具皱纹[1]，有灰白色小斑点[2]；有的可见短而细的果梗或花萼残迹[3]；气微清香，味酸、微甜。**炒山楂**形如山楂，果肉黄褐色，偶见斑。**焦山楂**形如山楂，表面焦褐色，内部黄褐色，有焦香气。

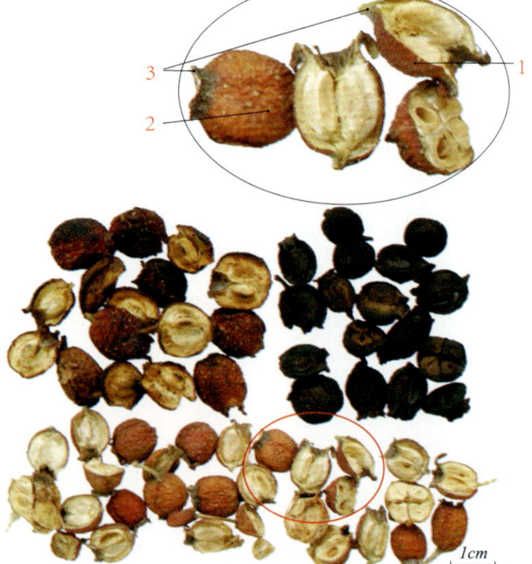

山楂（下）、炒山楂（左上）和焦山楂（右上）

验方精选：

①**肉食积滞、嗳腐、便溏：** 炒山楂、炒麦芽各 12 克，陈皮 6 克，水煎服。②**高脂血症：** 山楂、玉米须各 12 克，水煎代茶。③**高血压、冠心病：** 生山楂、葛根、菊花各 12 克，水煎服。

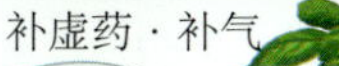

甘草

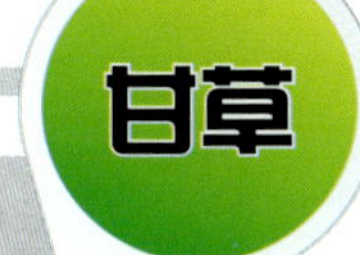

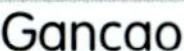

Gancao

补脾益气，清热解毒，祛痰止咳，缓急止痛，调和诸药

来源产地： 为豆科（蝶形花科）植物甘草 *Glycyrrhiza uralensis* Fisch. 等的干燥根及根茎。以内蒙古伊盟、巴盟为道地产区。

性味功用： 甘，平。用于脾胃虚弱，倦怠乏力，心悸气短，咳嗽痰多，脘腹、四肢挛急疼痛，痈肿疮毒，缓解药物毒性、烈性。**炙甘草**补脾和胃，益气复脉；用于脾胃虚弱，倦怠乏力，心动悸，脉结代。2~10 克。不宜与海藻、京大戟、红大戟、甘遂、芫花同用。

速认指南： 为圆形或椭圆形切片；表面红棕色或灰棕色[1]，微有光泽，切面黄白色，形成层环明显[2]，断面放射状纹理[3]；粉性；气微，味甜而特殊。**炙甘草**形如甘草，切面黄色至深黄色；质稍黏；具焦香气，味甜。

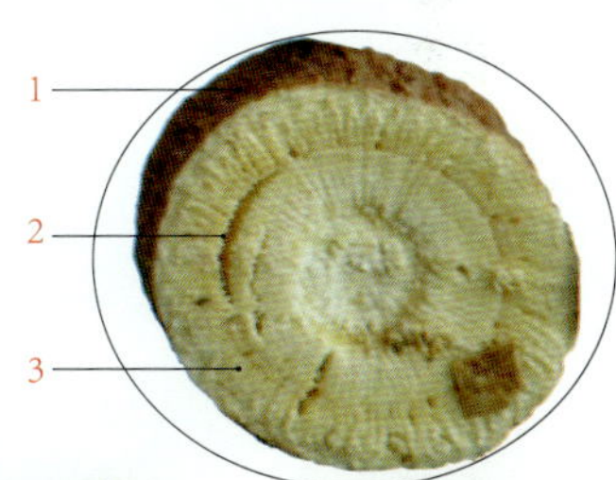

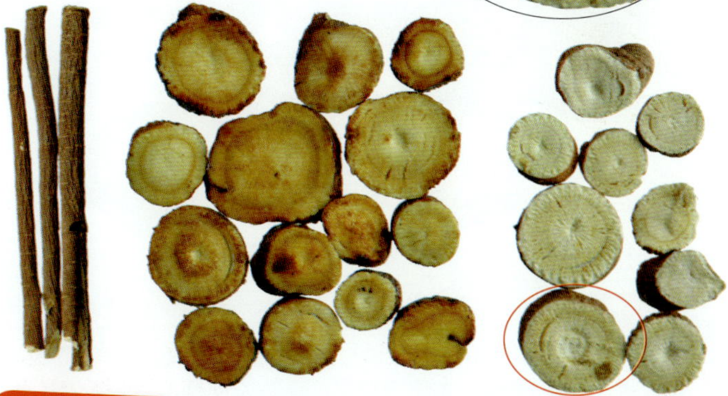

炙甘草片（左）与甘草片（右）

验方精选：

①**乳糜尿：**甘草、荠菜各 24 克，车前草 15 克，水煎服。

②**口腔溃疡：**甘草、积雪草、大青叶各 15 克，水煎服。

大枣

Dazao

补中益气，养血安神

来源产地： 为鼠李科植物枣 *Ziziphus jujuba* Mill. 的干燥成熟果实。主产于河北、陕西、河南、山东、天津等地。

性味功用： 甘，温。用于脾虚食少，乏力便溏，妇人脏躁。6~15 克。

速认指南： 呈椭圆形或球形，长 2~3.5 厘米，直径 1.5~2.5 厘米。表面暗红色，略带光泽，有不规则皱纹[1]。基部凹陷[2]，有短果梗[3]。气微香，味甜。

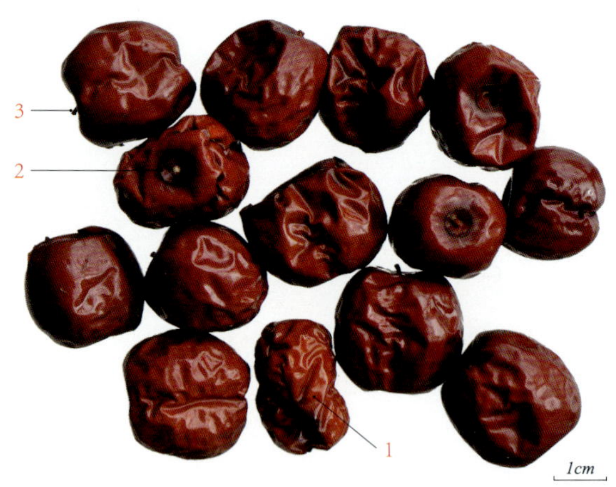

验方精选：

①**贫血：**大枣 10 枚，当归、熟地黄各 12 克，党参 15 克，水煎服。②**胃溃疡：**大枣 500 克（蒸熟去皮核），红糖 250 克（炒焦），鲜生姜 120 克（捣烂取汁），花椒或白胡椒 60 克（研细末），一并纳入新鲜猪肚内，缝合，文火蒸 2 小时，放冰箱冷藏，每餐饭前食用 1~2 匙，7 日为一疗程。

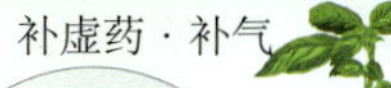

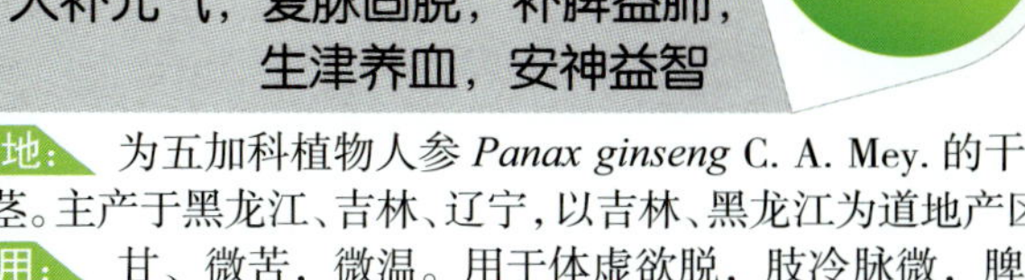

人参

Renshen

大补元气，复脉固脱，补脾益肺，生津养血，安神益智

来源产地： 为五加科植物人参 *Panax ginseng* C. A. Mey. 的干燥根和根茎。主产于黑龙江、吉林、辽宁，以吉林、黑龙江为道地产区。

性味功用： 甘、微苦，微温。用于体虚欲脱，肢冷脉微，脾虚食少，肺虚喘咳，津伤口渴，内热消渴，气血亏虚，久病虚羸，惊悸失眠，阳痿宫冷。3~9 克，另煎对服；也可研粉吞服，每次 2 克，每日 2 次。不宜与藜芦、五灵脂同用。

速认指南： 呈类圆形的薄片。切面淡黄白色[1]，形成层环纹棕黄色[2]。气香气特异，味微苦、甘。

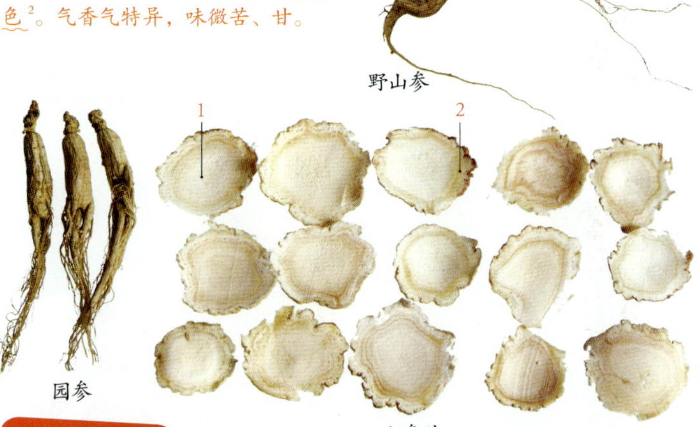

野山参

园参

人参片

验方精选：

①**久咳痰稀、浑身无力：**人参 15 克，蜜黄芪 30 克，五味子、煮半夏各 9 克，水煎服。②**糖尿病口干、四肢无力：**人参、旱莲草、女贞子各 15 克，生黄芪 24 克，积雪草 18 克，水煎服。

附注：栽培的人参俗称“园参”；播种在山林野生状态下自然生长的又称“林下山参”，习称“籽海”；“野山参”即野生人参的干燥品，资源极为稀缺。

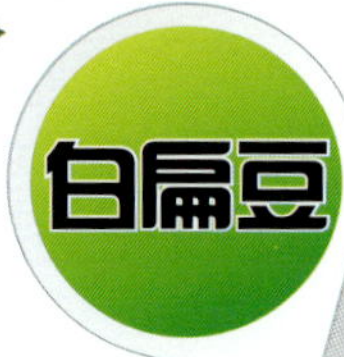

白扁豆

Baibiandou

健脾化湿，和中消暑

来源产地： 为豆科（蝶形花科）植物扁豆 *Dolichos lablab* L. 的干燥成熟种子。全国各地均产，主产于安徽、陕西、湖南、河南、浙江、山西。

性味功用： 甘，微温。用于脾胃虚弱，食欲不振，大便溏泻，白带过多，暑湿吐泻，胸闷腹胀。**炒白扁豆**健脾化湿，用于脾虚泄泻，白带过多。9~15 克。

速认指南： 呈扁椭圆形或扁卵圆形，长 8~13 毫米，宽 6~9 毫米，厚约 7 毫米；表面淡黄白色或淡黄色，平滑，略有光泽[1]，一侧边缘有隆起的白色眉状种阜[2]；种皮薄而脆，子叶 2；气微，味淡，嚼之有豆腥气。**炒白扁豆**形如白扁豆，表面微黄色，具焦斑。

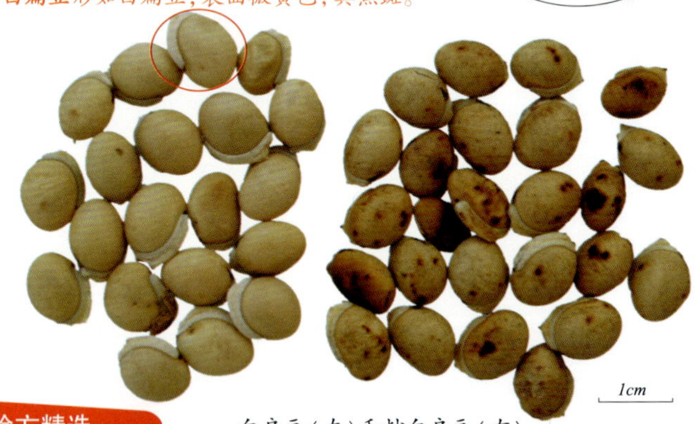

白扁豆（左）和炒白扁豆（右）

验方精选：

①**解砒霜毒：** 生白扁豆捣烂，加水绞汁服。②**赤白带下：** 炒白扁豆适量，研末，米汤调服，每次 6 克。③**水肿：** 白扁豆适量，炒黄，磨成粉，三餐前服，大人 9 克，小儿 3 克，灯心草汤调服。

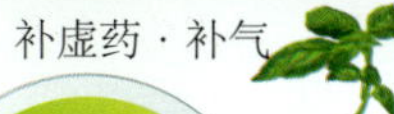

西洋参

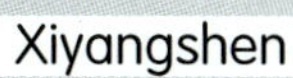

Xiyangshen

补气养阴，清热生津

来源产地： 为五加科植物西洋参 *Panax quinquefolium* L. 的干燥根。原产于美国、加拿大，我国吉林、山东、北京、陕西等地也有栽培。

性味功用： 甘、微苦，凉。用于气虚阴亏，虚热烦倦，咳喘痰血，内热消渴，口燥咽干。另煎对服，3~6 克。不宜与藜芦同用。

速认指南： 呈长圆形或类圆形薄片。外表皮浅黄褐色[1]。切面淡黄白至黄白色[2]，形成层环纹棕黄色[3]，皮部有黄棕色点状树脂道[4]。气微而特异，味微苦、甘。

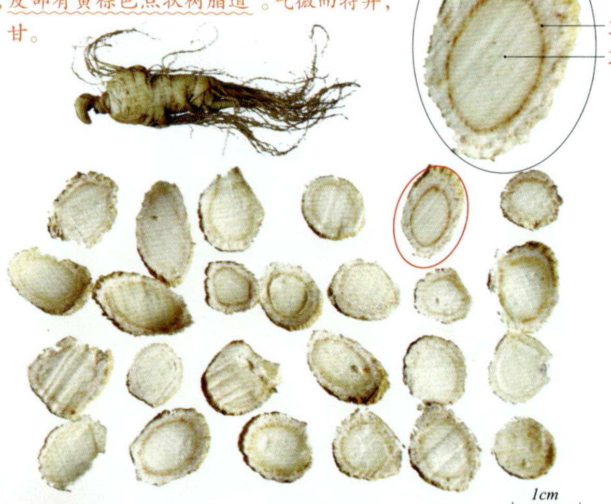

西洋参片

验方精选：

①**病后疲劳：** 西洋参 15 克，五味子 9 克，麦冬 10 克，水煎服。②**糖尿病浑身无力：** 西洋参、枸杞子、山茱萸各 15 克，生黄芪 30 克，水煎服。③**心肌劳累：** 西洋参、蜜枣仁、茯神各 15 克，五味子 9 克，当归 6 克，柏子仁 10 克，水煎服。

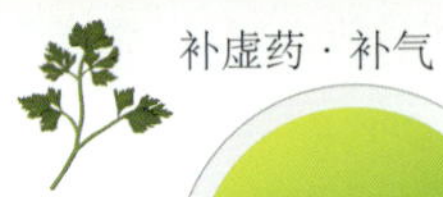

太子参

Taizishen

益气健脾，生津润肺

来源产地： 为石竹科植物孩儿参 *Pseudostellaria heterophylla* (Miq.) Pax ex Pax et Hoffm. 的干燥块根。主产于江苏、安徽、山东、福建、贵州，以江苏江宁、江浦、句容县为道地产区。

性味功用： 甘、微苦，平。用于脾虚体倦，食欲不振，病后虚弱，气阴不足，自汗口渴，肺燥干咳。9~30 克。

速认指南： 呈细长纺锤形或细长条形，稍弯曲，长 3~10 厘米，直径 0.2~0.6 厘米。表面黄白色，微有纵皱纹[1]，凹陷处有须根痕[2]。顶端有茎痕[3]。断面平坦，淡黄白色[4]，角质样；或类白色，有粉性。气微，味微甘。

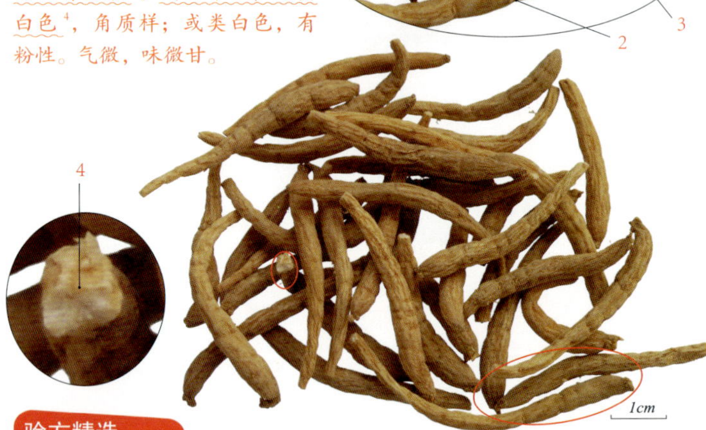

验方精选：

①**糖尿病：**太子参 30 克，山药、天花粉、枸杞子各 15 克，水煎服。②**脾胃虚寒腹泻：**太子参 30 克，白术 10 克，桂枝 6 克，生姜 3 片，红枣 5 枚，水煎服。③**小儿食欲不振：**太子参 9 克，白术、茯苓、鸡内金、神曲各 6 克，陈皮、甘草各 3 克，水煎服。

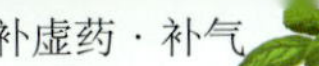

党参

Dangshen

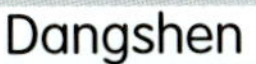

健脾益肺，养血生津

来源产地： 为桔梗科植物党参 *Codonopsis pilosula* （Franch.）Nannf. 等的干燥根。以甘肃天水、定西、武都，山西平顺、陵川为道地产区。

性味功用： 甘，平。用于脾肺气虚，食少倦怠，咳嗽虚喘，气血不足，面色萎黄，心悸气短，津伤口渴，内热消渴。9~30 克。不宜与藜芦同用。

速认指南： 呈类圆形的厚片；外表皮灰黄色至黄棕色，有时可见根头部有多数疣状突起的茎痕及芽[1]；切面皮部淡黄色至淡棕色[2]，木部淡黄色[3]；有裂隙或放射状纹理[4]；有特殊香气，味微甜。**米炒党参**形如党参，表面深黄色，偶有焦斑。

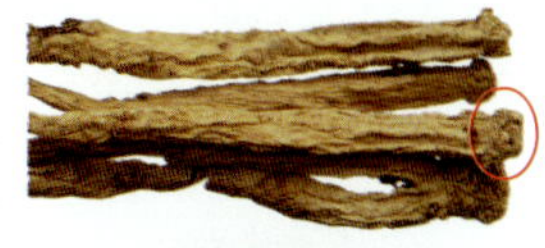

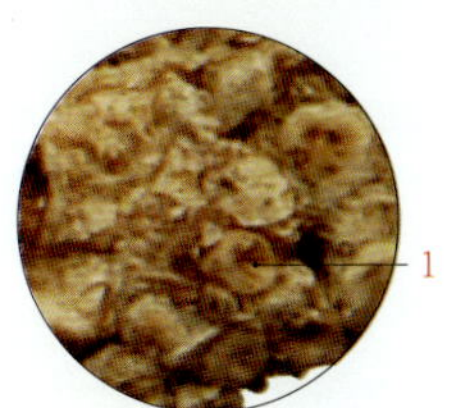

根头部

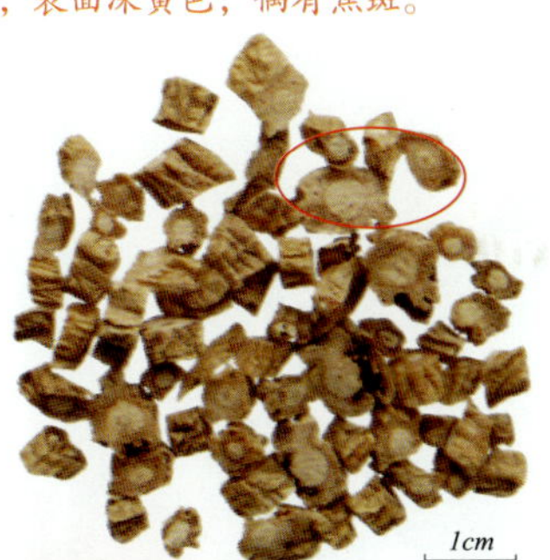

党参片

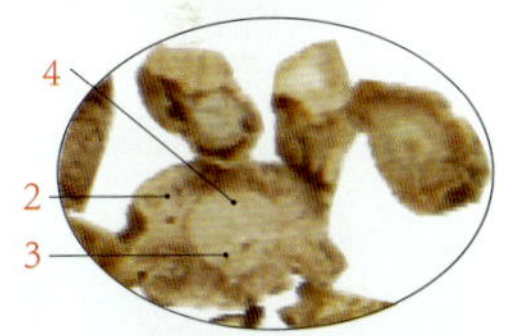

验方精选：

①**贫血：**党参 30 克，当归 9 克，鸡血藤 24 克，水煎服。

②**胃肠功能紊乱腹泻：**党参 24 克，白术、荜澄茄果实各 9 克，豆蔻 6 克，水煎服。

附注：米炒党参为党参的炮制品。取党参片置热锅中，以文火用米拌炒至表面深黄色，取出，筛去米，放凉而得。

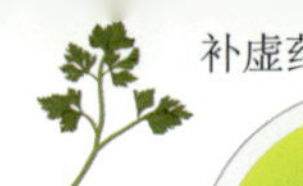

黄芪

Huangqi

补气升阳，固表止汗，利水消肿，生津养血，行滞通痹，托毒排脓，敛疮生肌

来源产地： 为豆科（蝶形花科）植物膜荚黄芪 *Astragalus membranaceus*（Fisch.）Bge. 等的干燥根。主产于黑龙江、河北等地。

性味功用： 甘，微温；用于气虚乏力，食少便溏，中气下陷，久泻脱肛，便血崩漏，表虚自汗，气虚水肿，内热消渴，血虚萎黄，半身不遂，痹痛麻木，痈疽难溃，久溃不敛。**炙黄芪**，甘、温；长于益气补中，用于气虚乏力，食少便溏。9~30 克。

速认指南： 呈类圆形或椭圆形的厚片；外表面黄白色至淡棕褐色，可见纵皱纹或纵沟[1]；切面皮部黄白色[2]，木部淡黄色，有放射状纹理及裂隙[3]，有的中心偶有枯朽状，黑褐色或呈空洞[4]；气微，味微甜，嚼之有豆腥味。**炙黄芪**形如黄芪，外表皮略有光泽，具蜜香气，味甜。

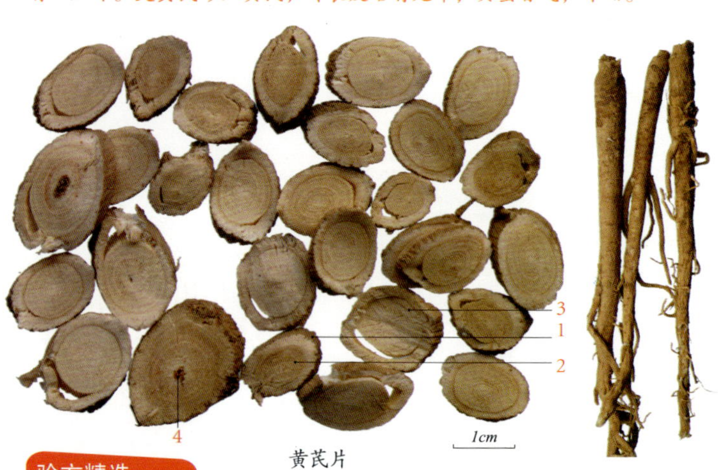

黄芪片

验方精选：

①**自汗：** 生黄芪30克，白术10克，防风5克，三角麦24克，水煎服。②**贫血：** 生黄芪、羊肉各30克，当归6克，同炖服。③**夜尿多：** 生黄芪30克，枸杞子、菟丝子各15克，水煎服。

白术

Baizhu

健脾益气，燥湿利水，止汗，安胎

来源产地： 为菊科植物白术 *Atractylodes macrocephala* Koidz. 的干燥根茎。主产于浙江、安徽等地。

性味功用： 苦、甘，温。用于脾虚食少，腹胀泄泻，痰饮眩悸，水肿，自汗，胎动不安。6~12 克。

速认指南： 为不规则的厚片；外表皮灰黄色或灰棕色[1]；切面黄白色至淡棕色[2]，有棕黄色的点状油室散在[3]，木部具放射状纹理[4]；气清香，味甘、微辛，嚼之略带黏性。**麸炒白术**形如白术，偶见焦斑；略有焦香气。

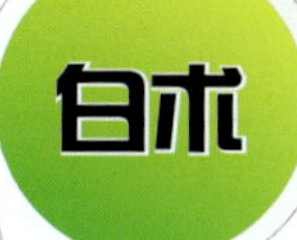

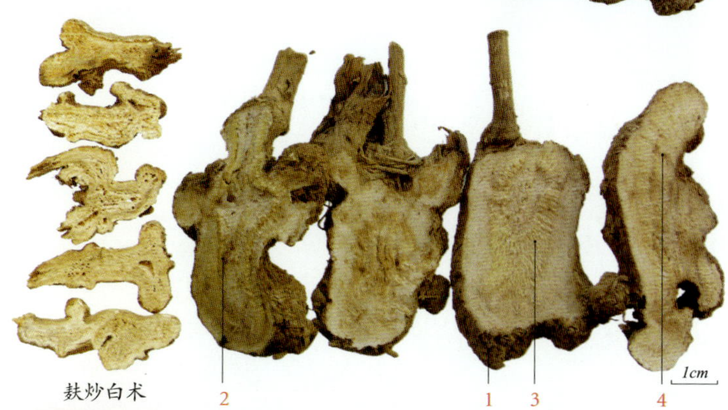

麸炒白术

白术片

验方精选：

①**肠胃虚寒腹泻：** 白术、党参、茯苓各 10 克，荜澄茄果实 6 克，水煎服。②**食欲不振：** 白术、太子参、茯苓各 10 克，甘草 5 克，陈皮 6 克，山楂 9 克，水煎服。③**白带：** 白术、苍术、白果各 10 克，生薏苡仁 30 克，芡实 15 克，大青叶 24 克，水煎服。

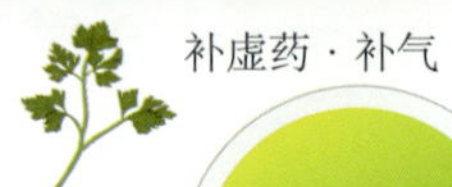

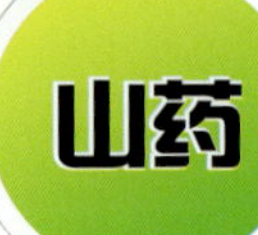

山药

Shanyao

补脾养胃，生津益肺，补肾涩精

来源产地： 为薯蓣科植物薯蓣 *Dioscorea opposita* Thunb. 的干燥根茎。主产于河南温县、武陟、博爱等地，以河南怀庆、沁阳、武陟、温孟为道地产区。

性味功用： 甘，平。用于脾虚食少，久泻不止，肺虚喘咳，肾虚遗精，带下，尿频，虚热消渴。**麸炒山药**补脾健胃，用于脾虚食少，泄泻便溏，白带过多。15~30克。

速认指南： 呈类圆形的厚片[1]；表面类白色或淡黄白色；断面类白色，富粉性[2]。**麸炒山药**为山药加麸皮炒的炮制品，形如山药，表面黄白色或微黄色[3]，偶见焦斑，略有焦香气。

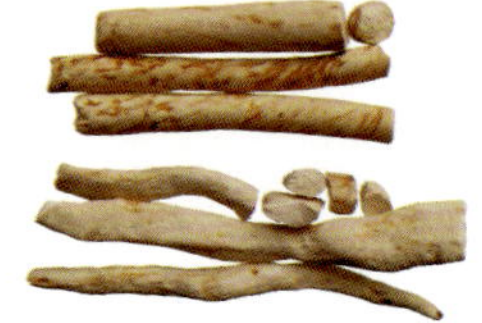

光山药（上）和山药（下）

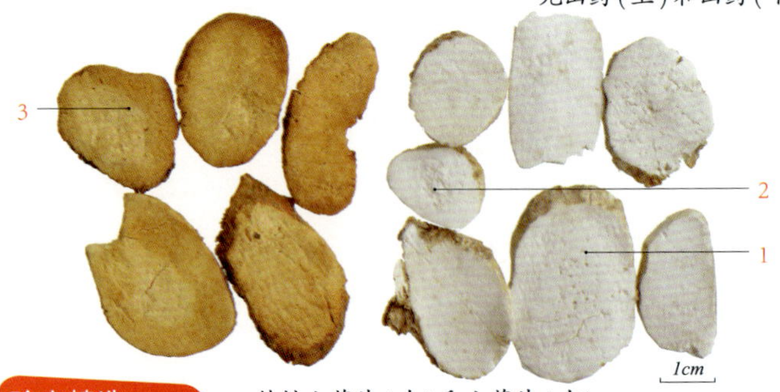

麸炒山药片（左）和山药片（右）

验方精选：

①**糖尿病：**山药40克，积雪草20克，旱莲草、女贞子各15克，水煎服。②**脾胃虚腹泻：**山药、党参各15克，白术9克，茯苓10克，炙甘草6克，砂仁3克，水煎服。

附注：冬季茎叶枯萎后采挖，切去根头，洗净，除去外皮及须根，干燥而得的习称“毛山药”。选择肥大顺直的干燥山药，置清水中，浸至无干心，闷透，切齐两端，用木板搓成圆柱状，晒干，打光而得的习称“光山药”。

桑椹

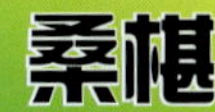

Sangshen

滋阴补血，生津润燥

来源产地： 为桑科植物桑 *Morus alba* L. 的干燥果穗。主产于四川、江苏、浙江、山东、安徽、辽宁、河南、山西等地。

性味功用： 甘、酸，寒。用于肝肾阴虚，眩晕耳鸣，心悸失眠，须发早白，津伤口渴，内热消渴，肠燥便秘。9~15 克。

速认指南： 为聚花果，由多数小瘦果集合而成，呈长圆形[1]，长 1~2 厘米，直径 0.5~0.8 厘米。黄棕色、棕红色至暗紫色，有短果序梗[2]。小瘦果卵圆形，稍扁[3]，长约 2 毫米，宽约 1 毫米。气微，味微酸而甜。

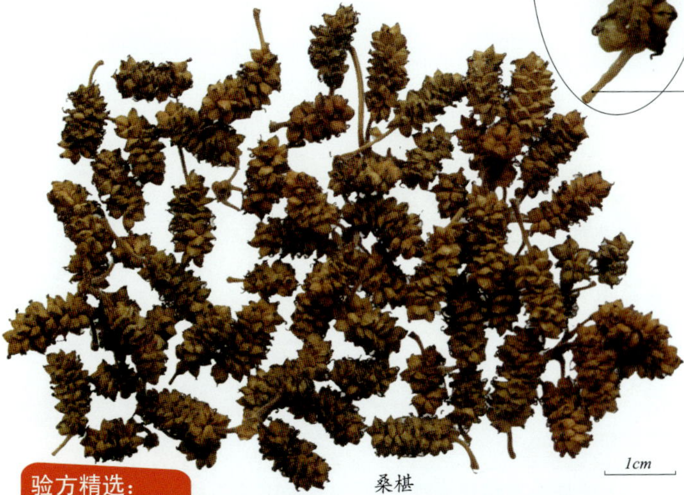

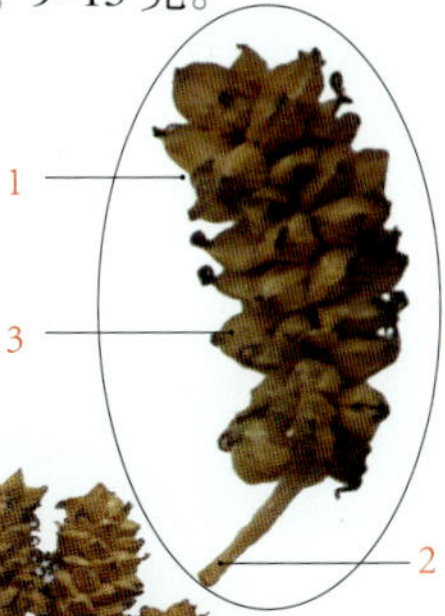

1cm

桑椹

验方精选：

①**习惯性便秘：** 鲜桑椹 30~60 克，水煎服。②**瘰疬：** 鲜桑椹适量，以布袋取汁，熬成薄膏，白开水送服，每次 5 毫升，每日 3 次。③**阴证腹痛：** 桑椹（干），研末，每次 9 克，热酒送服。

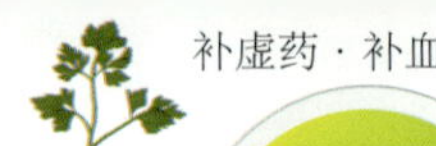

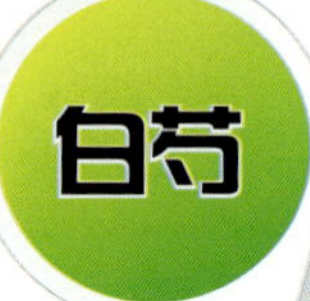

白芍

Baishao

养血调经，敛阴止汗，柔肝止痛，平抑肝阳

来源产地： 为毛茛科（芍药科）植物芍药 *Paeonia lactiflora* Pall. 的干燥根。产于浙江、四川、安徽、贵州等地，以浙江东阳、磐安，四川中江、渠县，安徽亳州、涡阳为道地产区。

性味功用： 苦、酸，微寒。用于血虚萎黄，月经不调，自汗，盗汗，胁痛，腹痛，四肢挛痛，头痛眩晕。6~15 克。不宜与藜芦同用。

速认指南： 呈类圆形的薄片；表面淡红棕色或类白色[1]，平滑；切面类白色或微带棕红色，形成层环明显[2]，可见稍隆起的筋脉纹呈放射状排列[3]；气微，味微苦、酸。**炒白芍**形如白芍，表面微黄色或淡棕黄色，可见焦斑[4]；气微香。**酒白芍**形如白芍，表面微黄色，可见焦斑[5]；略有酒香气。

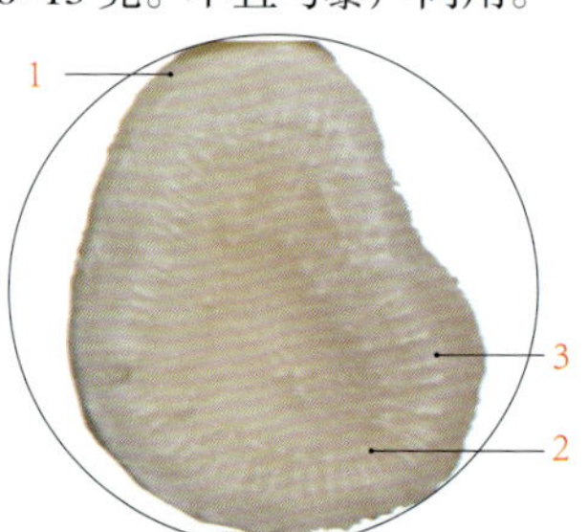

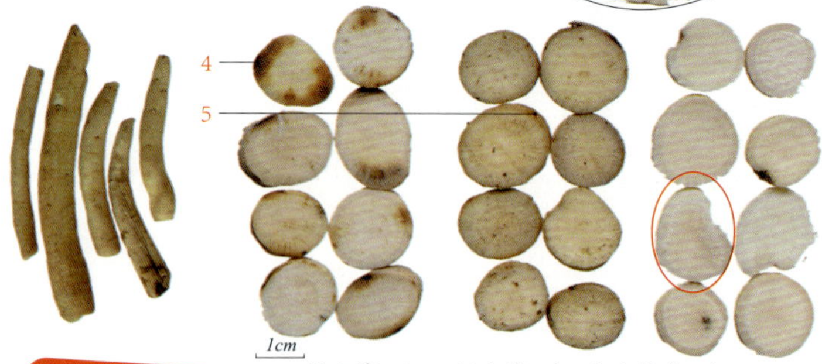

炒白芍（左）、酒白芍（中）和白芍片（右）

验方精选：

①**急性黄疸型传染性肝炎：** 白芍 18 克，绵茵陈、积雪草各 30 克，水煎服。②**头痛、头晕：** 白芍、蛇不见各 15 克，菊花 10 克，石决明 30 克，水煎服。③**腓肠肌痉挛：** 白芍 15 克，虎杖 30 克，猪脚节一具，水炖服。

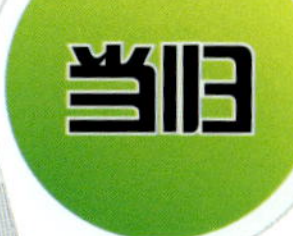

当归

Danggui

补血活血，调经止痛，润肠通便

来源产地： 为伞形科植物当归 *Angelica sinensis* (Oliv.) Diels 的干燥根。主产于甘肃、云南等地，以甘肃岷县、宕县、漳县、渭源为道地产区。

性味功用： 甘、辛，温。用于血虚萎黄，眩晕心悸，月经不调，经闭痛经，虚寒腹痛，风湿痹痛，跌扑损伤，痈疽疮疡，肠燥便秘。**酒当归**活血通经，用于经闭痛经，风湿痹痛，跌扑损伤。6~12 克。

速认指南： 呈类圆形、椭圆形或不规则薄片；外表皮黄棕色至棕褐色[1]；切面黄白色或淡黄棕色，平坦[2]，中间有浅棕色点的形成层环[3]，并有多数棕色的油点[4]；香气浓郁，味甘、辛、微苦。**酒当归**形如当归，略有焦斑[5]，酒香气浓厚。

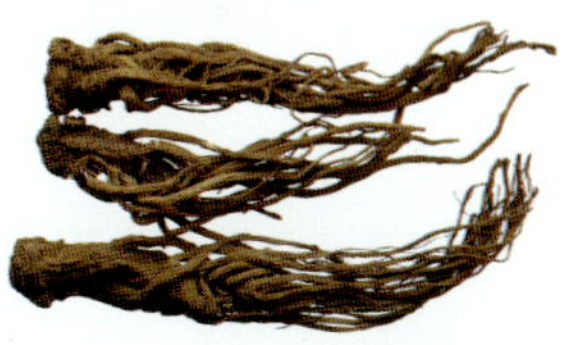

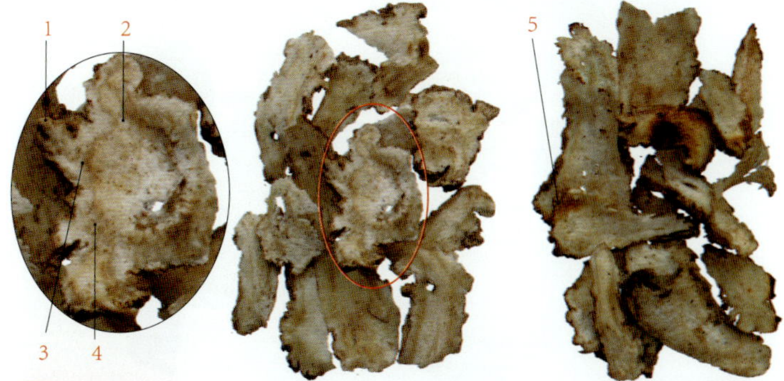

当归片（左）和酒当归片（右）

验方精选：

①**贫血：**当归 10 克，鸡血藤、党参、生地黄各 15 克，水煎服。②**闭经：**当归、王不留行、路路通各 10 克，鸡血藤 18 克，川芎 9 克，水煎服。③**气血不足头晕：**当归 9 克，蜜黄芪 30 克，羊肉 500 克，水炖服。

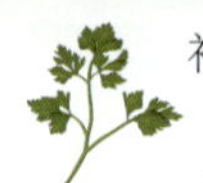
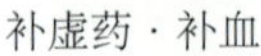

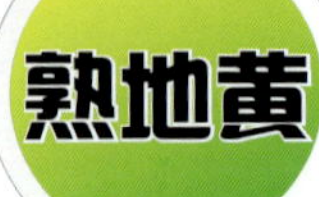

熟地黄

Shudihuang

补血滋阴，益精填髓

来源产地： 为玄参科植物地黄 *Rehmannia glutinosa* Libosch. 的新鲜或干燥块根。主产于河南、山西、河北等地，以河南武陟、温县、孟县、博爱、沁阳为道地产区。

性味功用： 甘，微温。用于血虚萎黄，心悸怔忡，月经不调，崩漏下血，肝肾阴虚，腰膝酸软，骨蒸潮热，盗汗遗精，内热消渴，眩晕，耳鸣，须发早白。9~15 克。

速认指南： 为不规则的块片、碎块，大小、厚薄不一。表面乌黑色，有光泽[1]，黏性大。质柔韧，不易折断，断面乌黑色，有光泽[2]。气微，味甜。

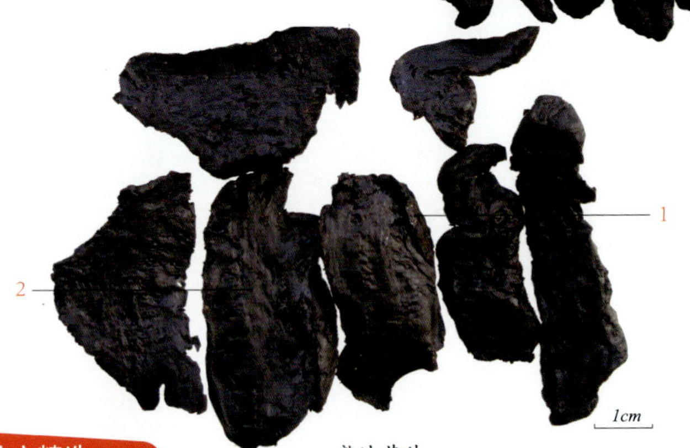

熟地黄片

验方精选：

①**腰膝疼痛，手足拘挛：** 熟地黄、海桐皮各 12 克，牡丹皮、牛膝、山萸肉、补骨脂各 9 克，葱白 1 根，每日 1 剂，水煎服。②**不孕症：** 熟地黄、太子参各 18 克，肉苁蓉、枸杞子各 15 克，当归 6 克，川芎 9 克，水煎服。

何首乌

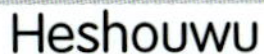

解毒，消痈，截疟，润肠通便

来源产地： 为蓼科植物何首乌 *Polygonum multiflorum* Thunb. 的干燥块根。主产于河南、广西、广东、贵州等地，以广东德庆为道地产区。

性味功用： 苦、甘、涩，微温。用于疮痈，瘰疬，风疹瘙痒，久疟体虚，肠燥便秘；3~6 克。**制何首乌**补肝肾，益精血，乌须发，强筋骨，化浊降脂；用于血虚萎黄，眩晕耳鸣，须发早白，腰膝酸软，肢体麻木，崩漏带下，高脂血症；6~12 克。

速认指南： 呈不规则的厚片或块；外表皮红棕色或红褐色，皱缩不平，有浅沟；切面浅黄棕色或浅红棕色，显粉性[1]，横切面有的皮部可见云锦状花纹[2]，中央木部较大[3]，有的呈木心；气微，味微苦而甘涩。**制何首乌**为不规则皱缩状的块片，厚约 1 厘米；质坚硬，断面角质样。

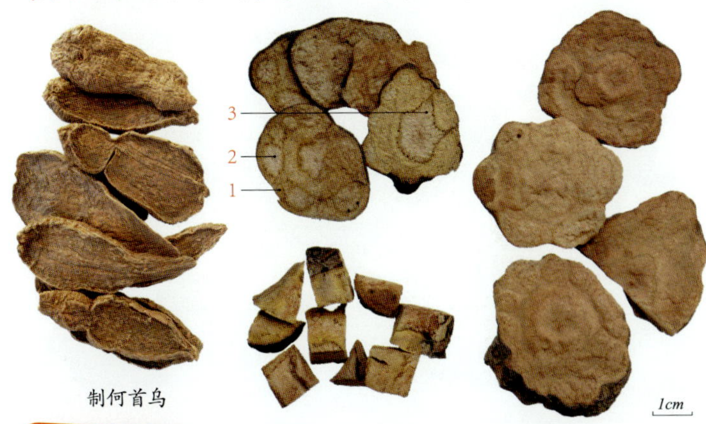

制何首乌

何首乌片和何首乌块

验方精选：

①**青少年白发：** 制首乌、生地黄各 30 克，旱莲草 15 克，水煎服。②**肾虚夜尿多：** 制首乌、枸杞子、桑椹、菟丝子各 15 克，水煎服。③**疔疮疖肿：** 鲜何首乌根适量，磨汁涂敷患处。

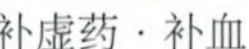
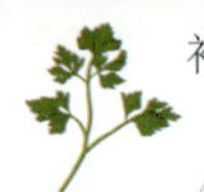
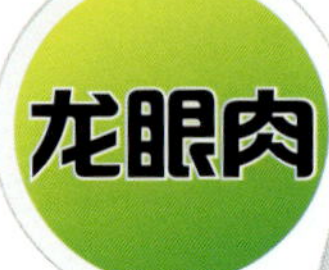

龙眼肉

Longyanrou

补益心脾，养血安神

来源产地： 为无患子科植物龙眼 *Dimocarpus longan* Lour. 的假种皮。主产于福建、广西，以福建莆田、仙游、惠安为道地产区。

性味功用： 甘，温。用于气血不足，心悸怔忡，健忘失眠，血虚萎黄。9~15 克。

速认指南： 为纵向破裂的不规则薄片，或呈囊状，长约 1.5 厘米，宽 2~4 厘米，厚约 0.1 厘米。棕黄色至棕褐色，半透明[1]。外表面皱缩不平[2]，内表面光亮而有细纵皱纹。气微香，味甜。

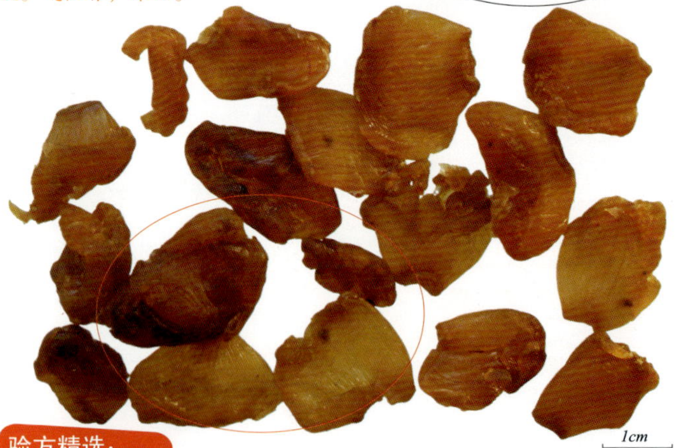

验方精选：

①**贫血头晕、心悸：** 龙眼肉 30 克，鸡蛋炖服。如病后体虚偏热，加西洋参 5 克，炖服。②**神经衰弱、失眠健忘：** 龙眼肉、黄芪、党参、当归各 12 克，远志 8 克，夜交藤、酸枣仁各 10 克，水煎服。

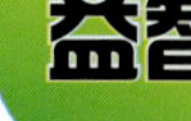

益智

Yizhi

暖肾固精缩尿，温脾止泻摄唾

来源产地： 为姜科植物益智 *Alpinia oxyphylla* Miq. 的干燥成熟果实。主产于海南屯昌、澄迈、儋州、保亭、琼中。

性味功用： 辛，温。用于肾虚遗尿，小便频数，遗精白浊，脾寒泄泻，腹中冷痛，口多唾涎。3~10 克。

速认指南： **益智仁** 呈椭圆形种子团，两端略尖[1]；种子集结成团[2]，中有隔膜将种子团分为 3 瓣[3]，每瓣有种子 6~11 粒；种子呈不规则的扁圆形，表面灰褐色或灰黄色，外被淡棕色膜质的假种皮[4]；有特异香气，味辛、微苦。**盐益智仁**形如益智仁，色较深，味微咸。

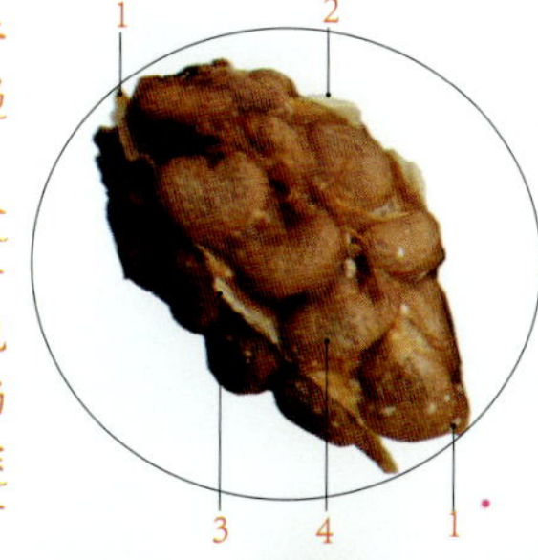

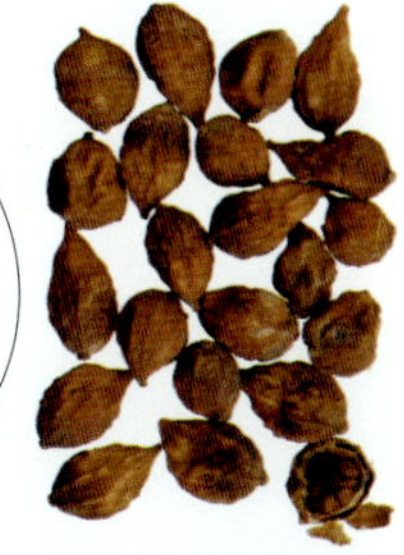

益智

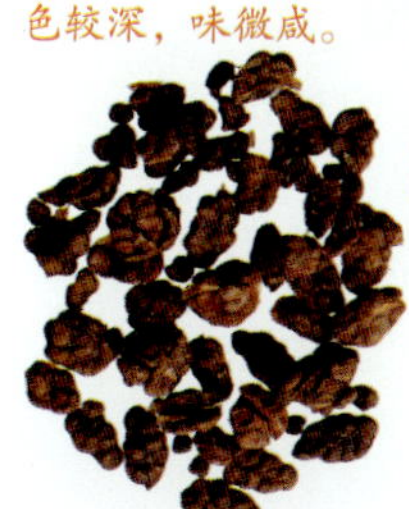

盐益智仁

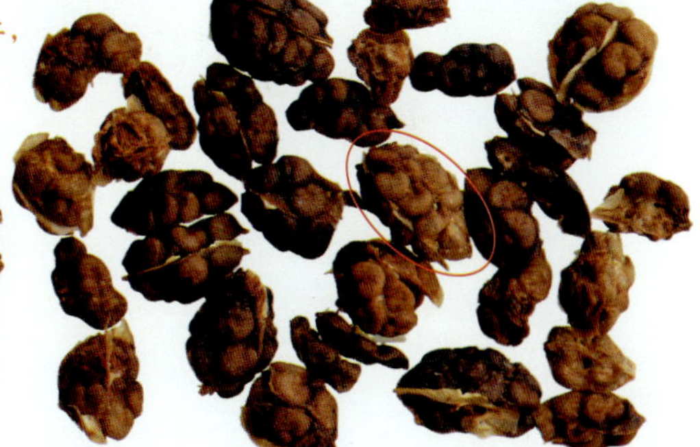

益智仁

验方精选：

①**小儿遗尿：** 益智仁、白茯苓各等份，研末，每次服 0.3 克，米汤调下。②**妇人崩中：** 益智仁（炒）研细，米饮入盐服，每次 0.3 克。

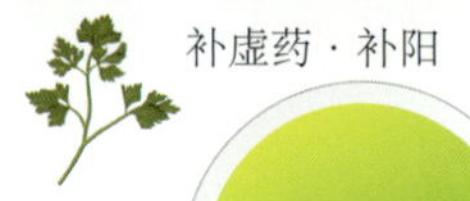

杜仲

Duzhong

补肝肾，强筋骨，安胎

来源产地： 为杜仲科植物杜仲 *Eucommia ulmoides* Oliv. 的干燥树皮。以四川绵阳、青川、平武、温江、彭州、灌县（都江堰），陕西西乡、宁强、凤翔、洵阳，贵州毕节、赤水为道地产区。

性味功用： 甘，温。用于肝肾不足，腰膝酸痛，筋骨无力，头晕目眩，妊娠漏血，胎动不安。6~10 克。

速认指南： 呈小方块或丝状；外表面淡棕色或灰褐色，有明显的皱纹[1]；内表面暗紫色，光滑[2]；断面有细密、银白色、富弹性的橡胶丝相连[3]；气微，味稍苦。**盐杜仲**形如杜仲，折断时胶丝弹性较差，味微咸。

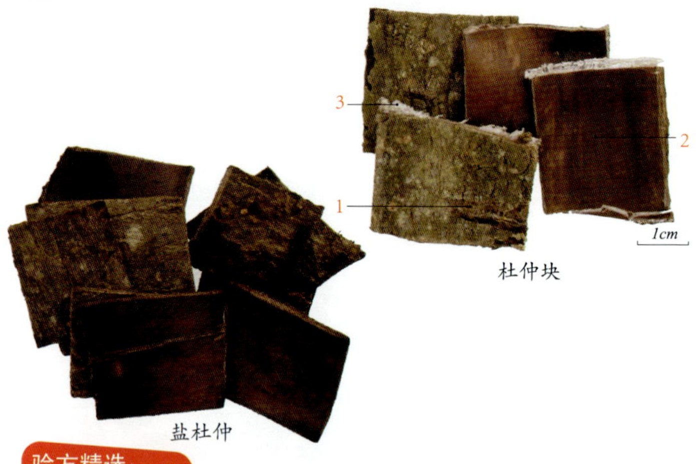

杜仲块

盐杜仲

验方精选：

①**腰痛：** 杜仲、骨碎补各 15 克，盐肤木 30 克，水煎服。②**高血压：** 炒杜仲、豨莶草、生地黄、桑寄生各 15 克，绿心豆 30 克，水煎服。③**先兆流产：** 炒杜仲、枸杞子、阿胶各 15 克，党参 24 克，当归 6 克，4 味药（除阿胶外）水煎，阿胶烊化后以药液冲服。

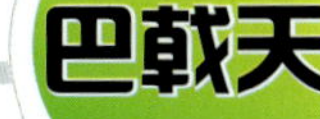

巴戟天

Bajitian

补肾阳，强筋骨，祛风湿

来源产地： 为茜草科植物巴戟天 *Morinda officinalis* How 的干燥根。主产于广东、广西等地，以广东高要、德庆为道地产区。

性味功用： 甘、辛，微温。用于阳痿遗精，宫冷不孕，月经不调，少腹冷痛，风湿痹痛，筋骨痿软。3~10 克。

速认指南： 为扁圆柱形，略弯曲，长短不等，直径 0.5~2 厘米。表面灰黄色或暗灰色，具纵纹及横裂纹[1]，有的皮部横向断离露出木部[2]；断面皮部厚，紫色或淡紫色；木部坚硬，黄棕色或黄白色，直径 1~5 毫米。气微，味甘而微涩。

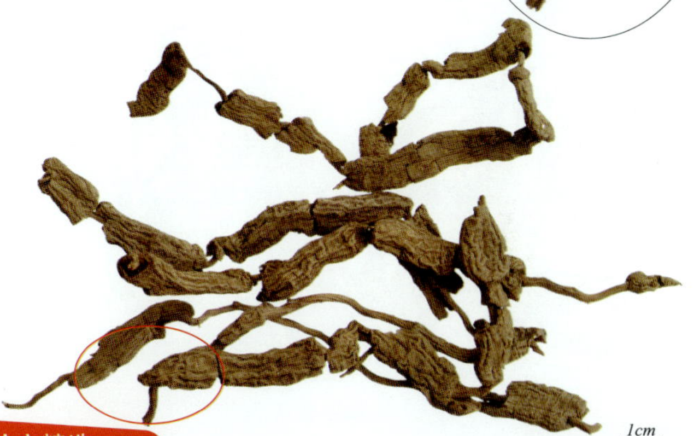

验方精选：

①**阳痿早泄：** 巴戟天、枸杞子、桑椹各 15 克，补骨脂 9 克，水煎服。②**肾虚腰痛：** 巴戟天、炒杜仲、菟丝子、山茱萸各 15 克，水煎服。③**卵巢排卵功能减退：** 巴戟天、党参、覆盆子各 15 克，当归 9 克，淫羊藿 10 克，水煎服。

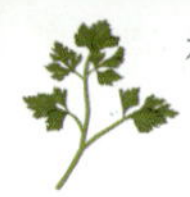

淫羊藿

Yinyanghuo

补肾阳，强筋骨，祛风湿

来源产地： 为小檗科植物淫羊藿 *Epimedium brevicornu* Maxim. 等的干燥叶。主产于陕西、山西、河南。

性味功用： 辛、甘，温。用于肾阳虚衰，阳痿遗精，筋骨痿软，风湿痹痛，麻木拘挛。3~10 克。

速认指南： 呈丝片状；上表面绿色、黄绿色或浅黄色[1]，下表面灰绿色，网脉明显，中脉及细脉凸出[2]，边缘具黄色刺毛状细锯齿[3]；近革质；气微，味微苦。**炙淫羊藿**形如淫羊藿，表面浅黄色显油亮光泽，微有羊脂油气。

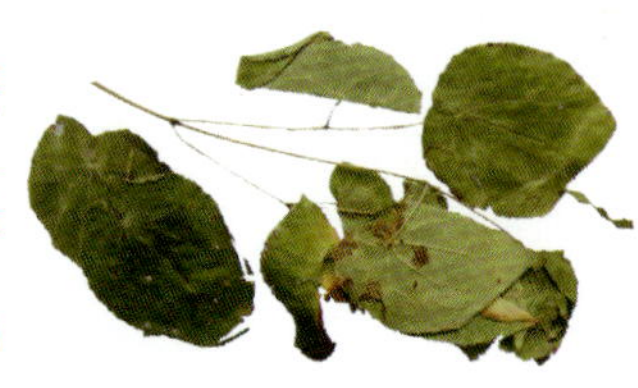

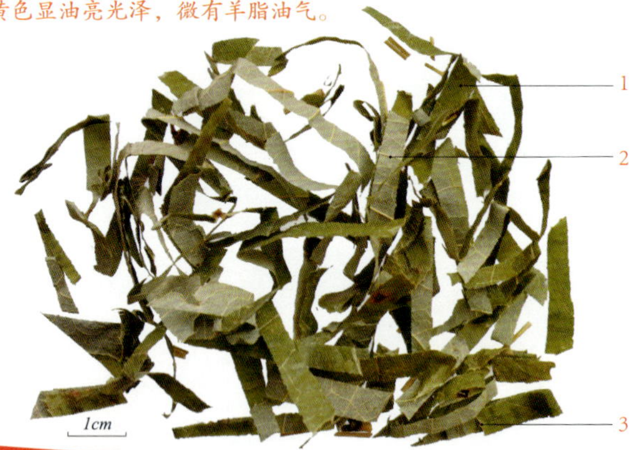

淫羊藿丝

验方精选：

①**慢性支气管炎：**淫羊藿以总量的 80% 煎取浓汁，以 20% 研成细粉，两者混合后制成丸。每日用量相当于生药 30 克，分 2 次服。②**围绝经期综合征：**淫羊藿 30 克，女贞子 10 克，灵芝 2.5 克，五味子 1 克，维生素 B_1 0.1 克，制成糖浆 100 毫升。每次 10 毫升，每日 3 次，月经干净后服，3 个月为一疗程。

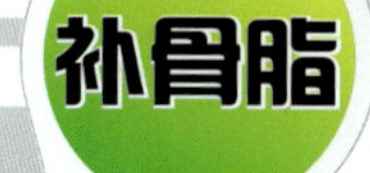

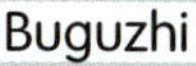

温肾助阳，纳气平喘，温脾止泻；外用消风祛斑

来源产地： 为豆科（蝶形花科）植物补骨脂 *Psoralea corylifolia* L. 的干燥成熟果实。主产于四川、河南、陕西、安徽等地。

性味功用： 辛、苦，温。用于肾阳不足，阳痿遗精，遗尿尿频，腰膝冷痛，肾虚作喘，五更泄泻；外用治白癜风，斑秃。6~10 克；外用 20% ~30%酊剂涂患处。

速认指南： 呈肾形，略扁，长 3~5 毫米，宽 2~4 毫米，厚约 1.5 毫米；表面黑色、黑褐色或灰褐色，具细微网状皱纹[1]；顶端圆钝[2]，凹侧有果梗痕[3]；果皮薄，种子 1 枚，子叶 2，黄白色，有油性；气香，味辛、微苦。**盐补骨脂**形如补骨脂，表面微鼓起；气微香，味微咸。

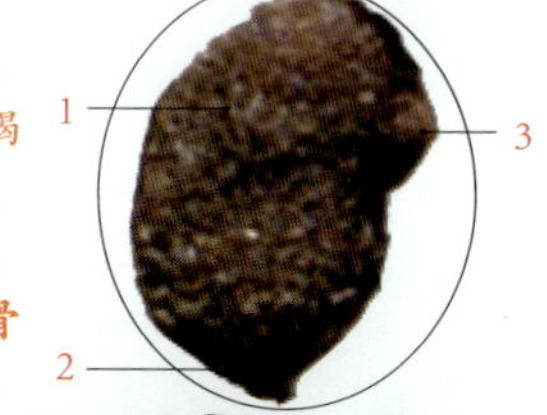

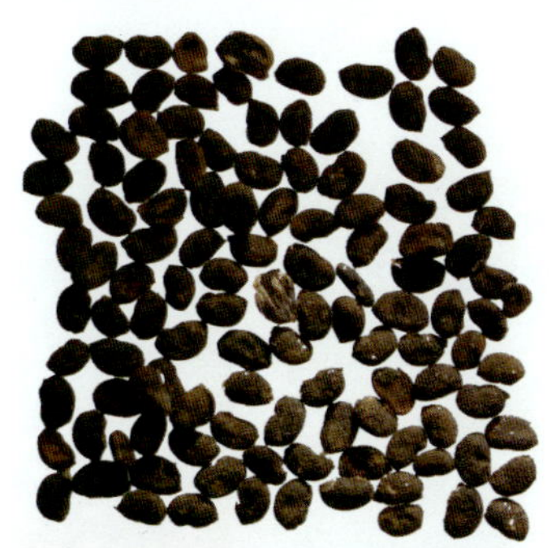

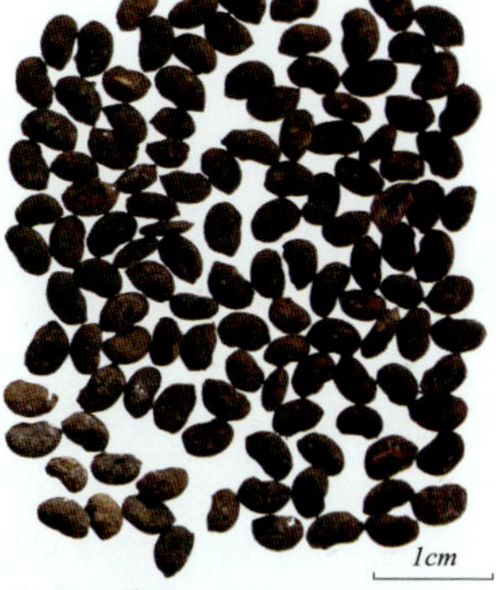

补骨脂（左）和盐补骨脂（右）

验方精选：

①**肾虚腰痛：** 补骨脂、杜仲各 15 克，附子 9 克，牛膝 10 克，川芎、当归各 12 克，水煎服。②**老人夜尿频多、小儿肾虚遗尿：** 补骨脂、覆盆子、山药各 15 克，鸡内金、桑螵蛸各 10 克，水煎服。③**五更泻泄：** 补骨脂、肉豆蔻各 15 克，吴茱萸、五味子各 6 克，水煎服。

续断

Xuduan

补肝肾，强筋骨，续折伤，止崩漏

来源产地： 为川续断科植物川续断 *Dipsacus asper* Wall.ex Henry 的干燥根。主产于重庆涪陵、湖北鹤峰、湖南桑植、贵州毕节。

性味功用： 苦、辛，微温。用于肝肾不足，腰膝酸软，风湿痹痛，跌扑损伤，筋伤骨折，崩漏，胎漏。**酒续断**多用于风湿痹痛，跌扑损伤，筋伤骨折。**盐续断**多用于腰膝酸软。9~15 克。

速认指南： 呈类圆形或椭圆形的厚片；外表面灰褐色至黄褐色[1]，有纵棱；切面皮部墨绿色或棕褐色[2]，木部灰黄色或黄褐色，可见放射状排列的导管束纹[3]，形成层部位多有深色环[4]；气微香，味苦、微甜而涩。**酒续断**形如续断，略有酒香气。**盐续断**形如续断，表面黑褐色，味微咸。

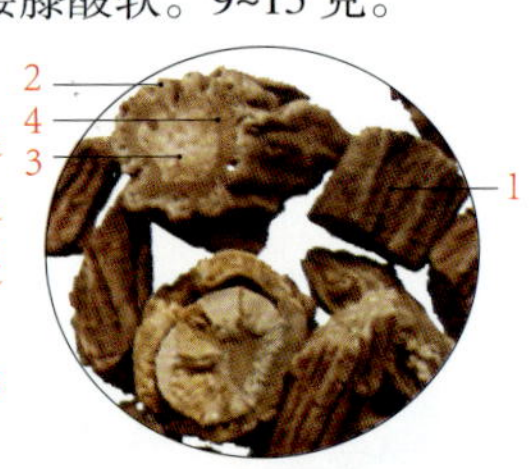

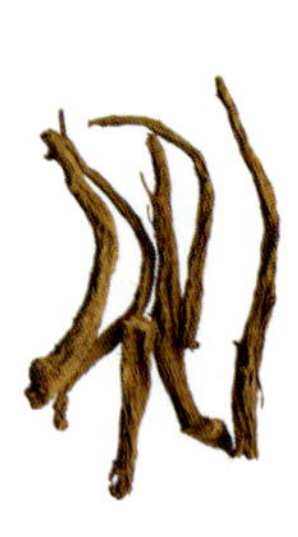

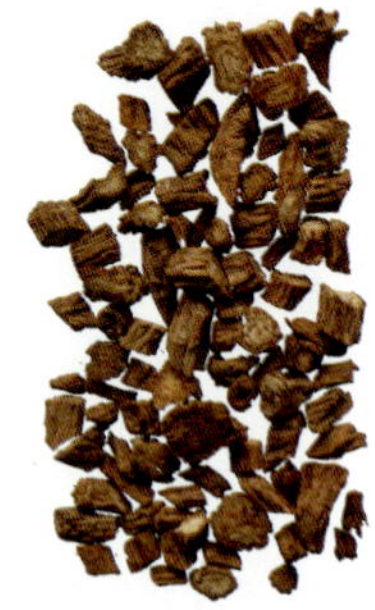

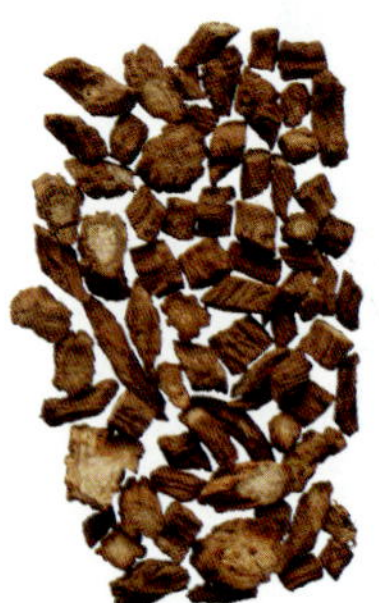

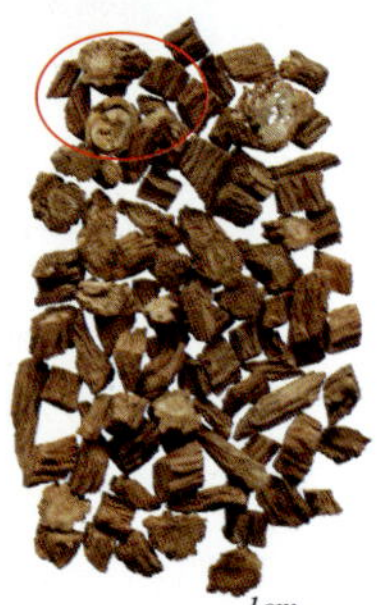

盐续断（左）、酒续断（中）和续断片（右）

验方精选：

①**腰酸痛：** 续断 10 克，骨碎补 15 克，盐肤木 30 克，水煎服。②**腰椎间盘突出：** 续断 10 克，肖梵天花根 30 克，狗脊 15 克，穿山龙 24 克，水煎服。③**风湿腰痛：** 续断、淫羊藿各 15 克，猪脚节一具，同炖服。

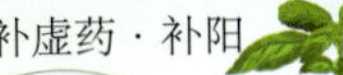

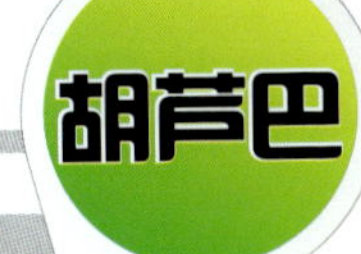

胡芦巴

Huluba

温肾助阳，祛寒止痛

来源产地： 为豆科（蝶形花科）植物胡芦巴 *Trigonella foenum-graecum* L. 的干燥成熟种子。主产于河南、四川、甘肃。

性味功用： 苦，温。用于肾阳不足，下元虚冷，小腹冷痛，寒疝腹痛气，寒湿脚气。5~10 克。

速认指南： 略呈斜方形或矩形[1]，长 3~4 毫米，宽 2~3 毫米，厚约 2 毫米；表面黄绿色或黄棕色，平滑，两侧各具一深斜沟[2]，相交处有点状种脐[3]；种皮薄，胚乳呈半透明状，具黏性；子叶 2，淡黄色；气香，味微苦。**盐胡芦巴**形如胡芦巴，偶见焦斑；略具香气，味微咸。

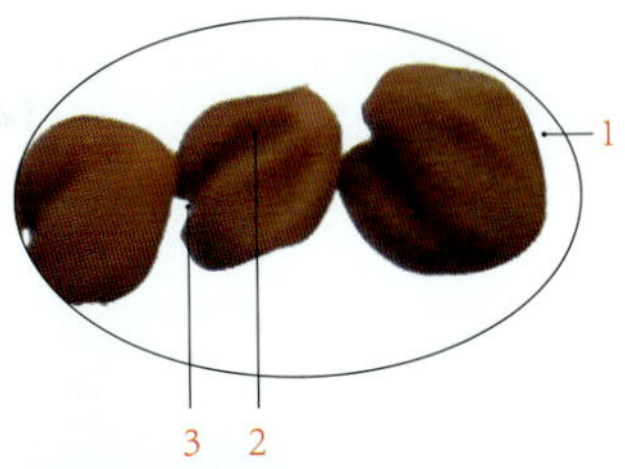

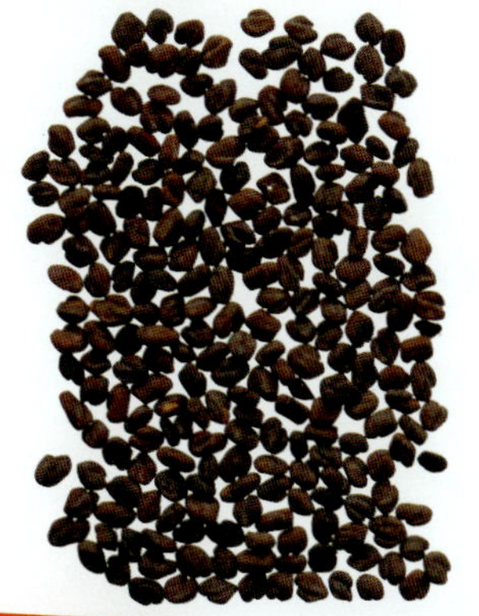

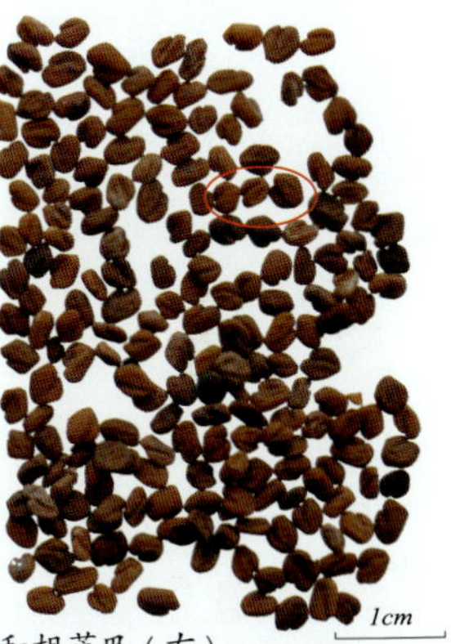

盐胡芦巴（左）和胡芦巴（右）

验方精选：

①**寒疝腹痛：** 胡芦巴、乌药、小茴香各 9 克，吴茱萸 6 克，荔枝核 15 克，水煎服。②**痛经（证见小腹冷痛，得温则减者）：** 胡芦巴、当归、川芎各 9 克，艾叶 12 克，炮姜 6 克，水煎，加红糖、红酒适量冲服。

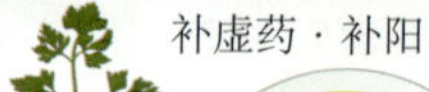

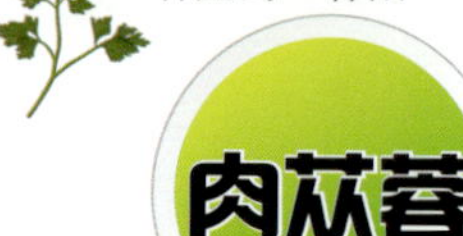

肉苁蓉

Roucongrong

补肾阳，益精血，润肠通便

来源产地： 为列当科植物肉苁蓉 *Cistanche deserticola* Y. C. Ma 等的干燥带鳞叶的肉质茎。肉苁蓉以内蒙古巴盟、阿拉善左旗、阿拉善右旗、乌盟及河套地区，新疆戈壁滩、奇台、阿勒泰，甘肃张掖、永昌、山丹、高台为道地产区。

性味功用： 甘、咸，温。用于肾阳不足，精血亏虚，阳痿不孕，腰膝酸软，筋骨无力，肠燥便秘。6~9 克。

速认指南： 呈不规则形的厚片；表面棕褐色或灰棕色[1]；切面有淡棕色或棕黄色点状维管束，排列成波状环纹[2]；气微，味甜、微苦。**酒肉苁蓉**形如肉苁蓉；质柔软，略有酒香气，味甜、微苦。

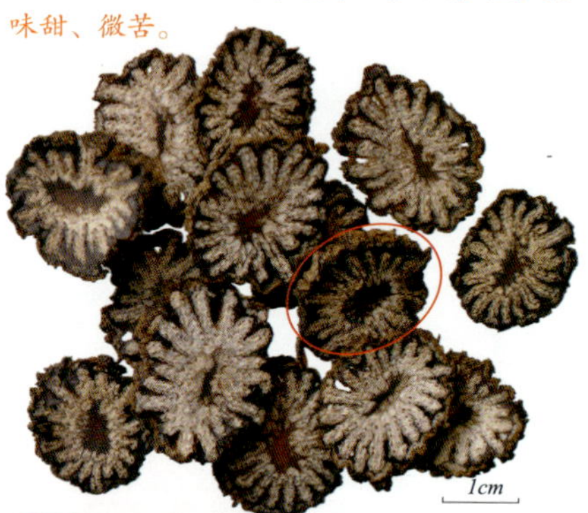

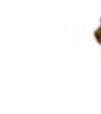

肉苁蓉片

酒肉苁蓉

验方精选：

①**肾虚腰痛：**肉苁蓉 15 克，炒杜仲、续断各 10 克，盐肤木 24 克，水煎服。②**肾虚阳痿：**肉苁蓉、熟地黄、桑椹、金樱子、菟丝子各 15 克，山茱萸 10 克，水煎服。③**不孕症：**肉苁蓉、枸杞子各 15 克，当归 6 克，熟地黄、太子参各 18 克，川芎 9 克，水煎服。

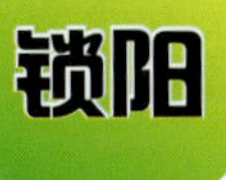

锁阳

Suoyang

补肾阳，益精血，润肠通便

来源产地： 为锁阳科植物锁阳 *Cynomorium songaricum* Rupr. 的干燥肉质茎。主产于内蒙古、甘肃、新疆等地。

性味功用： 甘，温。用于肾阳不足，精血亏虚，腰膝痿软，阳痿滑精，肠燥便秘。5~10 克。

速认指南： 呈类圆形薄片。表面棕色或棕褐色，粗糙，具明显纵沟及不规则凹陷[1]。断面浅棕色或棕褐色，有黄色三角状维管束[2]。气微，味甘而涩。

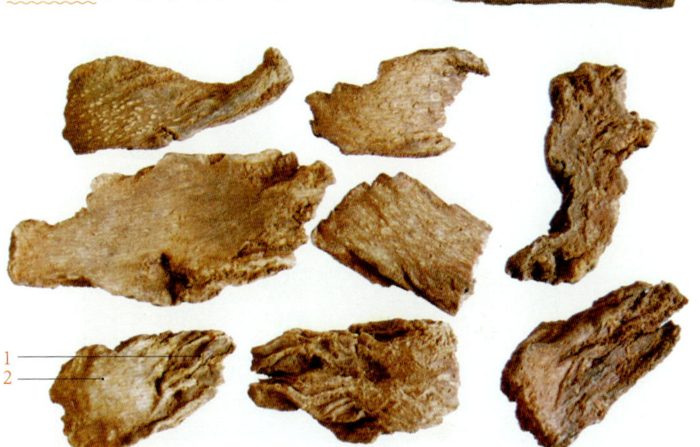

锁阳片

验方精选：

①**肾虚阳痿：**锁阳、肉苁蓉、枸杞子各 15 克，熟地黄 24 克，水煎服。②**肾虚尿频：**锁阳、枸杞子、桑椹、金樱子各 15 克，水煎服。③**不孕症：**锁阳、熟地黄、党参各 15 克，五味子、白芍、川芎各 9 克，当归 6 克，水煎服。

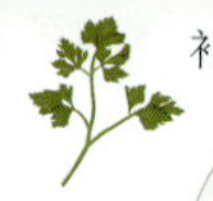

菟丝子

Tusizi

补益肝肾，固精缩尿，安胎，明目，止泻；外用消风祛斑

来源产地： 为旋花科（菟丝子科）植物菟丝子 *Cuscuta chinensis* Lam. 等的干燥成熟种子。主产于内蒙古、辽宁。

性味功用： 辛、甘，平。用于肝肾不足，腰膝酸软，阳痿遗精，遗尿尿频，肾虚胎漏，胎动不安，目昏耳鸣，脾肾虚泻；外治白癜风。6~12 克；外用适量。

速认指南： 呈类球形，直径 1~2 毫米；表面灰棕色或黄棕色，具细密突起的小点[1]，一端有微凹的线形种脐[2]；质坚实，不易以指甲压碎；气微，味淡。**盐菟丝子**形如菟丝子，表面棕黄色，裂开，略有香气。

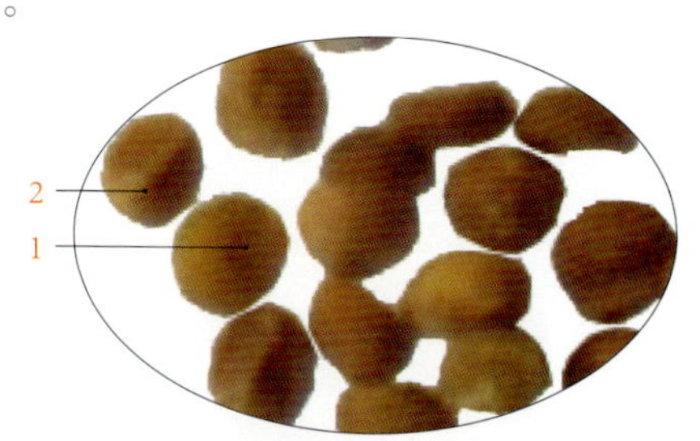

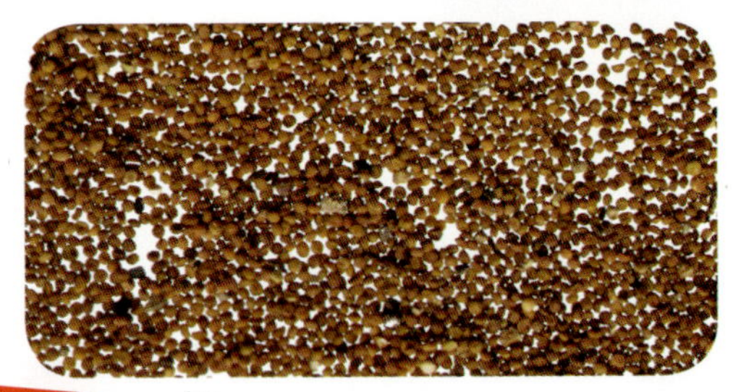

验方精选：

①**阳痿、遗尿、遗精，伴腰膝酸软：** 菟丝子、枸杞子、杜仲各 15 克，莲子须、韭子各 10 克，五味子 6 克，水煎服。②**久泻、五更泄泻：** 菟丝子、益智仁、补骨脂、乌药各 10 克，肉豆蔻、荜澄茄各 6 克，水煎服。③**习惯性流产：** 菟丝子、桑寄生、续断各 15 克，苎麻根 12 克，水煎，用阿胶 15 克（烊化）冲服。

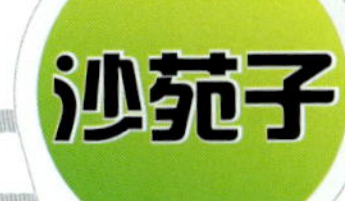

沙苑子

Shayuanzi

补肾助阳，固精缩尿，养肝明目

来源产地： 为豆科(蝶形花科)植物扁茎黄芪 *Astragalus complanatus* R.Br. 的干燥成熟种子。主产于陕西，以陕西大荔、兴平、渭南为道地产区。

性味功用： 甘，温。用于肾虚腰痛，遗精早泄，遗尿尿频，白浊带下，眩晕，目暗昏花。9~15 克。

速认指南： 略呈肾形而稍扁[1]，长 2~2.5 毫米，宽 1.5~2 毫米，厚约 1 毫米。表面光滑，褐绿色或灰褐色[2]，边缘一侧微凹处具圆形种脐[3]。子叶 2，淡黄色，胚根弯曲，长约 1 毫米。无臭，味淡，嚼之有豆腥味。

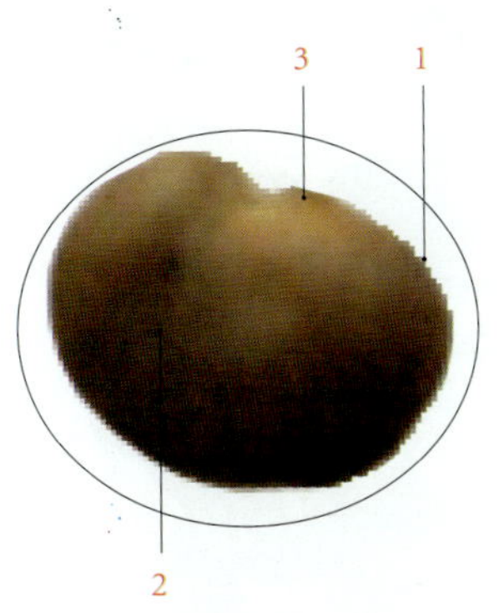

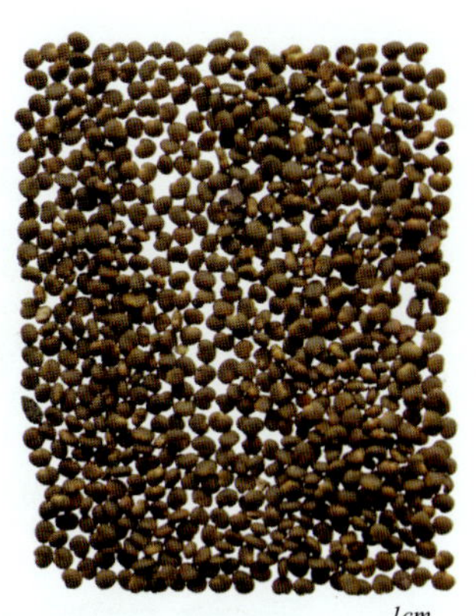

验方精选：

①**阳痿、遗精、早泄，伴腰酸无力：**沙苑子、淫羊藿、补骨脂、芡实各 10 克，水煎服。②**白带清稀量多：**沙苑子、莲须各 12 克，白果 10 克，鹿角霜 15 克，水煎服。③**肾虚腰痛：**沙苑子、杜仲各 15 克，炖猪腰常服。

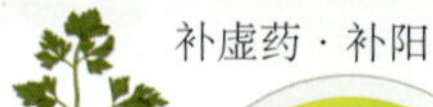

仙茅

Xianmao

补肾阳，强筋骨，祛寒湿

来源产地： 为石蒜科(龙舌兰科)植物仙茅 *Curculigo orchioides* Gaertn. 的干燥根茎。主产于四川宜宾、雅安。

性味功用： 辛，热；有毒。用于阳痿精冷，筋骨痿软，腰膝冷痛，阳虚冷泻。3~10 克。

速认指南： 呈类圆形或不规则形的厚片或段。外表皮棕色至褐色，粗糙[1]，有的可见纵横皱纹[2]。切面灰白色至棕褐色，有多数棕色小点[3]，中间有深色环纹。气微香，味微苦、辛。

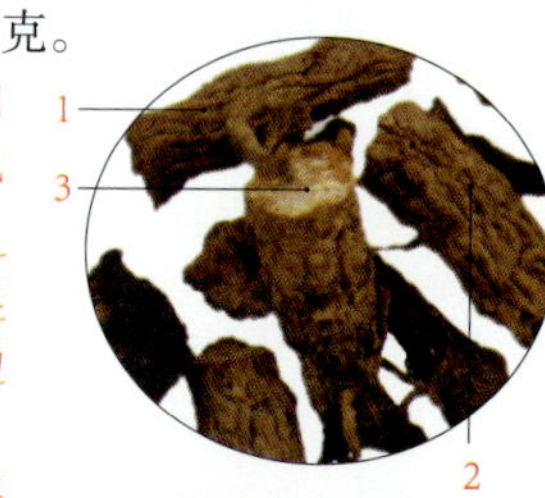

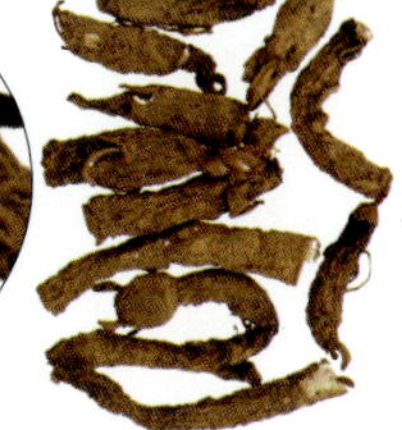

仙茅段

1cm

验方精选：

①**肾气虚小便不禁：** 仙茅、枸杞子、菟丝子、覆盆子各 10 克，水煎服。②**阳痿：** 仙茅、枸杞子各 15 克，肉苁蓉、淫羊藿、女贞子各 10 克，水煎服。③**更年期综合征：** 仙茅、枸杞子、绿萼梅各 10 克，桑寄生 15 克，五味子 9 克，水煎服。

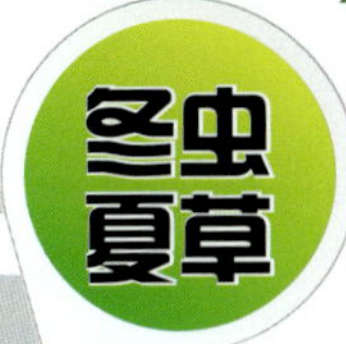

冬虫夏草

Dongchongxiacao

补肾益肺，止血化痰

来源产地： 为麦角菌科真菌冬虫夏草菌 *Cordyceps sinensis*（Berk.）Sacc. 寄生在蝙蝠蛾科昆虫幼虫上的子座及幼虫尸体的复合体。主产于西藏、青海、四川等地。

性味功用： 甘，平。用于肾虚精亏，阳痿遗精，腰膝酸痛，久咳虚喘，劳嗽咯血。3~9 克。

速认指南： 由虫体与从虫头部长出的真菌子座相连而成。虫体似蚕[1]，长 3~5 厘米，直径 0.3~0.8 厘米；表面深黄色至黄棕色，有环纹 20~30 个[2]，近头部的环纹较细；头部红棕色；足 8 对[3]，中部 4 对较明显；质脆，易折断，断面淡黄白色。子座细长圆柱形[4]，长 4~7 厘米，直径约 0.3 厘米；表面深棕色至棕褐色，有细纵皱纹[5]，上部稍膨大[6]；质柔韧，断面类白色。气微腥，味微苦。

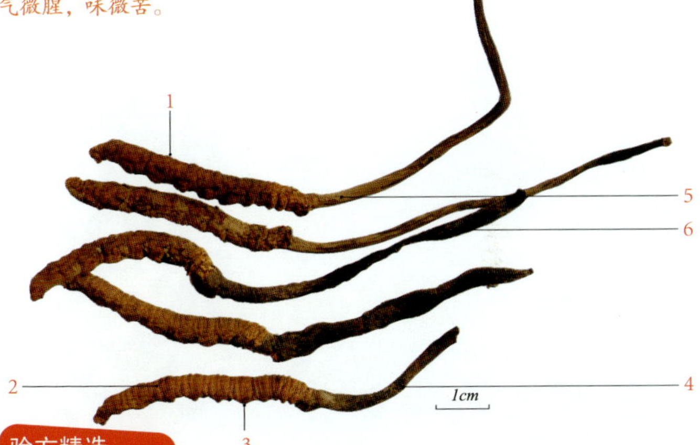

验方精选：

①**阳痿：** 冬虫夏草、雪莲花各 3 克，泡酒饮用。②**肺虚久咳：** 冬虫夏草、麦冬、款冬花各 10 克，百合、沙参、熟地黄各 15 克，水煎服。③**病后体虚：** 冬虫夏草、白术、茯苓各 10 克，党参 15 克，蜜黄芪 24 克，水煎服。

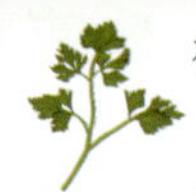

女贞子

N zhenzi

滋补肝肾，明目乌发

来源产地： 为木犀科植物女贞 *Ligustrum lucidum* Ait. 的干燥成熟果实。主产于浙江、福建、广西等地。

性味功用： 甘、苦，凉。用于肝肾阴虚，眩晕耳鸣，腰膝酸软，须发早白，目暗不明，内热消渴，骨蒸潮热。6~12 克。

速认指南： 呈卵形、椭圆形或肾形[1]，长 6~8.5 毫米，直径 3.5~5.5 毫米；表面黑紫色或灰黑色，皱缩不平[2]，基部有果梗痕或具宿萼及短梗[3]；外果皮薄，中果皮较松软，内果皮木质，黄棕色，种子通常为 1 粒，肾形；气微，味甘、微苦涩。**酒女贞子**表面黑褐色或灰黑色，常附有白色粉霜，微有酒香气。

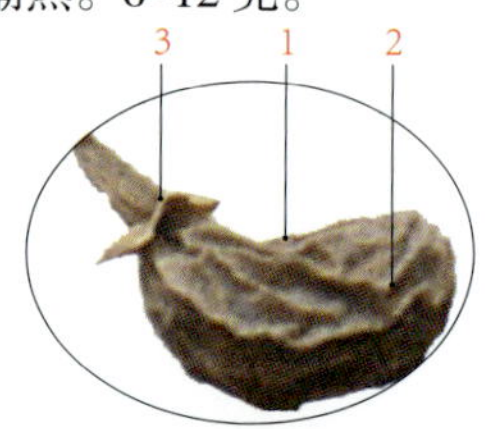

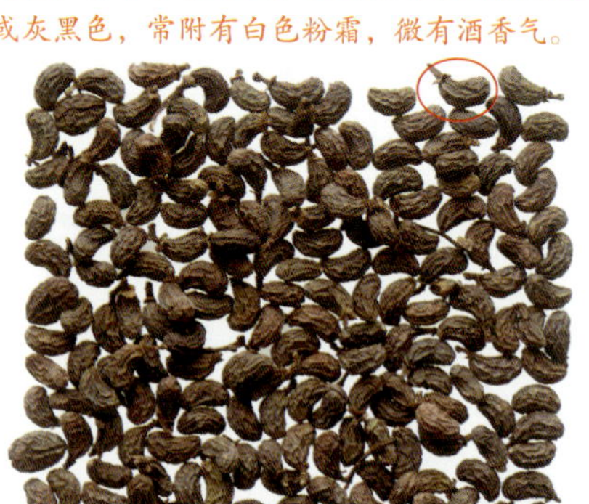

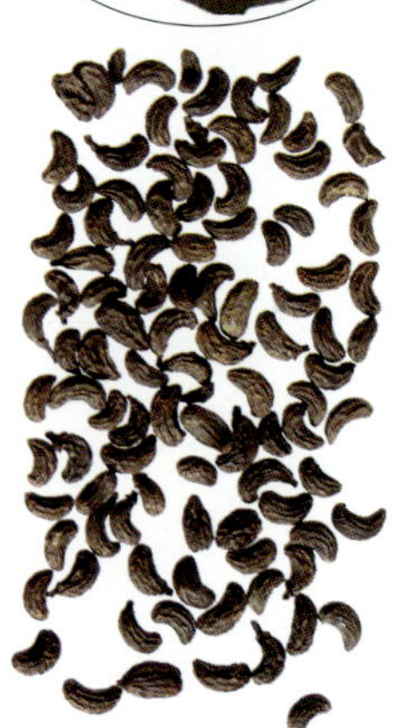

酒女贞子

验方精选：

①**腰膝酸软、须发早白、视物昏花：** 女贞子、墨旱莲、枸杞子、何首乌各 15 克，水煎常服。②**阴虚发热：** 女贞子、墨旱莲各 15 克，地骨皮、银柴胡各 10 克，水煎服。③**目赤肿痛：** 鲜女贞叶适量，朴硝少许，捣烂敷眼周围。

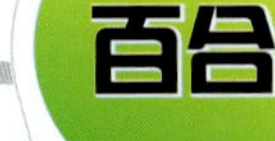

百合

Baihe

养阴润肺，清心安神

来源产地： 为百合科植物百合 *Lilium brownii* F. E. Brown var. *viridulum* Baker 等的干燥肉质鳞叶。产于陕西、甘肃、河南、湖南等地。

性味功用： 甘，寒。用于阴虚燥咳，劳嗽咳血，虚烦惊悸，失眠多梦，精神恍惚。6~12 克。

速认指南： 呈长椭圆形，长 2~5 厘米，宽 1~2 厘米，中部厚 1.3~4 毫米；表面类白色、淡棕黄色或微带紫色[1]，有数条纵直平行的白色维管束[2]；顶端稍尖[3]，基部较宽[4]，边缘薄，微波状，略向内弯曲[5]；气微，味微苦。**蜜百合**形同百合，表面略带焦斑[6]，稍有黏性；味甜。

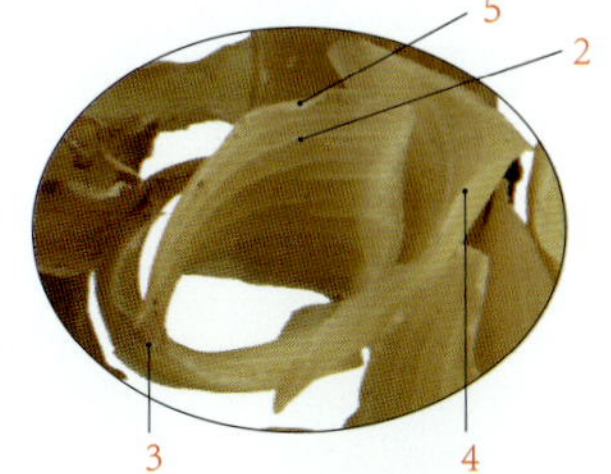

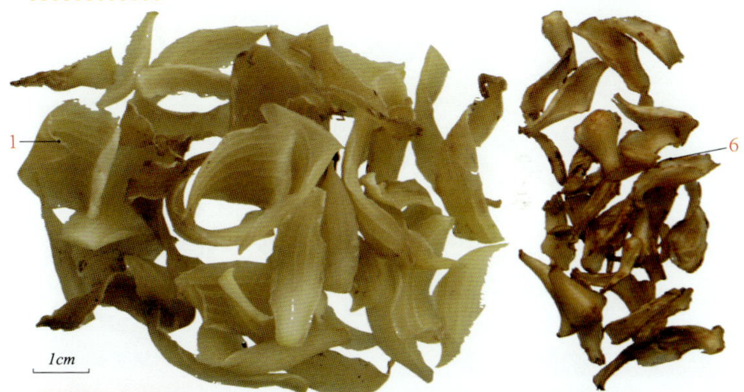

蜜百合

验方精选：

①**失眠：** 百合、合欢皮、夜交藤、绞股蓝、酸枣仁各 15 克，水煎服。②**久咳声音嘶哑：** 百合、北沙参各 15 克，石斛 10 克，乌梅 1 枚，水煎服。

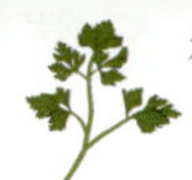

黄精

Huangjing

益气养阴，健脾，润肺，益肾

来源产地： 为百合科植物黄精 *Polygonatum sibiricum* Red. 等的干燥根茎。习称“鸡头黄精”。主产于河北、陕西。

性味功用： 甘，平。用于脾胃气虚，体倦乏力，胃阴不足，口干食少，肺虚燥咳，劳嗽咳血，精血不足，腰膝酸软，须发早白，内热消渴。9~15 克。

速认指南： 呈不规则的厚片，外表皮淡黄色至黄棕色[1]；切面略呈角质样，淡黄色至黄棕色[2]，可见多数淡黄色筋脉小点[3]；质稍硬而韧；气微，味甜，嚼之有黏性。**酒黄精**呈不规则的厚片；表面棕褐色至黑色，有光泽[4]，中心棕色至浅褐色，可见筋脉小点[5]；质较柔软；味甜，微有酒香气。

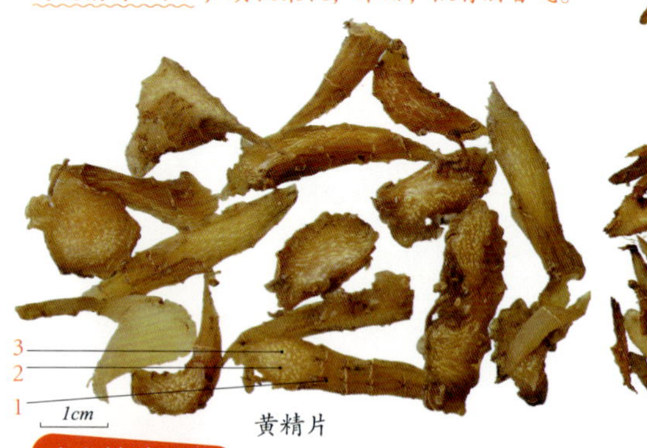

黄精片

4
5

酒黄精

验方精选：

①**肾气虚尿频：** 制黄精、太子参各 24 克，枸杞子、何首乌各 15 克，淫羊藿 10 克，水煎服。②**肾虚遗精：** 制黄精 24 克，五味子、白果各 10 克，制熟地黄 30 克，水煎服。③**男女不孕症：** 制黄精、炙黄芪、党参各 24 克，枸杞子、菟丝子各 15 克，水煎服。

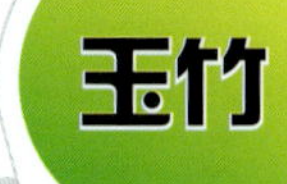

玉竹

Yuzhu

养阴润燥，生津止渴

来源产地： 为百合科植物玉竹 *Polygonatum odoratum*（Mill.）Druce 的干燥根茎。产于黑龙江、吉林、辽宁等地，主产于湖南邵东、祁阳。

性味功用： 甘，微寒。用于肺胃阴伤，燥热咳嗽，咽干口渴，内热消渴。6~12 克。

速认指南： 呈不规则厚片或段。外表皮黄白色至淡黄棕色，半透明[1]，有时可见环节[2]。切面角质样或显颗粒性[3]。气微，味甘，嚼之发黏。

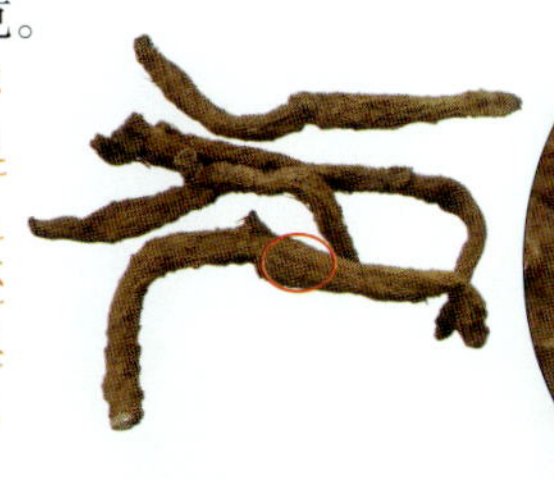

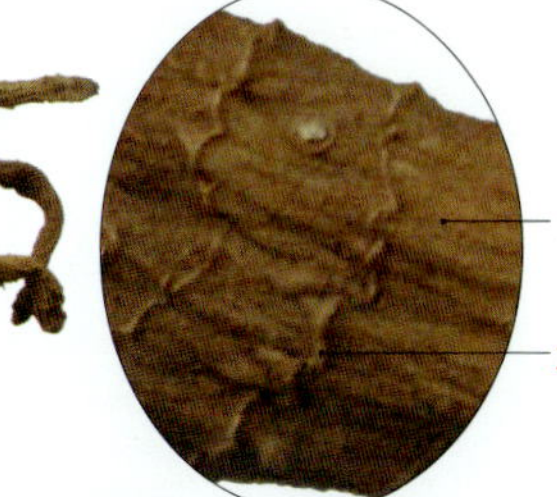

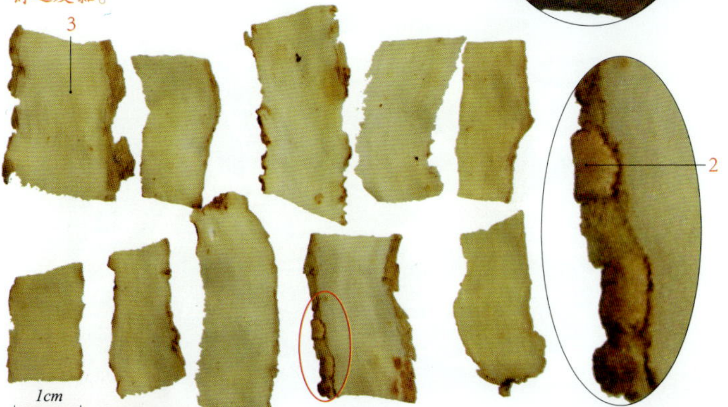

玉竹片

验方精选：

①**慢性支气管炎：** 玉竹、藕片、百合、北沙参各 10 克，水煎服。②**干燥症：** 玉竹、旱莲草、芦根、女贞子各 10 克，水煎服。③**慢性咽炎：** 玉竹、玄参各 10 克，胖大海 3 克，水煎服。

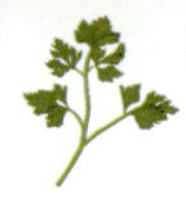
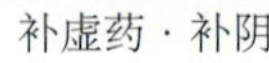

枸杞子

Gouqizi

滋补肝肾，益精明目

来源产地： 为茄科植物宁夏枸杞 *Lycium barbarum* L. 的干燥成熟果实。主产于宁夏、内蒙古，以宁夏中宁、中卫为道地产区。

性味功用： 甘，平。用于虚劳精亏，腰膝酸痛，眩晕耳鸣，内热消渴，血虚萎黄，目昏不明。6~12 克。

速认指南： 呈类纺锤形或椭圆形，长 6~20 毫米，直径 3~10 毫米。表面红色或暗红色[1]，顶端有小突起状的花柱痕[2]，基部有白色的果梗痕[3]。种子 20~50 粒[4]，类肾形，扁而翘，长 1.5~1.9 毫米，宽 1~1.7 毫米，表面浅黄色或棕黄色。气微，味甜。

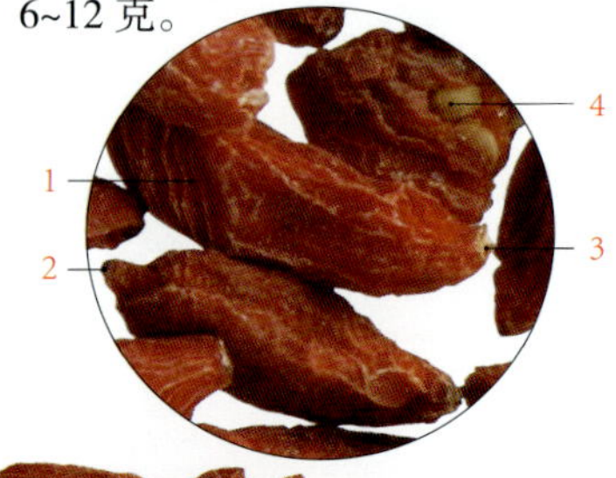

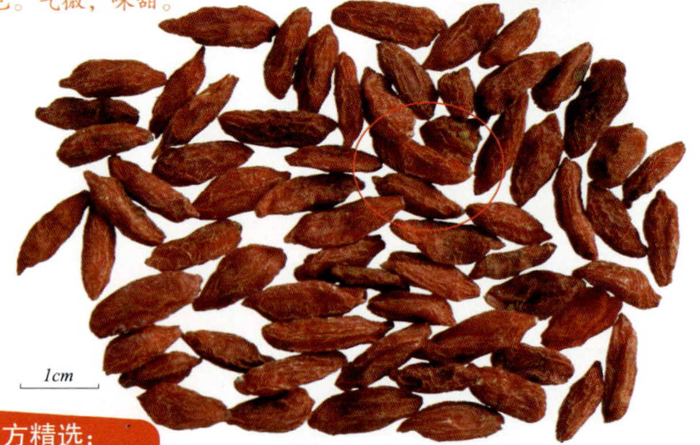

验方精选：

①**腰膝酸软、头晕、遗精、遗尿：** 枸杞子、菟丝子、覆盆子、金樱子各 12 克，五味子 9 克，水煎服。②**男性不育症：** 枸杞子 12 克，每晚细嚼咽下，1 个月为一疗程。③**视物昏花、目生翳障：** 枸杞子、当归、菟丝子各 12 克，菊花 10 克，水煎服。

墨旱莲

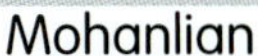

滋补肝肾，凉血止血

来源产地： 为菊科植物鳢肠 *Eclipta prostrata* L. 的干燥地上部分。产于全国大部分地区，主产于江苏、浙江、江西、湖北、广东。

性味功用： 甘、酸，寒。用于肝肾阴虚，牙齿松动，须发早白，眩晕耳鸣，腰膝酸软，阴虚血热吐血，衄血，尿血，血痢，崩漏下血，外伤出血。6~12 克。

速认指南： 呈不规则的段。茎圆柱形，表面绿褐色或墨绿色，具纵棱[1]，有白毛[2]。叶多皱缩或破碎，墨绿色，密生白毛[3]，展平后，可见边缘全缘或具浅锯齿。头状花序[4]。气微，味微咸。

2
3
1

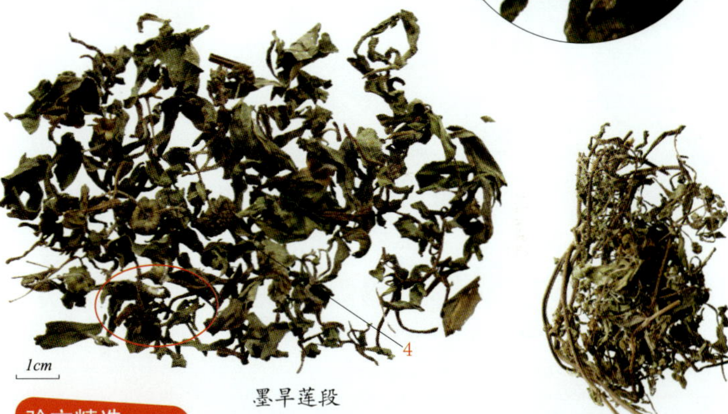

墨旱莲段

验方精选：

①**带状疱疹：** 鲜墨旱莲适量，洗净，绞汁涂擦患处，每日 2~3 次，直至痊愈。②**稻田性皮炎：** 下田前将鲜墨旱莲搓烂外擦手足，至皮肤上染的药汁发黑。③**尿血：** 墨旱莲 30 克，大蓟根 20 克，爵床 12 克，水煎服。

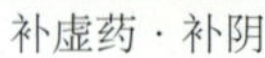

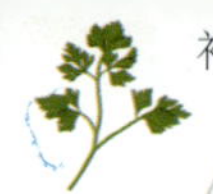

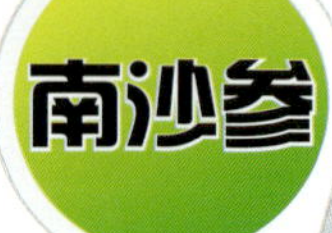

南沙参

Nanshashen

养阴清肺，益胃生津，化痰，益气

来源产地： 为桔梗科植物沙参 *Adenophora stricta* Miq. 等的干燥根。主产于贵州、四川、湖北、湖南等地。

性味功用： 甘，微寒。用于肺热燥咳，阴虚劳嗽，干咳痰黏，胃阴不足，食少呕吐，气阴不足，烦热口干。9~15 克。不宜与藜芦同用。

速认指南： 呈类圆形的厚片。表面黄白色或淡棕黄色[1]，凹陷处常有残留粗皮[2]。切面黄白色，多裂隙[3]。气微，味微甘。

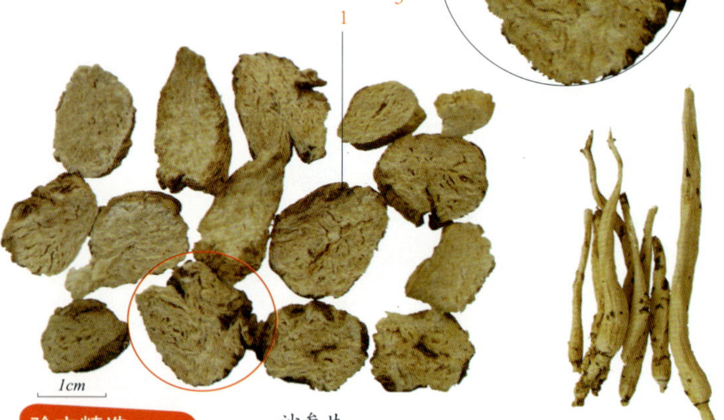

沙参片

验方精选：

①**咳嗽痰多：** 南沙参 15 克，桔梗、浙贝母各 10 克，水煎服。②**慢性支气管炎：** 南沙参、枇杷叶、石仙桃、洋玉兰叶各 15 克，水煎服。

附注：同科植物轮叶沙参 *A. tetraphylla*（Thunb.）Fisch. 的干燥根同等入药。以江苏、安徽、浙江为道地产区。

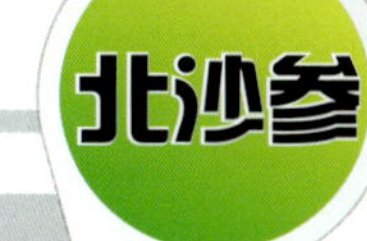

北沙参

Beishashen

养阴清肺，益胃生津

来源产地： 为伞形科植物珊瑚菜 *Glehnia littoralis* Fr. Schmidt ex Miq. 的干燥根。主产于山东、河北、内蒙古等地，以山东莱阳为道地产区。

性味功用： 甘、微苦，微寒。用于肺热燥咳，劳嗽痰血，胃阴不足，热病津伤，咽干口渴。5~12 克。不宜与藜芦同用。

速认指南： 呈圆形段、片。表面淡黄白色，略粗糙[1]，偶有残存黄棕色外皮。切面皮部浅黄白色，木部黄色[2]。气特异，味微甘。

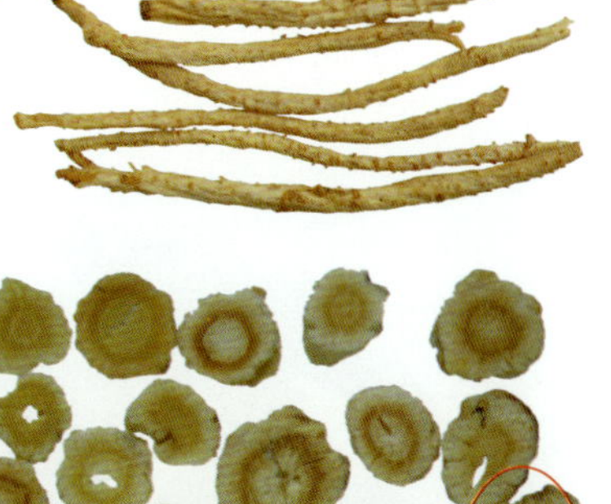

北沙参片

验方精选：

①**久咳无痰：**北沙参、藕片各 15 克，天冬、麦冬各 10 克，水煎服。②**糖尿病口渴不止：**北沙参 18 克，石斛、玄参各 10 克，积雪草、女贞子、石仙桃各 15 克，水煎服。③**干燥综合征：**北沙参、旱莲草各 18 克，黑芝麻、生地黄各 15 克，麦冬 10 克，水煎服。

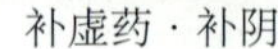

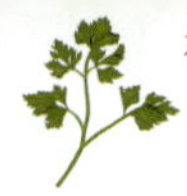

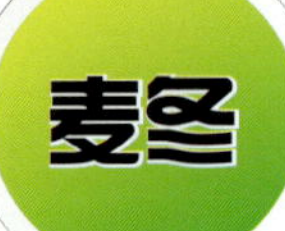

麦冬

Maidong

养阴生津，润肺清心

来源产地： 为百合科植物麦冬 *Ophiopogon japonicus* (Thunb.) Ker-Gawl. 的干燥块根。主产于浙江慈溪、萧山、余姚，四川绵阳、三台等地。

性味功用： 甘、微苦，微寒。用于肺燥干咳，阴虚痨嗽，喉痹咽痛，津伤口渴，内热消渴，心烦失眠，肠燥便秘。6~12 克。

速认指南： 呈纺锤形，两端略尖[1]，长 1.5~3 厘米，直径 0.3~0.6 厘米。表面黄白色或淡黄色，有细纵纹[2]。断面黄白色，半透明，中柱细小[3]。气微香，味甘、微苦。

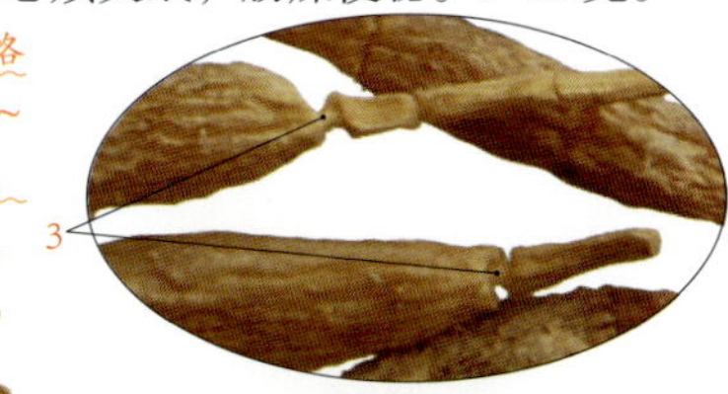

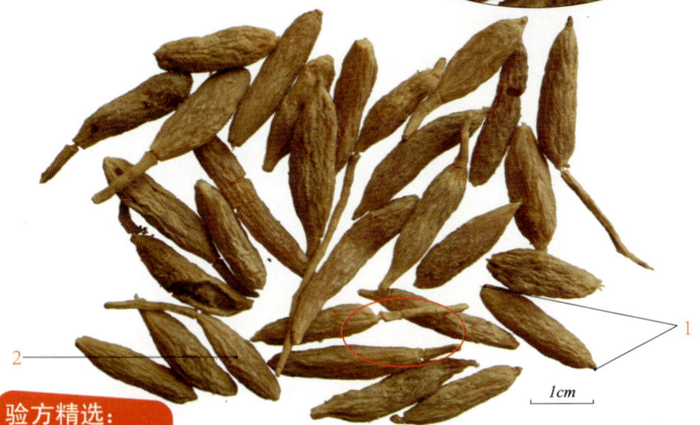

验方精选：

①**牙龈出血：** 麦冬、茯苓各 3 克，人参 2.5 克，水煎温服。②**衄血不止：** 麦冬、生地黄，每次 30 克，水煎服。③**心烦口渴：** 麦冬、天花粉各 12 克，甜瓜子 9 克，水煎服。④**慢性咽喉炎：** 麦冬、银花、菊花、沙参各 9 克，木蝴蝶 3 克，煎水代茶。

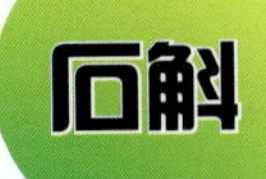

石斛

Shihu

益胃生津，滋阴清热

来源产地： 为兰科植物金钗石斛 *Dendrobium nobile* Lindl. 等的栽培品及其同属植物近似种的新鲜或干燥茎。主产于贵州赤水。

性味功用： 甘，微寒。用于热病津伤，口干烦渴，胃阴不足，食少干呕，病后虚热不退，阴虚火旺，骨蒸劳热，目暗不明，筋骨痿软。6~12 克，鲜品 15~30 克。

速认指南： **干石斛**呈扁圆柱形或圆柱形的段；表面有深纵沟或纵棱[1]，有的可见棕褐色的节[2]；切面黄白色至黄褐色，有多数散在的筋脉点[3]；气微，味淡或微苦，嚼之有黏性。**鲜石斛**表面黄绿色，光滑或有纵纹[4]，肉质多汁；味微苦而回甜。

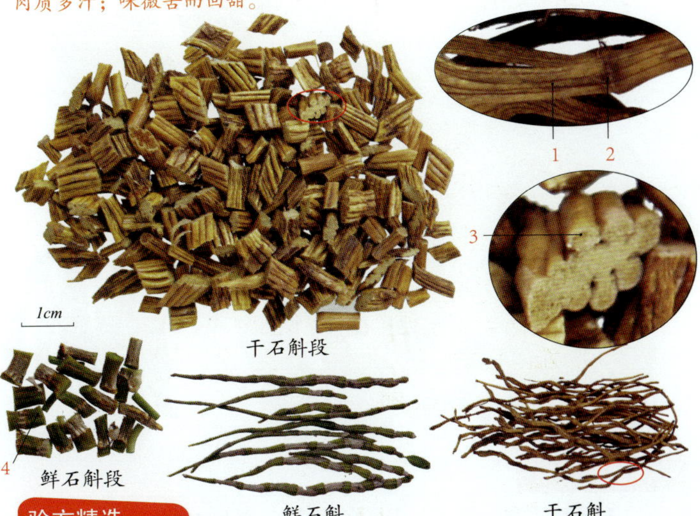

干石斛段

鲜石斛段

鲜石斛

干石斛

验方精选：

①**久咳声音嘶哑：** 石斛 10 克，百合、北沙参各 15 克，乌梅 1 枚，水煎服。②**尿路感染：** 石斛、海金沙、车前草、金银花、一点红各 15 克，水煎服。

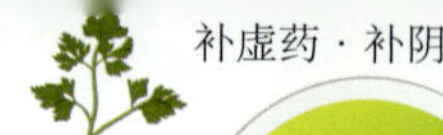

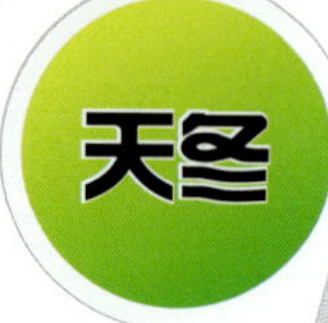

天冬

Tiandong

养阴润燥，清肺生津

来源产地： 为百合科植物天冬 *Asparagus cochinchinensis* (Lour.) Merr. 的干燥块根。主产于贵州、四川、广西玉林等地，以贵州遵义、兴义、安顺为道地产区。

性味功用： 甘、苦，寒。用于肺燥干咳，顿咳痰黏，腰膝酸痛，骨蒸潮热，内热消渴，热病津伤，咽干口渴，肠燥便秘。6~12 克。

速认指南： 呈类圆形的薄片，直径 0.5~2 厘米。表面黄白色至淡黄棕色，半透明[1]，光滑或具深浅不等的纵皱纹[2]。切面角质样，中柱黄白色[3]。气微，味甜、微苦。

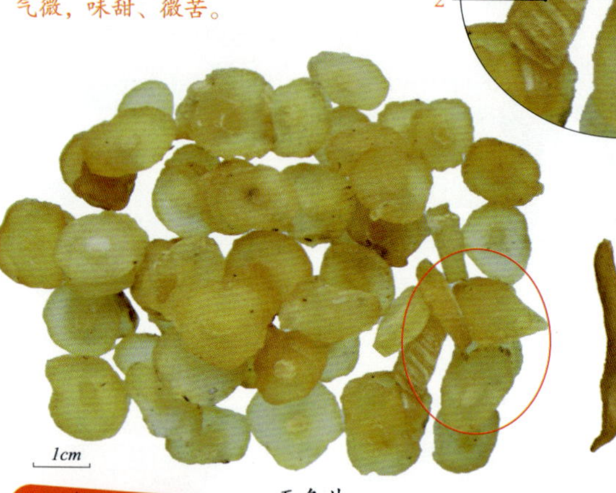

天冬片

验方精选：

①**肺热咳嗽：** 天冬、麦冬各 10 克，藕片 15 克，水煎服。②**糖尿病口渴：** 天冬、麦冬、石斛各 10 克，水煎服。③**干燥综合征：** 天冬 10 克，旱莲草 30 克，生地黄、黑芝麻各 15 克，水煎服。

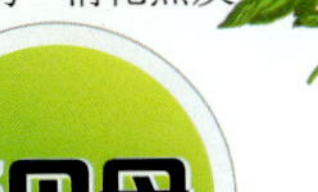

浙贝母

Zhebeimu

清热化痰止咳，解毒散结消痈

来源产地： 为百合科植物浙贝母 *Fritillaria thunbergii* Miq. 的干燥鳞茎。主产于浙江、湖北、安徽、江苏等地，以浙江鄞县、杭州笕桥为道地产区。

性味功用： 苦，寒。用于风热咳嗽，痰火咳嗽，肺痈，乳痈，瘰疬，疮毒。5~10 克。不宜与川乌、制川乌、草乌、制草乌、附子同用。

速认指南： 为肾形或椭圆形的厚片。表面类白色或淡黄色，切面白色，富粉性。气微，味微苦。

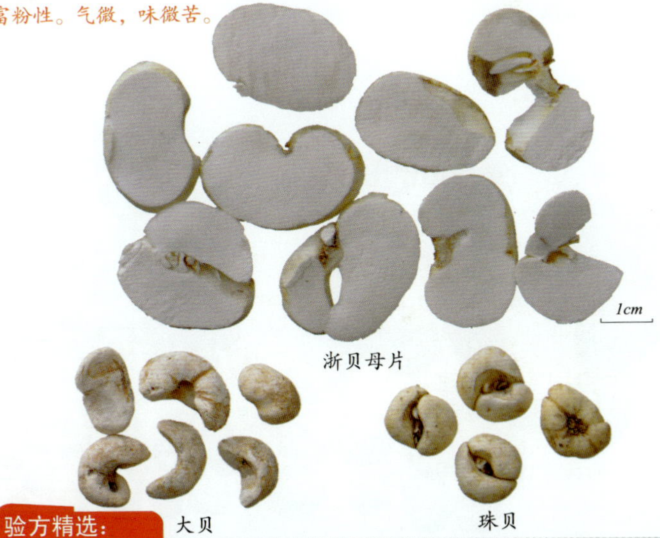

浙贝母片

大贝

珠贝

验方精选：

①**咳嗽痰多：** 浙贝母、桔梗、旋覆花各 10 克，鱼腥草 15 克，水煎服。②**胃、十二指肠球部溃疡：** 浙贝母、甘草各 15 克，海螵蛸 30 克，一起研细粉，拌匀，每次 5 克，调温水服。

附注：浙贝母大小分开，大者除去芯芽，习称“大贝”；小者不去芯芽，习称“珠贝”。

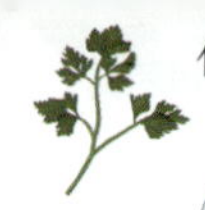

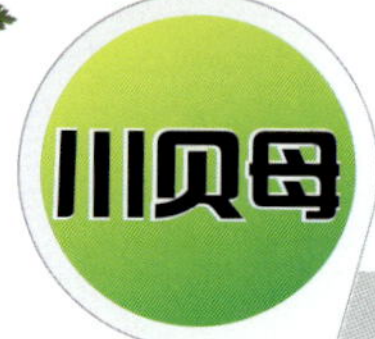

川贝母

Chuanbeimu

清热润肺，化痰止咳，散结消痈

来源产地： 为百合科植物川贝母 *Fritillaria cirrhosa* D. Don、暗紫贝母 *Fritillaria unibracteata* Hsiao et K. C. Hsia 等的干燥鳞茎。按性状不同分别习称“松贝”、“青贝”和“栽培品”。川贝母主产于四川，暗紫贝母主产于四川、青海。

性味功用： 苦、甘，微寒。用于肺热燥咳，干咳少痰，阴虚劳嗽，痰中带血，瘰疬，乳痈，肺痈。3~10 克；研粉冲服，一次 1~2 克。不宜与川乌、制川乌、草乌、制草乌、附子同用。

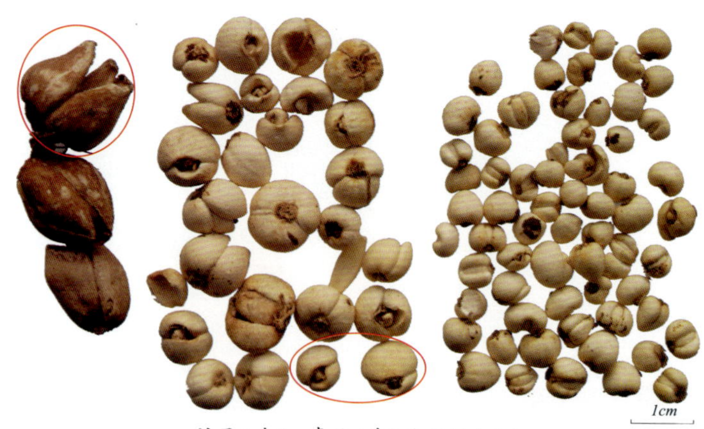

炉贝（左）、青贝（中）和松贝（右）

速认指南： **松贝**呈类圆锥形或近球形，高 0.3~0.8 厘米，直径 0.3~0.9 厘米。表面类白色；外层鳞叶 2 瓣，大小悬殊，大瓣紧抱小瓣，未抱部分呈新月形，习称“怀中抱月”[1]。先端钝圆或稍尖[2]，底部平，微凹入，中心有 1 灰褐色的鳞茎盘。气微，味微苦。

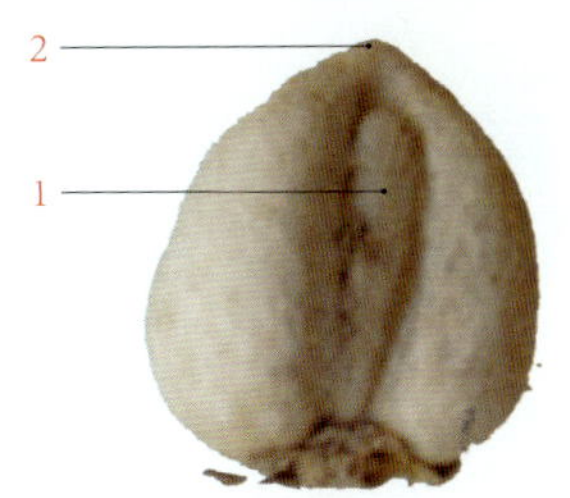

松贝

青贝呈类扁球形，高 0.4~1.4 厘米，直径 0.4~1.6 厘米。外层鳞叶 2 瓣，大小相近，相对抱合[3]，顶部开裂，内有心芽和小鳞叶 2~3 枚及细圆柱形的残茎[4]。

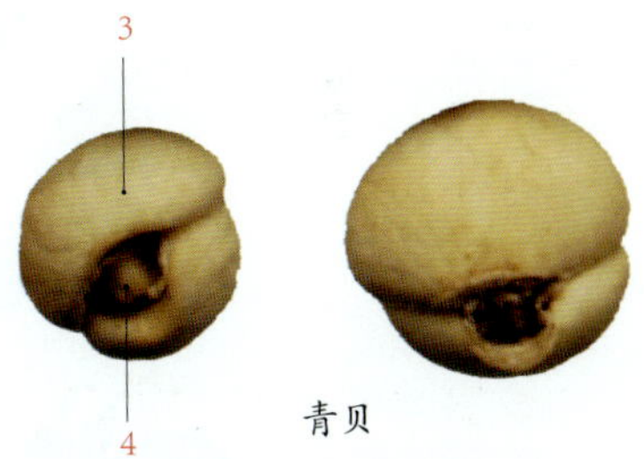

青贝

炉贝成长圆锥形，高 0.7~2.5 厘米，直径 0.5~2.5 厘米，个体比青大或松贝大数倍，故其大小为重要的鉴别点。外层鳞叶 2 瓣，大小相近[5]，顶部开裂而略尖，基部稍尖或较钝。

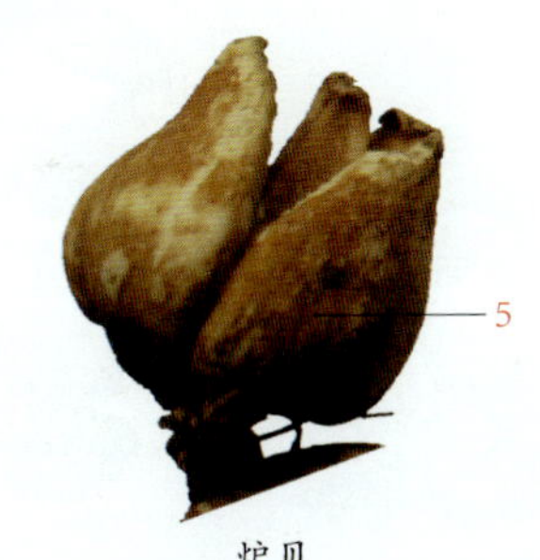

炉贝

验方精选：

①**久咳肺燥：**川贝母 10 克，梨 1 只，冰糖适量，炖服。
②**大便干燥：**川贝母 10 克，生地黄 30 克，大枣 15 克，水煎服。
③**肺燥咳血：**川贝母、山茶花、藕节各 10 克，生地黄 15 克，水煎服。

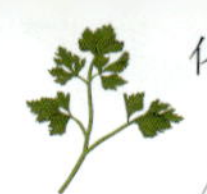

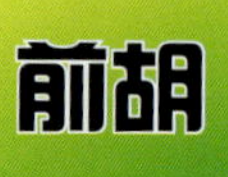

前胡

Qianhu

降气化痰，散风清热

来源产地： 为伞形科植物白花前胡 *Peucedanum praeruptorum* Dunn 的干燥根。主产于浙江、江西、湖南、四川等地。

性味功用： 苦、辛，微寒。用于痰热喘满，咯痰黄稠，风热咳嗽痰多。3~10 克。

速认指南： 呈类圆形或不规则的薄片；外表皮黑褐色或灰黄色[1]；切面黄白色至淡黄色[2]，皮部散有多数棕黄色油点[3]，可见一棕色环纹及射线放射状纹理[4]；气芳香，味微苦、辛。**蜜前胡**形如前胡，表面略具光泽，滋润，味微甜。

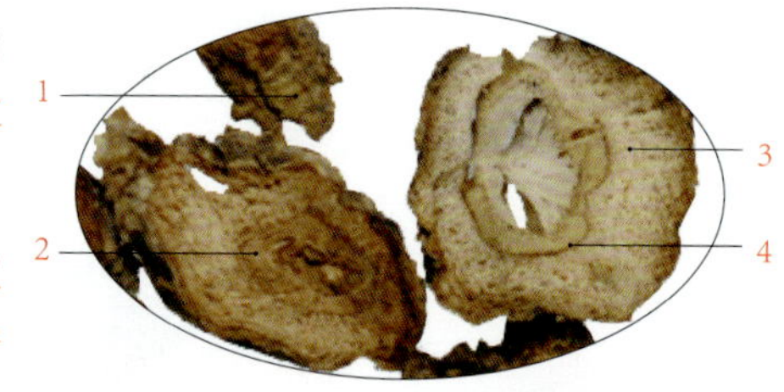

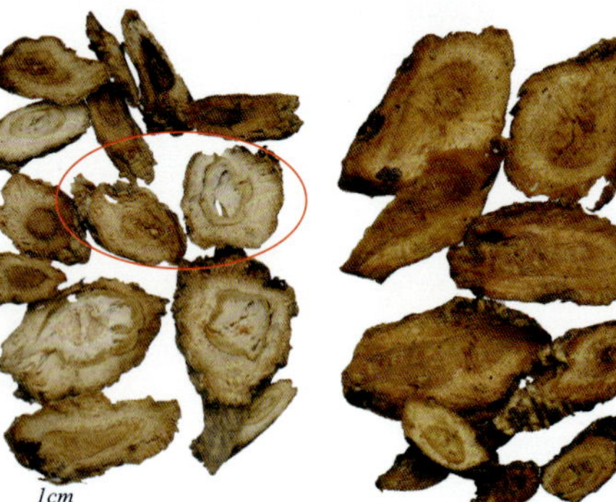

前胡片（左）和蜜前胡（右）

验方精选：

①**感冒咳嗽：**前胡、浙贝母各 10 克，桔梗、杏仁各 9 克，连钱草 15 克，水煎服。②**足癣：**鲜前胡、一枝黄花各适量，水煎，浸泡局部约 30 分钟，每日 1~2 次。③**带状疱疹：**鲜前胡叶、鲜乌蔹莓叶各适量，同捣烂加雄黄粉少许，榨汁涂患处。

瓜蒌

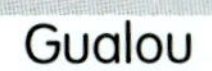

清热涤痰，宽胸散结，润燥滑肠

来源产地： 为葫芦科植物栝楼 *Trichosanthes kirilowii* Maxim. 或双边栝楼 *Trichosanthes rosthornii* Harms 的干燥成熟果实。栝楼主产于河南、河北、山东等地，双边栝楼主产于四川绵阳、德阳、简阳、峨眉山、乐山。

性味功用： 甘、微苦，寒。用于肺热咳嗽，痰浊黄稠，胸痹心痛，结胸痞满，乳痈，肺痈，肠痈，大便秘结。9~15 克。不宜与川乌、制川乌、草乌、制草乌、附子同用。

速认指南： 呈不规则的丝或块状。外表面橙红色或橙黄色，皱缩或较光滑[1]。内表面黄白色[2]，有红黄色丝络，果瓤橙黄色，与多数种子粘结成团[3]。具焦糖气，味微酸、甜。

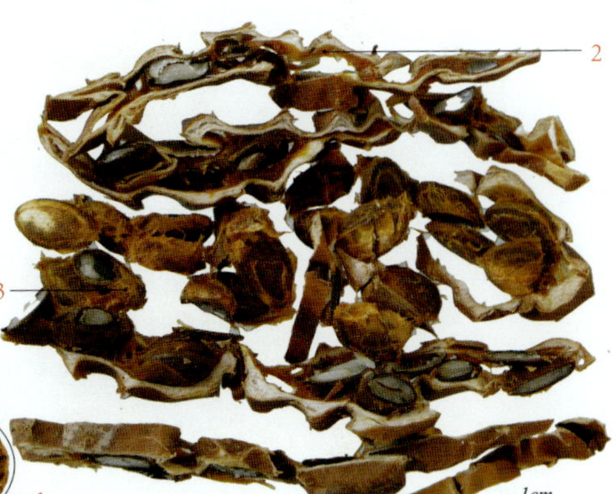

瓜蒌丝

验方精选：

①**痰热咳喘、咳痰黄稠：** 瓜蒌、浙贝母、桑白皮各 10 克，胆南星 6 克，鱼腥草 15 克，水煎服。②**冠心病胸闷心痛：** 瓜蒌、薤白、丹参各 12 克，川芎、赤芍各 10 克，水煎服。③**胸脘痞满：** 瓜蒌 15 克，半夏、黄连各 6 克，水煎服。

附注：瓜蒌的干燥成熟种子和干燥成熟果皮，分别称瓜蒌子和瓜蒌皮，亦可入药，用量分别为 9~15 克和 6~10 克。

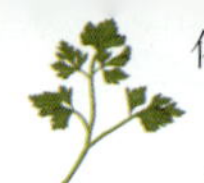

桔梗

Jiegeng

宣肺，利咽，祛痰，排脓

来源产地： 为桔梗科植物桔梗 *Platycodong randiflorum*（Jacq.）A. DC. 的干燥根。我国大部分地区均产，以安徽、山东、江苏为道地产区。

性味功用： 苦、辛，平。用于咳嗽痰多，胸闷不畅，咽痛音哑，肺痈吐脓。3~10 克。

速认指南： 呈椭圆形或不规则厚片。外皮多已除去或偶有残留。切面皮部淡黄白色，较窄[1]；形成层环纹明显，淡褐色[2]；木部宽，有较多裂隙[3]。质脆，易折断。气微，味微甜后苦。

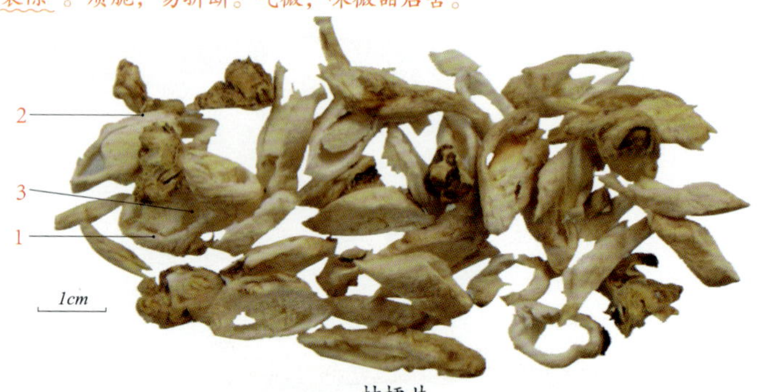

桔梗片

验方精选：

①**咽炎：** 桔梗 10 克，大青叶、一枝黄花各 15 克，水煎服。②**咳嗽：** 桔梗、前胡各 10 克，石仙桃 15 克，水煎服。③**慢性咽喉炎：** 桔梗 10 克，胖大海 6 克，玄参 9 克，一点红 15 克，水煎服。

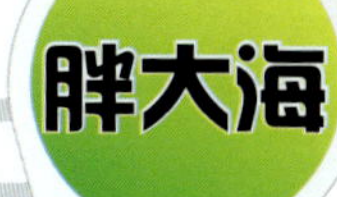

胖大海

Pangdahai

清热润肺，利咽开音，润肠通便

来源产地： 为梧桐科植物胖大海 *Sterculia lychnophora* Hance 的干燥成熟种子。主产于越南、泰国、印度尼西亚及马来西亚，以越南所产品质最佳。

性味功用： 甘，寒。用于肺热声哑，干咳无痰，咽喉干痛，热结便闭，头痛目赤。2~3 枚，沸水泡服或煎服。

速认指南： 呈纺锤形或椭圆形，长 2~3 厘米，直径 1~1.5 厘米。先端钝圆[1]，基部略尖而歪，具浅色的圆形种脐[2]，表面棕色或暗棕色，微有光泽，具不规则的干缩皱纹[3]。外层种皮极薄，中层种皮较厚，两层种皮可剥离，遇水膨胀成海绵状。断面可见散在的树脂状小点。种子内有2片肥厚胚乳，广卵形；子叶2枚，菲薄。气微，味淡，嚼之有黏性。

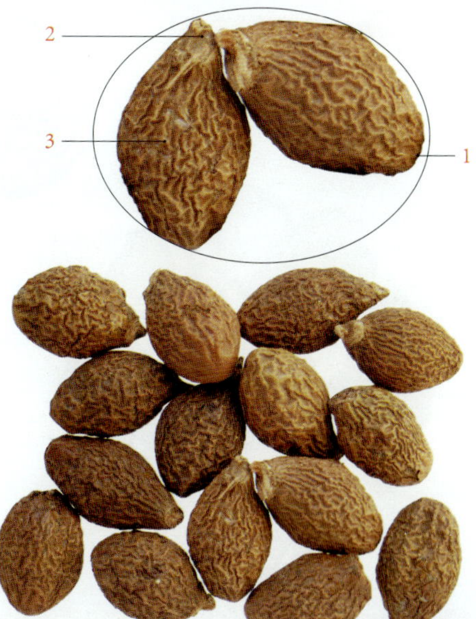

验方精选：

①**急性扁桃体炎、慢性咽喉炎：** 胖大海 1 枚，金银花 6 克，菊花 5 克，人参叶 8 克，甘草 3 克，开水泡代茶，慢慢含咽，可续水多次泡，至味淡为止。②**大便燥结难解，或伴头痛目赤、牙龈肿痛：** 胖大海 4 枚，沸水泡，代茶饮。

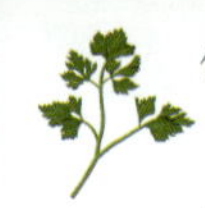

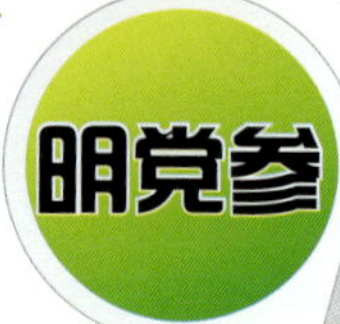

明党参

Mingdangshen

润肺化痰，养阴和胃，平肝，解毒

来源产地： 为伞形科植物明党参 *Changium smyrnioides* Wolff 的干燥根。主产于安徽、江苏，以江苏江宁、江浦、南京为道地产区。

性味功用： 甘、微苦，微寒。用于肺热咳嗽，呕吐反胃，食少口干，目赤眩晕，疔毒疮疡。6~12 克。

速认指南： 呈圆形或类圆形厚片。外表皮黄白色，光滑或有纵沟纹[1]。切面黄白色或淡棕色，半透明，角质样，木部类白色[2]，有的与皮部分离。气微，味淡。

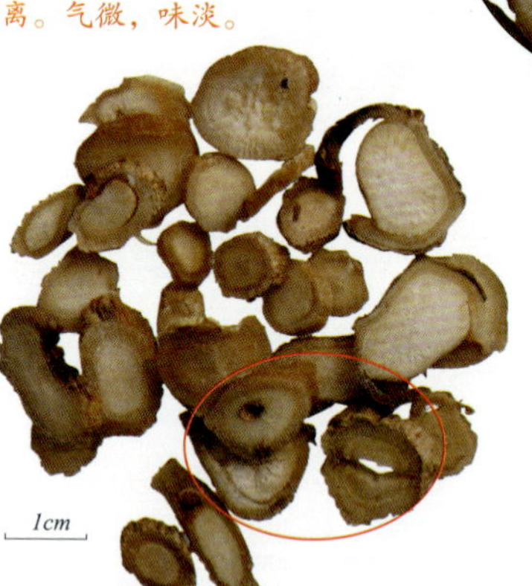

明党参片

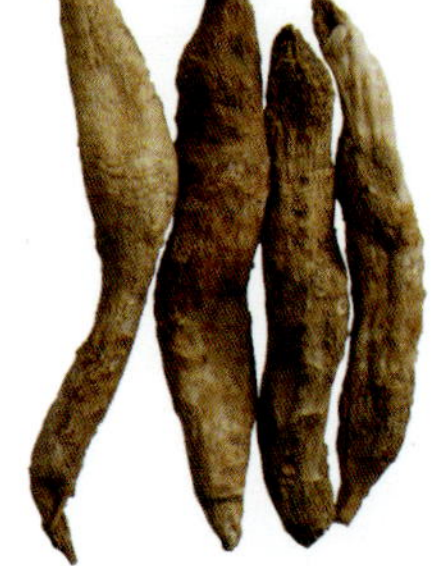

验方精选：

①**久咳：**明党参 15 克，北沙参、麦冬各 10 克，天冬 9 克，水煎服。②**慢性咽喉炎：**明党参、一枝黄花各 15 克，玄参、桔梗、大青叶各 9 克，水煎服。③**咯血：**明党参 18 克，藕节、白石榴花各 15 克，水煎服。

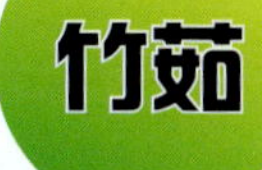

竹茹

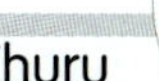

Zhuru

清热化痰，除烦，止呕

来源产地： 为禾本科植物淡竹 *Phyllostachys nigra*（Lodd.）Munro var. *henonis*（Mitf.）Stapf ex Rendle 等的茎秆的干燥中间层。主产于河南、山东、安徽、湖北、四川、江苏。

性味功用： 甘、微寒。用于痰热咳嗽，胆火挟痰，惊悸不宁，心烦失眠，中风痰迷，舌强不语，胃热呕吐，妊娠恶阻，胎动不安。5~10 克。

速认指南： 为卷曲成团的不规则丝条或呈长条形薄片状。宽窄厚薄不等，浅绿色或黄绿色；气微，味淡。**姜竹茹**形如竹茹，表面黄色，微有姜香气。

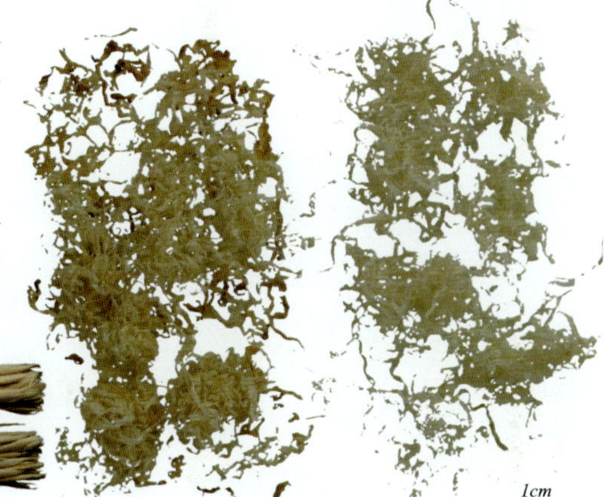

姜竹茹丝（左）和竹茹丝（右）

验方精选：

①**胃炎呕吐：** 竹茹、神曲、煮半夏各 10 克，陈皮 6 克，谷芽、麦芽各 15 克，水煎服。②**肺热咳嗽：** 竹茹、藕节、鱼腥草各 30 克，川贝母、桔梗各 10 克，水煎服。③**咯血：** 竹茹、紫珠草各 24 克，侧柏叶 15 克，水煎服。

附注：同科植物青秆竹 *Bambusa tuldoides* Munro、大头典竹 *Sinocalamus beecheyanus*（Munro）McClure var. *pubescens* P. F. Li 的茎秆的干燥中间层同等入药。

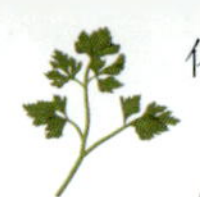

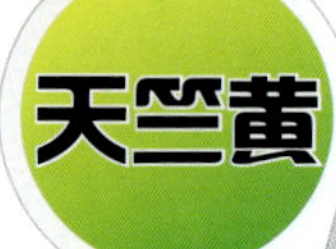

天竺黄

Tianzhuhuang

清热豁痰，凉心定惊

来源产地： 为禾本科植物青皮竹 *Bambusa textilis* McClure 或华思劳竹 *Schizostachyum chinense* Rendle 等秆内的分泌液干燥后的块状物。青皮竹产于云南、广东、广西等地，华思劳竹产于云南，商品药材均以进口为主，国内鲜见使用。

性味功用： 甘，寒。用于热病神昏，中风痰迷，小儿痰热惊痫、抽搐、夜啼。3~9 克。

速认指南： 为不规则的片块或颗粒，大小不一。表面灰蓝色、灰黄色或灰白色，有的洁白色，半透明，略带光泽。体轻，质硬而脆，易破碎，吸湿性强。气微，味淡。

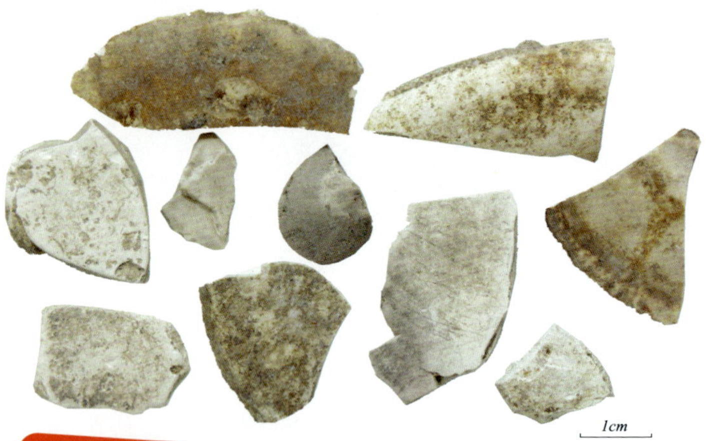

验方精选：

①**小儿急惊风：** 天竺黄 6 克，青黛、轻粉各 3 克，牵牛子末 15 克，研末，白面糊丸，如小豆大，每次 20 丸，薄荷汤送服。②**鼻衄不止：** 天竺黄、川芎各 9 克，防己 15 克，捣研为散，每次 2~3 克，新汲水调下。

海藻

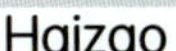

消痰软坚散结，利水消肿

来源产地： 为马尾藻科植物海蒿子 *Sargassum pallidum*（Turn.）C. Ag. 等的干燥藻体，习称“大叶海藻”。主产于辽宁、山东等地。

性味功用： 苦、咸，寒。用于瘿瘤，瘰疬，睾丸肿痛，痰饮水肿。6~12 克。不宜与甘草同用。

速认指南： 呈不规则的段，皱缩卷曲，黑褐色，有的被白霜[1]。主干、主枝、侧枝具刺状突起[2]。初生叶披针形或倒卵形，长 5~7 厘米，宽约 1 厘米，全缘或具粗锯齿，次生叶条形或披针形，叶腋间有着生条状叶的小枝。气囊黑褐色，球形或卵圆形。质脆，潮润时柔软，水浸后膨胀，肉质，黏滑。气腥，味微咸。

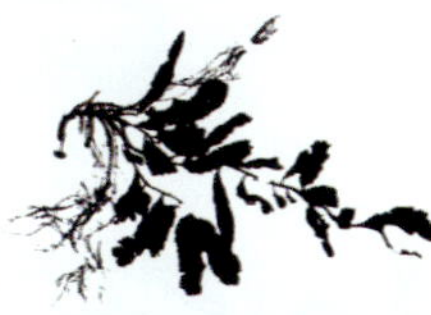

原植物海蒿子

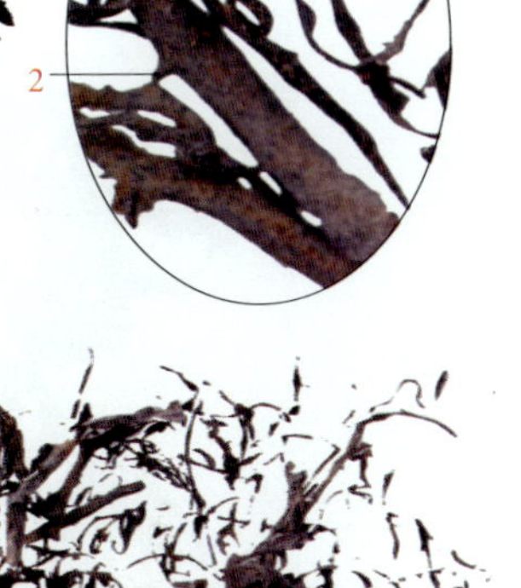

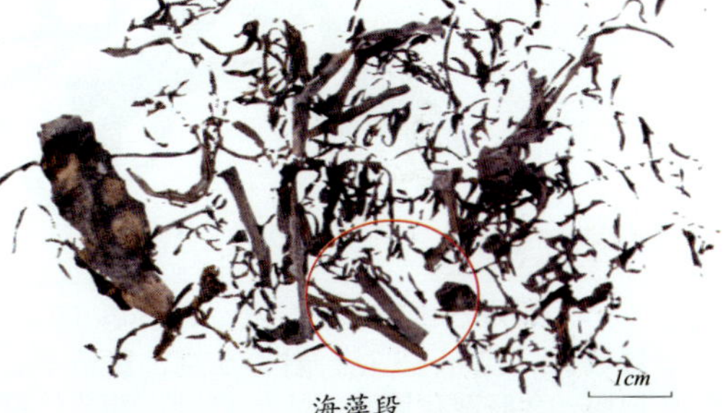

海藻段

验方精选：

①颈淋巴结结核：海藻、昆布各 15 克，水煎服。②痔疮：海藻 30 克，荔枝草 60 克，水煎服。

附注：同科植物羊栖菜 *S. fusiforme*（Harv.）Setch. 的干燥藻体同等入药，习称“小叶海藻”。主产于辽宁、山东、浙江、福建、广东。

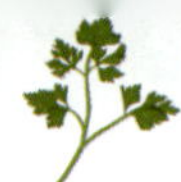

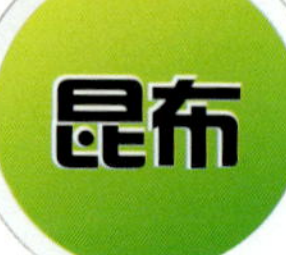

昆布

Kunbu

消痰软坚散结，利水消肿

来源产地： 为海带科植物海带 *Laminaria japonica* Aresch. 等的干燥叶状体，主产于福建、浙江、山东、辽宁等地。

性味功用： 咸，寒。用于瘿瘤，瘰疬，睾丸肿痛，痰饮水肿。6~12 克。

速认指南： 饮片呈宽丝状。黑褐色或绿褐色。气腥，味咸。

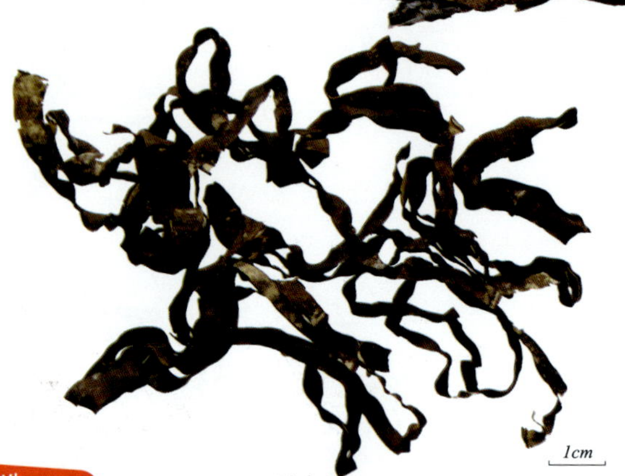

昆布丝

验方精选：

①颈淋巴结结核： 昆布、海藻各 15 克，水煎服。**②甲状腺肿大：** 昆布 15 克，射干 9 克，黄药子、白芍各 10 克，水煎服。**③肝硬化腹水：** 昆布 15 克，薏苡仁根、半边莲各 30 克，猫须草 24 克，水煎服。

附注：翅藻科植物昆布 *Ecklonia kurome* Okam. 的干燥叶状体同等入药。主产于福建莆田、平潭，浙江渔山岛。其饮片呈宽丝状，黑色，较薄；气腥，味咸。

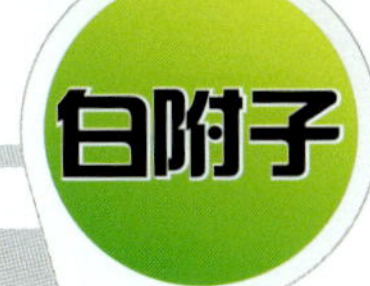

白附子

Baifuzi

祛风痰，定惊搐，解毒散结，止痛

来源产地： 为天南星科植物独角莲 *Typhonium giganteum* Engl. 的干燥块茎。主产于河南、四川、甘肃、陕西等地，以河南禹州、长葛为道地产区。

性味功用： 辛，温；有毒。用于中风痰壅，口眼㖞斜，语言謇涩，惊风癫痫，破伤风，痰厥头痛，偏正头痛，瘰疬痰核，毒蛇咬伤。生品内服宜慎，一般炮制规范后用，3~6 克；外用生品适量，捣烂，熬膏或研末以酒调敷患处。孕妇慎用。

速认指南： 呈椭圆形或卵圆形，长 2~5 厘米，直径 1~3 厘米；表面白色至黄白色，略粗糙[1]，有环纹及须根痕，顶端有茎痕或芽痕[2]；质坚硬，断面白色，粉性[3]；气微，味淡、麻辣刺舌。**制白附子**形如白附子，外表皮淡棕色，切面黄色；味淡，微有麻舌感。

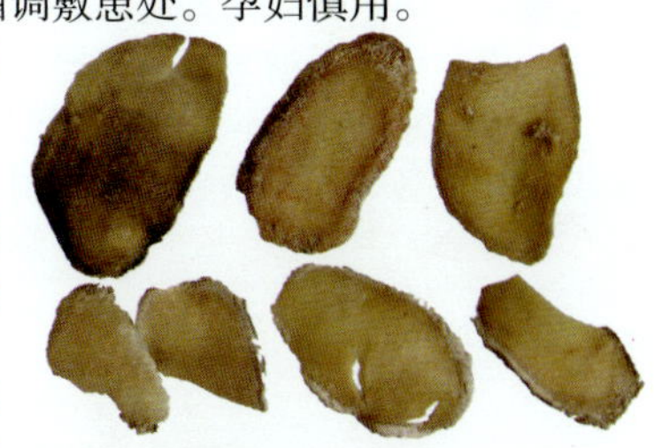

制白附子

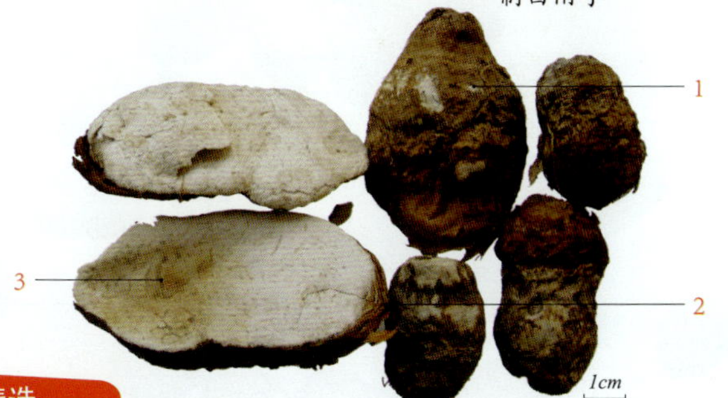

验方精选：

①**颈淋巴结结核：**白附子研粉，加大黄粉，加水调匀敷患处。②**痈肿：**白附子研粉，调猪胆汁敷患处。③**脚癣：**鲜白附子全草适量，水煎浸泡患脚。

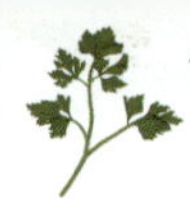

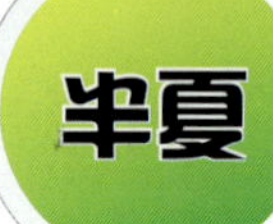

半夏

Banxia

燥湿化痰，降逆止呕，消痞散结

来源产地： 为天南星科植物半夏 *Pinellia ternate* （Thunb.）Breit. 的干燥块茎。主产于四川、湖北、河南、安徽、山东等地。

性味功用： 辛，温。**生半夏**用于湿痰寒痰，咳喘痰多，痰饮眩悸，风痰眩晕，痰厥头痛，呕吐反胃，胸脘痞闷，梅核气；外治痈肿痰核；有毒，内服一般炮制规范后使用，外用适量，磨汁涂或研末以酒调敷患处。**法半夏**长于燥湿化痰，用于痰多咳喘，痰饮眩悸，风痰眩晕，痰厥头痛；**姜半夏**长于降逆止呕，用于痰饮呕吐，胃脘痞满；**清半夏**长于燥湿化痰，用于湿痰咳嗽，胃脘痞满，痰涎凝聚，咯吐不出；三者用量均为 3~9 克。均不宜与川乌、制川乌、草乌、制草乌、附子同用。

速认指南： **生半夏**呈类球形，有的稍偏斜，直径 1~1.5 厘米；表面白色或浅黄色，顶端有凹陷的茎痕[1]，周围密布麻点状根痕[2]；下面钝圆，较光滑[3]；断面洁白，富粉性；气微，味辛辣、麻舌而刺喉。

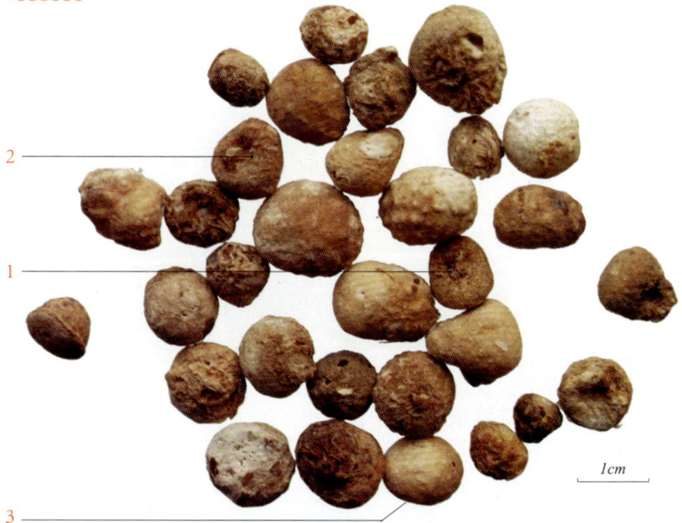

法半夏呈类球形或破碎成不规则颗粒状；表面淡黄白色、黄色或棕黄色；断面黄色或淡黄色，颗粒者质稍硬脆；气微，味淡略甘、微有麻舌感。

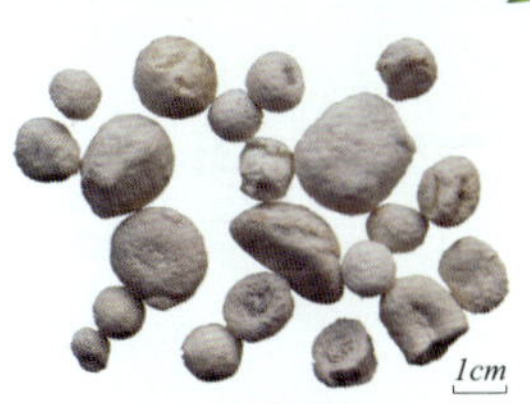

法半夏

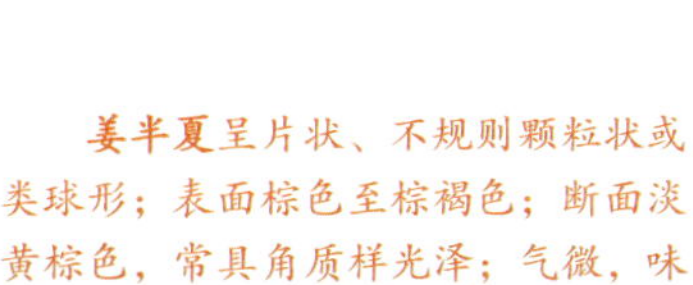
姜半夏呈片状、不规则颗粒状或类球形；表面棕色至棕褐色；断面淡黄棕色，常具角质样光泽；气微，味淡、微有麻舌感，嚼之略粘牙。

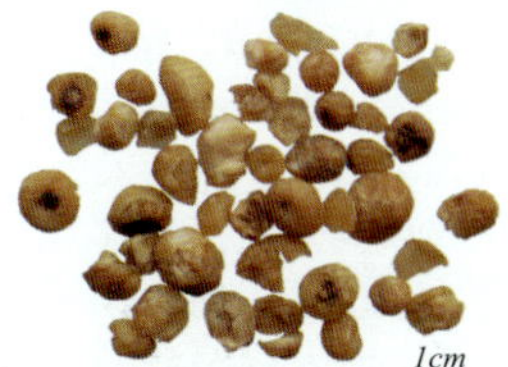

姜半夏

清半夏呈椭圆形、类圆形或不规则的片；切面淡灰色至灰白色，可见灰白色点状或短线状维管束迹[4]，断面略呈角质样光泽；气微，味微涩、微有麻舌感。

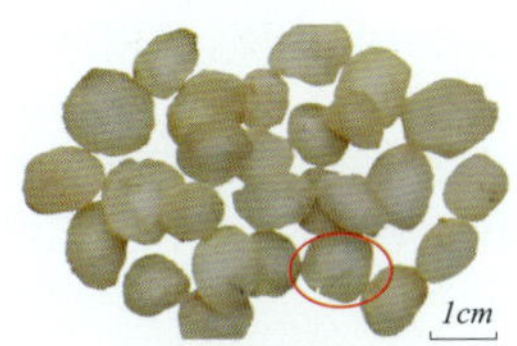

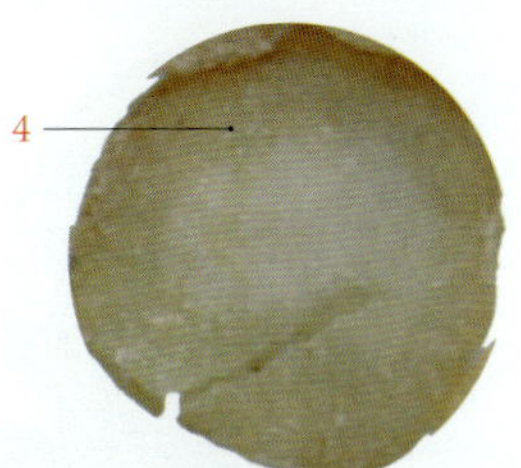

清半夏

验方精选：

①**无名肿毒：**鲜水半夏块茎适量，捣烂敷患处。②**甲沟炎：**鲜水半夏块茎、鲜木芙蓉叶各适量，一同捣烂，敷患处。③**毒蛇咬伤：**鲜水半夏、鲜一枝黄花、鲜半边莲各适量，一同捣烂，敷患处。

附注：法半夏、姜半夏、清半夏均为半夏的炮制加工品。

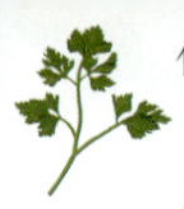

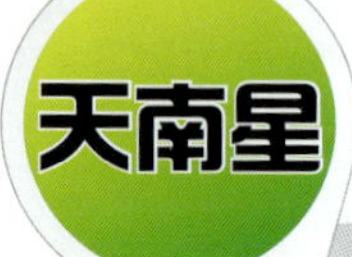

天南星

Tiannanxing

散结消肿；外用治痈肿，蛇虫咬伤

来源产地： 为天南星科植物天南星 *Arisaema erubescens*（Wall.）Schott、异叶天南星 A. *heterophyllum* Bl. 或东北天南星 A. *amurense* Maxim. 的干燥块茎。天南星主产于四川、湖北、甘肃、贵州、云南，异叶天南星主产于四川、湖北、甘肃、贵州、云南，东北天南星主产于黑龙江、吉林、辽宁、河北、山西、陕西。

性味功用： **生天南星**苦、辛，温；有毒；内服宜慎，外用生品适量，研末以醋或酒调敷患处；孕妇慎用。**制天南星**苦、辛，温；有毒；燥湿化痰，祛风止痉，散结消肿；用于顽痰咳嗽，风痰眩晕，中风痰壅，口眼㖞斜，半身不遂，癫痫，惊风，破伤风；外用治痈肿，蛇虫咬伤；3~9 克；孕妇慎用。**胆南星**苦、微辛，凉；清热化痰，息风定惊；用于痰热咳嗽，咯痰黄稠，中风痰迷，癫狂惊痫；3~6 克；孕妇慎用。

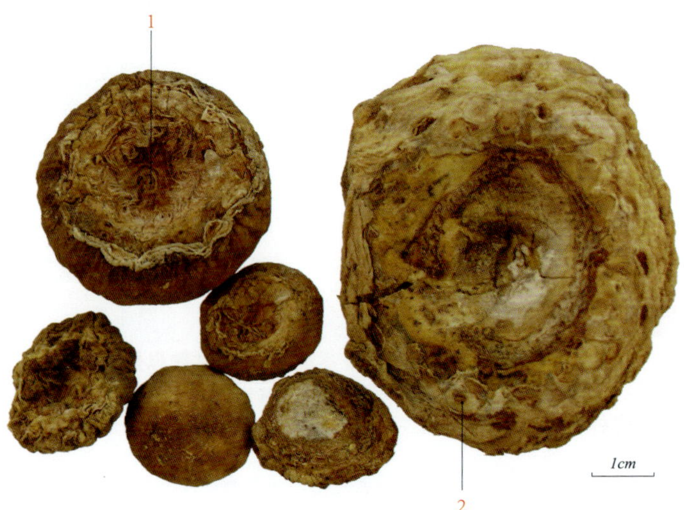

生天南星

速认指南： **生天南星**呈扁球形，高1~2厘米，直径1.5~6.5厘米；表面类白色或淡棕色，较光滑，顶端有凹陷的茎痕[1]，周围有麻点状根痕[2]；断面不平坦，白色，粉性；气微辛，味麻辣。**制天南星**呈类圆形或不规则形的薄片，黄色或淡棕色；质脆易碎，断面角质状[3]；气微，味涩，微麻。**胆南星**呈方块状或圆柱状；棕黄色、灰棕色或棕黑色；质硬；气微腥，味苦。

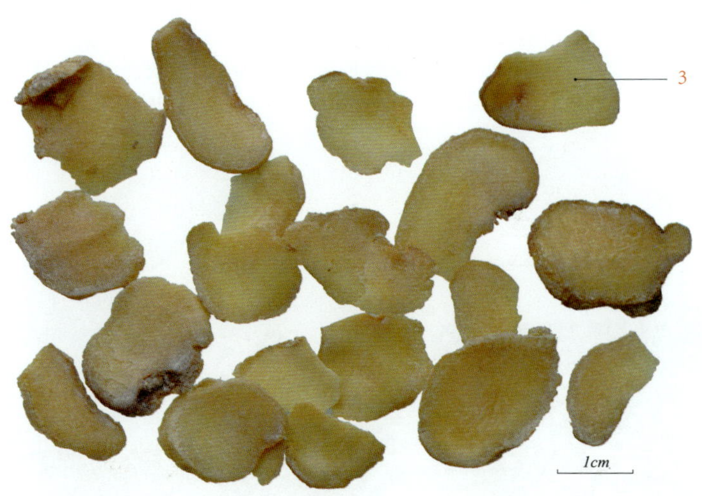

制天南星

验方精选：

①**咳嗽痰多：**制天南星、浙贝母、桔梗各10克，鱼腥草15克，水煎服。②**癣：**生天南星磨酸醋，涂患处。③**小儿流涎：**生天南星磨酸醋涂敷涌泉穴。

附注：胆南星为制天南星的细粉与牛、羊或猪胆汁经加工而成，或为生天南星细粉与牛、羊或猪胆汁经发酵加工而成。

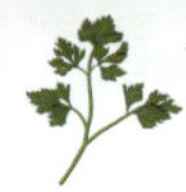

芥子

Jiezi

温肺豁痰利气，散结通络止痛

来源产地： 为十字花科植物白芥 *Sinapis alba* L. 等的干燥成熟种子。习称“白芥子”。各地稀见栽培。

性味功用： 辛，温。用于寒痰咳嗽，胸胁胀痛，痰滞经络，关节麻木、疼痛，痰湿流注，阴疽肿毒。3~9 克。外用适量。

速认指南： 呈球形，直径 1.5~2.5 毫米；表面灰白色至淡黄色[1]，具细微的网纹，有明显的点状种脐[2]；种皮薄而脆，子叶白色，有油性；气微，味辛辣。**炒芥子**形如芥子，偶有焦斑；有香辣气。

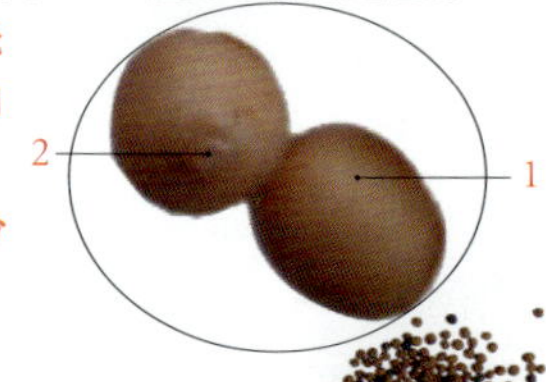

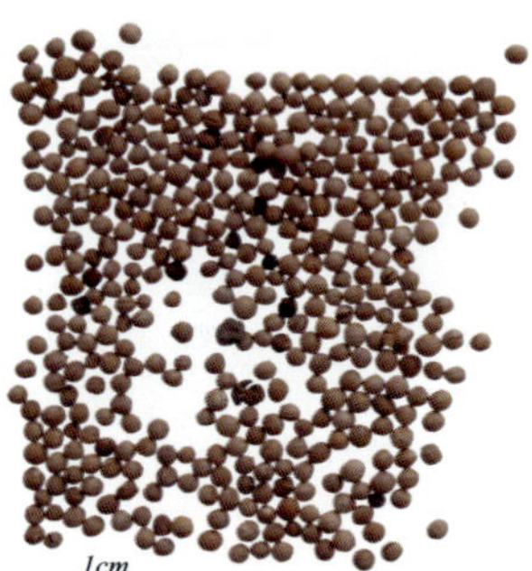

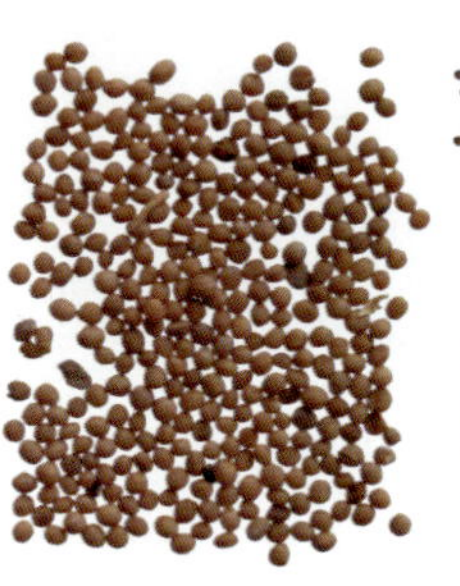

炒白芥子（左）和白芥子（右）

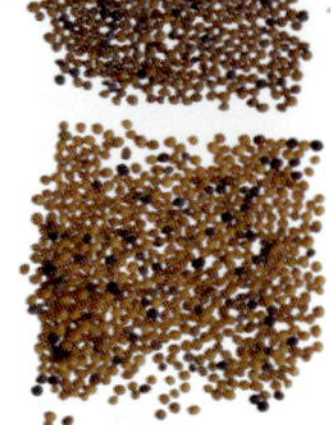

炒黄芥子（上）和黄芥子（下）

验方精选：

①**感寒无汗：**水调芥子末填脐内，以热物隔衣熨之。②**腿皮受凉、风湿肿痛：**用生芥末调热醋摊布上，包患处。③**痈肿：**芥子末，汤和敷纸上贴患处。④**瘰疬结核：**芥子研末，加等量葱白捣成泥状，调敷患处。

附注：同科植物芥 *Brassica juncea*（L.）Czern. et Coss. 的干燥成熟种子同等入药，习称“黄芥子”，各地均产。其饮片较小，直径 1~2 毫米；表面黄色至棕黄色，少数呈暗红棕色；研碎后加水浸湿，则产生辛烈的特异臭气。

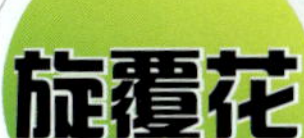

旋覆花

Xuanfuhua

降气，消痰，行水，止呕

来源产地： 为菊科植物旋覆花 *Inula japonica* Thunb. 等的干燥头状花序。主产于河南、江苏、河北、浙江、安徽。

性味功用： 苦、辛、咸，微温。用于风寒咳嗽，痰饮蓄结，胸膈痞满，咳喘痰多，呕吐噫气，心下痞硬。3~9 克，包煎。

速认指南： 呈扁球形或类球形，直径 1~2 厘米；总苞由多数苞片组成，呈覆瓦状排列，苞片披针形或条形，灰黄色，长 4~11 毫米[1]；总苞基部有时残留花梗[2]，苞片及花梗表面被白色茸毛，舌状花 1 列，黄色，长约 1 厘米，多卷曲，常脱落[3]，先端 3 齿裂；管状花多数，棕黄色，长约 5 毫米[4]，先端 5 齿裂；气微，味微苦。**蜜旋覆花**形如旋覆花，深黄色，手捻稍粘手，具蜜香气味甜。

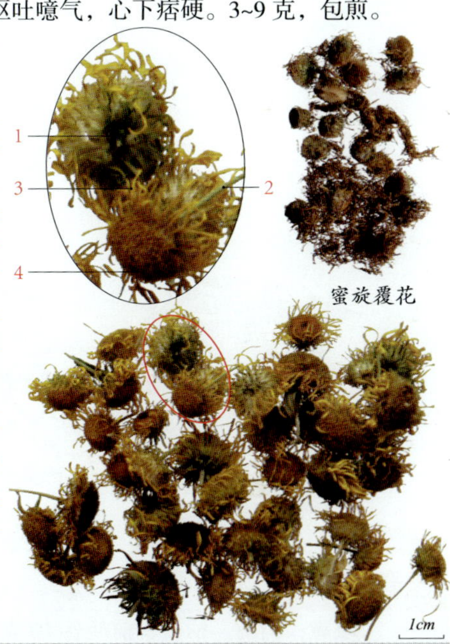

蜜旋覆花

验方精选：

①**顽固性呃逆：** 旋覆花、白术、附子各 6 克，生党参、粉葛根各 9 克，茯苓 4.5 克，豆蔻、半夏、橘核各 3 克，公丁香 1.5 克，煨姜 3 片为引，水煎服。②**神经性呕吐：** 旋覆花、代赭石、制半夏各 9 克，党参、生甘草各 6 克，生姜 3 片，大枣 5 枚，水煎服。

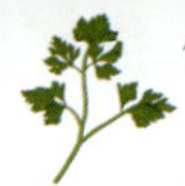

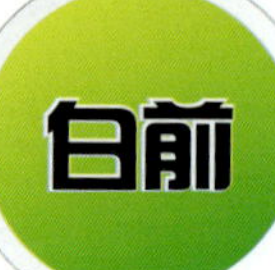

白前

Baiqian

降气，消痰，止咳

来源产地： 为萝藦科植物柳叶白前 *Cynanchum stauntonii* (Decne.) Schltr. ex Lévl. 等的干燥根茎和根。主产于浙江、安徽、福建、江西、湖北、湖南、广西等地。

性味功用： 辛、苦，微温。用于肺气壅实，咳嗽痰多，胸满喘急。3~10 克。

速认指南： 呈圆形小段，直径 1.5~4 毫米；表面黄白色或黄棕色[1]，切面中空[2]；节处簇生细根，细根直径不及 1 毫米，多次分枝呈毛须状[3]；气微，味微甜。**蜜白前**形同白前，微显光泽，略带黏性；具蜜香气，味微甜。

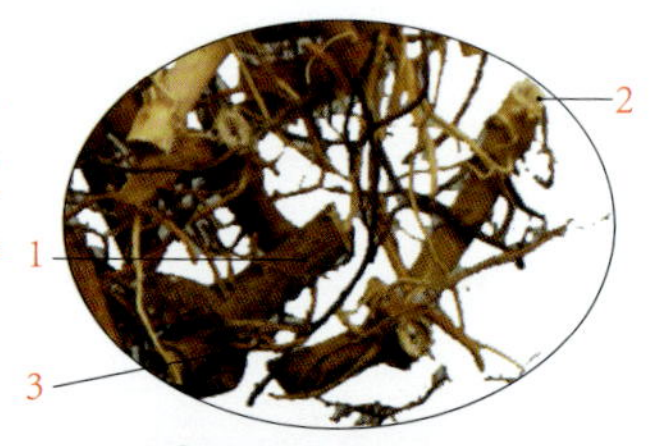

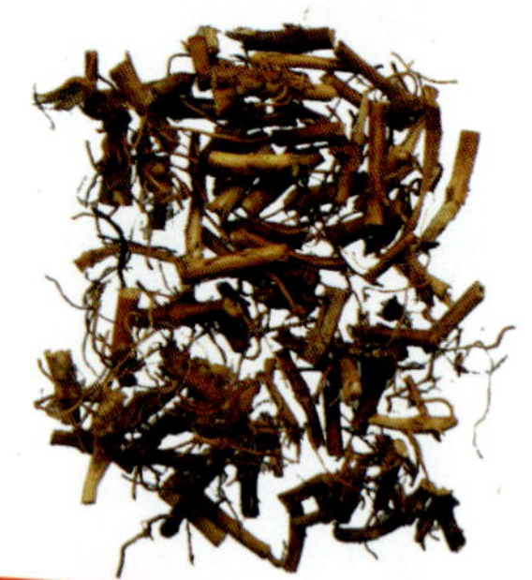

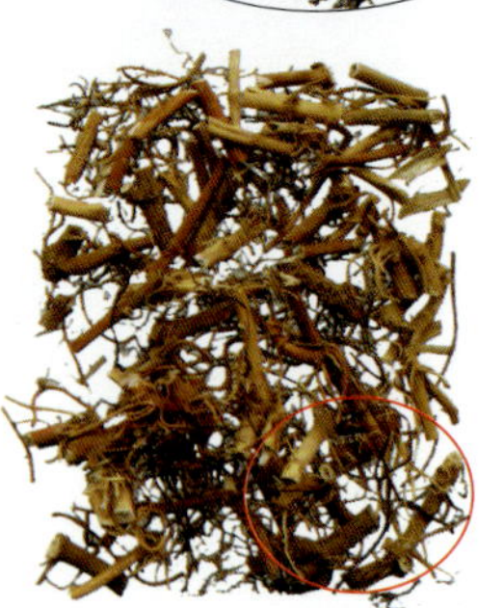

蜜白前 (左) 和白前段 (右)

验方精选：

①咳嗽： 白前、桔梗、前胡各 10 克，鱼腥草 15 克，杏仁 9 克，水煎服。**②百日咳：** 白前、前胡、一枝黄花、一点红各 6 克，杏仁、百部各 3 克，水煎服。**③胸闷胁痛：** 白前、紫苏梗、丝瓜络各 10 克，枳壳 9 克，水煎服。

附注：同科植物芫花叶白前 *C. glaucescens* (Decne.) Hand. -Mazz. 的干燥根茎和根同等入药。

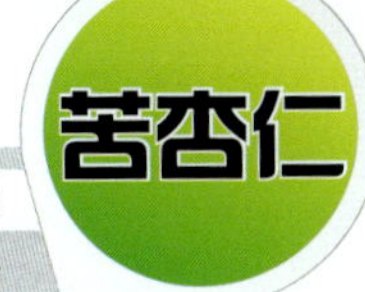

苦杏仁

Kuxingren

降气止咳平喘，润肠通便

来源产地： 为蔷薇科植物山杏 *Prunus armeniaca* L. var. *ansu* Maxim. 等的干燥成熟种子。主产于北方各省。

性味功用： 苦，微温；有小毒。用于咳嗽气喘，胸满痰多，肠燥便秘。5~10 克，生品入煎剂后下。内服不宜过量，以免中毒。

速认指南： 呈扁心形，长 1~1.9 厘米，宽 0.8~1.5 厘米，厚 0.5~0.8 厘；表面黄棕色至深棕色[1]，一端尖，有短线形种脐，另端钝圆，肥厚[2]，左右不对称，一侧圆端合点处向上具多数深棕色的脉纹[3]；种皮薄，子叶 2，乳白色，富油性[4]；气微，味苦。**焯苦杏仁**表面乳白色或黄白色[5]，形似苦杏仁，富油性；有特异香气，味苦。**炒苦杏仁**形如苦杏仁，表面黄色至棕黄色，微带焦斑[6]；有香气，味苦。

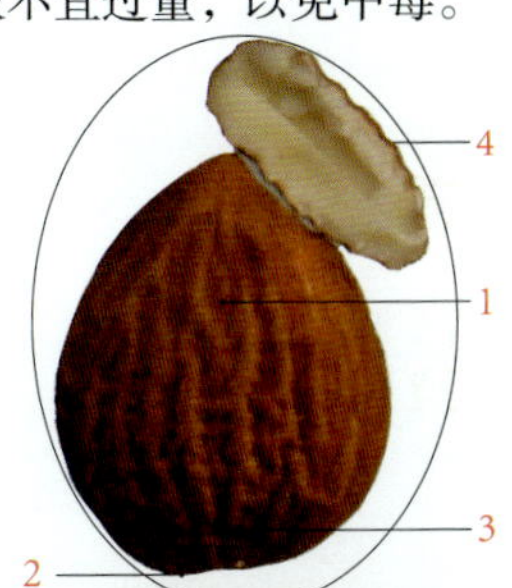

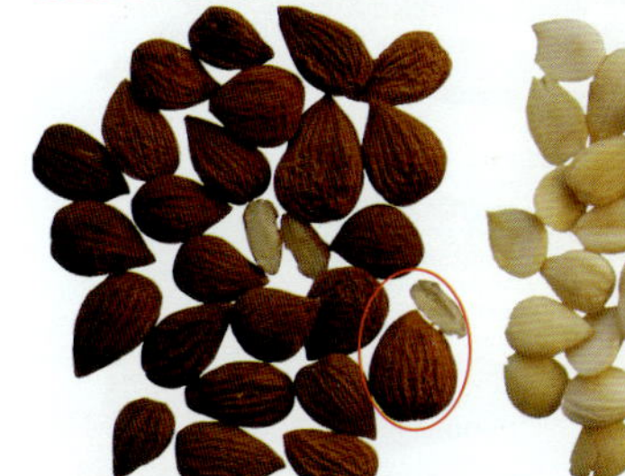

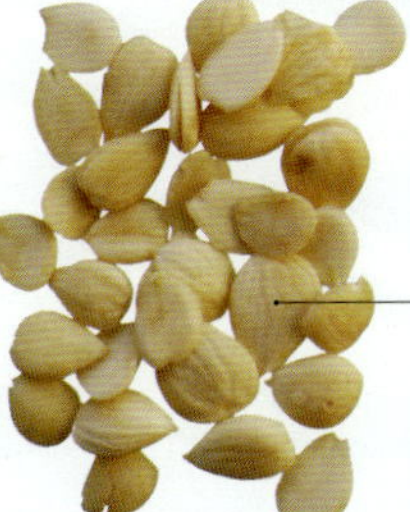

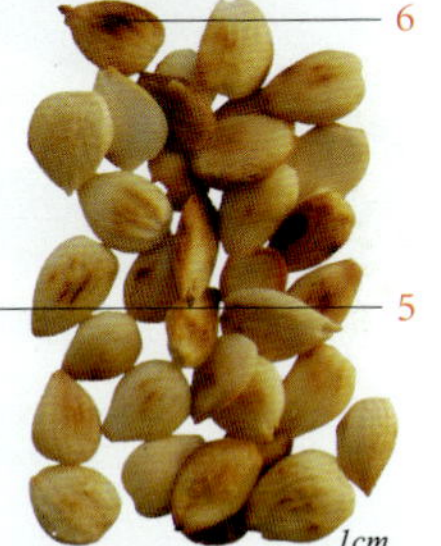

苦杏仁(左)、焯苦杏仁(中)和炒苦杏仁(右)

验方精选：

①**燥咳：**苦杏仁、百部各 9 克，川贝母 8 克，百合、生地黄各 15 克，水煎服。②**百日咳：**苦杏仁 3 克，沙参、麦冬各 8 克，紫菀、款冬花各 6 克，水煎服。

附注：同科植物西伯利亚杏 *P. sibirica* L.、东北杏 *P. mandshurica* (Maxim.) Koehne 或杏 *P. armeniaca* L. 的干燥成熟种子同等入药。

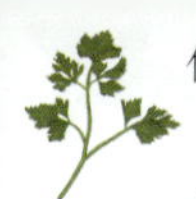

洋金花

Yangjinhua

平喘止咳，解痉定痛

来源产地： 为茄科植物白花曼陀罗 *Datura metel* L. 的干燥花。主产于江苏苏州，广东广州，海南，福建福州、厦门。

性味功用： 辛，温；有毒。用于哮喘咳嗽，脘腹冷痛，风湿痹痛，小儿慢惊；外科麻醉。0.3~0.6 克，宜入丸散；亦可作卷烟分次燃吸（一日量不超过 1.5 克）；外用适量。孕妇、外感及痰热咳喘、青光眼、高血压及心动过速者禁用。

速认指南： 多皱缩成条状，完整者长 9~15 厘米。花萼呈筒状，长为花冠的 2/5，灰绿色或灰黄色[1]，先端 5 裂[2]，基部具纵脉纹 5 条，表面微有茸毛[3]；花冠呈喇叭状，淡黄色或黄棕色，先端 5 浅裂[4]，裂片有短尖，短尖下有明显的纵脉纹 3 条；雄蕊 5，雌蕊 1，柱头棒状。**烘干品**质柔韧，气特异。**晒干品**质脆，气微，味微苦。

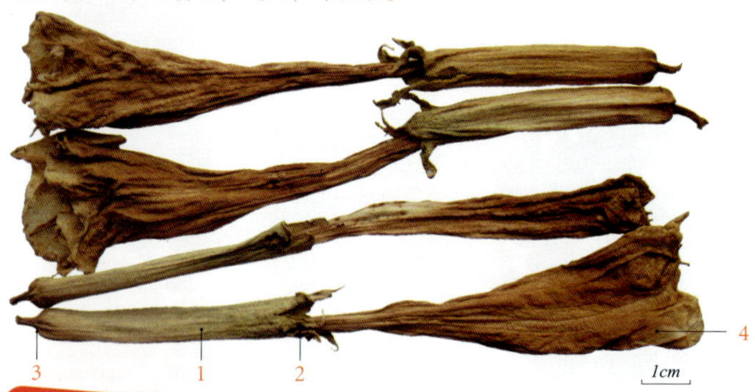

验方精选：

①**慢性支气管炎：** 洋金花 15 克研为极细末，倒入 500 毫升 60° 粮食白酒中，摇匀，密封存放 7 天后开始服用。每日 3 次，每次服 1~2 毫升。②**溃疡病：** 洋金花 1 朵 (0.4~0.5 克)，炒白芍 21 克，陈皮 12 克，煅瓦楞子 15 克，白及、贝母、甘草粉各 9 克。水煎浓缩至 100 毫升。每次 50 毫升，每日 2 次。

桑白皮

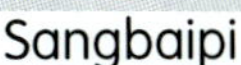

Sangbaipi

泻肺平喘，利水消肿

来源产地： 为桑科植物桑 *Morus alba* L. 的干燥根皮。主产于河南、安徽、四川、湖南、河北、广东，以河南、安徽产量大。

性味功用： 甘，寒。用于肺热喘咳，水肿胀满尿少，面目肌肤浮肿。6~12 克。

速认指南： 呈丝状；外表面白色或淡黄白色，较平坦[1]，有的残留橙黄色或棕黄色鳞片状粗皮[2]；内表面黄白色或灰黄色，有细纵纹[3]；体轻，质韧，纵向撕裂时有粉尘飞扬；气微，味微甘。**蜜桑白皮**形如桑白皮，呈深黄色[4]，略有光泽；味甜。

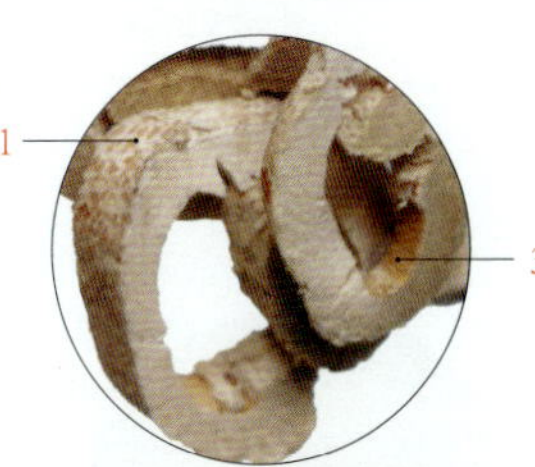

2

表面

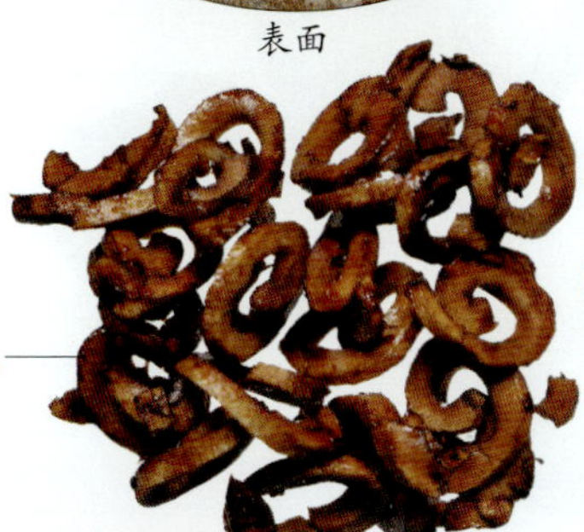

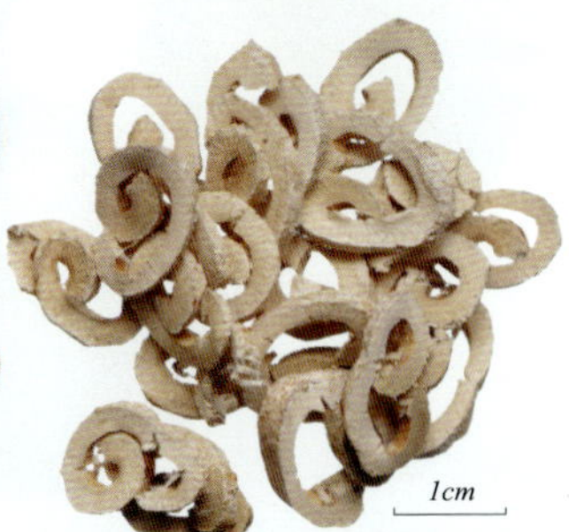

蜜桑白皮（左）和桑白皮丝（右）

验方精选：

①**传染性肝炎：** 鲜桑白皮 60 克，白糖适量，水煎，分 2 次服。②**糖尿病：** 桑白皮 12 克，枸杞子 15 克，煎汤服。③**小便不利，面目浮肿：** 桑白皮 12 克，冬瓜仁 15 克，葶苈子 9 克，煎汤服。

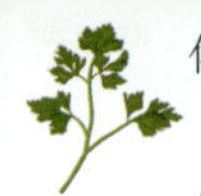

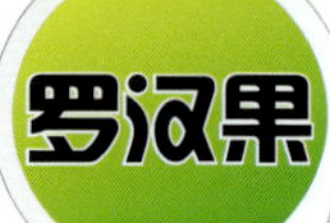

罗汉果

Luohanguo

清热润肺，利咽开音，润肠通便

来源产地： 为葫芦科植物罗汉果 *Siraitia grosvenorii*（Swingle）C. Jeffrey ex A. M. Lu et Z. Y. Zhang 的干燥果实。主产于广西，以广西永福、临桂为道地产区。

性味功用： 甘，凉。用于肺热燥咳，咽痛失音，肠燥便秘。9~15 克。

速认指南： 呈卵形、椭圆形或球形，长 4.5~8.5 厘米，直径 3.5~6 厘米。表面褐色、黄褐色或绿褐色，有深色斑块及黄色柔毛[1]。果皮薄，易破。果瓤（中、内果皮）海绵状，浅棕色[2]。种子扁圆形，多数[3]，长约 1.5 厘米，宽约 1.2 厘米；浅红色至棕红色，四周有放射状沟纹，边缘有槽。气微，味甜。

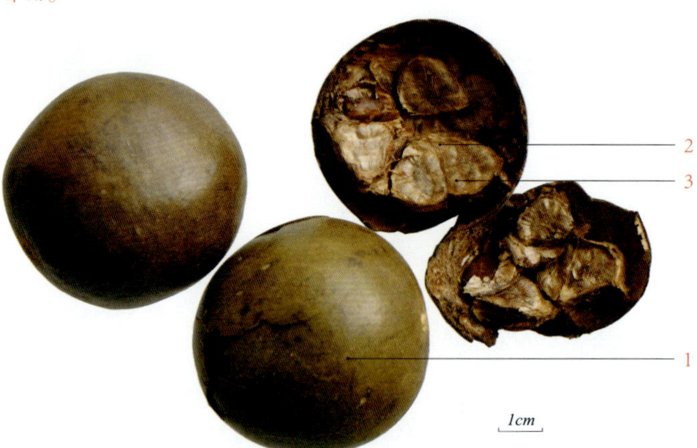

验方精选：

①**急慢性气管炎、哮喘：** 罗汉果 15 克，百合 9 克，水煎服。②**肠燥便秘：** 罗汉果 3 个，打碎或切片，对入蜂蜜少许，用开水冲泡当茶饮。

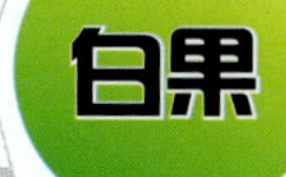

白果

Baiguo

敛肺定喘，止带缩尿

来源产地： 为银杏科植物银杏 *Ginkgo biloba* L. 的干燥成熟种子。主产于河南、山东、湖北、广西、江苏、四川、安徽等地。

性味功用： 甘、苦、涩，平；有毒。用于痰多喘咳，带下白浊，遗尿尿频。5~10 克。生食有毒。

速认指南： 呈宽卵球形或椭圆形[1]，内种皮膜质；种仁一端淡棕色[2]，另一端金黄色[3]，横断面外层黄色，胶质样，内层淡黄色或淡绿色、粉性，中间有空隙；气微，味甘、微苦。**炒白果仁**形如白果仁，表面有焦斑；气香。

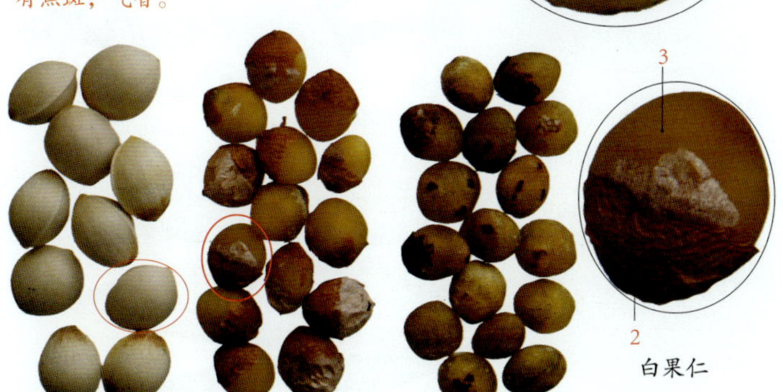

白果(左)、白果仁(中)和炒白果仁(右)

验方精选：

①**慢性支气管炎、虚喘：**白果、黄芩、地龙干各 9 克，水煎服。②**带下、白浊：**白果 9 克(或白果根 30 克)，白鸡冠花 15 克，炖猪脊骨或乌鸡服。③**肿毒、酒糟鼻等：**生白果适量，捣烂涂敷。④**尿频：**白果 10 个，煨熟食，每日 1 次。

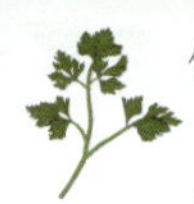

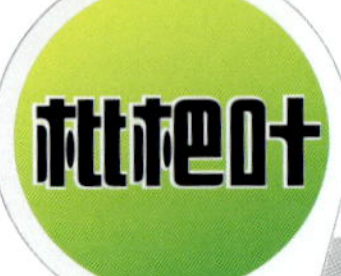

枇杷叶

Pipaye

清肺止咳，降逆止呕

来源产地： 为蔷薇科植物枇杷 *Eriobotrya japonica*（Thunb.）Lindl. 的干燥叶。主产于江苏、广东、福建等地。

性味功用： 苦，微寒。用于肺热咳嗽，气逆喘急，胃热呕逆，烦热口渴。6~10 克。

速认指南： 呈丝条状；表面灰绿色、黄棕色或红棕色，较光滑[1]；下表面密被黄色绒毛[2]，主脉于下表面显著突起[3]；气微，味微苦。**蜜枇杷叶**形如枇杷叶，微显光泽，略带黏性；具蜜香气，味微甜。

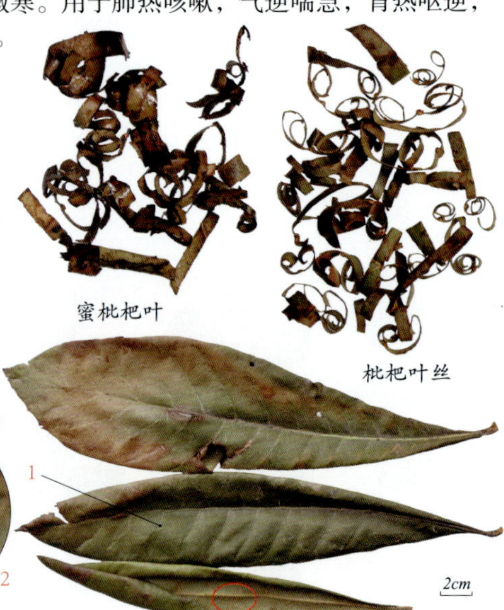

蜜枇杷叶

枇杷叶丝

验方精选：

①**痤疮：** 枇杷叶、桑白皮、黄柏各 9 克，黄连、甘草、人参各 6 克，水煎服。②**百日咳：** 枇杷叶、桑白皮各 15 克，地骨皮 9 克，甘草 3 克，水煎服。或枇杷叶 1000 克，桑白皮 500 克，百部 250 克，蜂蜜 500 克，制成糖浆 2000 毫升。1 岁以下小儿每次 10 毫升，3~4 岁 20~30 毫升，5~6 岁 30~50 毫升，每日 3~5 次。

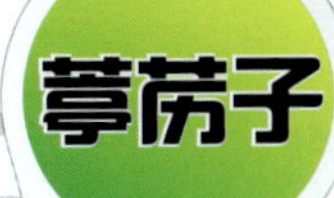

葶苈子

Tinglizi

泻肺平喘，行水消肿

来源产地： 为十字花科植物播娘蒿 *Descurainia sophia*（L.）Webb ex Prantl. 等的干燥成熟种子，习称“南葶苈子”。主产于江苏、山东、安徽。

性味功用： 辛、苦，大寒。用于痰涎壅肺，喘咳痰多，胸胁胀满，不得平卧，胸腹水肿，小便不利。3~10 克，包煎。

速认指南： 呈长圆形略扁，长约 0.8~1.2 毫米，宽约 0.5 毫米；表面棕色或红棕色，微有光泽[1]，具纵沟 2 条[2]，其中 1 条较明显；一端钝圆[3]，另端微凹或较平截，种脐类白色，位于凹入端或平截处[4]；气微，味微辛、苦，略带黏性。**炒南葶苈子**形如葶苈子，微鼓起，表面棕黄色；有油香气，不带黏性。

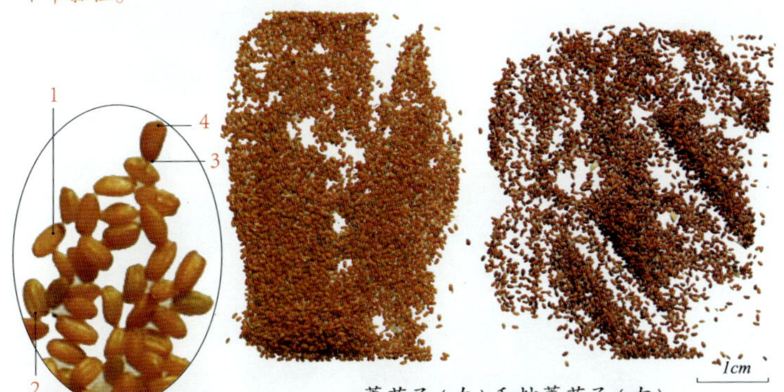

葶苈子（左）和炒葶苈子（右）

验方精选：

①肺源性心脏病心力衰竭、喘急肿满： 葶苈子 9 克，紫苏子 12 克，杏仁 6 克，半夏、陈皮各 8 克，大枣 10 枚，水煎服。**②腹水：** 葶苈子、防己、大黄各 9 克，椒目 6 克，水煎服。

附注：同科植物独行菜 *Lepidium apetalum* Willd. 的干燥成熟种子同等入药，习称“北葶苈子”，主产于河北、北京、辽宁、内蒙古等地。

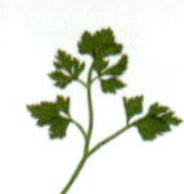

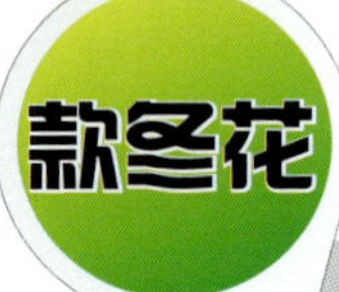

Kuandonghua

润肺下气，止咳化痰

来源产地： 为菊科植物款冬 *Tussilago farfara* L. 的干燥花蕾。主产于四川旺苍、南江，重庆巫溪、城口，陕西府谷、宁强、子长、镇巴，河北蔚县。

性味功用： 辛、微苦，温。用于新久咳嗽，喘咳痰多，劳嗽咳血。5~10 克。

速认指南： 呈长圆棒状；单生或2~3 个基部连生，长 1~2.5 厘米，直径 0.5~1 厘米；上端较粗[1]，下端渐细或带有短梗[2]，外面被有多数鱼鳞状苞片[3]；苞片外表面紫红色或淡红色[4]，体轻，撕开后可见白色茸毛[5]；气香，味微苦而辛。**蜜款冬花**形如款冬花，表面棕黄色或棕褐色，稍带黏性；具蜜香气，味微甜。

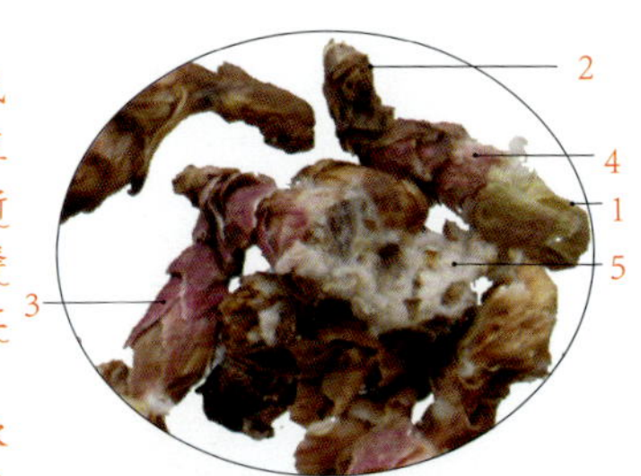

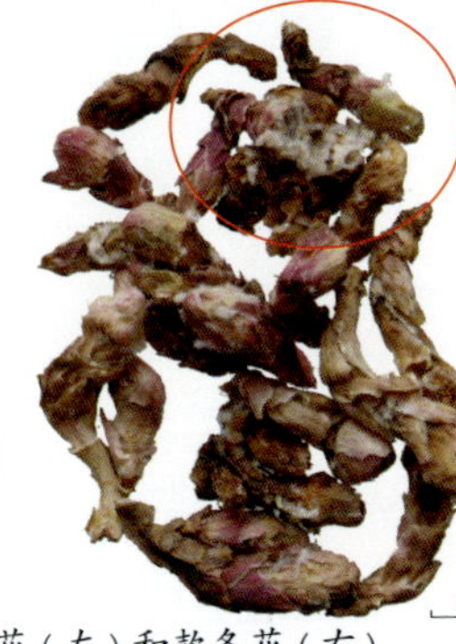

蜜款冬花（左）和款冬花（右）

验方精选：

①**久咳咽干：** 款冬花 9 克，山麦冬、北沙参、玄参各 10 克，水煎服。②**百日咳：** 款冬花、天冬、紫菀、爵床各 6 克，百部 5 克，水煎服。

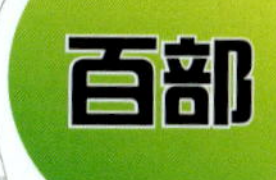

百部

Baibu

润肺下气止咳，杀虫灭虱

来源产地： 为百部科植物对叶百部 *Stemona tuberosa* Lour. 等的干燥块根。主产于湖南、湖北、广东、广西、四川、贵州。

性味功用： 甘、苦，微温。用于新久咳嗽，肺痨咳嗽，顿咳；外用于头虱，体虱，蛲虫病，阴痒。**蜜百部**长于润肺止咳，用于阴虚劳嗽。3~9 克；外用适量，水煎或酒浸。

速认指南： 呈不规则厚片或不规则条形斜片；表面灰白色、棕黄色，有深纵皱纹[1]；切面灰白色、淡黄棕色或黄白色，角质样[2]；皮部较厚[3]，中柱扁缩[4]。气微，味甘、苦。**蜜百部**形同百部，略带焦斑，稍有黏性，味甜。

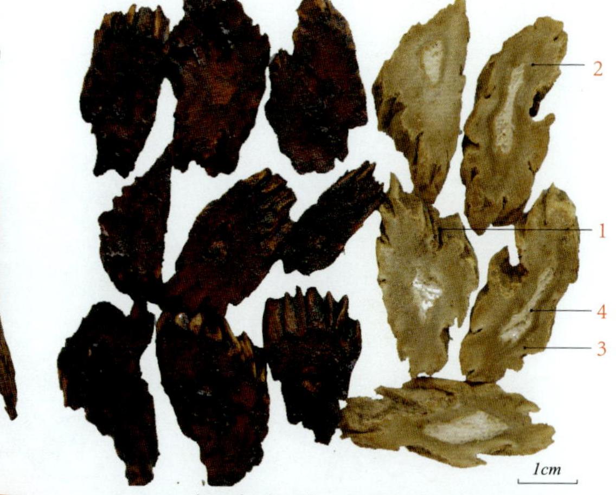

蜜百部片（左）和百部片（右）

验方精选：

①**咳嗽：** 百部 10 克，连钱草、积雪草、枇杷叶各 15 克，甘草 5 克，水煎服。②**百日咳：** 百部 5 克，天冬、款冬花、紫菀、爵床各 6 克，水煎服。③**股癣：** 百部 50 克，一枝黄花 30 克，用白醋浸泡一周，取药液涂患处。

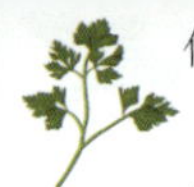

紫菀

Ziwan

润肺下气，消痰止咳

来源产地： 为菊科植物紫菀 *Aster tataricus* L. f. 的干燥根和根茎。主产于河北、安徽等地。

性味功用： 辛、苦，温。用于痰多喘咳，新久咳嗽，劳嗽咳血。5~10 克。

速认指南： 呈不规则的厚片或段；根外皮紫红色或灰红色，有纵皱纹[1]；切面淡棕色，中心具棕黄色的木心[2]。气微香，味甜、微苦。**蜜紫菀**形如紫菀，表面棕褐色或紫棕色；有蜜香气，味甜。

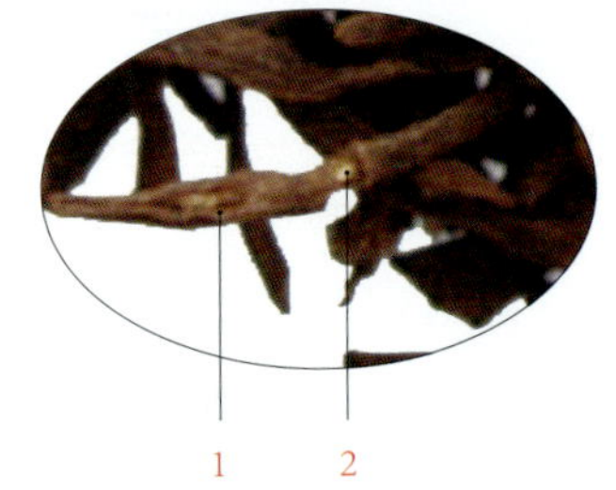

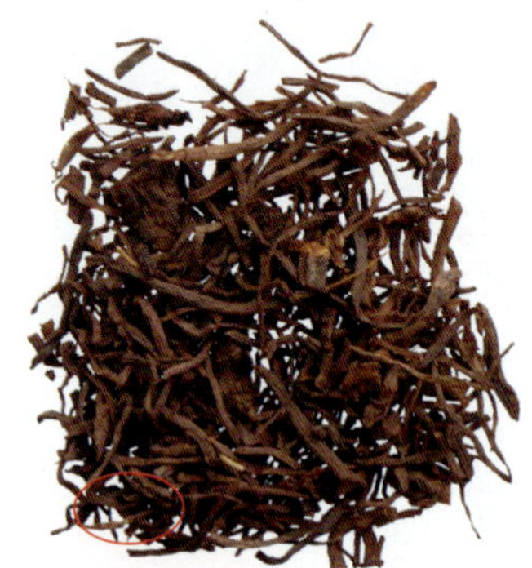

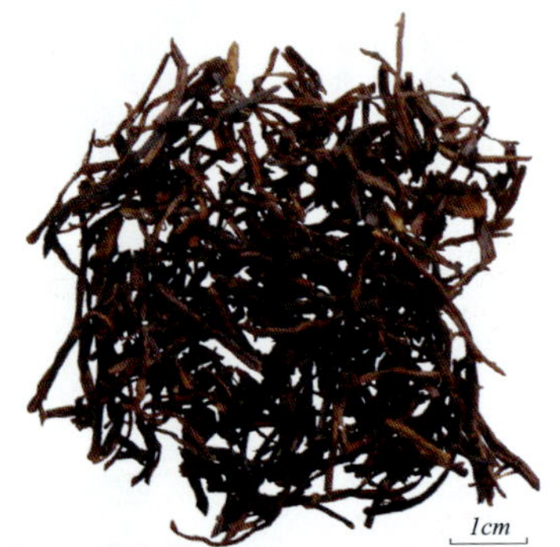

紫菀段（左）和蜜紫菀（右）

验方精选：

①**咳嗽：** 紫菀 10 克，枇杷叶、连钱草各 15 克，水煎服。②**百日咳：** 紫菀、桔梗、鱼腥草、穿心莲各 6 克，百部 5 克，水煎服。③**慢性支气管炎：** 紫菀、党参、芙蓉花各 10 克，款冬花 9 克，陈皮 6 克，水煎服。

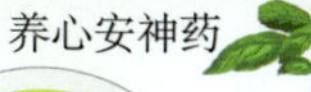

合欢皮

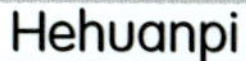

Hehuanpi

解郁安神，活血消肿

来源产地： 为豆科（含羞草科）植物合欢 *Albizia julibrissin* Durazz. 的干燥树皮。主产于湖北、江苏、浙江、安徽等地，以湖北产量最大。

性味功用： 甘，平。用于心神不安，忧郁失眠，肺痈，疮肿，跌扑伤痛。6~12 克；外用适量，研末调敷。

速认指南： 呈弯曲的丝或块片状。外表面灰棕色至灰褐色，稍有纵皱纹[1]，密生明显的椭圆形横向皮孔[2]。内表面淡黄棕色或黄白色，平滑，有细密纵纹[3]。切面呈纤维性片状，淡黄棕色或黄白色[4]。气微香，味淡、微涩、稍刺舌，而后喉头有不适感。

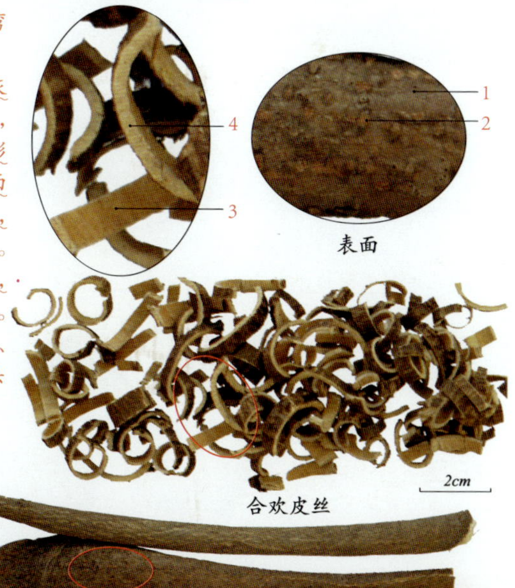

表面

合欢皮丝

验方精选：

①**肺脓肿：** 合欢皮 15 克，水煎温服。②**打扑伤损骨折：** 合欢皮 120 克，芥菜子（炒）30 克，共为细末，酒调服，临睡服，粗渣外敷。③**蜘蛛咬伤：** 合欢皮适量，捣为末，和墨、生油调涂。

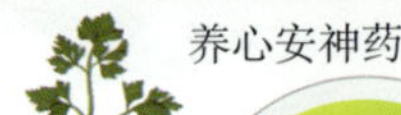

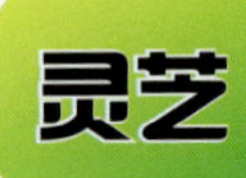

灵芝

Lingzhi

补气安神，止咳平喘

来源产地： 为多孔菌科真菌赤芝 *Ganoderma lucidum*（Leyss. ex Fr.）Karst. 等的干燥子实体。各地人工培养，野生品主产于江西、浙江、山东、福建、安徽。

性味功用： 甘，平。用于心神不宁，失眠心悸，肺虚咳喘，虚劳短气，不思饮食。6~12 克。

速认指南： 外形呈伞状，菌盖肾形、半圆形或近圆形，直径 10~18 厘米，厚 1~2 厘米；皮壳坚硬，黄褐色至红褐色，有光泽，具环状棱纹和辐射状皱纹[1]，边缘薄而平截，常稍内卷[2]；菌肉白色至淡棕色；菌柄圆柱形[3]，侧生，红褐色至紫褐色，光亮；孢子细小，黄褐色；气微香，味苦涩。**栽培品**子实体较粗壮、肥厚，直径 12~22 厘米，厚 1.5~4 厘米；皮壳外常被有大量粉尘样的黄褐色孢子[4]。

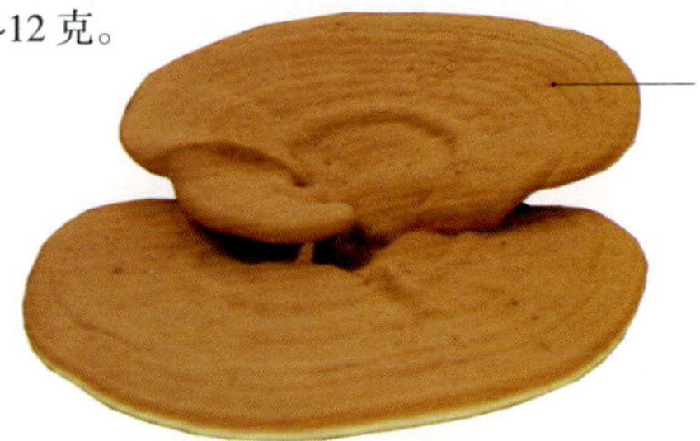

灵芝栽培品

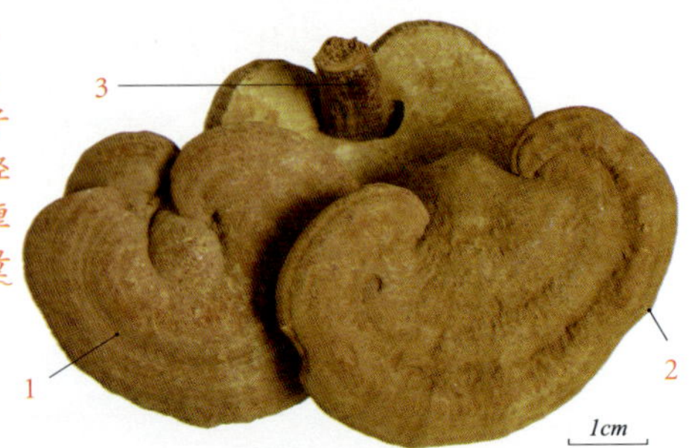

验方精选：

①**失眠：** 灵芝 10 克，蜜枣红、茯神、小春花各 15 克，远志 9 克，水煎服。②**高血压：** 灵芝、豨莶草、夏枯草各 15 克，龙葵 24 克，水煎服。③**肝炎：** 灵芝、绵茵陈各 15 克，田基黄、积雪草各 30 克，水煎服。

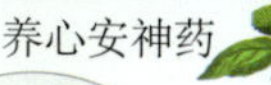

远志

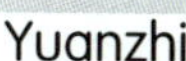

Yuanzhi

安神益智，交通心肾，祛痰，消肿

来源产地： 为远志科植物远志 *Polygala tenuifolia* Willd. 或卵叶远志 *Polygala sibirica* L. 的干燥根。远志以山西阳高、闻喜、榆次、芮城、万荣为道地产区，卵叶远志产于黑龙江、吉林、辽宁等地。

性味功用： 苦、辛，温。用于心肾不交引起的失眠多梦、健忘惊悸、神志恍惚，咳痰不爽，疮疡肿毒，乳房肿痛。3~10 克。

速认指南： 呈圆柱形的段；外表皮灰黄色至灰棕色，有横皱纹[1]；切面棕黄色，中空[2]；气微，味苦、微辛，嚼之有刺喉感。**制远志**形如远志，味微甜。

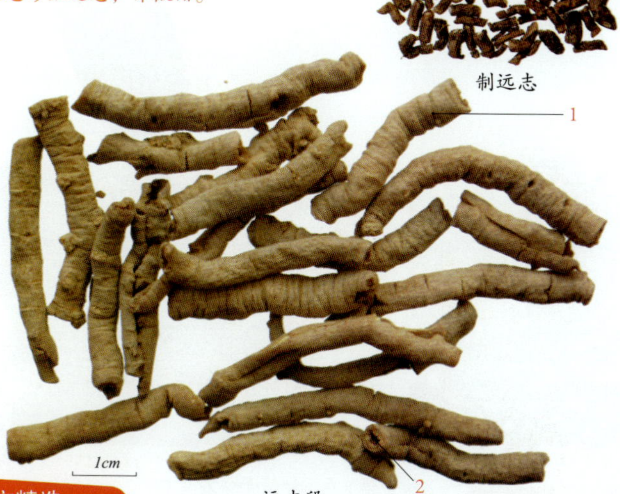

制远志

远志段

验方精选：

①**失眠**：远志 9 克，茯神、柏子仁、蜜枣仁各 10 克，水煎服。②**心悸**：远志 9 克，绿心豆 30 克，放入洗净的猪心内，水炖服。③**健忘**：远志 9 克，胡桃肉 15 克，西洋参 10 克，水煎服。

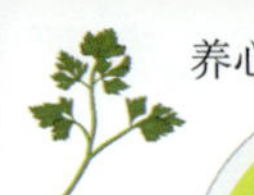

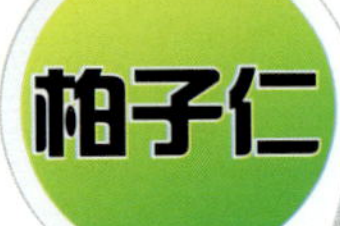

柏子仁

Baiziren

养心安神，润肠通便，止汗

来源产地： 为柏科植物侧柏 *Platycladus orientalis*（L.）Franco 的干燥成熟种仁。主产于山东、河南等地。

性味功用： 甘，平。用于阴血不足，虚烦失眠，心悸怔忡，肠燥便秘，阴虚盗汗。3~10 克。

速认指南： 呈长卵形或长椭圆形，长 4~7 毫米，直径 0.5~3 毫米；表面黄白色或淡黄棕色，外包膜质内种皮[1]，顶端略尖，有深褐色的小点[2]，基部钝圆[3]；富油性；气微香，味淡。**柏子仁霜**为均匀、疏松的淡黄色粉末，微湿油性，气微香。

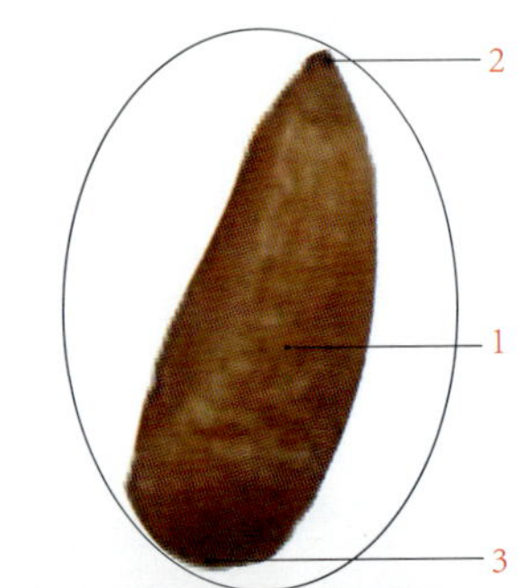

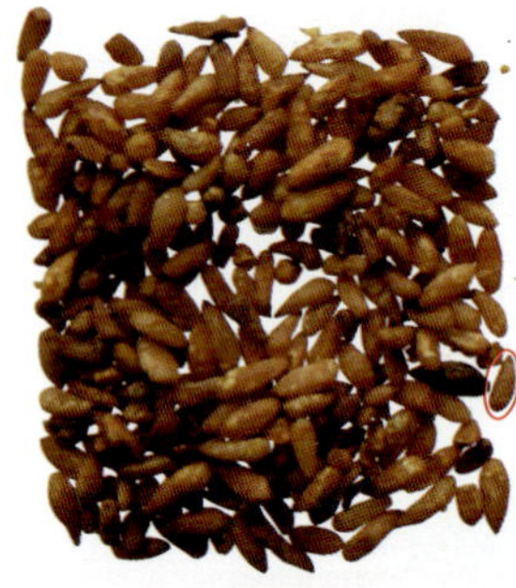

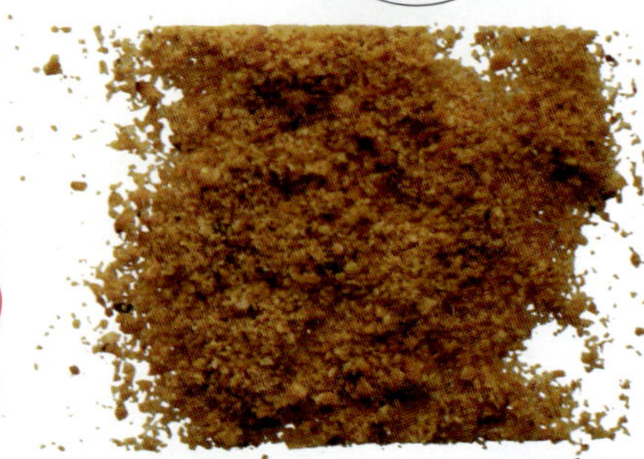

柏子仁（左）和柏子仁霜（右）

验方精选：

①**脱发：** 柏子仁、当归各 500 克，共研细末，炼蜜为丸，每日 3 次，每次饭后服 6~9 克。②**老人虚证便秘：** 柏子仁、麻子仁、松子仁等量同研，熔白蜡丸，每次 6~9 克，少黄丹汤饭前送服。

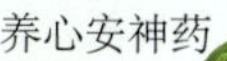

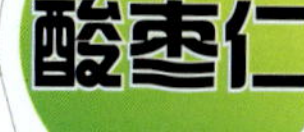

酸枣仁

Suanzaoren

养心补肝，宁心安神，敛汗，生津

来源产地： 为鼠李科植物酸枣 *Ziziphus jujuba* Mill. var. *spinosa*（Bunge）Hu ex H. F. Chou 的干燥成熟种子。主产于河北、山东、河南等地。

性味功用： 甘、酸，平。用于虚烦不眠，惊悸多梦，体虚多汗，津伤口渴。9~15 克。

速认指南： 呈扁圆形或扁椭圆形，长 5~9 毫米，宽 5~7 毫米，厚约 3 毫米；表面紫红色或紫褐色，平滑有光泽；一面较平坦，中间有 1 条隆起的纵线纹[1]，另一面稍突起[2]；一端凹陷，可见线形种脐[3]，另端有细小突起的合点[4]；种皮较脆，胚乳白色[5]，子叶 2，浅黄色，富油性；气微，味淡。**炒酸枣仁**形如酸枣仁；表面微鼓起，微具焦斑；略有焦香气，味淡。

1
2
3
4
5

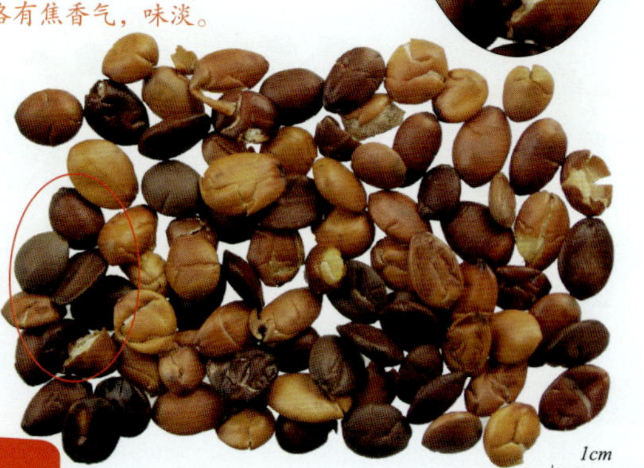

验方精选：

①**神经衰弱、失眠多梦：**酸枣仁 15 克，研末，睡前开水冲服。②**体虚多汗、气虚自汗：**酸枣仁、党参、黄芪、茯苓各 15 克，五味子 6 克，水煎服。

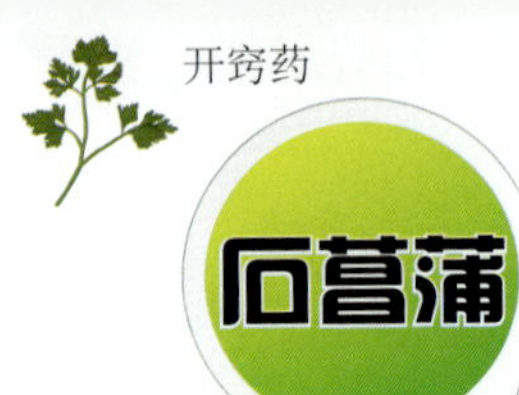

石菖蒲

Shichangpu

开窍豁痰，醒神益智，化湿开胃

来源产地： 为天南星科（菖蒲科）植物石菖蒲 *Acorus tatarinowii* Schott 的干燥根茎。主产于四川、浙江、江苏等地。

性味功用： 辛、苦，温。用于神昏癫痫，健忘失眠，耳鸣耳聋，脘痞不饥，噤口下痢。3~10 克。

速认指南： 呈扁圆柱形或长条形的厚片。外表皮棕褐色或灰棕色[1]，有的可见环节及根痕[2]。切面纤维性，类白色或微红色[3]，有明显环纹及油点[4]。气芳香，味苦、微辛。

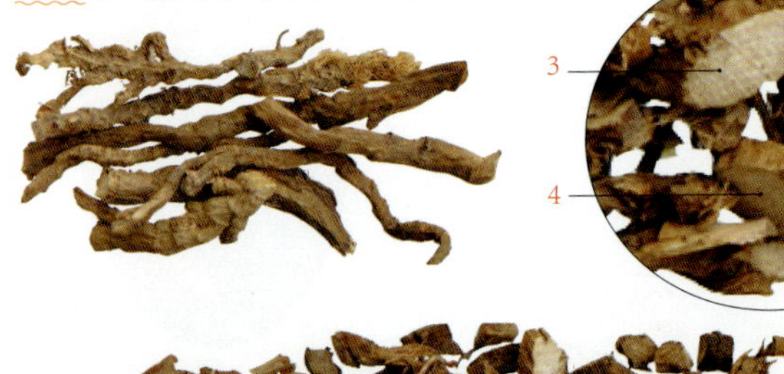

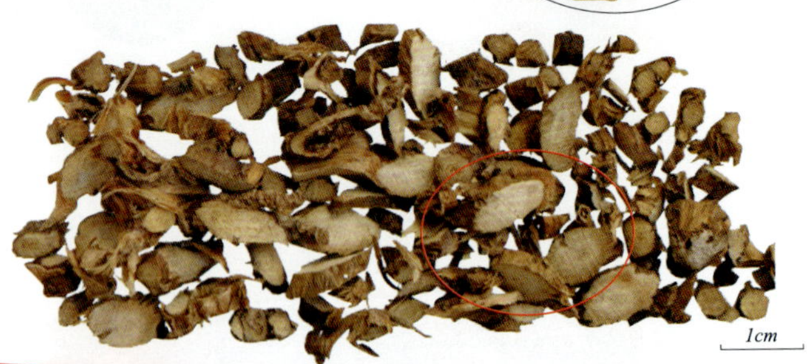

石菖蒲片

验方精选：

①**耳鸣：** 石菖蒲、白芍各 9 克，柴胡 6 克，仙鹤草 24 克，积雪草 15 克，水煎服。②**慢性胃炎：** 石菖蒲、大腹皮、川厚朴各 9 克，蒲公英 15 克，水煎服。③**痢疾：** 石菖蒲 9 克，鱼腥草 10 克，马齿苋、凤尾草各 15 克，水煎服。

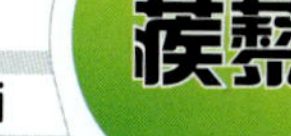

蒺藜

Jili

平肝解郁，活血祛风，明目，止痒

来源产地： 为蒺藜科植物蒺藜 *Tribulus terrestris* L. 的干燥成熟果实。主产于河南、河北、山东、陕西、甘肃等地。

性味功用： 辛、苦，微温；有小毒。用于头痛眩晕，胸胁胀痛，乳闭乳痈，目赤翳障，风疹瘙痒。6~10 克。

速认指南： 由 5 个分果瓣组成，呈放射状排列，直径 7~12 毫米；常裂为单一的分果瓣，分果瓣呈斧状，长 3~6 毫米；背部黄绿色，隆起，有纵棱[1]及多数小刺[2]，并有对称的长刺[3]和短刺各 1 对[4]，两侧面粗糙，有网纹，灰白色[5]；质坚硬；气微，味苦、辛。**炒蒺藜**形似蒺藜；气微香，味苦、辛。

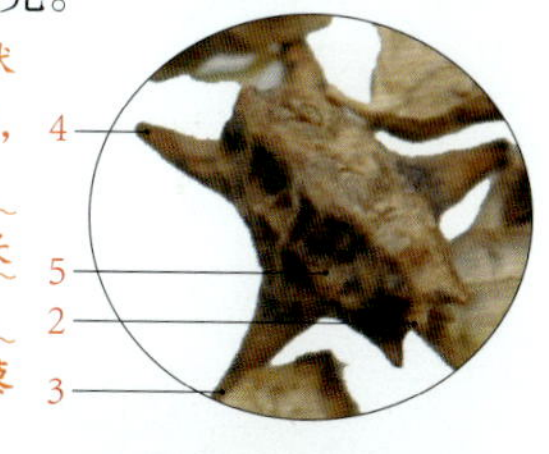

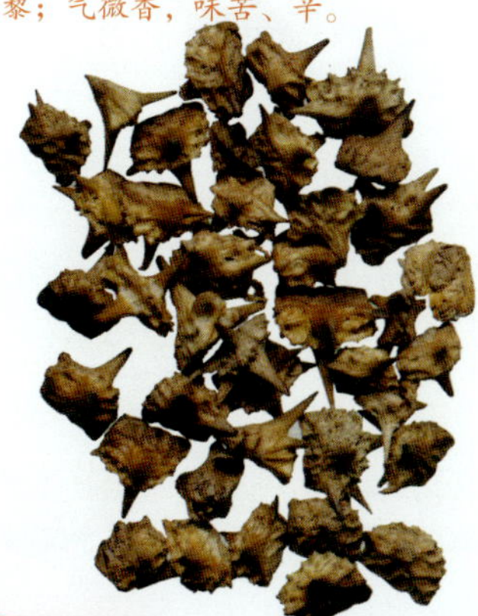

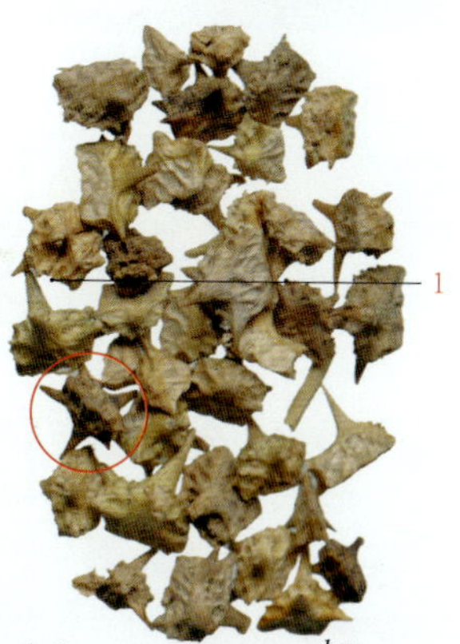

炒蒺藜（左）和蒺藜（右）

验方精选：

①**高血压、神经性头痛：** 蒺藜、牛膝、代赭石各 9 克，天麻、钩藤各 10 克，水煎服。②**肝郁胁痛、闭经、痛经：** 蒺藜、香附各 9 克，当归、川芎各 8 克，川楝子、延胡索各 12 克，水煎服。③**瘢痕疼痛：** 蒺藜、山栀子各等份，研末醋调涂。

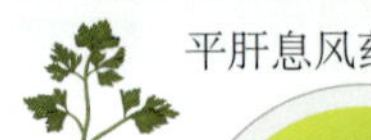

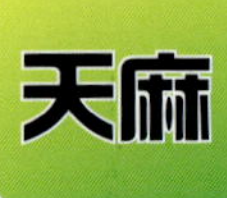

天麻

Tianma

息风止痉，平抑肝阳，祛风通络

来源产地： 为兰科植物天麻 *Gastrodia elata* Bl. 的干燥块茎。主产于陕西、四川、贵州、湖北、云南等地。

性味功用： 甘，平。用于小儿惊风，癫痫抽搐，破伤风，头痛眩晕，手足不遂，肢体麻木，风湿痹痛。3~10 克。

速认指南： 呈不规则的薄片。外表皮淡黄色至淡黄棕色[1]，有时可见点状排成的横环纹。切面黄白色至淡棕色，角质样，半透明[2]。气微，味甘。

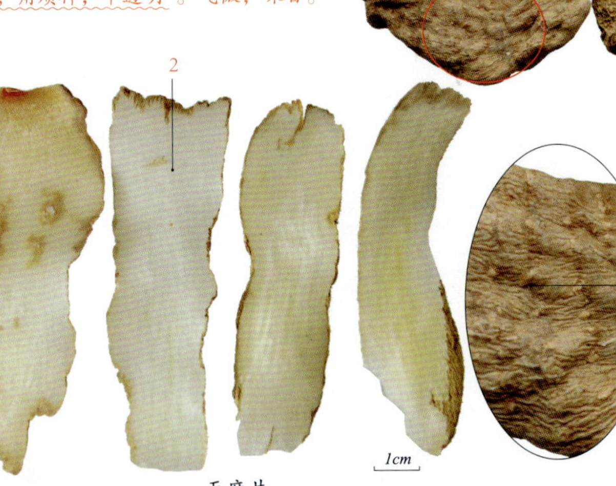

天麻片

验方精选：

①**高血压：** 制天麻 10 克，豨莶草、夏枯草各 15 克，水煎服。②**头痛：** 天麻 10 克，川芎 9 克，白芷 6 克，六棱菊 15 克，水煎服。③**四肢麻木：** 天麻、川牛膝各 10 克，桑寄生 15 克，秦艽 9 克，水煎服。

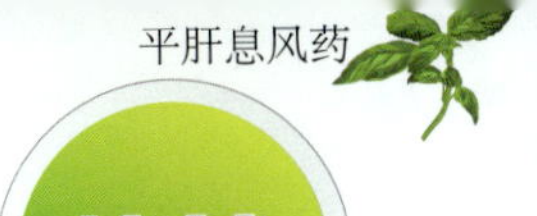

钩藤

Gouteng

息风定惊，清热平肝

来源产地： 为茜草科植物钩藤 *Uncaria rhynchophylla*（Miq.）Miq.ex Havil. 等的干燥带钩茎枝。主产于广西、四川、江西、湖北、湖南、贵州等地。

性味功用： 甘，凉。用于肝风内动，惊痫抽搐，高热惊厥，感冒夹惊，小儿惊啼，妊娠子痫，头痛眩晕。3~12 克，后下。

速认指南： 茎枝呈圆柱形或类方柱形，长 2~3 厘米，直径 0.2~0.5 厘米。表面红棕色至紫红色者具细纵纹，光滑无毛[1]；黄绿色至灰褐色者可见白色点状皮孔，被黄褐色柔毛。多数枝节上对生两个向下弯曲的钩（不育花序梗）[2]，或仅一侧有钩，另一侧为突起的疤痕[3]；钩略扁或稍圆，先端细尖[4]。断面黄棕色[5]，髓部黄白色或中空。气微，味淡。

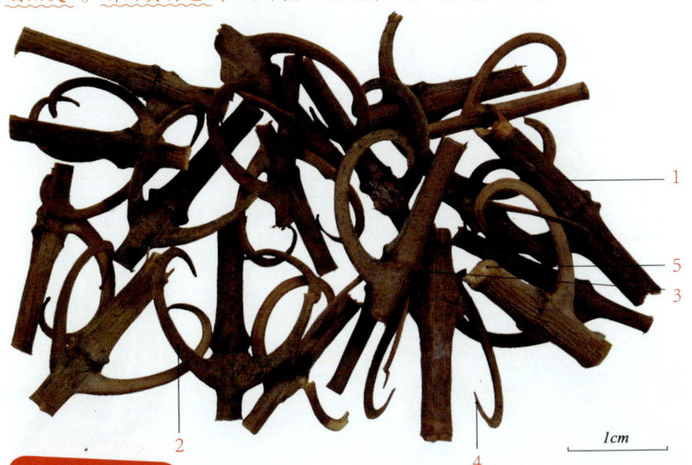

验方精选：

①**高血压：** 钩藤、豨莶草、夏枯草、车前草各 15 克，水煎服。②**失眠：** 钩藤、蜜枣仁、茯神、小春花各 15 克，五味子 10 克，远志 9 克，水煎服。

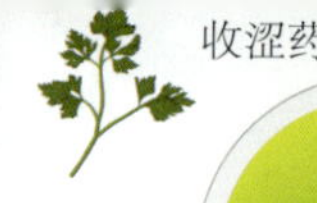

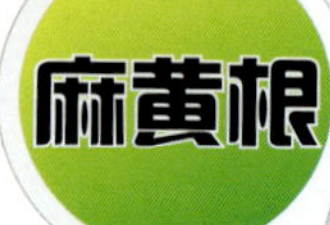

麻黄根

Mahuanggen

固表止汗

来源产地： 为麻黄科植物草麻黄 *Ephedra sinica* Stapf 等的干燥根及根茎。主产于内蒙古、山西、河北。

性味功用： 甘、涩，平。用于自汗，盗汗。3~9 克；外用适量，研粉撒扑。

速认指南： 呈类圆形的厚片。外表面红棕色或灰棕色，有纵皱纹[1]及支根痕[2]。切面皮部黄白色[3]，木部淡黄色或黄色，纤维性，具放射状纹[4]，有的中心有髓[5]。气微，味微苦。

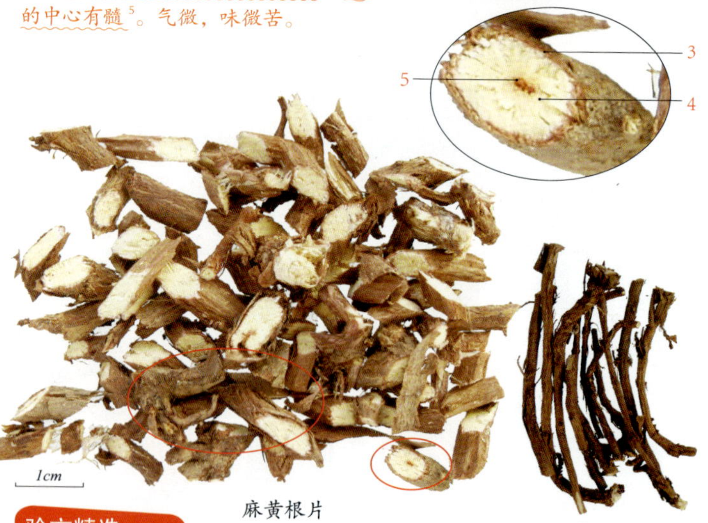

麻黄根片

验方精选：

①**产后虚汗不止：** 麻黄根、龙骨各 30 克，共捣为散，以粥汤调服，每次 6 克。②**自汗、盗汗：** 麻黄根 9 克，浮小麦 18 克，黄芪 30 克，牡蛎 24 克，水煎，分 2 次温服。

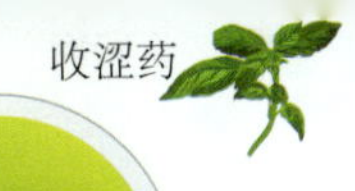

五味子

Wuweizi

收敛固涩，益气生津，补肾宁心

来源产地： 为木兰科(五味子科)植物五味子 *Schisandra chinensis*（Turcz.） Baill. 的干燥成熟果实，习称“北五味子”。主产于黑龙江、吉林、辽宁。

性味功用： 酸、甘，温。用于久嗽虚喘，梦遗滑精，遗尿尿频，久泻不止，自汗盗汗，津伤口渴，内热消渴，心悸失眠。2~6 克。

速认指南： 呈不规则的球形或扁球形，直径 5~8 毫米；表面红色、紫红色或暗红色，皱缩，显油润[1]；种子 1~2，肾形，表面棕黄色，有光泽[2]；种子破碎后，有香气，味辛、微苦。**醋五味子**形如五味子，表面乌黑色，油润，稍有光泽，有醋香气。

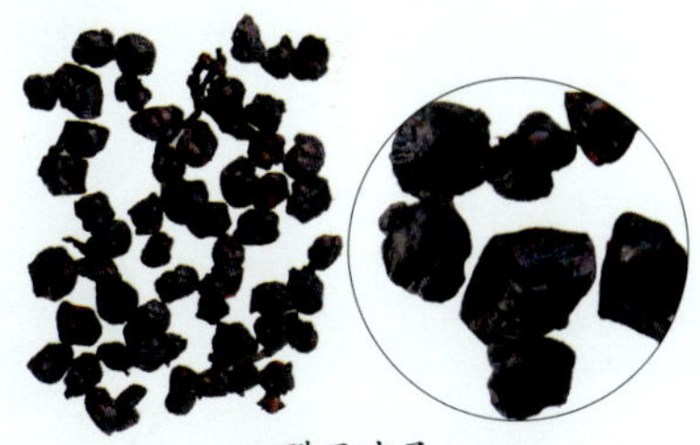

醋五味子

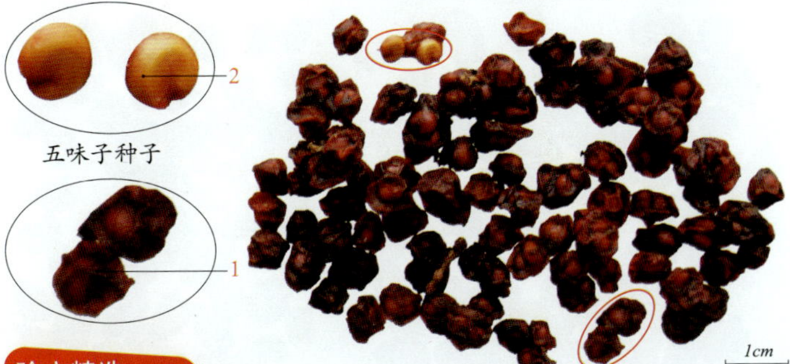

五味子种子

验方精选：

①**久咳虚喘：** 五味子 6 克，山茱萸 10 克，熟地黄、山药各 15 克，水煎服；或人参 10 克，蛤蚧 1 对，五味子 6 克，研末，每次 5 克，每日 2 次。②**气阴虚而汗多口渴：** 五味子 6 克，人参 5 克，麦冬 15 克，水煎服。

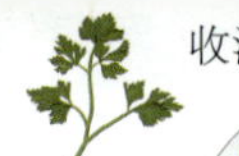

南五味子

Nanwuweizi

收敛固涩，益气生津，补肾宁心

来源产地： 为木兰科（五味子科）植物华中五味子 *Schisandra sphenanthera* Rehd. et Wils. 的干燥成熟果实。主产于陕西、河南等地。

性味功用： 酸、甘，温。用于久嗽虚喘，梦遗滑精，遗尿尿频，久泻不止，自汗盗汗，津伤口渴，内热消渴，心悸失眠。2~6 克。

速认指南： 呈球形或扁球形，直径 4~6 毫米；表面棕红色至暗棕色，干瘪，皱缩[1]，果肉常紧贴于种子上。种子 1~2，肾形，表面棕黄色[2]，有光泽；果肉气微，味微酸。**醋南五味子**形如南五味子，表面棕黑色，油润，稍有光泽，微有醋香气。

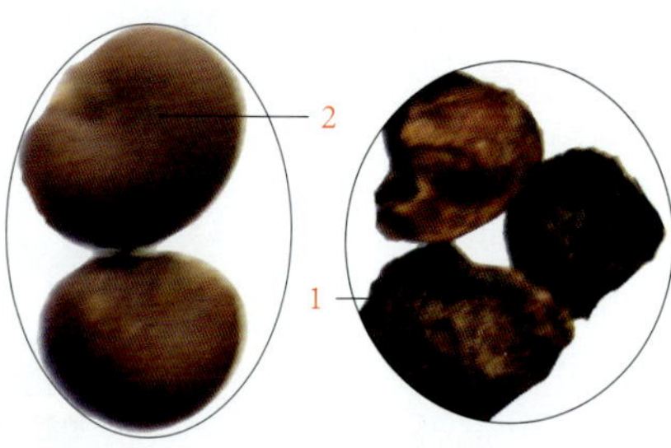

南五味子种子

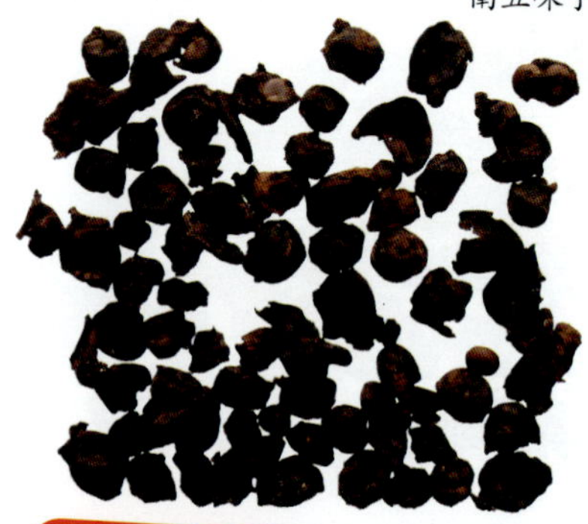

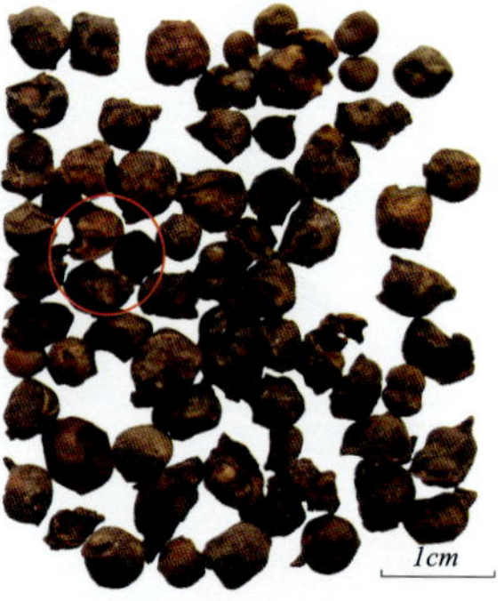

醋南五味子（左）和南五味子（右）

验方精选：

①**遗精、遗尿：**南五味子 6 克，山茱萸、菟丝子、覆盆子各 15 克，水煎服。②**心悸、失眠：**南五味子 6 克，生地黄、麦冬、丹参各 15 克，酸枣仁 10 克，水煎服。

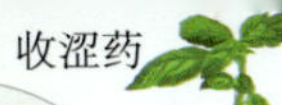

五倍子

Wubeizi

敛肺降火，涩肠止泻，敛汗，止血，收湿敛疮

来源产地： 为漆树科植物青麸杨（肚倍）*Rhus potaninii* Maxim. 等叶上的虫瘿，主要由五倍子蚜 *Melaphis chinensis*（Bell）Baker 寄生而形成。主产于陕西。

性味功用： 酸、涩，寒。用于肺虚久咳，肺热痰嗽，久泻久痢，自汗盗汗，消渴，便血痔血，外伤出血，痈肿疮毒，皮肤湿烂。3~6 克；外用适量。

速认指南： 呈长圆形或纺锤形囊状，长 2.5~9 厘米，直径 1.5~4 厘米。表面灰褐色或灰棕色[1]，微有柔毛。断面角质样[2]，有光泽。内壁平滑[3]，有黑褐色死蚜虫及灰色粉状排泄物[4]。气特异，味涩。

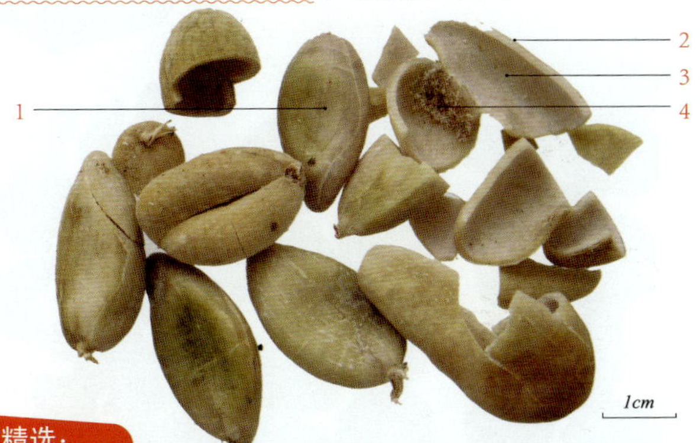

验方精选：

①**脱肛：** 五倍子 9 克，石榴皮 30 克，白矾 3 克，煎水洗患处，或研末，清洗肛门后外敷。②**神经性皮炎：** 五倍子、大风子、苍术、黄柏、苦参、防风、白鲜皮、独活各等量，上药拌匀后分装两布袋，放蒸笼内蒸热，敷于皮肤上，冷却后另换一袋，交替热敷 1 小时左右，每日 1 次，直至痊愈。

附注：同科盐肤木（角倍）*R. chinensis* Mill. 叶上的虫瘿同等入药。主产于四川、贵州、云南、陕西、湖北、广西。

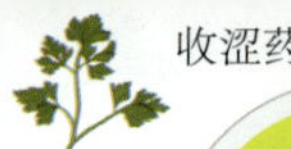

乌梅

Wumei

敛肺，涩肠，生津，安蛔

来源产地： 为蔷薇科植物梅 *Prunus mume*（Sieb.）Sieb. et Zucc. 的干燥近成熟果实。主产于四川、福建、浙江、云南，以福建永泰、上杭、武夷山（崇安），浙江长兴、萧山为道地产区。

性味功用： 酸、涩，平。用于肺虚久咳，久泻久痢，虚热消渴，蛔厥呕吐腹痛。6~12 克。

速认指南： 呈类球形或扁球形，直径 1.5~3 厘米；表面乌黑色或棕黑色，皱缩不平[1]；果核椭圆形，棕黄色，表面有凹点；种子扁卵形，淡黄色；气微，味极酸。**乌梅肉**性状如乌梅，无果核。**乌梅炭**形如乌梅，皮肉鼓起，表面焦黑色，味酸略有苦味。

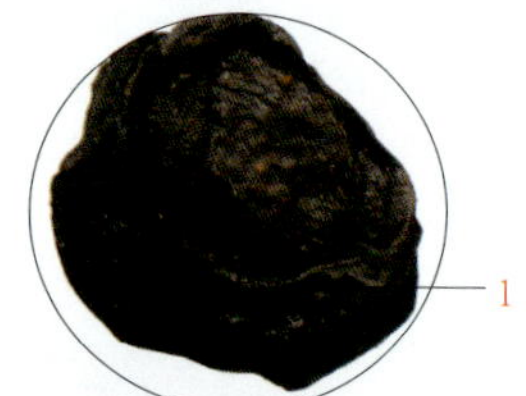

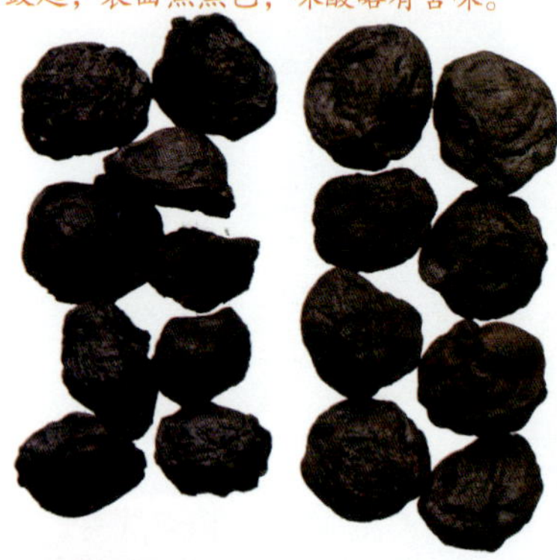

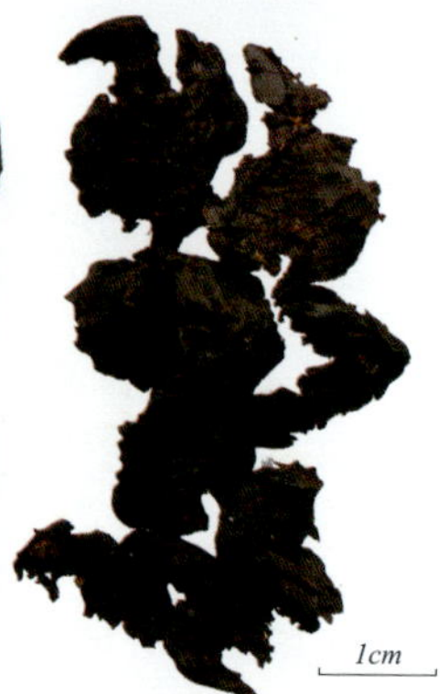

乌梅（左）、乌梅炭（中）和乌梅肉（右）

验方精选：

①**久咳无痰或少痰：**乌梅肉 9 克（焙干），罂粟壳 3 克，共研末，睡前用蜜水送服。②**小儿慢性腹泻：**乌梅肉（炒炭）、神曲各 10 克，研末，炖服，每次 3~5 克。③**慢性结肠炎：**乌梅 15 克，水煎加适量白糖，每日 1 剂，当茶饮。

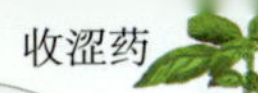

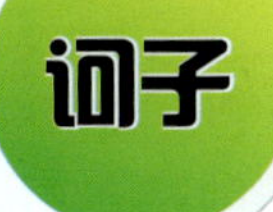

诃子

Hezi

涩肠止泻，敛肺止咳，降火利咽

来源产地： 为使君子科植物诃子 *Terminalia chebula* Retz. 或绒毛诃子 *Terminalia chebula* Retz. var. *tomentella* Kurt. 的干燥成熟果实。主要靠进口，我国产于云南、广东、广西等地。

性味功用： 苦、酸、涩。用于久泻久痢，便血脱肛，肺虚喘咳，久嗽不止，咽痛音哑。3~10 克。

速认指南： 为长圆形或卵圆形，长 2~4 厘米，直径 2~2.5 厘米；表面黄棕色或暗棕色，略具光泽[1]，有 5~6 条纵棱线及不规则的皱纹[2]；果肉厚 0.2~0.4 厘米，黄棕色或黄褐色[3]；果核浅黄色，粗糙，坚硬；种子狭长纺锤形，种皮黄棕色，子叶 2，白色，相互重叠卷旋；气微，味酸涩后甜。**诃子肉**形同诃子，无核。

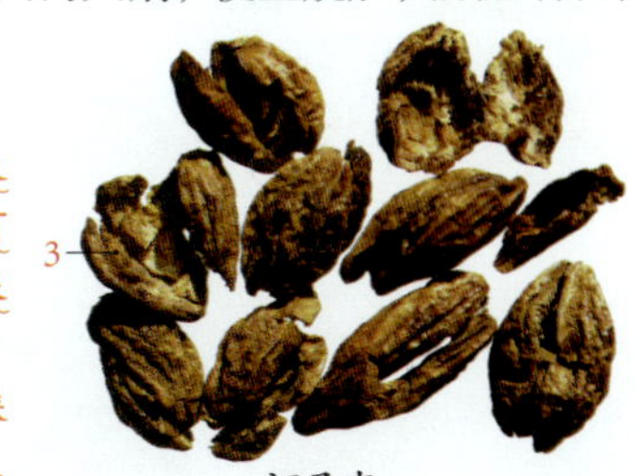

诃子肉

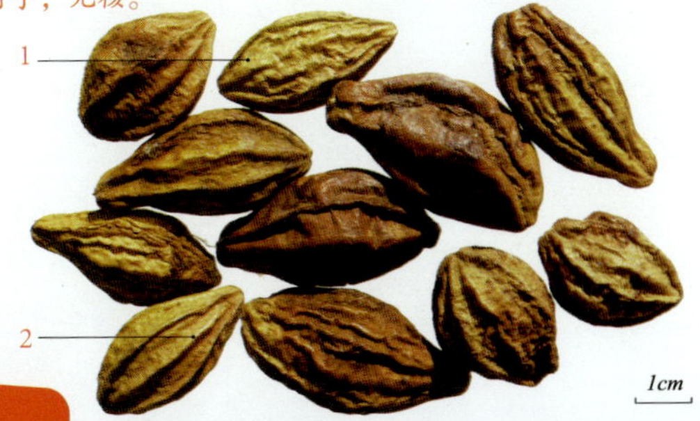

验方精选：

①**久泻久痢：** 煨诃子 5 克，研末吞服；或煨诃子、罂粟壳各 5 克，党参、白术各 10 克，肉豆蔻、木香各 6 克，水煎服。②**慢性支气管炎久咳：** 诃子、甘草、桔梗各 8 克，百部、百合各 12 克，水煎服。③**白带绵绵：** 诃子 9 克，黄芪、白术各 12 克，五味子、蛇床子各 6 克，杜仲、山茱萸各 15 克，水煎服。

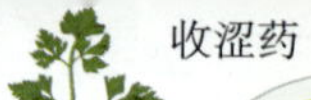

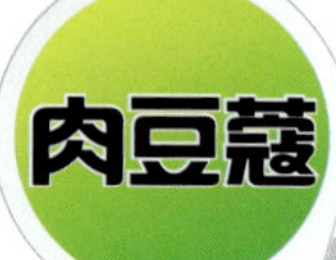

肉豆蔻

Roudoukou

温中行气，涩肠止泻

来源产地： 为肉豆蔻科植物肉豆蔻 *Myristica fragrans* Houtt. 的干燥种仁。主产于马来西亚、印度、印度尼西亚、巴西等国，我国的海南、广西、云南等地有引种栽培。

性味功用： 辛，温。用于脾胃虚寒，久泻不止，脘腹胀痛，食少呕吐。3~10 克。

速认指南： 呈卵圆形或椭圆形，长 2~3 厘米，直径 1.5~2.5 厘米；表面灰棕色或灰黄色，有时外被白粉（石灰粉末）；全体有浅色纵行沟纹及不规则网状沟纹[1]；种脐位于宽端，呈浅色圆形突起[2]，合点呈暗凹陷[3]；种脊呈纵沟状，连接两端[4]；断面显棕黄色相杂的大理石花纹；气香浓烈，味辛。**煨肉豆蔻**形如肉豆蔻，表面棕褐色[5]，气香，味辛。

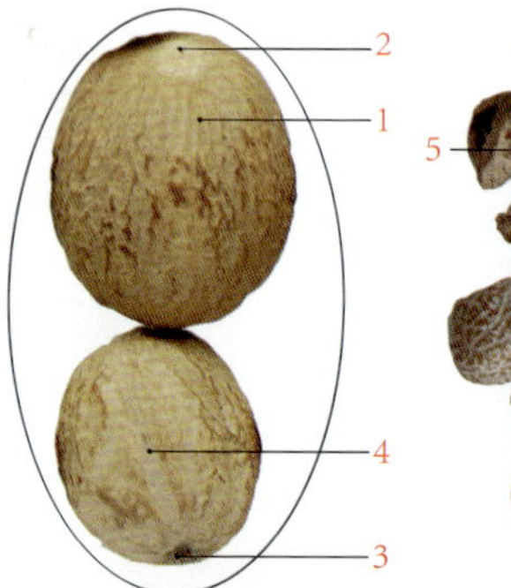

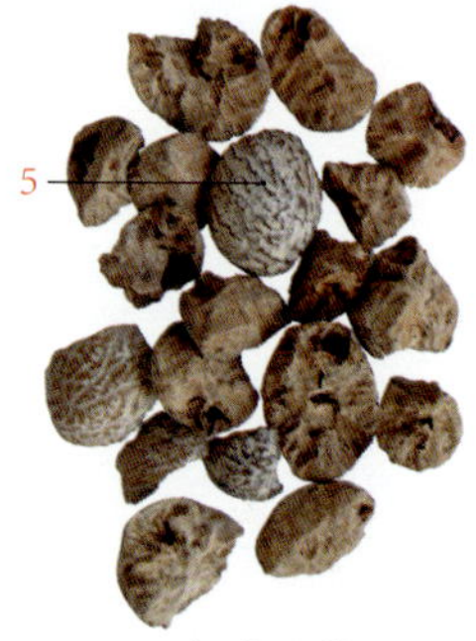

煨肉豆蔻

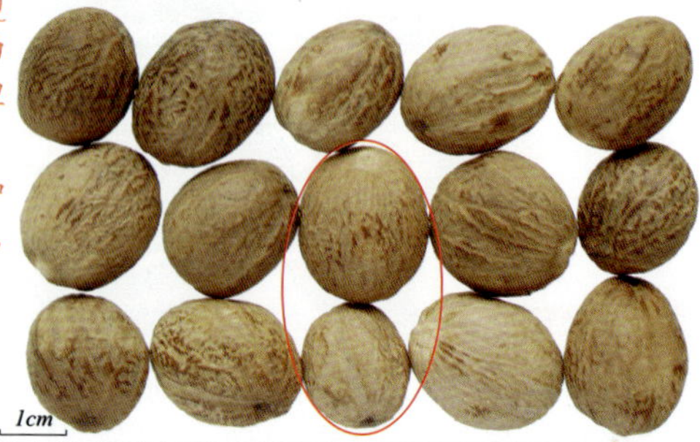

验方精选：

①**五更泻泄：** 肉豆蔻、补骨脂各 15 克，吴茱萸、五味子各 6 克，水煎服。②**久泄久痢：** 肉豆蔻 10 克，刀豆壳 30 克，烧灰存性，水煎送服，每次 6 克。

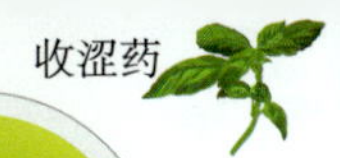

芡实

Qianshi

益肾固精，补脾止泻，除湿止带

来源产地： 为睡莲科植物芡 *Euryale ferox* Salisb. 的干燥成熟种仁。主产于山东、江苏、安徽、湖南、湖北、四川等地。

性味功用： 甘、涩，平。用于遗精滑精，遗尿尿频，脾虚久泻，白浊，带下。9~15 克。

速认指南： 呈类球形，多为破粒，完整者直径 5~8 毫米；表面有棕红色内种皮[1]，一端黄白色[2]，约占全体 1/3，有凹点状的种脐痕[3]，除去内种皮显白色[4]；气微，味淡。**麸炒芡实**形如芡实，表面黄色或微黄色；味淡、微酸。

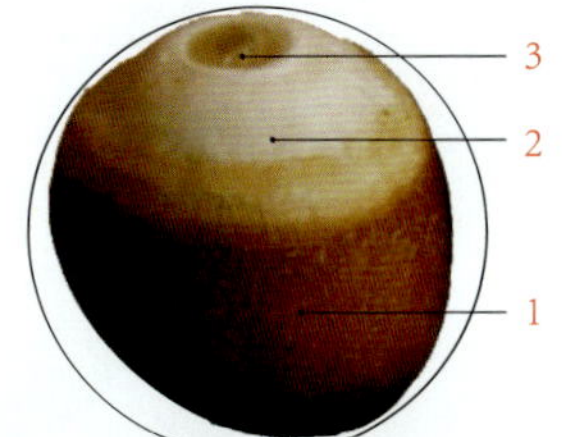

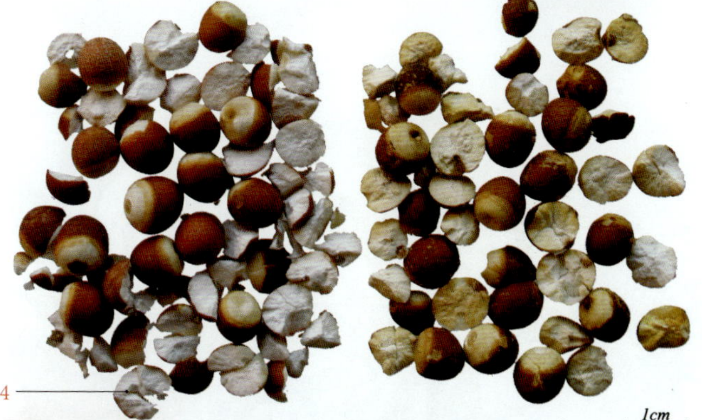

芡实（左）和麸炒芡实（右）

验方精选：

①**脾虚泄泻、食少：** 芡实、白术、党参、淮山药各 12 克，陈皮、山楂各 8 克，水煎服；或芡实、莲子各 20 克，煮粥食用。②**小儿疳积：** 芡实 15 克，陈皮 3 克，猪肚 1 个，炖烂食用。③**遗精、小便不禁：** 芡实、金樱子各 15 克，莲须 10 克，水煎服。

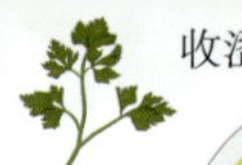

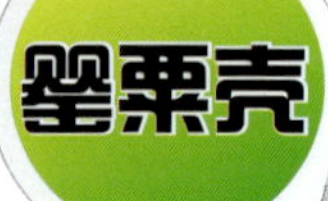

罂粟壳

Yingsuqiao

敛肺，涩肠，止痛

来源产地： 为罂粟科植物罂粟 *Papaver somniferum* L. 的干燥成熟果壳。栽培于田圃或庭园间，由政府指定农场生产。

性味功用： 酸、涩，平；有毒。用于久咳，久泻，脱肛，脘腹疼痛。3~6 克。易成瘾，不宜常服；孕妇及儿童禁用；运动员慎用。

速认指南： 呈不规则的丝或块；外表面黄白色、浅棕色至淡紫色，平滑，偶见残留柱头[1]；内表面淡黄色[2]，有的具棕黄色的假隔膜[3]；气微清香，味微苦。**蜜罂粟壳**形如罂粟壳，表面微黄色，略有黏性，味甜，微苦。

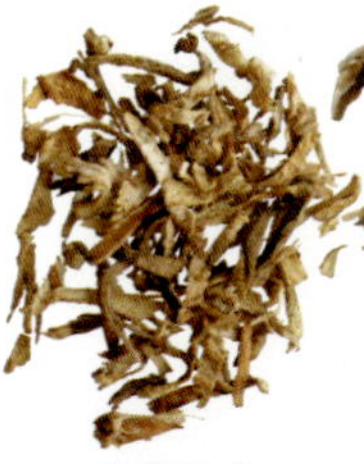

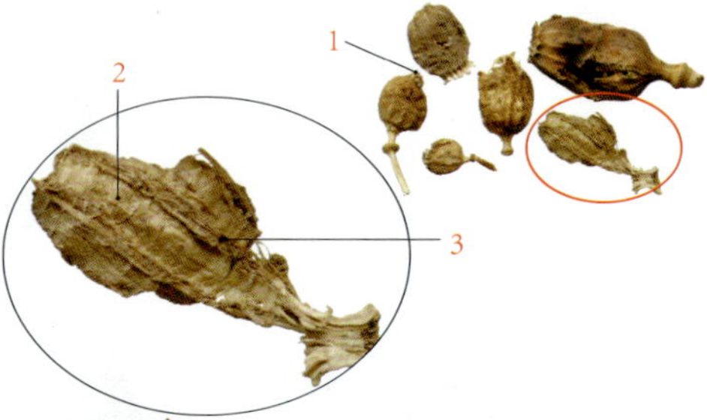

蜜罂粟壳

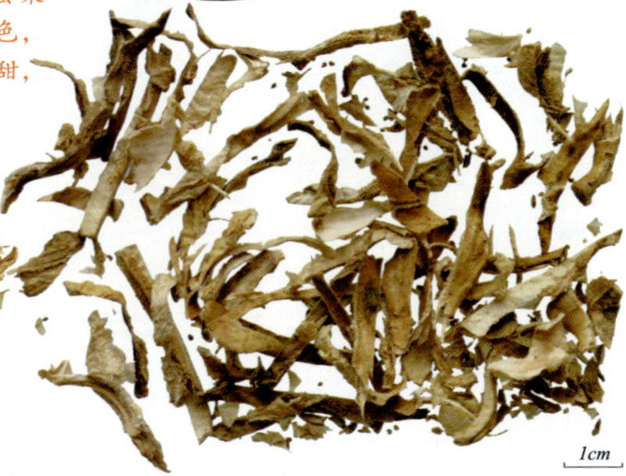

1cm

罂粟壳丝

验方精选：

①**久嗽不止：** 粟壳去筋，蜜炙为末，每次 3 克，蜜汤送服。

②**水泄不止：** 罂粟壳 1 枚，乌梅肉、大枣肉各 10 枚，水煎温服。

覆盆子

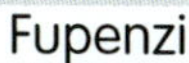

益肾固精缩尿，养肝明目

来源产地： 为蔷薇科植物华东覆盆子 *Rubus chingii* Hu 的干燥果实。主产于浙江、福建、安徽、江西等地。

性味功用： 甘、酸，温。用于遗精滑精，遗尿尿频，阳痿早泄，目暗昏花。6~12 克。

速认指南： 为聚合果，由多数小核果聚合而成，呈圆锥形或扁圆锥形，高 0.6~1.3 厘米，直径 0.5~1.2 厘米。表面黄绿色或淡棕色，顶端钝圆[1]，基部中心凹入。宿萼棕褐色，下有果梗痕[2]。小果易剥落，每个小果呈半月形，背面密被灰白色茸毛[3]。体轻，质硬。气微，味微酸涩。

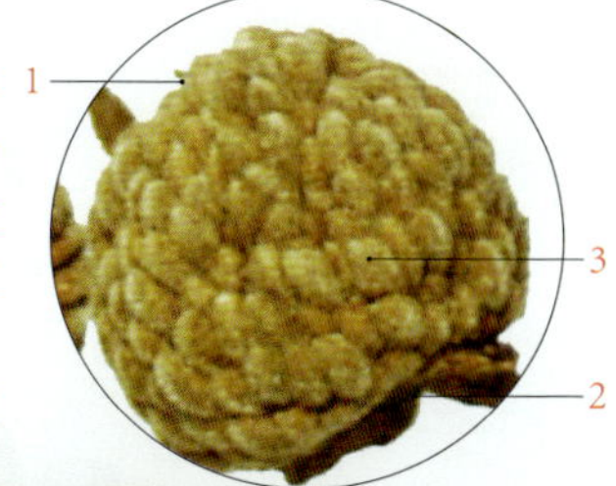

1cm

验方精选：

①**遗精滑精、遗尿、尿频：**覆盆子 15 克，焙干研末服；或覆盆子、山茱萸、芡实各 15 克，益智仁、鸡内金各 10 克，水煎服。②**阳痿不育：**覆盆子 60 克，雄蚕蛾 10 克，人参 15 克，蛤蚧 1 对，焙干研末，浸入白酒 1000 毫升，每次 5~20 毫升，每日 2 次。

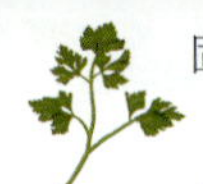

莲子

Lianzi

补脾止泻，止带，益肾涩精，养心安神

来源产地： 为睡莲科(莲科)植物莲 *Nelumbo nucifera* Gaertn. 的干燥成熟种子。主产于湖南、湖北、福建、江苏、江西等地。

性味功用： 甘、涩，平。用于脾虚泄泻，带下，遗精，心悸失眠。6~15 克。

速认指南： 略呈椭圆形或类球形，长 1.2~1.8 厘米，直径 0.8~1.4 厘米。表面浅黄棕色至红棕色，有细纵纹和较宽的脉纹[1]。一端中心呈乳头状突起，深棕色，多有裂口[2]，其周边略下陷[3]。质硬，种皮薄，不易剥离，子叶 2。气微，味甘、微涩。

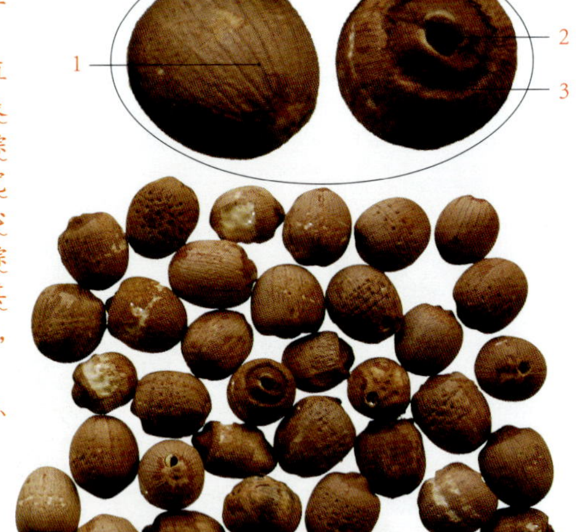

验方精选：

①**遗精、遗尿、白浊、带下：** 莲子 15 克或莲须 5 克，沙苑子、金樱子、鹿角霜各 15 克，水煎服。②**久泻、食少：** 莲子 50 克，胡椒 10 克，炖猪肚服；如小儿食少，莲子、芡实、淮山、茯苓各适量，炒黄研末，每次 1 小匙炖米粉食用。

附注：莲的干燥花托，称莲房，亦可入药。其味苦、涩，温，用于崩漏，尿血，痔疮出血，产后瘀阻，恶露不尽，用量 5~10 克。

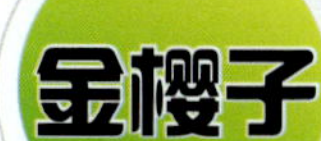

金樱子

Jinyingzi

固精缩尿，固崩止带，涩肠止泻

来源产地： 为蔷薇科植物金樱子 *Rosa laevigata* Michx. 的干燥成熟果实。主产于江苏、安徽、浙江、江西、福建等地。

性味功用： 酸、甘、涩，平。用于遗精滑精，遗尿尿频，崩漏带下，久泻久痢。6~12 克。

速认指南： 呈倒卵形纵剖瓣。表面红黄色或红棕色[1]，有突起的棕色小点[2]。顶端有花萼残基[3]，下部渐尖[4]。花托壁内面淡黄色，残存淡黄色绒毛。气微，味甘、微涩。

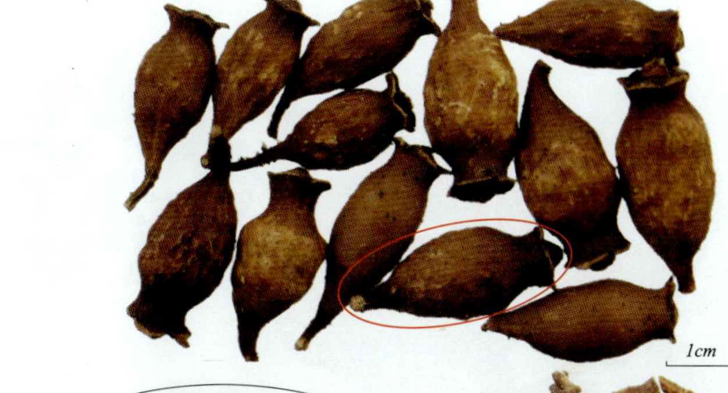

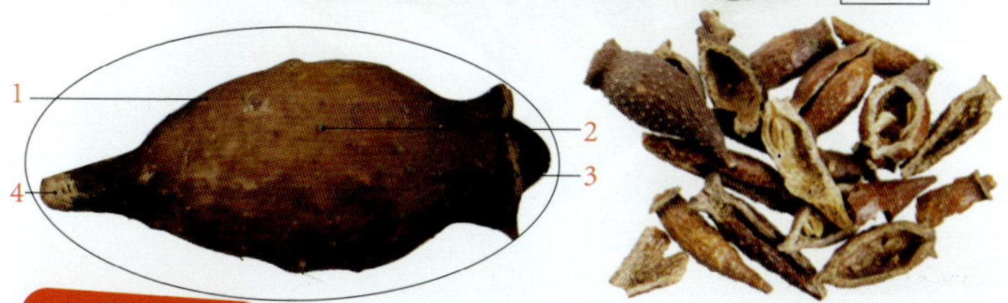

金樱子肉

验方精选：

①**遗精：**金樱子、墨旱莲、桑椹各 15 克，水煎服。②**遗尿、多尿：**鲜金樱子 30 克，益智仁 9 克，水煎服。③**带下：**金樱子或根 1000 克，煎煮去渣，文火熬成膏，每次 15 克；或鲜金樱子花 30 克，鸡蛋炖服。

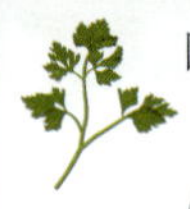

山茱萸

Shanzhuyu

补益肝肾，收涩固脱

来源产地： 为山茱萸科植物山茱萸 *Cornus officinalis* Sieb. et Zucc. 的干燥成熟果肉。产于陕西、山西、河南等地，以浙江淳安、临安、桐庐为道地产区。

性味功用： 酸、涩，微温。用于眩晕耳鸣，腰膝酸痛，阳痿遗精，遗尿尿频，崩漏带下，大汗虚脱，内热消渴。6~12 克。

速认指南： 呈不规则的片状或囊状，长 1~1.5 厘米，宽 0.5~1 厘米；表面紫红色至紫黑色，皱缩，有光泽[1]；顶端有的有圆形宿萼痕[2]，基部有果梗痕[3]；气微，味酸、涩、微苦。**酒萸肉**表面紫黑色或黑色，质滋润柔软，微有酒香气。

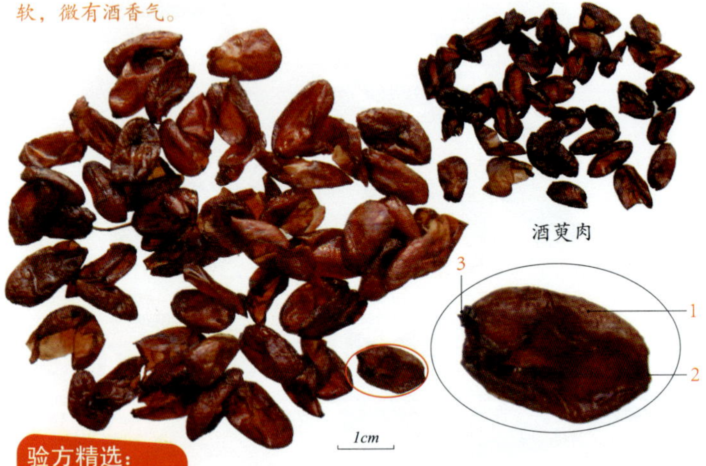

酒萸肉

验方精选：

①**腰膝酸软、头晕耳鸣、阳痿：** 山茱萸、熟地黄、淮山药各 12 克，杜仲、附子、淫羊藿各 10 克，水煎服。②**遗精、尿频、遗尿：** 山茱萸、鹿角霜各 12 克，金樱子、鸡内金各 10 克，水煎服。③**崩漏，月经过多，色淡清稀：** 山茱萸、乌贼骨、棕榈炭各 10 克，黄芪 15 克，水煎服。

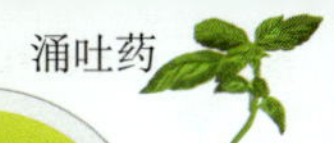

常山

Changshan

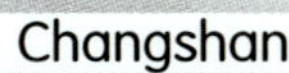

涌吐痰涎，截疟

来源产地： 为虎耳草科植物常山 *Dichroa febrifuga* Lour. 的干燥根。主产于重庆万州、湖南。

性味功用： 苦、辛，寒；有毒。用于痰饮停聚，胸膈痞塞，疟疾。5~9 克。有催吐副作用，用量不宜过大；孕妇禁用。

速认指南： 呈不规则的薄片；外表皮淡黄色[1]，或无外皮；切面黄白色[2]，有放射状纹理[3]；质硬；气微，味苦。**炒常山**形如常山，表面黄色。

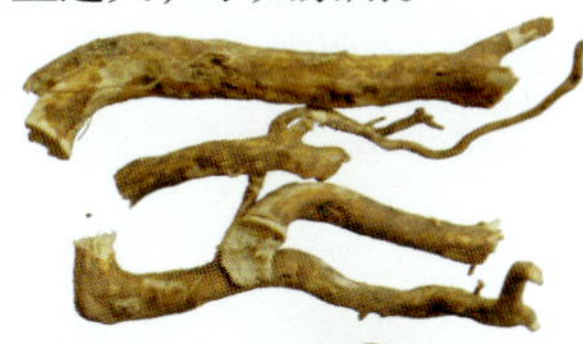

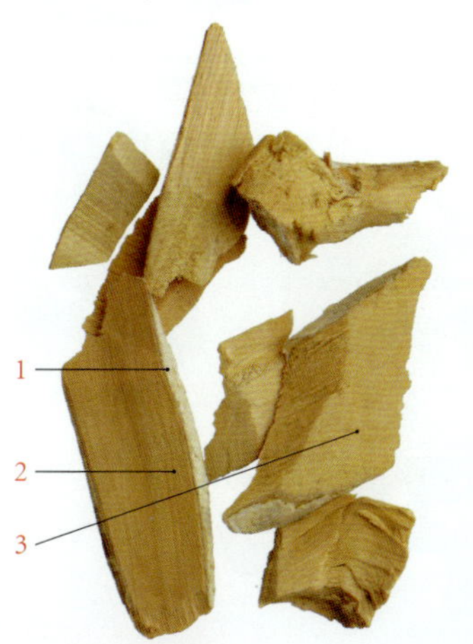

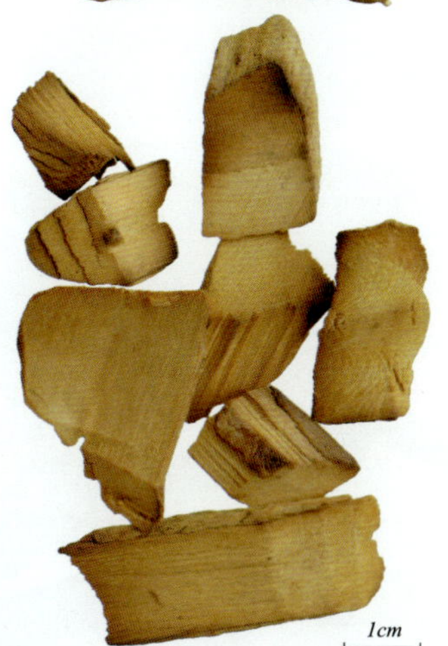

常山（左）和炒常山（右）

验方精选：

①**疟疾：**常山、北柴胡各 9 克，草果 6 克，水煎服。②**荨麻疹：**常山、防风、白蒺藜、蛇床子各 15 克，苍耳子 30 克，水煎服。③**足癣：**常山全草适量，水煎，浸泡患足。

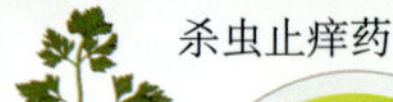

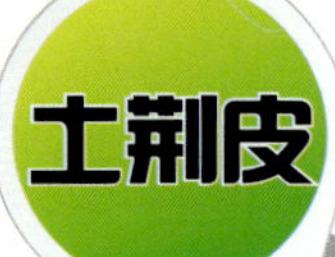

土荆皮

Tujingpi

杀虫，疗癣，止痒

来源产地： 为松科植物金钱松 *Pseudolarix amabilis*（Nelson）Rehd. 的干燥根皮或近根树皮。主产于江苏、浙江、福建、安徽、湖南。

性味功用： 辛、温；有毒。用于疥癣瘙痒。外用适量，醋或酒浸涂擦，或研末调涂患处。

速认指南： 呈条片状或卷筒状。外表面灰黄色[1]。内表面黄棕色至红棕色，具细纵纹[2]。切面淡红色至红棕色，有时可见有细小白色结晶，可层层剥离。气微，味苦而涩。

2

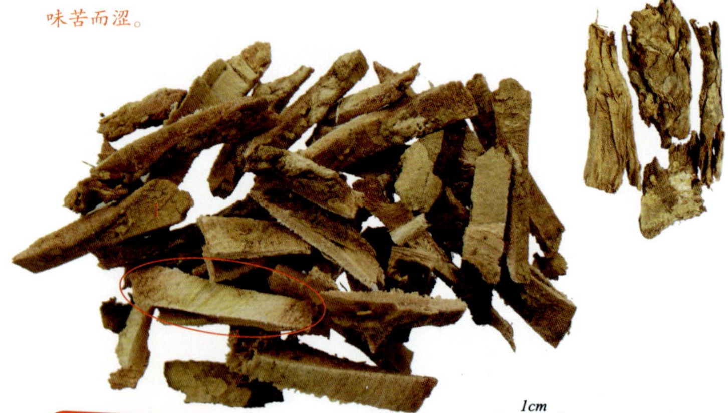

土荆皮片

验方精选：

①**癣：**土荆皮适量，浸酒涂擦或研末用醋调敷患处。②**疥癣瘙痒：**土荆皮、槟榔研末，醋调或酒泡，蒸热，外涂；或配明矾、蛇床子研末，酒调外涂。

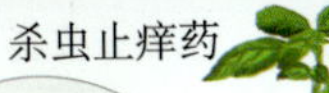

蛇床子

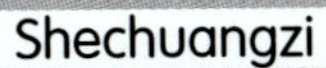

燥湿祛风，杀虫止痒，温肾壮阳

来源产地： 为伞形科植物蛇床 *Cnidium monnieri*（L.）Cuss. 的干燥成熟果实。主产于河北、江苏、四川等地，多自产自销。

性味功用： 辛、苦，温；有小毒。用于阴痒带下，湿疹瘙痒，湿痹腰痛，肾虚阳痿，宫冷不孕。3~10 克；外用适量，多煎汤熏洗，或研末调敷。

速认指南： 为双悬果，呈椭圆形，长 2~4 毫米，直径约 2 毫米。表面灰黄色或灰褐色，顶端有 2 枚向外弯曲的柱基[1]，基部偶有细梗。分果的背面有薄而突起的纵棱 5 条[2]，接合面平坦[3]，有 2 条棕色略突起的纵棱线[4]。果皮松脆，种子细小，灰棕色，显油性。气香，味辛凉，有麻舌感。

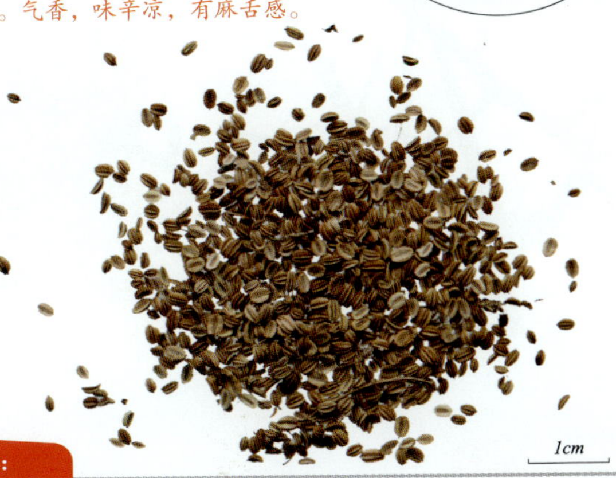

验方精选：

①**湿疹、疥癣：** 蛇床子或全草 30 克，煎汤外洗；或蛇床子、苦参、黄柏、枯矾、硼砂各适量，研末麻油调涂。

②**阳痿不育、宫冷不孕：** 蛇床子、菟丝子各 15 克，淫羊藿、熟地黄各 12 克，金樱子、肉桂各 9 克，水煎服。

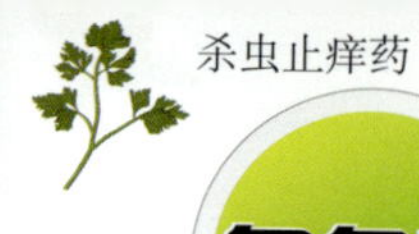

皂角刺

Zaojiaoci

消肿托毒，排脓，杀虫

来源产地： 为豆科(云实科)植物皂荚 *Gleditsia sinensis* Lam. 的干燥棘刺。产于华北、华东、中南、西南及陕西、甘肃等，主产于山东，四川。

性味功用： 辛，温。用于痈疽初起或脓成不溃；外治疥癣麻风。3~10 克；外用适量，醋蒸取汁涂患处。

速认指南： 为不规则的厚片。表面紫棕色或棕褐色[1]，木部黄白色[2]，髓部疏松，淡红棕色[3]。气微，味淡。

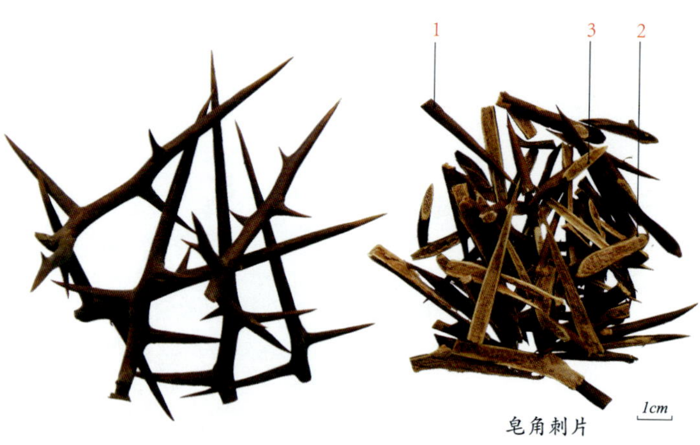

皂角刺片

验方精选：

①**痈肿初起：** 皂角刺、炮穿山甲各 10 克，紫花地丁 30 克，水煎服。②**乳腺炎初起：** 皂角刺、炮穿山甲、赤芍各 10 克，金银花 15 克，筋骨草 30 克，水煎服。③**痔疮出血：** 皂角刺 10 克，侧柏叶 15 克，一枝黄花 24 克，水煎服。

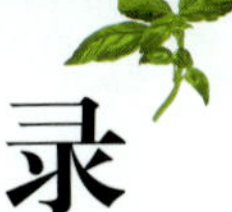

附 录

药名笔画索引

二画

三画

四画

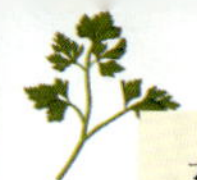

五画

六画

七画

八画

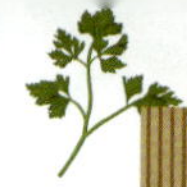

九画

十画

十一画

十二画

十三画以上